口腔颌面影像技术与诊断

主　　　编　王照五　许来青　曹均凯

副　主　编　石校伟

主　　　审　刘洪臣

口腔外科主审　胡　敏

口腔内科主审　李颖超

放射医学主审　蔡剑鸣

编　　　者（按姓氏笔画排序）

王佩锞　王俊成　王家柱　王照五

石校伟　师占平　刘洪臣　许来青

李颖超　肖　瑞　张　彤　陈卫彬

周　惠　胡　敏　柳春明　姜　华

徐　萍　徐　晨　郭小龙　曹均凯

蔡剑鸣

科　学　出　版　社

北　京

内 容 简 介

本书分医学X线影像基础、平片投照法、曲面体层影像技术与诊断、CBCT影像技术与诊断四篇24章介绍口腔颌面影像技术与诊断。其重点将影像技术操作、影像解剖分析与影像诊断相结合，从口腔影像临床实践出发介绍X线基础知识、口腔X线机的构造和成像原理，牙片、殆片、颞下颌关节、上颌骨、下颌骨、唾液腺等系列投照法，曲面体层机的构造和成像原理、曲面体层影像的临床应用，CBCT影像技术在牙体牙髓疾病、牙槽外科、修复种植、颌面部创伤、颞下颌关节疾病、颌骨囊肿及肿瘤等疾病中的应用。内容实用，图片丰富。本书从第2章～第9章附有视频二维码，以动态、直观形式介绍相应章节内容，扫描二维码可观看视频。

本书可作为临床口腔影像医师及技师基础的参考用书。

图书在版编目（CIP）数据

口腔颌面影像技术与诊断 / 王照五，许来青，曹均凯主编 . —北京：科学出版社，2019.10

ISBN 978-7-03-062546-5

Ⅰ.①口… Ⅱ.①王… ②许… ③曹… Ⅲ.①口腔颌面部疾病－影像诊断 Ⅳ.① R816.98

中国版本图书馆 CIP 数据核字（2019）第 216874 号

责任编辑：马 莉 / 责任校对：郭瑞芝
责任印制：赵 博 / 封面设计：龙 岩

科 学 出 版 社 出版
北京东黄城根北街 16 号
邮政编码：100717
http://www.sciencep.com

北京九天鸿程印刷有限责任公司 印刷
科学出版社发行 各地新华书店经销

*

2019 年 10 月第 一 版 开本：787×1092 1/16
2020 年 1 月第二次印刷 印张：44
字数：1000 000

定价：300.00 元
（如有印装质量问题，我社负责调换）

主 编 简 介

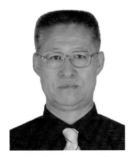

王照五 副主任技师，解放军总医院口腔医学中心放射科主任。中华口腔医学会口腔颌面放射专业委员会委员，《中华老年口腔医学杂志》编审。从事口腔颌面放射影像技术理论及临床诊断研究30余年，发表论文近百篇，主编及参编专著5部。获军队医疗成果奖6项，国家发明专利2项，在解放军总医院因技术革新荣立三等功1次，获解放军军医进修学院优秀教师称号。负责主办了13期国家级继续医学教育项目"口腔颌面影像技术与诊断学习班"。

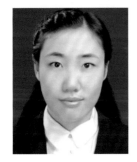

许来青 毕业于郑州大学口腔医学院，获四川大学华西口腔医学院硕士学位。现任中国人民解放军总医院第一医学中心口腔放射诊断科医师。中华医学会影像技术分会第八届委员会口腔影像技术专业委员会委员，北京口腔医学会第一届口腔颌面影像专业委员会委员，北京医学会放射技术分会第八届委员会口腔影像技术学组副组长。

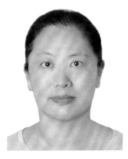

曹均凯 主任医师，副教授，硕士研究生导师。任职于解放军总医院第一医学中心口腔科。毕业于解放军第四军医大学，从事口腔修复学专业。中华口腔医学会颞下颌关节病学及牙合学专业委员会委员，北京口腔医学会口腔修复专业委员会委员，中国老年保健医学研究会老年口腔医学分会委员，《中华老年口腔医学杂志》《解放军医学杂志》编审。承担国家及北京市级科研课题7项，在国内外期刊发表论文30余篇，参编及主编专著4部，获军队科学技术与医疗成果奖4项。

副主编简介

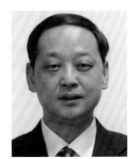

石校伟 主管技师。任职于解放军总医院第一医学中心口腔科。毕业于济南军区卫生学校放射专业；解放军第四军医大学生物医学工程专业本科。从事口腔颌面影像技术临床工作近30年，始终关注口腔颌面放射影像技术理论的研究工作，并注重与临床相结合。在国内外相关口腔医学期刊发表论文近30篇。

主 审 简 介

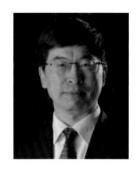

刘洪臣 主任医师，教授，博士生导师，解放军总医院口腔医学中心主任，全军口腔医学研究所所长。历任中华口腔医学会、中国整形美容协会、北京口腔医学会等副会长，中国整形美容协会口腔整形美容分会及中华口腔医学会口腔修复学、口腔种植学、全科口腔医学、颞下颌关节病及殆学、中华口腔医学会老年口腔医学等专业委员会主任委员，国际牙医师学院Fellow，亚太区口腔种植协会名誉会长，第18届世界美容医学大会主席，国家教育部研究生教育指导委员会、国务院学位委员会学科评议组委员，《中华老年口腔医学杂志》等5种期刊主编。被聘为清华大学、南开大学客座教授。发表论文400余篇，主编专著16部，获国家及军队科学技术进步奖20余项，获保健特殊贡献奖、杰出口腔医师奖、中国医师奖、解放军总医院首届10位名医等奖项和荣誉。

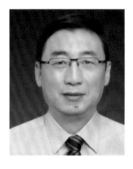

胡 敏 主任医师，教授，博士生导师，任职于解放军总医院口腔颌面外科。南开大学医学院、西安医学院特聘教授。解放军医学院、北京市教委学科评委，中华口腔医学会第三和第四届理事会理事、北京医师协会理事、北京口腔医学分会常务理事，中华口腔医学会口腔颌面外科委员会常委，中华口腔医学会颞下颌关节病学及殆学专业委员会副主任委员、北京医师协会整形美容专业委员会副主任委员、中国老年保健医学研究会老年口腔医学分会副主任委员，中国生物材料学会整形及颅颌面外科生物材料应用专业委员会前主任委员。任《中华口腔医学杂志》等20余种期刊编委。发表论文410余篇，主编出版专著5部，获国家及军队科技进步奖20余项，国家发明专利7项。

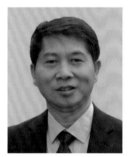

李颖超 副主任医师，副教授，牙体牙髓病学硕士，任职于解放军总医院口腔内科。从事老年牙体牙髓疾病诊断与治疗、口腔激光在牙体牙髓病治疗的研究。发表论文50余篇，参编及主编专著6部。任《中华老年口腔医学杂志》编委，北京口腔医学会牙体牙髓病专业委员会委员、中华医学会激光医学分会委员，北京医学会口腔激光专业委员会常委，中国医药教育协会移动医疗工作委员会常委，国际牙医师学院Fellow。荣获中央保健工作先进个人、解放军总医院建院60周年特殊贡献奖，获军队科技进步二等奖1项、三等奖1项。

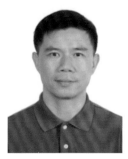

蔡剑鸣 主任医师，教授，博士生导师，解放军总医院第一医学中心放射诊断科副主任。中国卒中学会脑血流与代谢专业委员会常委，中华医学会放射学分会第十四届头颈专业委员会委员，中国医学装备协会磁共振成像装备与技术专业委员会委员，北京医学会放射学分会头颈专业委员会委员，全军辐射医学专业委员会委员；《中国医学影像学杂志》《中国医学影像技术杂志》《中华老年心脑血管病杂志》《中国癌症防治杂志》编委。

序

解放军总医院口腔放射科历经几代人的努力，已成为国内三甲综合医院最大的口腔放射诊疗专科，它拥有一支勤奋工作的团队、5台口腔专用CT、曲面体层和牙片X线机等设备，每天为600余人次做口腔颌面影像学检查。这支团队不仅为提高临床口腔疾病的诊断水平做出了卓有成效的工作，也为解放军总医院口腔医学中心的建立与发展、口腔住院医师规范化培训、解放军医学院口腔医学研究生教育和进修教育做出贡献。

主编王照五于20世纪80年代进入解放军总医院口腔放射科，从事口腔放射技术工作近40年，在临床影像投照技术实践中，他勤奋工作、刻苦学习、勇于探索，在掌握基本口腔放射技术的基础上，努力学习和掌握口腔影像学的新技术、新理论。1985年根据总医院的安排前往北京大学口腔医院影像诊断科进修，向孙广熙等老一代口腔颌面影像技术前辈学习。在继承传统影像投照技术的同时，不断探索完善专业技术，以满足临床诊断需求。随着数字化影像技术特别是CBCT的快速发展，他将其与临床投照技术结合，不断研究和总结，为解决临床问题找出新方法。

王照五和其他三位作者将多年来的临床工作和研究加以总结，编写成影像技术专业培训教材，在用于指导口腔颌面影像投照技术与诊断的临床工作同时，连续举办了13期国家级继续医学教育学习班。学员从第1期的几十名到第13期的几百名，来自全国各地基层口腔医疗单位的学员成倍增加。《口腔颌面影像技术与诊断》一书是在多年培训实践和教材编写的基础上，针对临床工作需要编写而成。其内容主要针对国内最基层口腔颌面影像技术与诊断的人员介绍了平片投照技术、曲面体层与CBCT影像技术等，实用性强，可作为临床口腔影像诊断技术人员的参考用书，也是对我国口腔颌面影像技术与诊断工作的补充。

本书作者虽为该书的出版付出大量心血，但仍不免会有纰漏之处，请读者共同关心口腔颌面影像技术与诊断的完善与发展，在阅读时指出不足甚至错误，协助编写团队在今后的临床实践中不断思考探索，总结经验并修正，为我国口腔颌面影像技术的发展做出贡献，全面提高口腔颌面部影像诊断质量，更好地服务于广大患者。

　　我有幸受邀为该书的主审，由于知识局限性和文字等方面因素，遗漏和错误在所难免，所幸还有口腔内科、口腔颌面外科及医学影像学专家们共同把关，也请口腔同仁和读者把关，随时纠正相关的问题并提出建议，以使该书更为完善。

刘洪臣

中华口腔医学会副会长

解放军总医院口腔医学中心主任

全军口腔医学研究所所长

2019年7月于北京

前　言

　　随着口腔医学的迅速发展，口腔医学影像诊断在临床上显得更为重要。目前，各中型口腔医疗机构均已具备了牙科平片X线机、颌面部曲面体层机、牙科CBCT机等设备。特别是近年来，经国内CBCT生产厂商的努力，已经有很多不同品牌的国产CBCT机上市，且价格较5年前便宜，现在全国各口腔医疗机构，从大专院校到私营口腔诊所，几乎都配备了这些影像设备。

　　口腔颌面影像技术在口腔医学专业院校的教科书中介绍的内容很少，更多的是注重临床影像诊断，而忽视了影像技术的重要性。如果没有影像理论和技术为基础，就不可能获得有价值的影像诊断。只有不断地在临床实践中摸索和总结经验，提高影像技术水平，才能更好地为临床服务。目前，口腔医学影像设备经过临床使用后不断改进，制作得更经济实用，更贴近临床需求，各种口腔影像设备不断更新，对操作机器的技术要求也越来越高，因此必须跟上时代的变化才能满足临床诊断的需求。针对临床工作需要，现将我科自2005年以来主办的13期全国继续教育学习班"口腔颌面影像技术与诊断"培训教材汇总，并系统编写为《口腔颌面影像技术与诊断》一书。本书分为医学X线影像基础、平片系列、曲面体层影像技术与诊断、CBCT影像技术与诊断等四篇，内容涵盖了X线影像基础、各种投照技术、曲面体层和CBCT影像技术与诊断等知识，并将技术操作知识、影像解剖与影像诊断相结合，附相关病例，以供读者参考。

　　解放军总医院口腔放射科共举办了13期学习班。从第1期近20名学员，逐渐增加到第13期的180余名学员，可以看出，随着我国的经济发展，人们的口腔卫生保健意识逐渐增强，影像技术与诊断已成为口腔医学专业中的基础支撑学科。

　　本书的编写是我科历经30多年的临床工作实践与教学相结合的总结，在编写过程中，我们邀请到口腔内科、外科、X线医学影像科多位知名专家审核、修改和定稿，目的是将其编撰成系统、科学、实用的口腔专著。初稿是源于2005年编写的《牙片X线机临床应用》（电子光盘，人民军医出版社出版发行），在此基础上增加了很多内容重新编写而成。因此，在此特别感谢科学出版社和人民军医出版社的编辑的鼎力相助。

　　《口腔颌面影像技术与诊断》一书的出版，得到口腔和其他学科专家指导，在此出版之际，我们非常感谢为口腔颌面影像技术付出毕生精力、辛勤耕耘的孙广熙老先生！感谢北京大学口腔医学院影像诊断科、四川大学华西口腔医学院影像诊断科、南京大学医学院附属口腔医院口腔颌面医学影像科、上海第九人民医院影像诊断科、武汉大学口腔医学院、上海铁路医院放射科，以及众多口腔影像界前辈和中华口腔医学会口腔颌面放射专业委员会历届专家。是他们多年在口腔颌面影像学岗位上辛勤耕耘，教育培养，才有这本《口腔颌面影像技术与诊断》一书的诞生。同时，在此一并感谢支持本书编写的同仁以及与口腔影像技术相关的设备企业对本书的支持！

解放军总医院第一医学中心

解放军医学院　口腔放射诊断科

2019年9月于　北京

目　　录

第三篇　曲面体层影像技术与诊断

第四篇 CBCT影像技术与诊断

第一篇

医学 X 线影像基础

第1章

X线摄影基础知识

自1895年德国物理学家伦琴发现X线，并在1896年展示了他用X线拍摄的世界上第一张人手的X线照片，至今已有120多年，这期间X线诊断技术随着科技的进步有了突飞猛进的发展。最初的X线透视和照片的图像质量较低，工作条件和防护等方面还存在不少问题，影响了X线技术的发挥。直到20世纪，由于电子技术的进步，加快了X线机技术的发展速度，尤其是影像增强电视系统在X线设备上的应用，不但大大提高了X线影像的空间分辨率和清晰度，还降低了X线辐射剂量，使操作者走出了暗室，提高了防护水平。20世纪70年代以来，随着电子计算机的发展，微机技术也被应用到了X线设备中，各种大型的或专用的微机控制的X线设备不断推出，提高了X线设备的自动化水平和精度，图像质量得到进一步的提高。当前，伴随着电荷耦合器件（CCD）、互补金属氧化物半导体（CMOS）和薄膜晶体管平板探测器成功开发，各种CCD、CMOS和平板探测器被应用到X线设备上，已研制各种各样用途的数字化X线设备，使X线影像的数字化成为可能。借助于PACS应用，实现图像的网络化传输，使放射科实现无胶片化，既减少了工作人员的劳动强度，提高了劳动效率，也使放射科的管理上了一个新的台阶。牙科X线设备伴随着这些技术的进步，也推出了各种各样的数字牙科X线设备，如直接数字化成像的牙片X线摄影机、直接数字化成像的曲面体层X线摄影机、口腔科专用的口腔颌面锥形束计算机断层扫描（cone beam computed tomography，CBCT）设备等已广泛应用于临床。

第一节 X线的产生和特征

一、X线的产生

X线的产生是一个复杂的过程，一般来说，它是在高度真空的X线管中，电子在高压电场的作用下，以极高的速度撞击阳极靶面后产生的。高速电子动能约99%在碰撞中损失而转换为热能，使阳极温度迅速上升，伴随阳极温度的上升，阳极靶原子内层电子被激发脱离轨道，通过内层电子的跃迁而辐射出X线（图1-1）。

高速电子与阳极靶原子"撞击"的结果产生了X线，这种射线含有多种成分，只有其中一部分X线波长极短、能量大、穿透作用强，这部分射线将穿过X线管壁、油层、窗口、滤过板射出，用作治疗和诊断（图1-2）。

高速电子动能的99%将转换为热能，通常只有约百分之零点几的能量转换为有用的

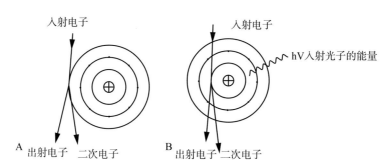

图1-1　电子的作用

A. 外层电离；B. 内层电离

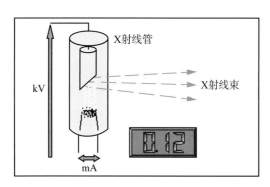

图1-2　X线的产生

X线。X线产生的效率很低，它的利用率也是很低的。在X线诊断和治疗中，从X线管窗口射出的X线，仅占阳极靶面产生的X线的10%以下，其他的全被X线管的管壁和油层、窗口、滤过板所吸收或散射掉了。

二、X线的质和量

X线穿透物质的能力称为X线的质（或硬度）。在医用诊断X线机中，通常以X线管的峰值管电压（kV）来表示X线的质，以X线管的管电流与X线照射时间的乘积，即毫安秒（mA·s）来表示X线的量。

在实际工作中，管电压值是根据被照物体对X线衰减程度（密度）来选择的。管电压过高或过低都得不到一个好的X线图像。如果管电压过低，绝大部分的X线光子都不能穿透被摄物体，即使X线的量值再大，胶片上也得不到好的对比度；当管电压过高时，绝大多数的X线光子都穿过被摄物体，同样也不能在胶片上获得好的对比度。所以应选择合适的管电压值，应视被摄物体的情况，再选择合适的X线的量值，以便得到胶片的正确的曝光量。

另外，X线强度与管电压的平方成正比。管电压的变化不仅影响X线的量，也明显影响X线的质。这一点在X线摄影技术上要特别注意。由于这种平方关系，管电压增加40%，则X线强度增加1倍。在实际工作中，凭经验千伏峰值（kVp）每增加15%就相当于X线的量值增加1倍。所以，在摄影工作中应尽量采用较高的管电压，以减少患者的吸收剂量。

三、X线的本质特征和成像原理

1.X线的本质　X线是一种不可见光，具有光的一切通性。光是一种电磁波，X线是介于紫外线和伽马射线之间的电磁波，具有波长、频率、能量、质量和动量。

2.X线的特性和成像原理　X线由于其波长短，光子能量大，具有其他电磁波不具有的一系列特殊性质。医学上正是利用X线的这些特性将其用于疾病的诊断和治疗，为人类的健康服务。

（1）X线通过物体不被吸收的能力称为穿透作用，X线强度越大穿透物体的能力越强，X线强度在一定的条件下，其穿透性就完全取决于被通过物体本身的结构和密度，物体结构紧密，密度大时，该物质吸收X线就多，X线穿透性就差。所以X线穿透物体的强度变化，就反映了物体内部的密度差异，这正是X线透视和摄影的物理基础（图1-3）。

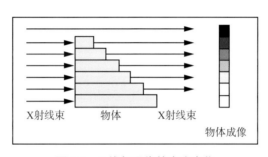

X射线束　　物体　　X射线束

物体成像

图1-3　X线与图像的密度变化

（2）物质受X线照射后，会使某些物质发生化学效应，在有机体内可以诱发各种生物效应，电离作用是X线损伤和治疗的基础。有些物质如磷、铂氰化钡、硫化锌镉、钨酸钙等，受X线照射后，会产生荧光，这即是X线的荧光作用。荧光的强弱取决于X线的强弱，在X线诊断工作中利用这种荧光作用制成的设备有荧光屏、增感屏、影像增强器的输入、输出屏等。荧光屏用作透视时观察X线通过人体组织的影像，影像增强器是X线电视检查时不可或缺的重要器件，增感屏用作X线摄影时增强胶片的感光量，并有助于减少X线剂量。

（3）X线能使胶片感光即是X线的化学效应，当X线照射到胶片的溴化银上的时候，由于电离作用，使溴化银药膜起化学变化，出现银粒子沉淀，这也就是X线的感光作用。银粒子沉淀多少，由胶片受X线的照射量决定，再经化学显影，变成黑色的金属银，形成X线影像，未感光的溴化银则被定影液溶去。X线摄影就是利用这种X线化学感光作用，使人体组织影像出现在胶片上。

（4）某些物质如铂氰化钡、铅玻璃、水晶和人体皮肤等，经X线的长期照射后，其结晶体脱水而改变颜色，这就是X线的着色作用。

（5）X线对生物组织细胞具有破坏作用，这即是X线的生物效应。任何微小的X线剂量都可能引起这种效应，不存在剂量的阈值。如过量或累积性的照射都会引起损伤，如血液和造血器官、眼晶状体的变化，放射性皮肤损伤，生殖细胞的损伤及胎儿的畸形或发育障碍等。所以X线工作人员一定要重视防护，学习和掌握必要的防护知识，充分利用各种防护器材，如铅板、铅玻璃、铅橡皮、铅衣和铅手套等，既要保护自己，又要保护患者。

四、X线摄影的基本知识

X线摄影所涉及的知识很多，这里只介绍最重要的几点，其他的可参考有关教科书。

1.有效焦点的大小　X线管阳极上的焦点并非一个点，而是一个很小的面积，通常固定阳极为$1.5 \sim 50mm^2$，旋转阳极为$0.3 \sim 20mm^2$。现在有的旋转阳极焦点面积仅为$0.3mm^2$或更小，用作放大摄影或乳腺摄影。X线管焦点的实际大小与投射在胶片上的大小有所不同，前者称为实际焦点，后者称为有效焦点。实际焦点依据灯丝的形状呈长方形，又与阳极靶有一角度，所以折射到胶片上成为正方形。依照光学原理，有效焦点越小，所得到的影像越清晰；反之，如有效焦点越大，投影时产生的阴影也越大，影像的边缘就越模糊。所以当实际应用时，在不影响X线管负载的原则下，应尽量采用小焦点摄影，以提高照片的清晰度。

2.X线管的阳极效应　有效焦点的大小，依X线管方位的不同而有差异。即近阳极端的有效焦点小，近阴极端的有效焦点大，X线量也是阴极端比阳极端大，这就是X线管阳极效应（图1-4）。

由于阳极效应的存在，我们在投照时必须加以注意，以免在同一张胶片上其上下或左右的影像深浅悬殊而影响照片的质量。实际应用时，肢体长轴必须与X线长轴平

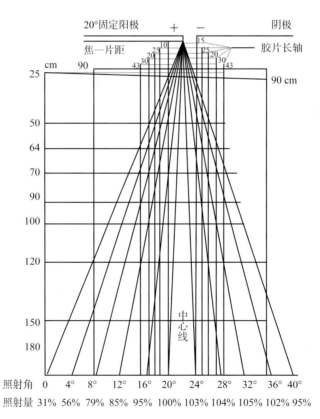

图1-4　X线强度的分布

行。换句话说，X线管阴极必须对应肢体较厚的或密度较高的部分，阳极端对应肢体较薄的或密度较低的部分，以避免曝光过度或不足的现象。正确利用阳极效应能提高投照效果。

3.焦点与胶片距离（焦片距）或X线源与图像距离 顾名思义，焦片距即为X线管焦点到胶片的距离。

X线自X线管呈锥体状向外放射，并不互相平行，因此它在物体投影的周围产生一圈模糊的伴影，影响照片的清晰度和失真度。焦片距越大，射线越趋于平行，伴影越小，清晰度也越高（图1-5B）；反之，焦片距越小，射线的扩散度越大，周围的伴影区也越大（图1-5D），清晰度随之减低。

理论上，焦片距越大越好，但实际应用中不可能将距离放得过远，因为X线的强度与距离的平方成反比。如距离增加1倍，X线强度即减弱3/4，距离增加2倍，X线强度即减弱8/9。如此不但影响照片的摄影密度，同时也增加了设备不必要的功率负担。因此，实际工作中不要盲目追求远距离投照。

一般情况下，大部分的肢体投照焦片距在70～100cm比较合适；在胸部照相时，由于胸腔内充满气体，密度较低，焦片距可延长至180～200cm，以使心脏的影像不至于有过大的失真。

4.肢体与胶片距离 肢体与胶片距离越近，所产生影像的伴影区越小，投影的放大失真越小，影像就越清楚；反之，如肢体与胶片距离越远，放大失真度越大，影像就越模糊。因此，在投照任何部位时，都必须将被检查的肢体尽量靠近暗盒，以提高影像的清晰度。

5.中心线的使用 在X线投照时，中心射线必须通过被拍摄的部位，并与胶片垂直，才不至于使摄取的影像变形（图1-5C）。在某些情况下，也须将中心线倾斜角度进行投照。如在乳突或颞颌关节等部位投照时，为避免被对侧的影像所重叠，则须倾斜角度。

6.滤线器的使用 X线进入人体组织后，能产生2次射线或散乱线。这些射线也能

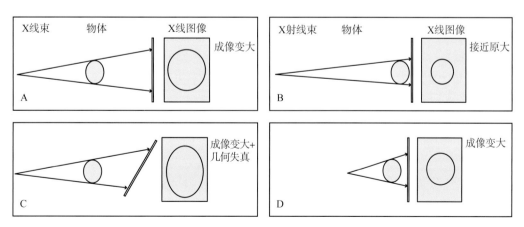

图1-5 X线投影图

注：A.物体距光源与胶片等距离的位置，导致影像变大；B.物体接近胶片远离光源，影像接近物体原大；C.X线与胶片角度变化导致物体几何失真；D.焦片距越小导致影像越大，形成伴影越大

使增感屏产生荧光，使胶片感光发灰，致使胶片上密度增高组织的影像部位显影模糊，灰雾度增加，分辨率、清晰度和对比度显著降低。被投照的肢体越薄，散乱线越少；反之，肢体越厚，散乱线越多。为了提高胶片质量，必须使用各种滤线设备。

（1）滤线设备：①遮线筒。其作用就是尽量将投照面积缩小，使周围组织隔绝于投照野之外，虽然将一部分原发射线遮去，但散乱线也相对减少，可获得较满意的投照效果，提高了图像的清晰度和分辨率。现在，遮线筒在大型X线设备上已不多见，逐渐被可调节投照野的遮光栅所代替，但在牙科X线摄影设备上还有所使用。②滤线器。滤线器是减少散乱射线的最有效工具。遮线筒是将原射线减少，从而使散乱射线也成比例减少；而滤线器是直接减少散乱射线的（图1-6）。

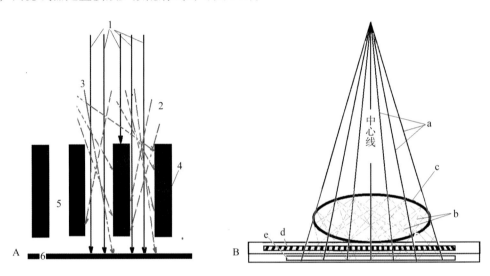

图1-6　滤线栅与Potter-Bucky滤线栅器

注：A.滤线栅。a.原发射线；b.被吸收的继发射线；c.未被吸收的继发射线；d.滤线栅铅条；e.铅条间的透光间隙；f.胶片。B.Potter-Bucky滤线栅器。a.原发射线；b.继发射线；c.肢体；d.滤线栅；e.胶片

现代X线设备上都是两者并用，效果更好。

滤线器又可分为活动式和固定式两种。

滤线器的比值：滤线器的厚度与铅条间距离的比例称为滤线器的比值。比值越大，铅条越厚，铅条间距离也越靠近，其吸收散乱线的效能就越强。例如滤线栅厚度为8mm，铅条间距离为1mm，比值就是8∶1。随着加工工艺的进步，比值做得也越来越大，一般有8∶1，12∶1，16∶1，34∶1，最常用的是12∶1。

滤线器的作用原理：滤线器铅条间的排列不是垂直而是有斜度的，铅条排列斜度是以焦点至滤线栅的距离为半径，每根铅条向焦点倾斜，即每根铅条的延长线都集中于焦点。这样做的目的就是为了使X线管射出的X线与铅条方向平行，无阻碍地从铅条间穿过到达胶片上，而散乱线因与铅条有角度，就被大量吸收达到滤线的目的。

（2）使用滤线器应注意的事项

①焦片距应等于滤线栅的半径，不能大于或小于滤线栅半径的25%，否则X线将被铅条吸收。一般的，滤线栅半径（焦距）为100cm，焦片距应在75～125cm。

②X线管中心线必须与滤线栅中心对准，否则一部分X线可被铅条吸收（图1-7）。

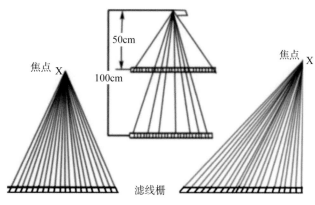

图1-7 中心线与滤线栅关系

③由于X线管阳极效应的存在，X线管的长轴必须与铅条平行，避免两侧射线的差别引起照片密度的不同。

④使用滤线器后，由于大量的散乱线和部分的原射线被铅条吸收，引起X线量的减少。为保持一定的摄影密度，必须将原来的曝光条件增加，比值越大，增加的曝光条件也越高。因为X线管发出的射线不是同一波长的射线，其中还包括穿透力弱、对皮肤有损害作用的软射线，为保护患者和工作人员的健康和提高照片质量，必须在X线管窗口处设置0.5～6mm的铝滤过板，厚度在使用时可酌情增减。

第二节　口腔颌面影像技术与诊断常用术语

1.球管　X线的产生装置。

2.焦点　在球管中X线产生的点，称为焦点。焦点的面积大小关系到光线质量的优劣，产生X线面积大，其被穿过的物质产生影像中的伴影就多而大，对影像而言相当于像素降低，分辨率降低。

3.探测器　影像数字信息接收器，一般指区别于传统使用的胶片。现今使用的电子影像板或是数字影像探头，均称为探测器或接收器。

4.体层摄影　在X线医学影像摄影检查中，X线光源保持有规律的预定轨迹运动中，对人体内部结构进行分层摄影，摒弃特指所需层面以外组织结构影像，获取某一个特定的层面组织结构影像。

5.体层域　指临床X线影像检查诊断中，对人体某个指定层面做出的影像切面成像区域，称其为体层域。体层域影像可以摒弃指定位置以外组织结构影像，只显示其某个设定的组织层面影像。

6.纵向体层域　纵向体层域是指在构成体层影像的组织结构厚度。与X线中心线方向平行穿过的体层中，影像显示清晰层的区域厚度，称其为纵向体层域。

7.垂直体层域　是指与X线中心线垂直方向上获取的组成影像大小的区域。在曲面体层影像里，与X线中心线方向相对垂直的成像区域称其为垂直体层域。简言之，是在一张长乘宽的X线影像上显示在图像范围内的区域，称其为垂直体层域。

8.清晰层   在体层影像上，眼睛看到的最清晰的组织结构纵向体层域影像层面，称为清晰层。

9.模糊层   在体层影像上，位于清晰层两侧以外，逐渐模糊但仍能识别组织结构的影像区域，称其为模糊层。

10.可见层   在体层影像上，位于清晰层与模糊层之外的两侧，由清晰层影像渐变模糊后，虽然还能显像但却无法识别其结构形态的组织影像，称为可见层。可见层影像越多、越厚导致体层域影像越模糊。

11.平面体层   沿着一个平面完成的体层影像。如在CBCT影像的二次重建中，设定其重建层面的长度、宽度，还需要一个层面的设定就是层厚。层厚是在影像临床工作中进一步分析病灶区域组织结构内部变化情况的一种手段。体层厚度有时关系到影像的分辨率。致密的组织可以重建较薄的层厚，疏松的组织结构可以重建较厚的体层层厚。

12.曲面体层   沿着弯曲的圆形或是非圆形轨迹完成的，区别于平面体层的体层形式称其为曲面体层。在口腔颌面X线影像检查中，一般使用曲面体层名词有：曲面断层、曲面体层检查、曲面体层××体位（或××体位曲面体层检查）、曲面体层片、曲面体层像、曲面体层机等。

13.俯视、仰视   被观察物体位置确定，仰视是视线向上方观察，俯视是视线向下观察。

14.生理倾斜角   是指上下颌骨切牙区，向唇侧或舌侧的牙槽骨或颌骨的斜角。或者人体组织结构长轴与研究结构在生理上形成的天然夹角。

15.ICP   正中咬合位（咬合关系）。在生理上的自然咬合且非用力咬合状态。

16.ICO   咬合后退位（咬合关系）。在生理上的自然咬合状态下有意识的加力咬合。

17.上牙槽后动脉   起始于上颌窦后壁后方，于翼腭窝内，距上颌结节牙槽嵴上约25mm处，开口约2mm，进入上颌窦后壁内外骨板之间，转而向上颌窦外侧壁，经外下走行至上颌窦前壁，眶下孔下，经多次分支后影像消失。沿途分支承担磨牙、前磨牙及切牙区血供、神经及淋巴的营养供给。

18.CT值   CT值是测量人体器官组织密度大小的一种计量单位值。通常称亨氏单位（Hounsfield unit，Hu），其中以水的CT值为0，密度大于水CT值为正，密度小于水CT值为负。最低密度空气为−1000，致密骨为＋1000，作为标准而建立的运算标准值。

19.前后位   面向X线光源的投照体位名称。X线中心线从前面入射，经人体后面射出至片盒。

20.后前位   面向胶片片盒的投照体位名称。X线中心线从人体背面入射，经人体前方射出至片盒。

21.伪影   无中生有的影子。伪影的生成大多是因为在X线照射过程中，由于体位结构、方向与其周围环境所产生的一些无规律且影响阅读诊断画面的影像。

22.扫描   X线机围绕被检体位，连续不断或以脉冲式曝光，胶片或是数字化探测器在连续不断的曝光过程中接收X线的照射信息，并不断向计算机传输的过程。

23.三维重建   计算机将来自不同方向的人体X线照射信息，经运算程序将不同方向的信息构建成能够在前后、左右、上下3个维度上均能展现的影像。

24. 平面三维重建　在人体组织的CT影像数据信息上，重建出的与其轴平面相互垂直展现的其他2个维度的平面影像，并与其轴平面并列展现的3个二维平面影像的过程。

25. 立体三维重建　人体组织的CT影像数据，计算机以多维度程序运算构建出，具有正面、侧面和上下外表视觉感观的影像。

26. 冠状位　即从左右方向沿人体的长轴将人体纵切为前、后两部分的剖面。

27. 矢状位　矢状位是从人体正前面向后方向位置。由前后上下将人体分成左右两部分构成的剖面，称为矢状面。

28. 水平位（轴位、轴面）　由前后左右形成的面叫水平面。与人体长轴垂直的断面，又称短轴面或轴面，是指人体长轴对地而言的横截面称其为轴面，或者说轴位。

29. 水平角　人体短轴面上，绕平面中心旋转移动的角度。

30. 斜冠状位　近似于冠状位但又与左右方向发生变化的位置。

31. 斜矢状位　近似于矢状位但与前后方向发生变化的位置。

32. 照射野　X线发光管在曝光投照时，X线发出后经人为限制给予它一定的照射口径面积（光束大小）。照射野有大小方圆之分，按其临床需求而定。

33. 对比度　经计算机软件给予图像像素中亮的更亮、暗的更暗的程度。亮度的失衡常会掩盖其物体结构信息的视觉观察，继而影响诊断。亮度过高就像是暴露在强光中的视觉。而较暗的亮度，就像是月夜中的视觉一样，也会因为视力下降影响诊断。

34. 锐化度　是经计算机处理，将图像像素中较弱信号限制，突显其较强部分信号的程度。一般较强锐化度会失去很多的影像信息。锐化度越低影像越是模糊，但是影像中显现的物体结构信息会越多。这种现象的利用，有助于影像阅读诊断。

35. 黑白度　对影像而言，黑白是两个截然不同的光感。任何一种影像，不管是全色彩或是黑白照片，它的影像最基本的表达就是黑与白对比关系的产物。影像黑与白的表达程度不影响其一个画面中任何像素成分的变化。黑了或白了是不能够在一幅影像中同时表现的。但是如果一幅影像经调整变黑，影像中的所有区域会与变黑区相同比例的变黑，白的调整也是一样。但是当图像黑的区调整白了的时候，那么影像本身白色的区，就再也不会将白色增加，严重影响影像的视觉感。由于白与黑的过度，可以掩盖画面中相同色彩的表达，就很难显示其组织结构。白与黑的过度都会影响对影像的阅读诊断。

36. 分辨率　CBCT分辨率问题有2个，一是空间分辨率，二是密度分辨率。

37. 空间分辨率　空间分辨率是指CBCT影像，将被扫描的容积体空间内的2个物体分开的最小距离的能力，称为空间分辨率。CBCT机空间分辨率，直接影响到临床CBCT影像检查病患的诊断准确率。充分了解CBCT影像的空间分辨率，对影像技术与诊断工作者是至关重要的。

38. 密度分辨率　密度分辨率又称为低对比度分辨率，它对密度的分辨率，主要来源于组织密度值对X线穿过产生的阻射构成。是X线在穿过最小密度的不同区域之间的影像分界能力。从本质上讲密度分辨率也是空间分辨率的表达。

39. 垂直角　人体立位时长轴对地平面垂直的角度。一般而言是指在X线投照人体位置一定时，X线中心线与人体长轴形成的夹角。

40. **行频**　电子枪在屏幕上从左向右扫描，一般以每秒扫描的次数（频率）为计算单位，叫行频。

41. **场频**　电子枪在屏幕上从上向下扫描，以每秒扫描的次数（频率）为计算单位，叫场频。

42. **荧光屏**　透视机或是利用透视现象原理，观察经人体透射后的X线，投射到接收X线照射后能够显像的平面板状上显示其影像的荧屏。

43. **增感屏**　是由磷光层晶体镶于胶膜里，置于X线片两侧，磷光层接收X线照射释放出可见光，可见光对胶片产生的感光作用，远远大于胶片本身接收X线所产生的感光作用。置于胶片两侧的有不可见的X线转化为可见光的磷光层，称其为增感屏。

44. **影像增强器**　只靠X线所产生的影像信息不够强，将X线影像转换成可见光影像并将其亮度提高数千倍，再进行摄像使用的仪器称影像增强器。影像增强器有X线影像增强器和诸如红外线及其他射线增强器之分，有多种。

45. **阳极效应**　是指X线管的阳极效应。在通过X线管长轴且垂直于有效焦点平面内，近阳极端X线强度较弱，近阴极端强，非对称性分布于10°范围，这种现象称其为阳极效应。阳极倾角越小，效应越明显。这是X线影像投照技术在四肢长骨的临床应用中应该注意利用的基础知识。

46. **焦片距**　焦片距是指产生X线的焦点穿过被照体后到达胶片之间的距离。

47. **伴影**　由于X线束是从X线管至人体做锥形束投射的，因此这将使得X线影像有一定程度的放大并产生伴影，如一个物体长轴两端等大，近焦点端与近胶片端所产生的X线像误差就称其为伴影。这在平片投照、曲面成像、CBCT中都会有所显示其效应。也是CBCT视野越小分辨率越高的主要原因之一。

48. **中心线**　X线发自X线管起至达到胶片的过程中，与焦点垂直的中心点线称其为中心线。保持中心线投照的方向，对被照体影像的形态起到决定性作用。

49. **滤线器**　由于X线束是从X线管到人体至接收器做锥形束投射，因此这将使得X线影像有一定程度的放大产生伴影，致影像清晰度下降，为保持被照体形态及影像清晰度，采用极小极薄的铅条制成具有保持与锥形束放大斜度一致的排列，功能是只有相对直射的X线通过，阻止了带有其他方向斜射的光线通过，获取相对清晰影像的板状体。

50. **二次射线**　X线进入体内，遇到高阻射物体且产生和改变射线方向的射线称其为二次射线。

51. **散射线**　X线管发射射线，入射体内与成像无关的射线，称其为散射线。散射线不会成像且影响成像清晰效果。

52. **灰雾度**　灰雾度是指物体内对X线高阻射与低阻射组织间的分辨率程度的描述词。X线影像的清晰程度，直接与灰雾度有关。灰雾度大者清晰度差，灰雾度越小影像清晰度高。灰雾度的原因很多，如胶片本身质量，显、定影液的质量，暗房红灯安全状况，X线管产生的射线质量，如今使用的数字化影像信息接收器，如IP板或CCD探头，都有可能因老化等原因，成为影响影像灰雾度大小的因素。

53. **清晰度**　清晰度是影像工作者对影像质量好与坏的常用评价词。一张好的X线影像，一定是清晰度高，灰雾度低的。其高阻射组织与低阻射组织的分辨率高。

54.散乱射线　散乱射线是指与X线成像方向无关的其他射线。其中包括斜射线、反射线、二次射线等，也统称为噪声。

55.遮线筒　遮线筒是指设置在X线机投照窗外用来限制射线方向与视野大小的装置。我们能够看到的牙片机投照筒，既是外壳也是加有强阻射的铅板围成的遮线筒。如曲面体层机、CBCT机的X线球管射线发射口都设置了遮线筒。

56.滤线栅（滤线板）　滤线栅是指X线从焦点发射后第一道屏障。一般为了提高X线质量，制造者会在此窗口加一层铝制板，利用铝板有较低阻射的金属特性，X线在发出时就受到一次滤过，将较低能量射线过滤掉，使其减少到达人体的散乱射线，提高影像质量。

57.成人牙位的书写　建议临床统一采用国际牙科联合系统对牙齿部位的标记法，见图1-8。

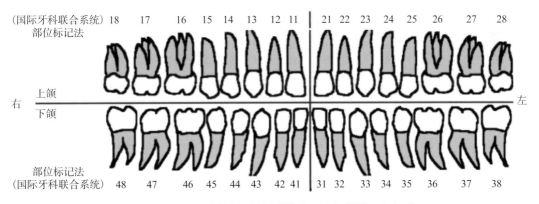

图1-8　国际牙科联合系统对成年人牙齿部位统一标记法

58.乳牙牙位的书写　建议临床统一采用国际牙科联合系统对牙齿部位的标记法，见图1-9。

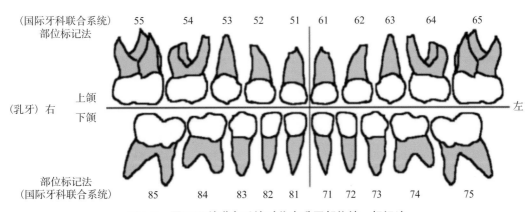

图1-9　国际牙科联合系统对儿童乳牙部位统一标记法

第2章

医学X线影像技术的临床应用

第一节 临床常用的X线成像种类

1.胶片成像方式 其方式是尼龙片基两侧涂有含化学成分的感光物质，这些感光物质被X线照射后，由原来的不稳定电子转化结合成稳定的电子粒子，在显影定影的过程中保留在尼龙片基上面（图2-1 黑6缺牙区低密度影像）。没有受到X线照射或接收X线较少的区域电子粒子却在显影定影过程中被冲洗掉或部分冲洗掉（图2-1 白色颧牙槽崤影像；图2-1 灰色根尖及牙槽骨影像，均是由被X线照射程度不同，保留或被冲洗掉显影物质的多少而形成的影像区域）。这样，在一张图像上接收X线多少的不同照射的胶片显现出黑白灰明暗度不同的区域影像（图2-1）。

2.感光板（IP）数字化成像方式 是数字化成像的一种，成像的原理是在较薄的金属片基上涂有对X线敏感的化学物质。这些化学物质被X线照射后自身产生电磁信号，这些电磁信号在经过信息读取器的过程中，转换成数字信息在计算机的运算中组成图像（图2-2 咬翼片）。咬翼片影像上的黑、白、灰区域，就是IP板上化学感光物质，经X线照射的多少转换成电磁信号的多少组成的、区域构成的影像（图2-2 咬翼片上黑、白、灰区域组成影像）。

3.CCD探测器数字化成像方式 此为探测器直接数字化成像，探测器接收X线照射后，发光体将不可见光转变成可见光，由光纤传到CCD探测器表面，CCD探测器产生数字图像信号并传到计算机组成影像。由于使用了光纤，工程制作过程及结构类似使用

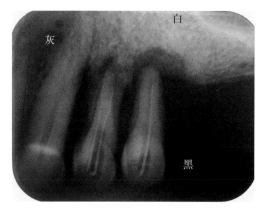

图2-1 3、4、5、6区根尖片胶片影像

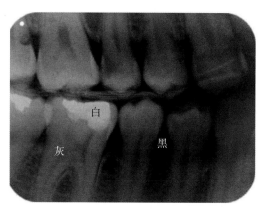

图2-2 咬翼片感光板数字成像

了光线准直器，减少了很多的杂乱射线，所以探测器数字化影像比较清晰，提高了图像质量（图2-3）。

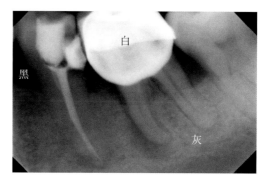

图2-3 根尖片CCD探测器数字化成像

以上无论是胶片，还是IP板、CCD探测器，它们的成像原理实际上是一样的。都是受X线照射后由接收器表面的物质所产生的化学反应或是物理反应而成像的。这些影像组成最根本的还是来源于电压、电流的曝光照射所产生，那么除去被照物体对X线的阻射因素外，电压、电流的大小事关重要。电压、电流参数利用是否适度对影像质量的优劣起着决定性作用。

第二节 管电压、管电流、曝光时间在X线成像中的作用

在X线影像投照技术中，管电压（kV）、管电流（mA）和曝光时间（s）3个条件缺一不可。尽管在我科举办了10多年的"口腔颌面影像技术与诊断学习班"教学课程中，这是每届都少不了的基础知识，但由于学员专业不同，对此理解总有困难，因此笔者首先写一点自己对此简单浅薄的理解，并尽量用通俗易懂的语言帮读者加深理解。

因为电压、电流是无形的，理解上有一定的难度，因此将它比作生活中的水压、水流相对会更容易理解。比如水在水坝里，本身有一定的水位线高度，水越多水位线就越高，高的水位线对周围的压力就大，这就好比是电压。

（1）电压越高产生的X线越强、穿透力越强（好比是水管的水压力越大，冲得越远）。

（2）电压越低产生的X线越弱、穿透力越弱（好比是水管的水压力越小，冲得越近）。假若将水坝放开一个口，开口越大水流越快，流量越大。反之开口小水流量就小。这就是电流mA。

（3）电流越大，流量越多（水管的水开口大，水流量越大）。

（4）电流越小，流量越少（水管的水开口小，水流量越小）。如果水位线高度及水流量已定，延长或缩短时间，也可以改变其流量。这就好比是曝光时间。

（5）时间越长电流量就越大，时间越短电流量就越小。

（6）当电压固定、电流较小的条件下，可以使用延长曝光时间来获取较多的影像信息。

（7）当电压固定、电流较大的条件下，可以使用缩短曝光时间来获取较少的影像信息。

（8）当临床检查需要获取高质量影像时，对电压、电流、曝光时间的应用，也可以理解为使用涂料刷墙，把没有色彩的墙壁涂成需要一定浓厚度的色彩，这就需要使用有一定色彩的涂料。高浓度色彩涂料相当于电压（kV）的高低，也相当于是溶质。欲将它涂到墙上，就需要溶液来稀释涂料达到所需要的浓度，这就是相当于电流（mA）大

小。如果调制的浓度过稀（mA低），那就要多涂几遍，也就相当于延长时间（＋s）。如果涂料调制得浓，也就相当于减少了曝光时间（－s）。

（9）涂料浓度相当于电压的高低，调制的涂料浓度相当于电流的大小，如果涂料经溶液对溶质的调制浓度合适，较短的曝光时间就会照出高质量的X线影像；假若涂料调制浓度稀，刷到一定厚度的涂层，就需要多刷几遍，相当于采用延长曝光时间弥补；相反如果调制浓度较高，则可以适度缩短曝光时间，防止X线影像曝光过度来弥补。

电压 kV ↑电流 mA ↑＝曝光时间 s ↓

电压 kV ↓电流 mA ↓＝曝光时间 s ↑

以上是常用的电压kV、电流mA、曝光时间s之间的关系。

第三节　影像拍摄中各参数变换的影像分析

1.电压、电流条件已定时，曝光时间0.08s与0.16s的影像比较

（1）IP板数字化根尖片，投照相同体位影像：显示当电压、电流条件已定时，决定影像质量的重要条件是曝光时间。图2-4上方是原图，下方是根尖局部放大影像，从原始图像到局部放大影像，显示0.08s曝光不足影像的清晰度明显较0.16s影像模糊。由此证明在足够的电压、电流不变的条件下，适度曝光时间能决定影像质量的优劣。

（2）临床意义：因为大多数牙片X线机的电压电流是额定的，也就是说不能够随意调整的。因此在使用过程中一定要按照临床需要，灵活机动投照曝光时间，以确保在满足被照体位的阻射需要，确保影像的黑白、对比、锐化质量。

2.电压、电流条件不变的情况下，距离对影像清晰度的影响比较

（1）IP板数字化根尖片，投照相同体位影像：在拍摄影像过程中投射窗口距组织面的距离是很重要的因素。以下使用牙片X线机，在根尖片上采用不同曝光时间及窗口－组织面距离，来观察影像效果。单倍距离：窗口－组织面距离5cm/曝光时间0.16s；2倍距离：窗口－组织面距离10cm/曝光时间0.16s。

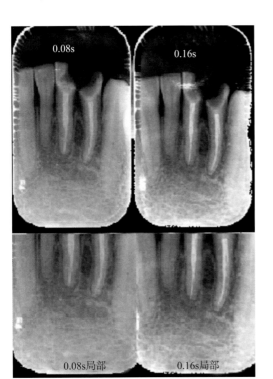

图2-4　0.08/0.16s不同曝光时间影像对比

图2-5上方是原始影像，两张分别是5cm和10cm距离的窗口至组织面影像。从6、7牙根影像观察，显示5cm近距离时影像明显较10cm远距离获取影像清晰。这是因

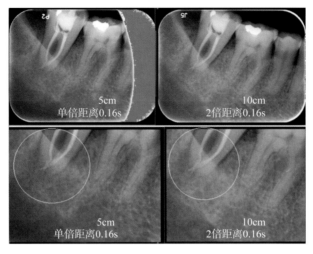

图2-5　5cm/10cm/0.16s不同距离情况下显示5cm较10cm影像清晰

为电压、电流、曝光时间3个条件不变时，焦点至胶片的距离起到很重要的作用。因为X线衰减条件是与距离的平方值成反比。5cm是接近组织面最近的距离，10cm是近距离的2倍，10^2衰减值是5^2衰减值的4倍。因此，远距离解剖结构获取影像模糊的原因是较近距离获取的信息量减少了，影像探测器感光不足是导致影像质量下降的原因。

（2）临床意义：在X线影像技术临床操作工作中，当使用的机器电压、电流、曝光时间均不能够随意调整时，要根据X线基础理论和临床经验保障影像质量。因为电压、电流、曝光时间一定，适当调整焦点与体表之间的距离，是保障影像质量的重要条件。

3.保持电压、电流、距离不变，曝光时间延长至0.25s，影像变化比较

（1）IP板数字化根尖片，投照相同体位影像：窗口-组织面距离5cm/曝光时间0.25s；窗口－组织面距离10cm/曝光时间0.25s。

图2-6A是原始影像。图2-6B的两小图分别是5cm和10cm距离与窗口至组织面影像的局部放大。0.25s曝光时间试验，发现与0.16s曝光时间结果恰恰相反，不是10cm距离远的影像模糊，反而是距组织表面10cm时影像显得清晰，这是因为当10cm时影像有了足够的X线剂量，可以使得骨组织能够充分得到穿透，且能够将所有的解剖结构影像信息保留，影像显示细微结构信息。

使用0.25s由于曝光时间延长，5cm的近距离影像虽然从影像上观察，与10cm影像并无较大的差别，但从影像整体和局部放大仔细看，10cm影像总体清晰、局部骨小梁及牙体牙周影像细腻。

这是因为在5cm与10cm的曝光距离上看，焦点—胶片距牙体在其间的位置发生了变化。5cm时的投照窗口距牙体与胶片距牙体的距离差不多。图2-6C所示：a中心线；b投照窗口；c双尖牙根端；d牙片与牙根之间的分线点；e牙片位置。

根据图2-6C图内位点标志，可见投照窗口接近组织面投照时，牙根尖的距离b—c—e与牙根尖距离至牙片间基本相等。但是在10cm时的投照窗口距牙体距离延长了

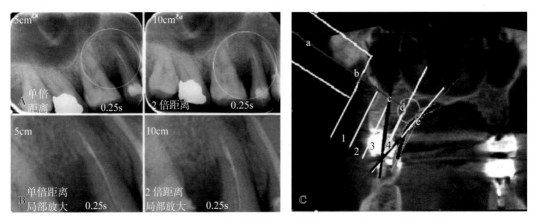

图2-6　5cm/10cm/0.25s 不同距离情况下显示10cm较5cm影像清晰

注：C图，a中心线；b投照窗口；c双尖牙根端；d分角线；e牙片位置；1＋2＝窗口至根尖距离；3＋4＝根尖至胶片距离

10cm，相当于单方面b—c的距离，而胶片距牙体的距离则保持了c—e的距离没有改变。这样就等于延长了焦点－牙体距离，却没有等比例延长胶片至牙体的距离，所以就等于使牙体至胶片的距离变近，被照的牙体与胶片变近，牙体影像就变得清晰。而投照窗口接近组织面时5cm距离的影像，与10cm相比牙体距胶片的距离就变得远。再反过来理解10cm距离与5cm距离相比，是牙体距胶片距离变近啦。而近光源的物像放大就是这个原理现象的呈现。

（2）临床意义：临床应用的牙片投照法是相对近距离投照法，是充分利用了牙片X线机低电压、低电流、低辐射量的情况下，获取极高质量的牙片影像。牙片X线机的低电压低电流本身辐射量较低，也就是低电压、低电流的条件下，所产生的有效X线数目较少，而且低电压产生的X线穿透力较低。因为根尖片距体表距离近，阻射率低，不需要大功率X线投照。正是因为牙片距体表距离近、解剖结构简单、阻射率低，所以选择制造低电压、低电流的X线牙片机，使用牙片机投照没有采取X线准直措施（准直措施的内容，在医学X线影像基础充分有介绍，称为滤线器的使用）。滤线器也叫准直器，它的功用是保持X线的方向性，在发射过程中阻断来自各个方向的散乱射线，只留直射的射线，沿着有效的方向，穿过需要照射被检体结构，到达胶片或是数字化探测器。

此实验说明了加大投照窗与体表的距离，使得大部分的散乱射线，在延长的距离上得到充分的衰减，因为衰减部分射线降低了曝光能力，从适当延长曝光时间中，弥补有效射线剂量，确保了胶片或探测器接收的影像信息。

4.在电压电流条件不变，距离与曝光时间的加减对影像变化比较分析

（1）IP板数字化根尖片，投照相同体位影像：窗口－胶片距离8cm/曝光时间0.16s；窗口－组织面距离16cm/曝光时间0.32s（图2-7）。

将曝光时间分别调整为0.16s、0.32s，投照窗口距离随曝光时间调整为8cm及16cm。距离的调整与曝光时间的调整基本是成比例加大，显示0.16s、8cm时，由于颧突接近焦点，所以影像较0.32s、16cm影像位置显示略高，颧突下缘影像位于6、7、8根尖部。

而曝光时间0.32s、距离16cm时，相对接近焦点的颧突影像，较曝光时间0.16s、距离8cm影像显示位于接近6、7、8根端1/3处，较前者位置低。无论是原始图像还是局部放大影像，从影像的黑白、清晰度方面看均未见明显变化。

此实验证明，电压、电流条件不变，随着距离的增加，有限地延长曝光时间是可以对影像清晰度给予补偿的。

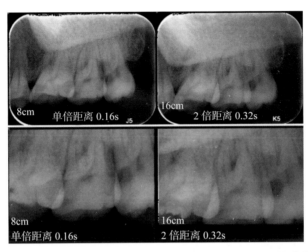

图2-7　8cm/0.16s；16cm/0.32s 距离与曝光时间同向增加获取影像清晰度基本相同

（2）临床意义：提醒操作者，在临床实际操作时，可以根据临床实际需求，即便电压电流条件不能够调整，可以随距离的增加并依据X线衰减理论，适当延长曝光时间，可解决实际问题。在条件受限的情况下，完成临床操作，获取相对高质量影像。

5.曝光时间相同、改变电压电流条件对影像影响比较分析

（1）低电压、高电流/适度电压、电流的比较影像变化：例如，女性，34岁，发育状况良好，全口牙曲面体层影像（CCD探测器）。失衡调整：60kV、15mA/曝光；常规调整：68kV、5mA/曝光。

图2-8采用60kV、15mA 先做左侧局部扫描，再采用68kV、5mA 做全口扫描后，获取全口曲面体层片，将左侧局部影像截取与第一次局部扫描影像拼接观察对比分析。A图是将曲面体层机电压调至最低60kV，电流调至最高15mA投照。B图是按照临床常用剂量设置68kV、5mA投照影像。

A图与B图影像比较分析，发现A图由于低电压与极高电流曝光，影像显示整体画面较黑，颌骨、颅底、颈椎三面骨组织与口腔、颌下软组织影像对比度强烈，图像大效果显示清楚。

B图与A图影像比较分析显示，B图是根据性别及体格发育状况，采用常规适量的电压、电流比较影像。显示影像B图对比度较A图虽低，但影像软组织及硬组织结构清晰。

C、D图分别是A、B图下颌角部局部放大影像。从局部放大影像观察，A图影像显示明显黑化度大、骨松质组织细微结构少。而B图影像显示黑化度较A图低些，但骨松质内部结构丰富清晰。

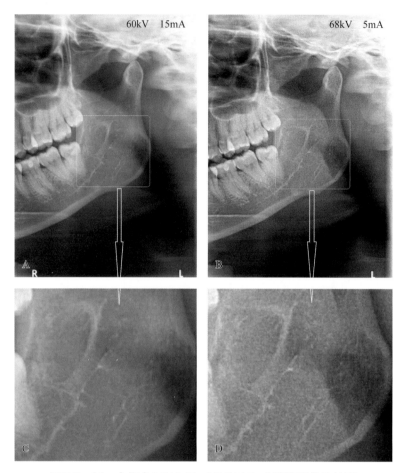

图2-8　同一个标本60kV 15mA/68kV 5mA获取影像比较图

（2）临床意义：依据电压过低，电流过大时，在与常规X线剂量失衡时，电压过低穿透性低、致高密度影像结构减少，相反过高的电流增加影像黑化度，黑化度的增加还会覆盖部分组织内的微细结构影像。

6.高电压、低电流与适度电压、电流影像的比较分析

（1）男性、64岁、营养状况良好，发育健壮。全口牙曲面体层像（CCD探测器）。失衡调整：kV 90，2 mA；常规调整：kV 74，6.3 mA。

图2-9A图采用90kV、2mA先做左侧局部扫描。B图采用74kV、6.3mA做全口扫描，获取全口曲面体层片，将左侧局部影像截取做2次局部影像并列观察分析。

A图将曲面体层机电压调整至最高90kV，电流调至最低2mA。B图是依据临床适度剂量设置74kV、6.3mA投照影像。

A图与B图影像比较，发现A图极高电压与极低电流曝光，显示画面软组织影像较黑、层次少、内容少，下颌牙齿具备外形，髓管影像模糊，颌骨形态完整、骨松质结构简单、骨小梁形态模糊、数目少。

B图与A图影像比较，显示B图是根据性别及体格发育状况，采用适度电压、电流的影像比较。显示影像B图对比度较A图好，整体清晰明快，软组织影像内容层次多而

丰富。牙体形态好边缘锐利，髓管影像清晰。颌骨外形完整、透光度好且骨松质、骨小梁结构数目多，层次丰富。

C、D图分别是A、B图下颌角局部影像放大。从局部放大影像观察，显示A图是下颌骨体最坚硬、阻射率最高的位置，影像明显灰雾度大、内部结构及外形影像模糊。而B图影像显示黑化度合适，角部边线清楚、内部结构丰富、骨小梁数目多而有层次。

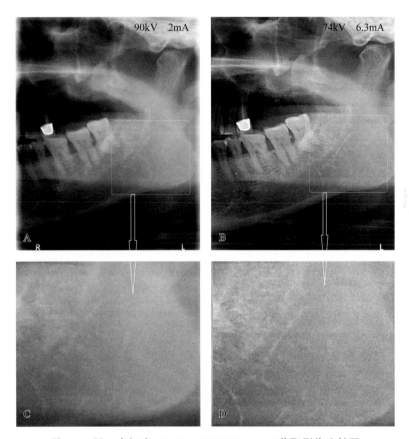

图2-9　同一个标本90kV 2mA/74kV 6.3mA获取影像比较图

（2）临床意义：电压过高，电流过低，与适度X线剂量失衡，高电压穿透性虽强，因没有足够的电流维持，使得影像接收到达探测器的电子数目减少，对影像画面的覆盖层面和厚度不足，只有高电压瞬间的冲击，导致影像从外形到细微结构影像模糊，对比度的下降。电压、电流适度，不但能够维持在有效的曝光强度，还能够在适度曝光的时间内连续不断地释放高压电子，使得高阻射结构得到穿透、微观结构的层次得到保留。低阻射结构不至于被瞬时强大有效电子覆盖淹没。把本该显现保留下来的有效影像丢失。因为在X线的发射过程中高低压的穿透力需要的强度，是与被照物体的阻射率有着直接的关系。这就像前面关于电压、电流的理解为涂料刷墙一样，墙上需要一定厚度的色彩，使用过于浓稠的色彩涂料，一遍是不会刷得合适的。使用过稠的涂料只涂一遍是得不到均匀满意的墙壁，因为涂料太稠并不均匀。需要达到一定厚度（电压kV）的色彩，是需要稀释适度的涂料，一层层涂上去最终达到所需的，既均匀又合适厚度（电流

mA）的色彩。

实际需要的是适当电压，在一定的曝光时间内，穿过较低阻射组织，保留具有较高阻射的组织影像。因为需要保留具有适度阻射组织的影像，不宜使用过高的电压，同时为了保存结构完好的组织影像，就需要加大一定的电流量，获取一定的黑化度，来提高影像的对比度。在给予适当的电压、电流量之后，还要给予合适的曝光时间。

7.高电压、高电流与适度电压、电流的影像比较分析

（1）男性，26岁，发育状况一般。全口牙曲面体层像（CCD探测器）。失衡调整：kV 90，10 mA；常规调整：kV 70，6.3 mA。

图2-10A图采用90kV、10mA先做左侧局部扫描。B图采用70kV、6.3mA做全口扫描，获取全口曲面体层片，将左侧局部影像截取做两次局部影像并列观察分析。

A图将曲面体层机电压调整至最高90kV，高电流调至10mA。B图是依据临床适度剂量70kV、6.3mA投照影像。

A图与B图影像比较分析，发现A图极高电压与较高电流曝光，影像显示画面整体灰暗，软组织影像区黑化度大层次少、内容不够丰富，较弱的舌骨影像形态消失，牙体、髓管影像模糊，下颌骨下缘骨皮质影像消失、骨松质结构简单、骨小梁影像模糊。

B图与A图影像比较分析，显示原因电压电流适度，解剖形态完整、结构影像丰富，骨皮质及骨小梁影像清晰。软组织内较低阻射的舌骨影像清楚。牙体影像形态完整、边缘清晰、髓管影像清楚。

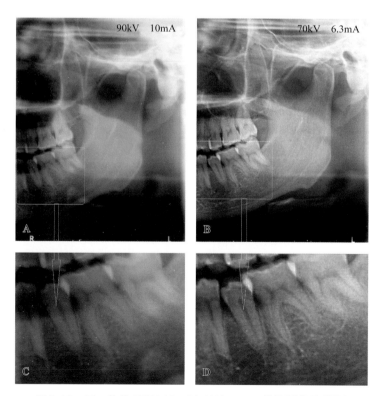

图2-10　同一体位90kV 10mA/70kV 6.3mA获取影像比较图

C、D图分别截取A图与B图下颌磨牙区影像局部做一对比观察。见C图影像较D图影像灰暗，颌骨及牙体组织形态影像模糊。D图影像较C图影像清晰，颌骨及牙槽骨骨小梁结构丰富、牙体形态及髓管影像清晰。

（2）临床意义：在高电压大电流失衡状态时，因为极高的电压发射穿透力极强的X线，导致细微结构影像消失，解剖结构边缘影像锐利度下降，影像整体模糊。较大的电流无限度释放使得影像整体变黑。影像整体灰黑、结构简单、骨小梁数目减少、细微结构模糊、灰阶度降低，是电压电流升高失衡的结果。在进行临床检查前，针对被检体位的性别、年龄、强壮、肥瘦、大小，合理估计出所需要使用的电压电流X线剂量参数，是很重要的临床经验的综合性考量。

8.低电压、低电流与适度电压、电流拍摄影像比较分析

（1）女性，30岁，身高1.60m，营养状况一般。全口牙曲面体层像（CCD探测器）。失衡调整：kV 60，2 mA；常规调整：kV 60，5 mA。

图2-11A图采用60kV、2mA先做左侧局部扫描。B图采用60kV、5mA做全口扫描，获取全口曲面体层片，将左侧局部影像截取做2次局部影像一起并列观察分析。

A图将曲面体层机电压调整至最低60kV，电流调至最低2mA。B图根据女性患者身体状况条件，剂量设置60kV、5mA投照影像。

A图60kV、2mA，整体影像偏灰白色，黑白对比度欠佳，细微结构层次少，软硬组织影像灰阶度低。

B图60kV、5mA，影像整体黑白对比度好。细微的骨小梁结构影像丰富，解剖结构边缘锐化度清楚。软硬组织影像灰阶度高。

C、D图从A、B图影像中磨牙区牙体牙槽骨局部影像，分别剪切放大。A、B图前

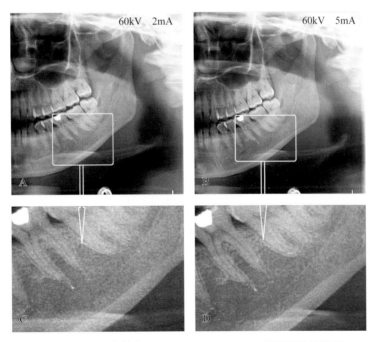

图2-11　同一个体位60kV 2mA/60kV 5mA获取影像比较图

后二者影像的电压均为60kV。B图电流5mA、较A图电流2mA高3mA。从放大局部影像观察，见C图低电流2mA影像偏白，颌骨内骨小梁数目多、但与骨小梁间隙对比度差，牙体根周影像欠清晰。见D图影像高3mA，虽然较C图影像对比度、灰阶度清晰，但因为相差不大，细观察对比度还不够明显。

（2）临床意义：图2-11影像试验证明，在电压满足的条件下，适当的电流参数值很重要。当被检体有适度电压穿透时，恰当的电流参数值是确保获取影像厚度的重要保证。更详尽的分析，是电压过高会导致微细的解剖结构影像被强辐射所淹没。电压过低辐射强度不够，即穿透力不足，探测器因高阻射的解剖结构阻挡了接收到的辐射值，影响解剖结构的影像清晰度。C图影像结构基本清楚，仅是在电压值适度情况下，没有足够的电流量、在有效的曝光时间内到达探测器，致影像结构清楚，而对比度不足所致。

第3章

X线摄片投照辅助设备、耗材与操作技术

第一节　使用设备种类

使用设备的品名及参数见表3-1至表3-5。

表3-1　CBCT机种类

经销	机型	类型	电压 （kV）	电流 （mA）	焦点 （mm²）	视野 （cm）	曝光 时间 （s）	功能
中国 北京朗视仪器有限 公司	HiRes3D	坐式	80～ 100	2～4	0.4	16×15 16×8 8×8 5×8	13	CBCT重建 颞下颌关节模式 金属伪影校正 正畸成像测量
中国 北京朗视仪器有限 公司	HiRes3D-Plus/Max	坐式	60～ 100	2～10	0.4	23×18 20×17 16×10 16×5 8×8	13	CBCT重建 颞下颌关节模式 金属伪影校正 正畸成像测量
意大利（AFP） New Tom 医疗器械有限公司	NewTom 5G	卧位	110	1～20	0.3	21×19 18×16 15×12 12×8 8×8/6×6 15×5/12×8	0.9～5.4 Eco 1.4	平面二维重建 （曲面重建成像） （投影测量正侧位） 曲面三维重建 平面三维重建 立体三维重建
意大利（AFP） New Tom 医疗器械有限公司	NewTom VGi	立式	110	10～15	0.3	10×5/15×5 10×10 12×8/5×5 8×8/8×5 15×12 16×16 24×19	0.9～4.3 15	平面二维重建 （曲面重建成像） （投影测量正侧位） 平面三维重建成像 立体三维重建成像 CineX动态透视 气道显示及测量

续表

经销	机型	类型	电压 （kV）	电流 （mA）	焦点 （mm²）	视野 （cm）	曝光 时间 （s）	功能
中国 美亚光电	美亚	坐式	120	2～8	0.5	18×23 15×15 8×8 5×5	20	平面二维重建 （曲面重建成像） （投影测量正侧位） 平面三维重建成像 立体三维重建成像
美国 锐珂牙科技术 （上海）有限公司	CS9300/CS9300 SELECT	立式	60～90	2～15	0.6	5×5 8×8 10×10 10×5	3D 3～15	CBCT三维重建 平面三维重建成像 立体三维重建成像 金属伪影校正
美国 锐珂牙科技术 （上海）有限公司	CS9300 SELET CS9300/CS9300 SELECT	立式	60～90	2～15	0.6	5×5 8×8 10×10 10×5 17×6 17×11 17×13.5	3D 3～15	CBCT三维重建平面 三维重建成像 立体三维重建成像 金属伪影校正
芬兰卡瓦 斯迪克斯	卡瓦 i-CAT KAVO	坐式	120	—	—	8×8 16×4 16×6 16×8 16×10 16×11 16×13	4.8 8.9	二维平面成像 CBCT 平面三维重建成像 立体三维重建成像 气道三维影像评估 正畸描绘软件系统
芬兰 Planmeca 上海重欣医疗 影像设备 有限公司	Planmeca ProMax 3DMax 普兰梅卡	立式	54～96	1～16	0.5	90×80 140×80 160×90 140×160 230×260	18～26	二维平面成像 CBCT 平面三维重建成像 立体三维重建成像 印模扫描
日本森田 森田医疗器械 （上海）有限公司	3DAccuitomotype F17 森田	坐式	60～90	1～10	0.5	4×4/6×6 8×8/10×5 10×10 14×10 14×5 17×5 17×12	6～18	二维平面成像 CBCT 平面三维重建成像 立体三维重建成像

表3-2　曲面体层＋头影测量＋CBCT（三合一）X线机

经销	机型	类型	电压（kV）	电流（mA）	焦点（mm²）	视野（cm）	曝光时间（s）	功能
中国 北京朗视仪器 有限公司	Smart 3D	立式 数字化	60～100	2～10	0.4	15×9 8×8 5×5	11 8 13	曲面体层 头影测量 CBCT 三维成像
中国 美亚光电	美亚	立式 数字化	50～90	2～10	0.5	15×10.5 15×9 8×9 5×9 4×3	17 0.8 20 8	曲面体层 头影测量 CBCT 三维成像
中国上海 康达医疗集团	飞天 Apsaras 3D	立式 数字化	60～90	4～12	0.5	14×14 14×8	3D 4～12	曲面体层 头影测量 CBCT 三维重建
美国 锐珂牙科技术 （上海）有限公司	CS9300C	立式 数字化	60～90	2～15	0.5	5×5 8×8 10×5 10×10 17×11 17×14	12～28	曲面体层 头影测量 正畸标记描绘 CBCT 三维重建 精细耳蜗成像
美国 锐珂牙科技术 （上海）有限公司	cs9000C 3D	立式 数字化	60～90	2～15	0.5	5×3.75 9×3.75	14 0.5 10.8	曲面体层 头影测量 正畸标记描绘 CBCT 三维重建
美国 锐珂牙科技术 （上海）有限公司	CS8100SC 3D	立式 数字化	60～90	2～15	0.5	4×4 5×5 8×8 8×9	3D 3～15	曲面体层 头影测量 CBCT 三维重建 金属伪影校正
美国 锐珂牙科技术 （上海）有限公司	CS9300C Select	立式 数字化	60～90	2～15	0.5	10×10 5×5 8×8 10×5	0.5～14	曲面体层 头影测量 正畸描绘软件 CBCT 三维重建

续表

经销	机型	类型	电压（kV）	电流（mA）	焦点（mm²）	视野（cm）	曝光时间（s）	功能
芬兰 迈锐 思迪克斯医疗器械有限公司	HYPERION X9	立式 数字化	60～90	10	0.4	11×8 13×8 8×8 8×5 5×5	9.1 3.4 18 9	曲面体层 头影测量 （两维体层） 颞颌关节 及上颌窦
芬兰 Planmeca ProMax3Ds 上海重欣医疗影像设备有限公司	普丝德卡 planmecaProMax3Ds	立式 数字化	54～90	1～16	0.5	5×5 8×5 9×8 二次拼接	7.0 2.0	曲面体层 头影测量 3D外观扫描 CBCT 三维成像
意大利 迈锐 思迪克斯医疗器械有限公司	myray 迈锐	立式 数字化	60～85	4～10	0.5		14 0.5 18～36	曲面体层 头影测量 3D外观扫描 CBCT 三维成像
日本森田 森田医疗器械（上海）有限公司	MORITA……550 VERAVIEWEPOCS 3D R100	立式 数字化	60～90	1～10	0.5	5×5.5 8×8	5～14	曲面体层 头影测量 CBCT 三维重建 伪影消除
德国 （登士柏西诺德） Dentsply Sirona	ORTHOPHOS SL 3D	立式 数字化	60～90	3～16	0.5	11×10 （多视野可选）	14	曲面体层 头影测量 CBCT 三维重建

表 3-3　曲面体层 X 线机

出品	机型	电压（kV）	电流（mA）	焦点（mm²）	曝光时间（s）	功能
法国 锐珂牙科技术（上海）有限公司	CS8100	60～90	2～15	0.5	14	曲面体层成像

续表

出品	机型	电压（kV）	电流（mA）	焦点（mm²）	曝光时间（s）	功能
法国 锐珂牙科技术 （上海）有限公司	CS9000	60～90	2～15	0.5	14	曲面体层成像
法国 锐珂牙科技术 （上海）有限公司	锐珂 CS8000	60～90	2～15	0.5	14	曲面体层成像
芬兰 上海重欣 医疗影像设备 有限公司	普兰梅卡 ProOne	60～90	1～6	0.5	16	曲面体层成像 二维体层成像 （局部颞下颌关节） （局部牙槽骨测量） （局部上颌窦成像）
普兰梅卡 上海重欣 医疗影像设备 有限公司	普兰梅卡 ProMax	60～90	1～16	0.5	16 10	曲面体层成像 头影测量正侧位 二维体层成像 （局部颞下颌关节） （局部牙槽骨测量） （局部上颌窦成像）
意大利 迈锐 思迪克斯医疗器械 有限公司	myray 迈锐	60～85	4～10	0.5	14 0.5	曲面体层成像 二维体层成像 （局部颞下颌关节） （局部牙槽骨测量） （局部上颌窦成像）

表3-4　牙片X线机种类

出品	机型	电压（kV）	电流（mA）	焦点（mm²）	臂展长度（cm）	悬挂模式	旋转角度（°）	最长时间（s）	图样
法国 锐珂牙科技术 （上海）有限公司	牙片 X线机 CS2100	60	7	0.7	188	壁挂式	270		锐珂牙片X线机

续表

出品	机型	电压（kV）	电流（mA）	焦点（mm²）	臂展长度（cm）	悬挂模式	旋转角度（°）	最长时间（s）	图样
普兰梅卡 上海重欣 医疗影像设备 有限公司	牙片 X线机 普兰梅卡 Planmeca ProX	60～70	2～8	0.4	160	壁挂式	270	0.1～3.2	PLMK
芬兰 北京思迪克斯 医疗器械有限公司	思迪克斯 牙片机 SOREDX	60～70	7	0.7	195	壁挂式	270	0.02～0.32	思迪克斯
芬兰 北京思迪克斯 医疗器械有限公司	迈锐 牙片机 RXDC	60、63、65	6.7	0.4	170	壁挂式	270	0.01～1.0	迈锐
芬兰卡瓦 北京思迪克斯 医疗器械有限公司	卡瓦 牙片机	65	7	0.5	170	壁挂式	270	0.1～3.2	卡瓦

表3-5　影像信息读取机/打印机

出品	品名	仪器尺寸（mm）	规格	兼容	影像板规格（mm）	读片种类/规格（mm）	图样
芬兰 思迪克斯 Soredex	Digora	385×220×190	—	PACS RIS HIS	22×31 24×40 31×41 27×54 48×54	根尖片 咬翼片 咬合片	
德国 DURRDENTAL 迪珥医疗器械 （上海）有限公司	VistaScand Durr Dental 微视牙片仪	275×226×243	—	PACS RIS HIS	0 # 1 # 2 # 3 # 4 #	根尖片 咬翼片 咬合片	Durr Dental
美国 scanX duo 北京兰德科技 发展有限公司	IP板 牙片影像 信息读取仪	290×250×260	—	PACS RIS HIS	22×31 24×40 31×41 27×54 57×76	根尖片 咬翼片 咬合片	scan·x

续表

出品	品名	仪器尺寸（mm）	规格	兼容	影像板规格（mm）	读片种类/规格（mm）	图样
美国锐珂牙科技术（上海）有限公司	CS7600（CR）IP板牙片扫描仪	—	—	—	0.1.2.3.4 C	根尖片	
美国锐珂牙科技术（上海）有限公司	CS7200（CR）IP板牙片扫描仪	—	—	—	0.1.2.	根尖片	
普兰梅卡上海重欣医疗影像设备有限公司	Planmeca ProScanner 影像板扫描仪 IP板	256×120×318	—	PACS RIS HIS	0.1.2.3.4 C	根尖片	
日本 SONY 北京兰德科技发展有限公司	DIGITAL-UPD-898MD 热敏纸质打印机	154×88×240	—	PACS RIS HIS	320×100（mm）12×5 8×4（in）	胶片	
普兰梅卡上海重欣医疗影像设备有限公司	Planmeca ProSensor 牙片探测器（DR）	—	RVG	PACS RIS HIS	三种大小型号	X线牙片影像	
法国锐珂牙科技术（上海）有限公司	数字化牙片成像系统（DR）	30×40	RVG 6200	PACS RIS HIS	30×40	X线牙片影像	
法国锐珂牙科技术（上海）有限公司	数字化牙片成像系统（DR）	30×40	RVG 5200	PACS RIS HIS	30×40	X线牙片影像	

续表

出品	品名	仪器尺寸（mm）	规格	兼容	影像板规格（mm）	读片种类/规格（mm）	图样
日本 SONY 北京兰德科技 发展有限公司	UP-FD 550 热敏胶片 打印机	600×316 ×686	—	PACS RIS HIS	14×17 11×14 10×12 8×10 （in）	打印尺寸 415.3×346	
美国 ScanX Duo 北京兰德科技 发展有限公司	IP 数字化 影像板	根 尖 片		—	—	0#（22×35） 1#（24×40） 2#（31×41） 3#（27×54） 4#（57×76）	
日本 索尼 北京兰德科技 发展有限公司	激光热敏 图像 打印纸	—	—	—	—	110×1800	 UPP-110HG　110mm×18m
日本　索尼 北京兰德科技 发展有限公司	激光热敏 图像 打印纸	—	—	—	—	110×2000	 UPP-110s　110mm×20m

第二节　使用材料种类

使用材料品名、规格见表3-6。

表3-6　口腔颌面影像诊断常用材料

出品	品名	规格（mm）	图样
中国 天津康华健晔 医用材料有限公司	IP影像板 保护套	0#（22×35） 1#（24×40） 2#（31×41） 3#（27×54） 4#（57×76）	
中国 天津康华健晔 医用材料有限公司	IP影像板 保护套	各种型号 卫生保护套 （根尖片） （咬合片）	

续表

出品	品名	规格（mm）	图样
中国 天津康华健晔 医用材料有限公司	IP板 数字影像板	0#（22×35） 1#（24×40） 2#（31×41） 3#（27×54） 4#（57×76）	
中国 天津康华健晔 医用材料有限公司	暗盒/暗袋	全景曲面体层	暗箱/Dark Box
中国 天津康华健晔 医用材料有限公司	牙片架	观片片架/File Bag 用于对于牙片的观察保存，便于携带及存档	
中国 天津康华健晔 医用材料有限公司	洗片机/ 洗片暗箱	（牙片/咬合片冲洗）	自动洗片机 Automatic X-ray Film Developer Machine
中国 天津康华健晔医用材料有限公司	观片灯	适用于 牙科各型号的影片观看	
中国 天津康华健晔医用材料有限公司	平行投照法 固定支架	固位器	定位器/Positoner 多功能型定位器，可以用于咬翼拍摄。 Multi-function Positioner, it can be used for bite wing films.
中国 天津康华健晔医用材料有限公司	显影液 定影液 （套装）	250ml/瓶 1000ml/瓶	显/定影液

续表

出品	品名	规格（mm）	图样
中国 天津康华健晔医用材料有限公司	洗片夹	适合于牙片、𬌗片、曲面、头侧各种胶片	
中国 天津康华健晔医用材料有限公司	成人牙片 儿童牙片 （胶片）	30×40 22×35	
中国 天津康华健晔医用材料有限公司	方形𬌗片 舌形𬌗片 （胶片）	57×76 60×75	
中国 天津康华健晔医用材料有限公司	曲面体层 （胶片）	150×300	
嘉易拍 南京嘉威医疗器械有限责任公司	口腔X线片固定支架	各种型号的根尖片投照（固定拍摄柄）	

第三节　设备与耗材检验

一、仪器和模体的检测要求

1. 检测用仪器应根据有关规定进行检定或校准，其结果应能溯源。

2. 检测管电压时采用数字式高压测量仪，使用非介入法检测。

3. 检测半值层所用的标准铝吸收片，铝的纯度应不低于99.5%，厚度尺寸误差应在±0.1mm范围内。铝片尺寸应至少全部覆盖剂量仪探测器灵敏区域面积。

4. 高对比分辨率测试模体中线对范围至少要满足：数字成像的牙科X射线设备1.6～3.0 lp/mm。

5. 低对比分辨率测试模体中应至少包括0.5mm厚的铝板上面有直径为1.0mm、1.5mm、2.0mm和2.5mm的圆孔。

二、管电压指示的偏离

1.应根据所检测设备的高压发生器类型、检测参数等对数字式高压测量仪进行相应设置。

2.对于口内机，将电压探测器置于靠近限束筒出口位置，其有效测量点位于主射束中心轴，并使探测器表面与主射束中心轴垂直，确保X射线束完全覆盖探测器。

3.对于口外机全景摄影功能，可先用免冲洗胶片在影像接收器上找到射野的位置，将电压探测器置于影像接收器外壳表面，其有效测量点位于主射束中心轴，并使探测器表面与主射束中心轴垂直。

4.对于非牙片机的头颅摄影功能，可先用免冲洗胶片在次级光阑外侧找到射野的位置，将电压探测器置于次级光阑外侧，其有效测量点，位于主射束中心轴，并使探测器表面与主射束中心轴垂直。

5.验收检测时设置可调管电压设备的最低、中间和最高三挡管电压；状态检测时用设备常用挡位进行检测。重复曝光至少3次，记录每一次的管电压测量值，并计算平均值。

6.依据公式3-1计算管电压指示值的相对偏差：

$$E_v = \frac{\overline{V_i} - V_0}{V_0} \times 100\% \qquad （公式3-1）$$

式中：E_v——管电压测量相对偏差；$\overline{V_i}$——管电压测量的平均值，单位为千伏（kV）；V_0——管电压预设值，单位为千伏（kV）。

三、输出量重复性

1.对于牙片机，将剂量探测器置于靠近限束筒出口位置，其有效测量点位于主射束中心轴，并使探测器表面与主射束中心轴垂直，确保X线束完全覆盖探测器。

2.以设备常用成人曝光条件下曝光，连续曝光5次，记录每一次的剂量值，并以公式3-2计算辐射输出量的重复性：

$$CV = \frac{1}{\overline{K}} \sqrt{\sum (K_i - \overline{K})^2 / (n-1)} \times 100\% \qquad （公式3-2）$$

式中：CV——变异系数（%）；K_i——每次辐射输出量的测量值。

四、加载时间偏离

1.测试几何条件参阅《牙科X射线设备质量控制检测规范》（以下简称规范）5.2.1 ～ 5.2.4。

2.以设备常用成人曝光条件，连续曝光3次，记录每次曝光后剂量仪显示的测量时间计算平均值。

3.将加载时间测试平均值与设备显示值进行比较。

4.依据公式3-3计算加载时间的偏离：

$$E_T = \frac{\overline{T_i} - T_0}{T_0} \times 100\% \qquad （公式3-3）$$

式中：E_T——加载时间的偏离；T_i——加载时间测量的平均值，单位为毫秒（ms）；T_0——加载时间预设值，单位为毫秒（ms）。

五、有用线束半值层

1.方法一：铝片法

（1）测试几何条件见《规范》5.2.1～5.2.4。

（2）设置1～3档设备常用管电压并进行曝光，记录空气比释动能率值。

（3）将铝片放置在球管X射线出线口位置，保持曝光条件不变，测量不同厚度铝片后的空气比释动能率值。

（4）逐步增加铝片厚度，直至测得的空气比释动能率值小于未加铝片时空气比释动能率值的一半，用作图法或计算法求出半值层。

2.方法二：多功能剂量仪直接测量法

（1）有用线束半值层也可采用多功能数字剂量仪直接测量，测试几何条件见《规范》1.2.1～1.2.4。

（2）设置1～3档设备常用管电压并进行曝光，直接记录剂量仪显示的半值层读数。

（3）当对结果有异议时应采用铝片法（《规范》1.5.1.1～1.5.1.4）重新测量。

3.高对比分辨率

（1）可采用线对卡或内嵌有线对测试卡的模体进行检测。

（2）对于牙片机，将线对卡或测试模体置于靠近限束筒出口位置，并使其平面与主射束中心轴垂直。

（3）对于曲面体层机摄影功能，将线对卡或测试模体置于头托中心，主射束中心轴与测试模体平面垂直。X射线球管出线口放置0.8mm Cu作为附加衰减层。

（4）对于头影定位测量正侧位摄影功能，将线对卡或测试模体置于临床受检者头颅所在位置，主射束中心轴与测试模体平面垂直。X射线球管出线口放置0.8mm Cu作为附加衰减层。

（5）按照设备生产厂家推荐的测试步骤和方法进行曝光，或设置设备常用成人曝光条件。

（6）在高分辨显示器上读取影像，观察可分辨的线对组数。

4.低对比分辨率

（1）采用低对比分辨率模体进行检测。

（2）测试几何条件见《规范》1.6.2～1.6.4。

（3）按照设备生产厂家推荐的测试步骤和方法进行曝光，或设置设备常用成人曝光条件。

（4）在高分辨显示器上读取影像，观察可分辨的最小低对比细节。

六、CBCT质量检测

质量控制是通过对X射线诊断设备的性能检测和维护，对X射线影像形成过程的监测和校正来保证影像质量的技术。质量控制检测分为验收检测、状态检测及稳定性检测，我国现行的关于X射线计算机断层摄影装置质量保证的标准主要为医用常规X射线诊断设备影像质量控制检测规范（WS76-2011）和X射线计算机断层摄影装置质量保证检测规范（GB17589-2011）。锥形束CT与普通X射线计算机断层摄影装置存在一定区别，因而适用于CT机的验收检测、使用中CT机的状态检测及稳定性检测的规范不完全适用于锥形束CT的质量控制检测。当前，我国针对锥形束CT的质量控制标准，仅有个别探索性研究报道。本文综合国内外文献资料，列出了锥形束CT设备质量控制检测的主要关注点。当前，对于锥形束CT设备的质量控制主要包括：X射线管和发生器、剂量参数、影像质量和图像显示。欧盟建议的锥形束CT质量控制参数及控制标准，见表3-7。

表3-7　欧盟建议的CBCT质量控制参数及控制标准

类别	测试项目	优先	负责人员	频率	控制标准
X射线管和发生器	射线输出的可重复性	必要	医学物理师	每年	均数±10%
	射线输出的线性	必要	医学物理师	每年	基准±10%
	过滤	必要	医学物理师	新设备、输出改变或者管头部拆卸	≥2.5mm的铝（其中1.5mm是固有的）
	管电压	必要	医学物理师	每年	测量值与标称值误差在±5%
	照射野的大小	必要	医学物理师	每年	测量值与标称值误差在±10%
	漏射线	必要	医学物理师	新设备或者怀疑损坏	在最大管额定功率下≤1mGy/h
剂量参数	患者剂量指数	推荐	医学物理师	每年	在厂家提供数值的±5%以内
	患者剂量核查	必要	放射医生/医学物理师	至少每3年1次	≤国家或者国际的参考水平
影像质量	图像密度值	推荐	放射医生/医学物理师	每个月	基准±10%
	一致性和伪影	必要	放射医生	每个月	图像上不可见到伪影或者均数±10%
	噪声	推荐	放射医生/医学物理师	每年	基准±10%
	最小分辨率	必要	放射医生/医学物理师	每年	基准±20%
	对比度细节	推荐	放射医生/医学物理师	每年	依赖于使用的方法
	几何精确度	必要	放射医生/医学物理师	每年	在±5%mm以内并且±2°
图像显示	一般条件	必要	放射医生	每个月	在测试模体上能区分不同的对比度或者在不同显示器之间应一致
	显示器分辨率	推荐	放射医生	每个月	与基准的图像一致

（一）X射线管和发生器

X射线管和发生器对于获得高质量的图像至关重要，因此首先应对其进行质量控制。针对锥形束CT（CBCT）的X射线管和发生器的质量控制指标主要包括：射线输出的可重复性、射线输出的线性、过滤、管电压、照射野的大小、漏射线等。这些指标的测试，除照射野的大小、漏射线外，其他指标可参考医用X射线摄影设备的质量控制方法，但对于锥形束CT需考虑在不同的模式（如定位模式、CT模式等）下进行测试。测量照射野的大小时，可以将胶片或者一个CR盒放在设备的等中心位置处，使其暴露在不同的视野里，比较获得图像的实际照射野和设备定义视野的大小。漏射线的测量方法：固定球管，用1mm铅遮挡管窗口，在最大管额定功率条件下，用辐射巡测仪检测。

（二）剂量参数

1.CT剂量指数（CTDI） 对于普通螺旋CT，其剂量指数是重要的剂量学指标，是X射线CT设备的辐射剂量特性的实用表征量，主要包括CT剂量指数100（CTDI 100）、加权CT剂量指数（CTDIW）和容积CT剂量指数（CTDIvol）3个指标。直接将这些指标用于锥形束CT是存在缺陷的，因为锥形束CT的照射野更大，且剂量分布不对称。比较了4种测量CTDI的方法：①传统的CTDIW［1/3CTDI 100（中心）＋2/3CTDI100（外周）］；②Bakalyar法［1/2CTDI100（中心）＋1/2CTDI100（外周）］；③中心切片的平均吸收剂量（CTDI2D）；④整个模体的平均吸收剂量（CTDI3D）。其中，方法④是最精确的CTDIW评估方法，因为它通过模体的三维剂量分布直接计算数量上的平均值。Xu等采用美国医学物理学会（AAPM）TG-111号报告的方法测量锥形束CT的剂量指数，该方法是将3个直径为16cm的圆柱体模体沿着中心轴纵向排列，用$0.6\,cm^3$的电离室来测量中心和周围剂量。

2.锥形束CT专用剂量指数 有研究人员根据锥形束CT的特点，开发制作了锥形束CT专用的剂量指数测试模体。应用该模体，可以通过电离室或热释光剂量元件（TLDs）的方式来测试锥形束CT专用剂量指数，分别以指数1和指数2表示。其中指数1的测量方法是在模体横断面直径处的不同位置进行测量，计算各测量点的均数（图3-1A、B）；指数2的测量方法是在模体中心位置和四周位置进行测量，计算各测量点的加权值（图3-1C）。由图3-1可见，指数1可以比较全面地反映剂量分布的特点，而指数2仅适合于对称性剂量分布的测量。

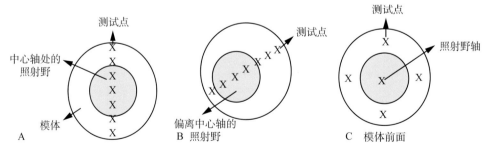

图3-1 CBCT专用剂量指数

注：A.指数1（照射野位于中心轴）；B.指数1（照射野偏离中心轴）；C.指数2

3.剂量与面积之乘积（DAP） AP是X射线束的横截面积与所致平均剂量的乘积，在X射线诊断中用作所授予能量的一种量度，已被用于口内摄片和全景口腔摄影，也是普通X射线摄影及透视常用的剂量参数。可以参考医用X射线摄影或透视设备的方法来测量锥形束CT的DAP。

（三）影像质量

目前，国际上还没有就锥形束CT影像质量的质量控制方法达成共识。使用为普通CT设计的模体（如Catphan500、600），可以得到一些影像质量指标，但也存在局限性，表现定位困难、对软组织的评价不够准确、对硬组织空间分辨率（亚毫米级）的评价能力不足、没有分析相关指标的配套软件等。基于上述原因，有的研究机构开发了专门用于锥形束CT质量控制的模体。锥形束CT影像质量的指标包括：图像密度值、对比细节（探测阈值、图像品质因子、信噪比）、一致性和伪影、噪声、空间分辨率、几何精度等。

从经济和效率的角度出发，可使用现有的成熟模体，配合一些辅助的工具开展锥形束CT影像质量的控制检测。如Xu等研究了以下指标的测试方法：高对比分辨率，使用现有Catphan模体的CTP404模块；低对比分辨率，使用具有4种组织材料（水、肝、脑、脂肪）插件的水模；空间分辨率，使用CatPhan模体的CTP528；MTF，通过线性扩展函数计算获得。当然，有的特殊指标必须通过锥形束CT专用模体测试。

（四）图像显示

不管X射线装置的质量如何，医师是通过显示器阅读图像，因此图像显示的优劣直接关系到能否对疾病做出正确诊断。对于锥形束CT图像显示的质量控制包括以下方面。

1.一般条件　在操作系统上安装适当的测试模块（如美国医学物理学会的TG-18报告所提供），并使其完全显示到显示器上。确认在测试模块上，能够单独分辨不同的灰度级水平；在同一灰度也能分辨较小的方块。当同时使用2个显示器时，应确保2个显示器对于每一灰度级的显示一致。

2.显示器的分辨率　应该确保在测试模块上，每一个分辨模式上所有条纹都能清楚分辨。

七、牙科X线机设备检测项目与技术要求

1.牙科X线设备检测项目（表3-8）。

表3-8　牙科X线设备检测项目与技术要求

序号	检测项目	设备类型	验收检测	状态检测	稳定性检测		对应条款
			判定标准	判定标准	判定标准	周期	
1	管电压指示的偏离/%	口内机，口外机	±10内	±10内	±10内	6个月	5.2
2	输出量重复性/%	口内机	≤5	≤5	≤5	3个月	5.3
3	加载时间偏离	口内机	±5%内或±20ms，取较大者	±5%内 或±20ms，取较大者	±5%内或±20ms，取较大者	3个月	5.4
		口外机	±5%+50ms内	±5%+50ms内	±5%+50ms内	3个月	

序号	检测项目	设备类型	验收检测	状态检测	稳定性检测		对应条款
			判定标准	判定标准	判定标准	周期	
4	有用线束半值层/mm Al	口内机，口外机	不低于表A.2规定值	不低于表A.2规定值	—	—	5.5
5	高对比分辨率/（lp/mm）	数字成像设备	≥2	≥2	≥2	6个月	5.6
6	低对比分辨率	数字成像设备	可分辨0.5mm厚铝板上1mm直径孔	可分辨0.5mm厚铝板上1mm直径孔	可分辨0.5mm厚铝板上1mm直径孔	6个月	5.7

2. 牙科X线机设备半值层GB 9706.12规定（表3-9）。

表3-9 牙科X线设备的半值层对照

序号	应用类型	X射线管电压（kV）		最小第一半值层 mm Al
		正常使用范围	所选择值	
1	采用口内机的牙科应用	60～70	60	1.5
			70	1.5
		60～90	60	1.8
			70	2.1
			80	2.3
			90	2.5
2	其他牙科应用	60～70	60	1.3
			70	1.5
		60～125	60	1.8
			70	2.1
			80	2.3
			90	2.5
			100	2.7
			110	3.0
			120	3.2
			125	3.3

3.牙片X线机的验收测试（图3-2，图3-3）

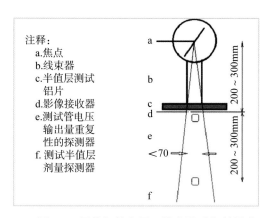

图3-2　牙片机管电压、输出量重复性及半值层测试

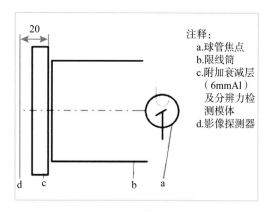

图3-3　牙片机影像分辨率测试

4.曲面体层机的验收测试（图3-4，图3-5）

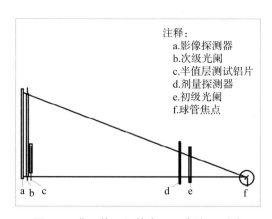

图3-4　曲面体层机管电压、半值层测试

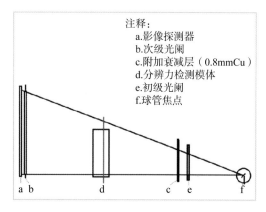

图3-5　曲面体层机影像分辨率测试

5.头影测量正/侧位定位系统验收测试（图3-6，图3-7）

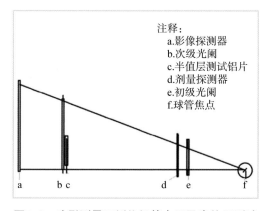

图3-6　头影测量正侧位机管电压及半值层测试

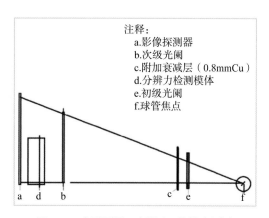

图3-7　头影测量正侧位机 分辨率测试

6.测试模体示例　牙科X射线设备质量控制检测模体示例见图3-8。测试模体中内嵌一个高分辨力测试卡，在0.5mm铝板上有直径分别为1mm、1.5mm、2mm和2.5mm的圆孔，用于低对比度分辨率测试。为了测量设备影像接收器的剂量，这个模体还增加了一层6mm铝板衰减层。模体上面部分是由不同锥状尺寸的中心环和6mm铝板衰减层；模体中间部分是高对比度分辨率测试卡和带有低对比度分辨率圆孔测试铝板；模体下面部分带有用于剂量仪探测器或口内机影像接收器的插口。

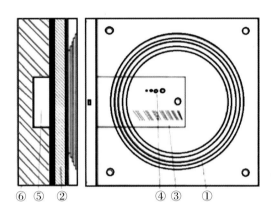

图3-8　牙科X线设备质量控制检测模体

注：①牙科线束筒中心标记；②附加衰减层／模体（6.0mm 铝）；③高对比分辨率模块（数字机适用 1.6～3.0lp/mm）；④低对比分辨率模块；⑤模体预留剂量仪探测器或口内机影像接收器位置；⑥基本模体

八、医用胶片打印机和材料的检测

医用胶片打印机检测　是X射线设备获取数字图像信息后，直接打印到胶片的装置。它是医疗设备数字化的产物。

（1）检测方法：①适用新设备的验收和正常设备的年检。②检查外观。③出片平整光亮，完好无损，无变形，无凹痕，无裂纹，无斑痕，无变形。④符号、标记、文字清晰，准确规范。

（2）打印性能：①空间分辨率，不低于640（垂直）×540（水平）。②打印的图形能完整的复现灰阶测试卡的图形，要求各灰阶的辨识与测试卡符合。③几何畸变，打印图形无论尺寸还是形状都没有明显的可见的畸变。④打印胶片尺寸，与打印的设置要求一致。⑤打印速度，空间分辨率达到640（垂直）×540（水平），与其使用的胶片尺寸相符的打印时间。⑥噪声，在打印机打印最大尺寸的胶片时，距离打印机1m处，噪声小于70dB。

（3）测试图，见图3-9A、B、C。

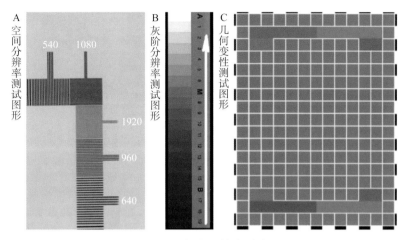

图3-9 打印机性能测试

九、材料的检验

1.片盒的检验

（1）片盒是否漏光：新片盒购进后，首先在暗室安全灯下装片，然后进行使用全过程演习（不曝光）后，在安全灯下开盒，进行胶片冲洗，观察胶片是否有曝光的地方，如有曝光处，则说明片盒封闭不好，不能正常使用，可行修理或调换。

（2）对片盒影像的分析：待对片盒进行漏光检验证实后，再次装片，对其片盒进行物体投照，X线曝光试验，实验的方法是将片盒放平，在片盒4个角摆放被照物体，可以是骨骼、离体牙齿等，中心线对准片盒中心，曝光后冲洗观察照片影像，分析4个角影像是否清晰，如有局部模糊时，说明该片盒角之胶片与盒内增感屏不密合。检查不密合的原因有可能是合页不正、还是扣吊不紧的问题，对此进行修理或调整。

2.胶片及数字化影像板感光速度的检验

（1）感光速度及质量的检验：胶片购进后，在使用前我们应该先了解片子的感光速度，新片的质量是否完好。检验的方法是将新片及先前使用的胶片各裁半边，置于同一暗盒内的两侧，进行同一物体投照曝光冲洗观察，可以从影像上判定新片的感光速度。新购进牙片时，可将新片及先前使用的牙片摆放在同一个平面上，片面上均放置离体牙齿或其他骨组织均可，在一个X线照射野内包括2个牙片盒进行曝光，冲洗后可以判定新牙片的感光速度。

在没有参照牙片的情况下可取新牙片10张，在每一张上做标记1～10，在片面上放置离体牙齿开始用0.1s、0.2s……10s曝光后冲洗。对影像进行分析找出曝光条件最恰当的那张作为参照值，给患者投照时，还要适当增加对人体投照软组织的阻射弥补剂量。

（2）购进新的数字化影像板：了解新影像板的感光速度及质量如何，可取正在使用的旧的和新购进的影像板各1块，2块影像板并列放置在一个平面上，在两个影像板上放置离体骨牙齿，或其他离体骨组织，将X线机投照视野对准两个影像板一次曝光，将其影像十字读取，观察影像效果。

（3）对新片质量的检查：购进大片，可先从盒内取一张，进行无曝光暗室冲洗后观察其透明度，即可判定新片的质量是否完好。购进牙片时，可以从盒中任意抽取10张，安全灯下冲洗，观察每张牙片片基的透明度即可判定新片的质量。

3.对增感屏的检验　新购进增感屏，可将新屏粘贴暗盒，装片后与常用同样片盒并列摆放在一个平面上，在两者之间放置一个被照物体，如离体骨等，中心线对准两者之间适当条件曝光冲洗后即可判定新屏的质量。

4.对显、定影药液的检验

（1）对显影成品套药的检验：新套药购进，首先观察显影液为无强烈刺激性气味，无混浊、无杂质、无沉淀、无漂浮物的淡黄色透明液。常温下将已曝光胶片插入液体内，30 s内即呈现黑色，说明新液体显影性能良好。

（2）新购进的定影套药的检查：无杂质、无沉淀、无漂浮物、无色透明，有较强刺鼻酸味的液体。常温下将经显影的胶片插入液体内30 min后即显透明，说明定影液性能良好。

（3）粉剂套药的检验：粉剂套药的包装大小各异，一般说明目前用于X线胶片冲洗的粉剂套药一般分两个包装，一个显影粉包和另一个定影粉包装，因为药粉避光的需要，包装袋为不透明有色塑料袋。购买时，首先要做手触摸袋内粉剂为无凝结，小颗粒状。按粉剂套药说明要求水溶配制后，均应符合显、定影常规要求。

第四节　暗室操作技术

一、机洗操作技术

1.洗片机的保养　每天工作前检查机内显、定影液水位线及药液颜色（是否出现氧化、污染），上、下水的通畅。检查显、定影液加液泵功能的完好情况，确保药液浓度，保证胶片质量。

2.冲洗条件的制定　时间：正常普通冲洗时间6 min。急诊加快冲洗时间2～3 min（此片不能长期保存，如需长期保存可重新进行定影过程）。温度：普通速度一般为28℃。

3.送片技术　明室冲洗送片：安全箱内操作。暗室冲洗送片：暗室内红灯下操作。

二、手工冲洗操作技术

1.冲洗参数

（1）对药液质量的要求：温度20℃；浓度要足。

（2）显定影时间的估计：显影15～20℃，3～5 min；定影15～20℃，30 min。

（3）水洗时间：胶片水洗时间流动水中不少25～30 min（无流动水中35～40 min）

（4）干燥：胶片在清水漂洗后，可将片夹排在通风处自然干燥。有条件者可用干燥风机。

2.操作步骤及方法

（1）温度调节：在显影液、定影液容器外采用间接加温方式，即容器外的水温力争达到所需要温度。一是用冷热水调配至需要温度；二是在容器外的恒温水内放置一个恒温调节器。

（2）在开始工作前应注意显影液面是否有油样氧化物，如有，可在液面上覆一张胶片保护护纸，使之吸附除去。

（3）操作中：不得将显影、定影液、水迹等沾在胶片上，不要用沾有药水、汗、油迹的手去拿取胶片。

（4）胶片放入显影液时动作应迅速匀速，进入后应上下活动几次，以免气泡附着。在显影的过程中还要不时地上下活动几次片夹，以加速显影，避免显影不均。

（5）在胶片进入药液后应立即计时，便于进行定时、定温的控制（15～20℃，冲洗5min）。

（6）显影结束尽量使附在胶片与片夹上的药液回滴，否则会加快显影液流失损耗。

（7）显影过程中应对显影速度加以判断，曝光条件适当的胶片，显影时间为5 min，可用定时、定温与显影中观片相结合的方法进行判断。

第一次观片：在胶片放入后2 min时胶片显示出被摄影部位的轮廓和较淡的内部结构影。

第二次观片：继第一次之后2 min，此时影像由较淡变得浓密，已富对比。

第二次观片：约在显影5 min，此时影像显影较前有明显改变，影像清晰，对比度适中，此时可终止显影。

3.特殊冲洗问题

（1）非正确曝光胶片：显影中经过2 min，影像轮廓显示不全，则表示曝光不足，第二次观片时间应适当延长，并可长于额定时间；若影像显示浓度或黑灰，缺乏对比，则说明曝光过度，应适当提前结束显影。

（2）中间处理：也称停显处理，胶片经碱性药液显影后，为了防止将碱性显影液带入酸性的定影液内，致使酸性定影液被中和而降低效能，需要在显影结束后将胶片置于清水中漂洗一下，再放入定影液内定影。

（3）定影液的温度：应与显影液温度相同，或高或低都会导致胶片药膜的损伤。

（4）胶片放入显影液：将胶片放入显影液时，片夹应按顺序排列，一般定影时间为10～30 min即可，若定透时间超过30 min，说明药液效能降低，应考虑更换新药液。

（5）水洗的温度要求：定影结束后应立即置入水洗槽内水洗，水洗温度一般不能高于定影的液体温度，过高会使胶片膜膨胀。但也不能低于8～10℃，过低可致胶膜急剧收缩形成纹状皱褶，造成照片质量下降。

（6）水洗时可将储水容器置于有排水设置的水槽内，将片夹挂在储水容器边上，注入水流可从上方冲入，也可将注入水管口插在储水容器下方，将水流速度控制在2～4L/min。水的流动速度过快过大时，不但不会加速水洗速度，反而会损伤药膜。流速过小将起不到冲洗的作用。

（7）如果水洗时，不能保障水的流动，要间隔5 min换水1次，15 min后可减少换水次数，静水冲洗需35～40 min。

（8）特殊情况下，临床不待水洗完毕便急需看片诊断时，可将胶片在水中略洗2

min。待临床诊断完毕后，收回重新放入水中清洗，按上述步骤及时间进行。以确保胶片影像质量及长时间保存。

（9）胶片水洗结束，将其挂在通风处自然干燥，有条件者可用电动干燥机。

第五节　影像常见问题及解决办法

一、胶片影像错误判断与解决办法

1.定影不足的原因　可能是定影液长时间不更换、不补充，药液浓度过低、过期或操作过程中温度低、时间短等因素造成。定影不足的化学原理是，片基表层药膜内的卤化银残存，随时间的延长而继续进行光化学反应，使胶片灰雾度增加。没有溶解掉的硫代硫酸银钠，也会在长时间的空气中氧化，逐渐变黄影响图像效果及底片的保存（图3-10）。

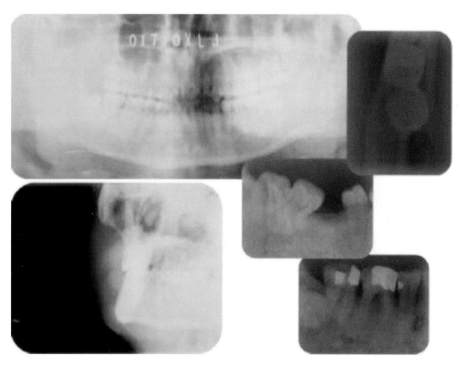

图3-10　定影不足影像

2.胶片影像静电现象　静电现象是胶片冲洗后，在片子的任何部位都可能出现的一种现象。如正位X线的额部及牙片的一端出现的呈松叶状或雪花样黑色线状放射形影像（图3-11）。静电现象是因为X线片在干燥环境条件下相互摩擦造成的一种静电放电现象，使药膜卤化银粒子大量被电离，冲洗时与显影液中的化学物质相结合后留存于底片上的影像。

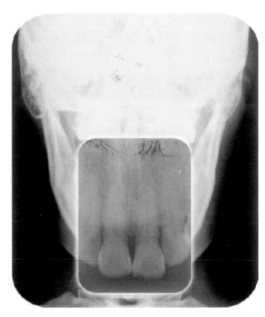

图 3-11　胶片影像静电现象

3.胶片过期　胶片出厂后保存时间过长，由于片基两面药膜的化学物质长期被氧化，化学性质发生了变化，因此致胶片灰雾度均匀增加，透明度降低，严重影响图像清晰度（图3-12）。

胶片过期有2个特点：①全片均匀性灰雾度大，图像轮廓清晰度差；②图像黑化度虽然不高，但是仔细观察可见照射野之外未曝光处空白片基及照射野内金属标记的灰度均匀的灰变黑，呈低透光样。

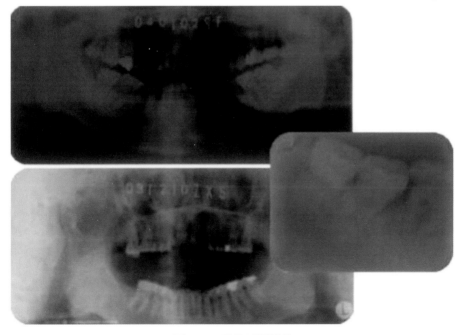

图 3-12　胶片过期影像

4.二次曝光　在我们的日常工作中偶尔会出现已经投照过的片子无故的失踪，虽为偶然现象，但作为一个投照工作者应该知道此现象发生的原因有二：一是将投照好的片盒或牙片随手丢放在平时放片位置之外的地方；二是将刚照好的未经冲洗胶片又给另一个患者投照，使两者的影像重叠在一张胶片上，有时不仔细观察，两者的影像重叠比较巧合，不易发现（图3-13）。

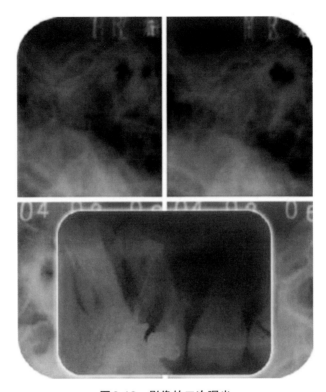

图3-13　影像的二次曝光

5.X线发射故障　在投照工作中有时突然发现常用X线条件下曝光后获得影像黑化度过低（片白）见图3-14，应首先检查冲洗药液是否正常，片盒增感屏是否匹配，是否更换了胶片。如都正常时可检验X线机X线发射是否出现故障。

6.胶片影像伤痕

（1）胶片摩擦痕：在冲洗之前受硬物质摩擦后，影像片出现摩擦痕迹，所以在装片、清洗过程中注意轻拿、轻捏，不能接触过硬及不光滑物质（图3-15）。

（2）牙片指甲掐痕：牙片在冲洗前打开包装时，要轻拿、轻捏，尽量保持直拉开口，不能弯折，不能用指甲硬顶弯拉。如此片为冲洗前造成的指甲掐痕，形似月牙状、黑色暗影。

7.胶片影像霉点　此牙片是在厂商包装时，室内空气潮湿，严重者出厂就已经产生药膜与包装纸粘连出现霉变现象。较轻者可随胶片购进后库存时间的增长而变严重（图3-16）。

8.水洗不足　此片为显、定影后，清水冲洗时间不足，水冲时，水流不宜过急，但也不宜过缓，水流急时对药膜保护不利，过缓时短时间内也不易冲洗干净，定影液冲洗

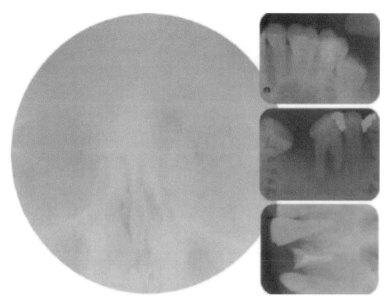

图3-14　X线机X线发射故障导致的曝光不足影像

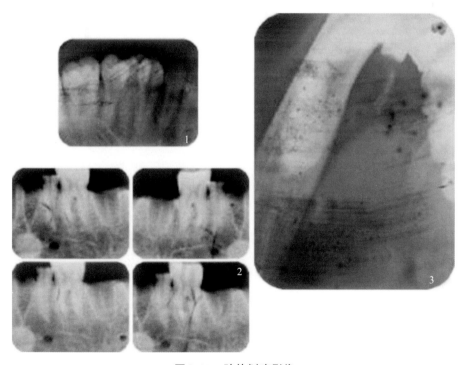

图3-15　胶片划痕影像

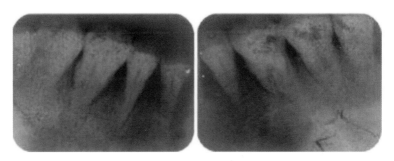

图3-16　胶片霉点影像

不干净胶片保存会随时间的延长而变成黄色的污染层，浮在胶片表面，影响胶片透明度（图3-17）。

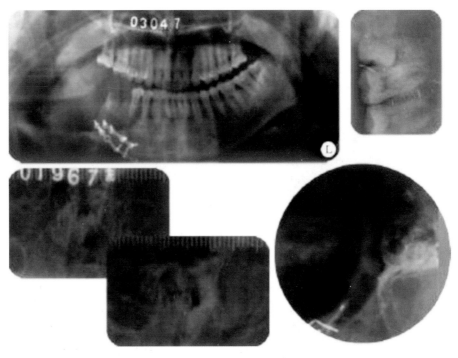

图3-17　水洗不足影像

9.胶片跑光　跑光是指胶片在正常投照曝光之外受到外在其他光源的照射，有的是存放胶片的位置存在着其他放射源。如X线、γ射线、β射线等，均能造成跑光。跑光的主要表现为胶片全画面不完全变黑，有时也有均匀但及少出现，如图3-18附胶片一端有正常的图像而另一端大部分变黑且整齐，说明此片在清洗过程中跑光。因为是机洗，说明一端进入洗片机后，另一端大部分未进入时受到可见光照射。几张牙片都跑光的现象，可能是在出厂前包装过程中跑光的，也有可能是牙片包装不合格而漏光的。

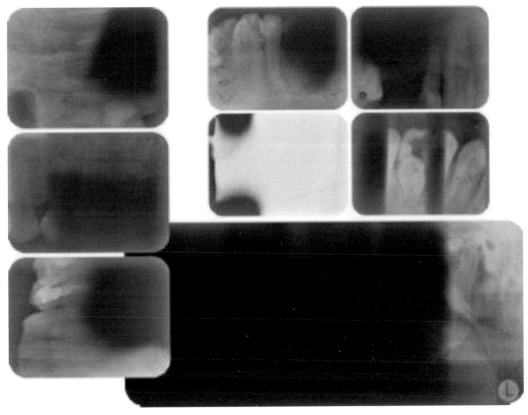

图3-18　胶片跑光影像

10.曝光过量

（1）使用牙片X线机时，因电流、电压是额定的，只有时间是可调的，因此在投照前应给予合适的时间，过长便会造成图像过黑影响对比度。

（2）使用曲面断层机时，因时间是已定的但电流、电压一定要调整适当，使用其他大功率X线机时，电压、电流及时间均须适当调整，三者调整过度时都会造成黑图像。

（3）曝光条件过度的判定（图3-19）。如果胶片影像冲洗出来后发现均匀，片面全黑，但影像轮廓清楚，对比度差应如何判断？一是分析确定常规的胶片肯定是好的；二是观察照射野周围边缘之外空白片基处，自内向外呈渐变化的过度黑色逐渐变弱。通常观察到胶片照射野之内的金属标计如月、日、左、右清楚，并且透照度好。

11.曝光不足

（1）使用牙片X线机投照时，因电压、电流是额定的只有曝光时间不足，造成影像黑化度不足对比度差，影响图像效果（图3-20）。

（2）使用曲面断层或其他电压、电流较大功率X线机时，电压、电流及时间均应调整适当，曲面断层机因时间是额定的，所以电压、电流务必调整适当。当电压不足而电流足够时，尽管图像黑化度高但组织结构的影像也不会清楚，当电流不足而电压足够时，会导致图像黑化度不足，尽管解剖结构轮廓清楚，但因对比度差而影响影像效果（图3-21）。

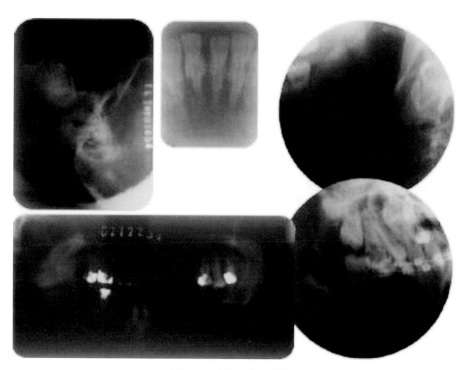

图 3-19　曝光过度影像

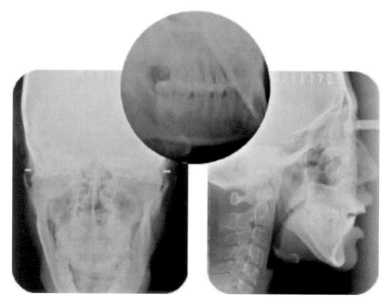

图 3-20　电压、电流额定，曝光时间不足影像

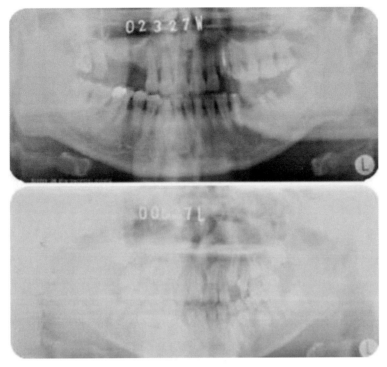

图3-21　电压、电流过低致曝光不足影像

12.片盒松动　仔细观察此曲面断层片可见整个影像不实，有虚的感觉，再细看可见左侧影像相对比右侧清晰。这是因为片盒锁扣没有锁好。当锁没锁实时胶片两面的增感屏与胶片接触不实，增感屏将X线转化成的可见光呈散射状，散射在胶片的两面，造成虚像表现（图3-22）。

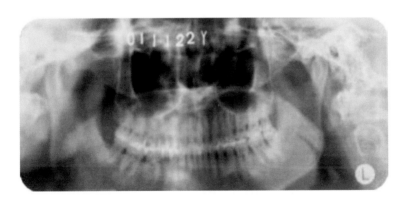

图3-22　片盒松动影像模糊

13.胶片指纹　此曲面断层片左侧可见许多指纹状污染区，这是因为带有汗渍的手指在装盒与冲洗前操作时多次捏在胶片上。冲洗后出现指纹污染，影响图像质量。因此在进行装盒、冲洗过程中，手指应干燥，并轻捏胶片的边缘进行操作（图3-23）。

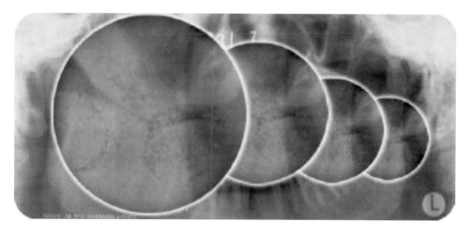

图 3-23 胶片指纹影像

14.曝光时间体位移动 因为口腔放射一般需要长时间曝光，这样会同时顾及软、硬组织的影像，使之都清晰。另外，口腔牙片X线机本身功率小，投照时条件受限制，只能使用延长曝光时间来弥补条件的不足，在延长的曝光时间里被照物如有移动，便在胶片上留下物体移动的距离，轻微的移动都会影响清晰度导致影像模糊，如呼吸、心搏或病源性头或手抖动、肌肉抽搐等。因此，在长时间曝光时最好令患者不要动，并屏住呼吸。

（1）曝光时间牙片移动：一般牙片摆位时与组织面接触是密切贴合的，但如图3-24片中出现影像模糊是因为在体位、球管、中心线的位置已确定后进行曝光的短时间内，患者固位手指推动胶片在组织面上滑动造成（图3-24）。

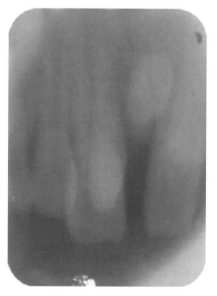

图 3-24 体位移动影像

（2）4张影像均为在曝光时间患者体位移动的结果（图3-25）。

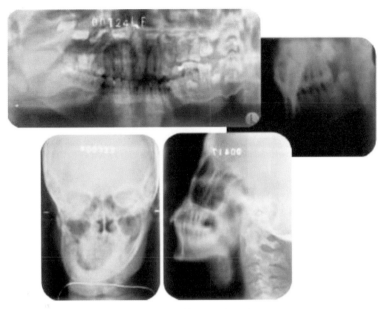

图3-25　体位移动影像

15.异物影像　在被照射的范围内任何可以取下的金属饰物及义齿均应取下,如耳环、项链、鼻唇饰物等。这些物品均能影响图像效果,掩盖病变位置,造成误诊(图3-26)。

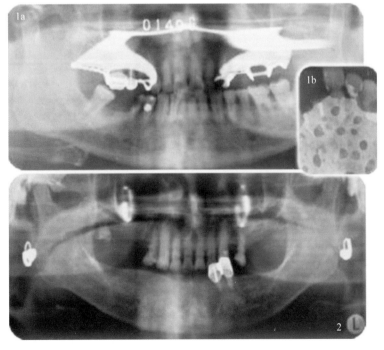

图3-26　异物影像

(1)义齿基板未取:造成上颌大部组织影遮挡。

（2）耳环未取：在曲面断层片上2个耳环影响4个部位影像的观察。

（3）项链未取：项链未取严重影响下颌体及牙齿影像的观察。

（4）碘油纱条的包扎：影响了下颌骨局部垂直位影像的阅读，掩盖病灶。

（5）义齿未取：钢丝掩盖了牙根及牙体影像（图3-27）。

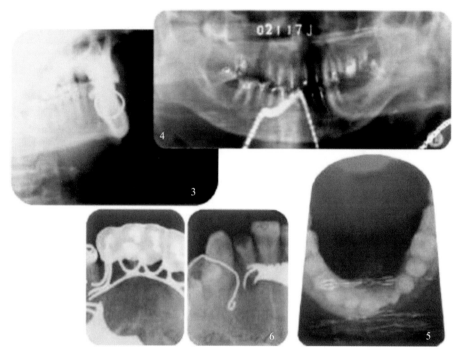

图3-27　异物影像（义齿未取）

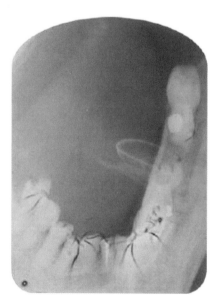

图3-28　图像伪影

16.图像伪影的范畴　其中包括除去正常投照体位之外的许多不应出现在照射野内的物像。如衣物底纹、片盒外侧及内侧增感屏两面的黏附物影像，以及胶片冲洗前汗渍和各种液体污渍（图3-28）。

除此之外，在口腔颌面投照中，有一种偶尔出现的现象。如咬合片中出现的低透光度环状线形影，它的出现，是因为患者牙齿部分缺失，咬合时胶片弯曲度过大造成的。此现象在投照牙片时偶尔也会出现。

17.影像变形　见图3-29，图3-30。

（1）牙片垂直角的大/小致牙体过长/短：图3-29垂直角过小造成牙体影像过长。图3-30（2）垂直角过大造成牙体影像过短。

（2）牙片平面的扭转与水平角的误差：图3-30（4）投照摆位时胶片贴组织面由局部扭转不

平所导致。亦可以说是胶片部分不平而致影像拉长。

（3）大片片盒摆位角度的误差：图3-30（3）颌面外科片位投照时，由于体位关系，为了避开病灶与X线光源之间体位上某些组织的遮挡，给予适当体位角度的摆位方法。但如角度过大时会导致影像解剖形态变形，拉长或变短。此片可见因片盒与中心线角度过大致下颌升支拉长，无法观察下颌体及升支部位病灶情况。

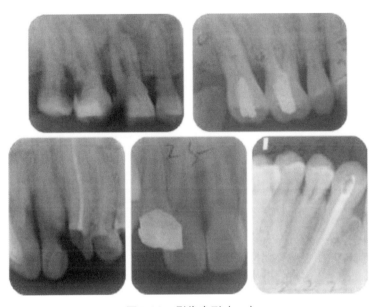

图 3-29　影像变形（一）

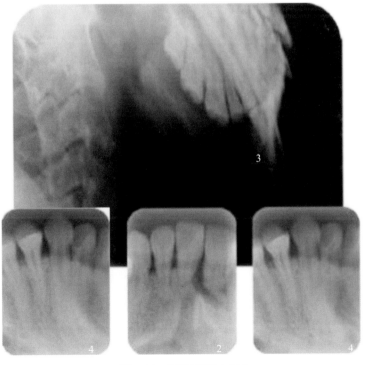

图 3-30　影像变形（二）

二、数字化影像异常问题判断与解决办法

1.影像的纵向分节段伪影　数字化平片影像时有特殊影像出现。如图3-31是一张数字化投影测量侧位定位片影像。可见图像A由B分开，使得一张完整的影像由B区以纵向宽条状丢失。

出现此现象的原因，一是探测器在B区损伤，致局部以纵向形式信息丢失。这因为任何电子影像显示或接受成像系统，都是以横向行频与纵向场频的形式成像，也就是常说的横向为X和纵向场频是Y两轴组成，任何一个位点都是一样。当场频出现故障时会出现此现象。二是X线机X线发射故障。因为有的投影测量侧位投照机器的曝光过程，只是在十几秒的连续曝光时间里，影像接收器是从影像的左侧或是右侧开始，匀速移动向另一侧，不断将球管发射的X线呈纵向束状光线放射到探测器上，当在曝光的过程中的一段时间里X线源出现故障时也会有此现象。

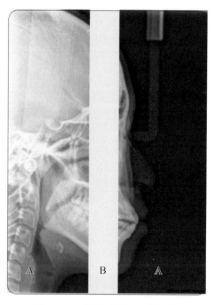

图3-31　影像纵向分段伪影

问题的解决办法：建议重启机器后，相同条件再照一张以确定是偶发故障还是原发故障，如是偶发故障，应该需要机选观察，如是原发故障，进一步排查是否为发生器故障、球管故障、探测器故障。

2.影像的横向分节段伪影　图3-31A影像纵向分节段伪影中提到了行频与场频的数字化影像构成形式。在这里讲关于在数字化投影测量影像投照时，如同A影像纵向分节段伪影呈方向上不同的伪影现象，就是横向分段信息丢失现象。

同图3-31A一样，由于探测器或球管因素都有可能出现图3-32中影像的分段信息丢失。主要是探测器故障导致行频信息丢失。

问题的解决办法，主要是检查X射线通路上是否有遮挡物、探测器故障、影像处理传输故障。当然这些故障原因都应该请专职工程技术人员来完成。在这里只能是简单分析其原因。

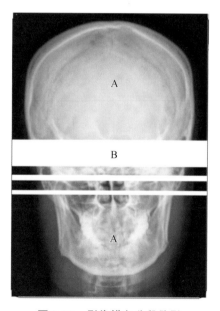

图3-32　影像横向分段伪影

3.影像全部消失（黑屏）　图3-33A、B图是2个数字化影像图像，A图是全屏变黑，而B图则是全屏变白，不管是黑或是白，都有可能是X线管或是数字化信息传导路故障造成。当球管受到电源影响或是突然间的燃烧故障都有可能使得整个影像画面变黑。当信息传导路电子枪发生故障也可能出现影像变黑现象。

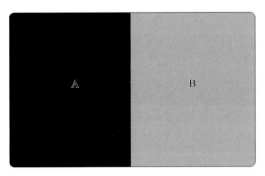

图3-33 影像全黑A/全白B伪影

影像B图像变白时,首先考虑的是球管导致X线放线发生故障。可能是电源原因,也可能是球管损坏导致产生X线的功能失灵;其次可能是数字化传导路故障,信息传导中断,计算机无法接收影像信息,导致影像成白板。解决办法:应该请专业的工程技术人员检查维修。

4.影像拉长或分节段拉长 影像拉长或是缩短现象,一般发生在曲面体层影像检查中。曲面体层成像是由X线管和影像探测器分别置于颌面部的两侧,在一定的单位时间内,围绕口颌面部椭圆形态的轨迹运动,运动中探测器采集来自于不同体位的X线信息,记录在一幅影像上,形成一张完整的曲面体层影像。在完成一张影像的单位时间内,球管产生X线正常时,将连续不断地X线记录在横向曲面体层影像上,完成一个成像过程。在这个X线不停发射中,影像探测器记录仪有时转动得太快,这将使得影像拉长。反之,旋转过慢时就会出现影像缩短,也就是影像压缩(图3-34)。

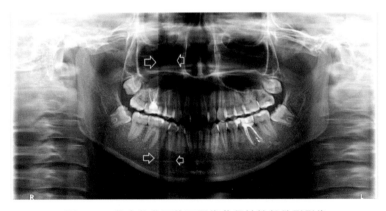

图3-34 数字化曲面体层影像节段性拉长伪影影像

图中箭头指处显示,曲面体层影像16—13、46—44间呈纵向和黑白相间无规律影像局部拥挤。

现象出现原因:曲面断层机在扫描过程中,影像从右侧开始以平均16mm/s速度前进,在这个过程中探测器在时间轴上不停地以脉冲式将影像信息连续不断地传输到计算机组成影像。但是,因为在扫描的同时有动力马达带动旋转,因为旋转过程中的动力连接出现轮子滑动的跑空现象,导致在运动中出现忽快忽慢的运动现象,造成影像信息记录的拥挤或是拉宽。

解决办法：请专业技术人员立即检修运动部分，重点检查齿轮轨道或轮条带。

5.数字化根尖片分节　数字化影像读取系统是影像板上的感光图层，接受X线照射后，感光物质发生了化学反应，在化学反应中，产生了电磁场信号。数字化影像读取仪就是将产生的电磁信号转换成数字化信息组成影像。

数字化影像读取仪在信息读取时，从影像板的一端到另一端读取过程中，读取仪信息传感器或是影像板突然位置移动，都会造成影像信息丢失或是移位现象的出现（图3-35）。

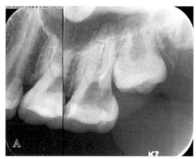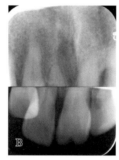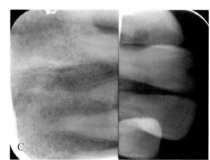

图3-35　根尖片纵线/横线分段伪影

A图是磨牙根尖片，使用横向投照，读取仪是顺长轴的一端读取到另一端，所以看到影像中段出现纵向黑色断线，断线间影像解剖结构有一部分丢失。B图虽看似位于影像横向的黑色断线，实际切牙区影像是竖放投照的，当数字化影像读取仪在读取影像时，与A图是一样的，仍然是顺着影像板长轴的一端向另一端顺序读取。从图C看，当影像横放时的黑色断线仍然是将影像的短轴截断，与A图是一致的。都是在影像板被读取时的一个瞬间出现了信息暂时的中断所致。

C图将影像B图横向放倒，显示影像中黑色截断线同A图一样。

原因：且见牙冠方与牙根方，在黑色截断线影像发生了移位现象，这是说明故障的发生原因，是在影像板读取过程中，因为是长轴与地面平行，中心向下，影像板被磁性吸附于送片器上，因地心重力原因影像板从送片器上瞬间脱落，然后瞬间又恢复的过程中影像信息丢失现象。

第六节　放射防护

一、机房防护

X线机是一个放射源，为避免给患者及操作者造成辐射损伤，依据放射法规要求必须对机器工作场所进行屏蔽防护。屏蔽的方法是在机房墙壁内面使用硫酸钡涂层，硫酸钡是需要比较厚的层面才能达到规定的铅板当量厚度。也可以采用实体的混凝土，代替相应的厚度铅当量。地面及房顶六面均需铺设屏蔽层，屏蔽层厚度根据机器功率的大小而定（表3-10）。牙片X线机一般为60～70kV。屏蔽层厚度如果在满足空间24m²的条件下，铅板厚度不小于1mm（称为一个铅当量）。使用硫酸钡、混凝土等材料代替时应另做换算（表3-10）。

如果不能满足放射防护要求，既可以提高屏蔽层的厚度作为弥补，弥补的标准应该按照X线衰减系数的反倍数增加厚度。既距离减小屏蔽厚度增加，距离平方的减小数按倍数换算增加屏蔽层厚度。确保屏蔽效果只能加强，不能减弱是最终目的。

表3-10　X射线机房及各种防护用品所需铅当量厚度*

名称及用途	铅当量（mm）	使用材料厚度
铅围裙及手套	0.25	
透视机荧光屏铅玻璃	1.95	
透视机铅挂	0.5	
直射线照射的墙、地板和一楼窗户	2.0	37cm砖墙，15cm混凝土2cm钡水泥或复合防护板
非直射线照射的墙、门、顶棚、机房除外常有人走动的一楼窗户	1.0	24cm砖墙，预制楼板加铅防护窗
机房外不常有人的一楼窗户	0.2	1mm铁制防护窗

*关于放射防护政府市级有关法规摘要是引自：北京市放射卫生防护所《放射防护讲义》（第六分册）1996年3月P21

机房还需张贴放射指示标牌和安装放射指示灯。

1.放射防护的基本原则

（1）辐射实践的正当化：产生电离辐射的任何实践都要经过论证，或确认该项实践是值得进行的，其所致的电力辐射危害同社会和个人从中获得的利益比是可以接受的。

（2）辐射防护的最优化：应该避免一切不必要的照射。

（3）个人剂量限值：个人所受的剂量当量不应该超过规定的限值。依旧国家标准：职业人员和公众人员年照射剂量限值分别为：1mSv和20mSv。

2.放射人员的健康管理　根据我国现行的《放射卫生防护基本标准》（GBA792-84），放射工作人员的年剂量当量是指一年工作期间所受外照射的剂量当量与这一年内摄入放射性核素所产生的待积剂量当量两者的总和，但不包括天然本底照射和医疗照射。对放射工作人员进行剂量限制要考虑随机性效应和非随机性效应。同时满足两种限值。

（1）为了防止有害的非随机性效应，任一器官或组织所受的年剂量当量不得超过下列限值：眼晶状体150mSv，其他单个器官或组织500mSv。

（2）为了限制随机性效应，放射工作人员受到全身均匀照射时的年剂量当量不应超过50mSv。

（3）个人剂量管理常规检测管理，特殊检测管理，建立个人剂量检测档案。

（4）放射工作人员一年中摄入放射性核素的量，不应超过的年摄入量限值（ALD）。

（5）放射工作人员的健康要求按国家《放射工作人员健康标准》（GB16387-1996）

执行。

（6）对放射工作人员的健康检查，应根据卫生部发布的《预防性健康检查管理办法》及有关标准进行检查和评价。放射工作人员上岗后1～2年进行1次健康检查，必要时可增加体检次数。

（7）未满16岁者，不得参与放射工作。

二、减少重复投照

为尽量减少对患者和操作者造成不必要的损伤，争取一次投照成功。

三、机房窗户的要求（机房观察窗）

机房观察窗是利用的特别的含铅玻璃，只要安装足够铅当量的玻璃，可以像屏蔽后的墙壁一样使操作者免受放射线的损害。

四、避开照射方向

为尽量减少X线对操作者的损伤，在投照曝光时球管方向应避开机房观察窗（操作者的岗位）。

五、操作控制线的长度

因为X线的衰减与距离有关，因此要加大人机间的距离，操作控制线是很重要的。线越长操作者可离机器越远，也就越安全。口腔专用X线机一般控制线要在200cm以上。

六、铅屏风的使用

铅屏风有遮挡射线的功能，但不能作为放射防护的唯一屏障，它可以用于距离X线机房过近，人员需长时间停留时使用。在没有具备条件情况下，作为暂时设置的一道防止二次射线损伤的屏障。

七、被检者的防护

为使受检者减少不必要的射线损伤，需要在受检查前配穿铅衣，如有甲状腺疾病者，应该加戴铅围脖，特别是幼儿患者投照牙片时最好要佩戴铅围脖。

孕妇8周以内应尽量避免X线检查。因为8周是胎儿形体结构发育完整阶段。现在临床常见一些患者因知道X射线对孕育有害，就盲目害怕，经常向医务人员提出一些可笑的问题，这并不奇怪。但是有一个非常现实的问题是，现在备孕能做X线检查吗？或者说我如果看牙拍片后，应该隔多长时间受孕等？这两个问题非常现实，也非常重要。因为在临床医学放射防护基础课中，对有关生育问题的答复，在这方面国外文献报道是受孕前接受放射线检查不会影响胎儿发育，同样提示怀孕后8周内尽量避免X线检查。所以，我们建议如果有备孕要求者，首选将牙病看好，以免怀孕后牙病发作为时已晚。

也偶有患者咨询，我在不明怀孕情况下做了X线检查，现在应该怎么办，这是个棘手问题。因为在人的生育历程没有这样的实验，但是我们知道，胎儿畸形主要是因为受放射线照射引起基因突变所致。并非是胎儿接受照射就一定会畸形。所以在几十年的临床经历中发现，偶有这种情况，也不能够为此而终止妊娠。据国外有关文献报道，在这方面也是同样意见，并加以解释说明目前没有在这方面试验结论。据笔者多年多次临床事件经验，也曾向妇产生殖专家咨询，同样不支持终止妊娠，其结果都是安全满意的。

儿童接受X线检查时一定要戴上铅围脖，因为孩子处于生长发育阶段。动物实验证明，机体发育越高级的器官，对放射线越是敏感，所以保护甲状腺事关重要。

八、放射防护综合讨论

有关放射卫生防护问题，国务院、国家卫健委及各省市自治区卫生厅（局）及公安局联合制定《医用X线诊断放射卫生防护及影像质量保证管理规定》中，分总则、许可证件申请与管理、受检者的防护、X射线诊断的质量保证、放射工作人员的管理与培训、罚则共6章。其中第5章放射工作人员的管理与培训，第26条规定，从事医用X线诊断的工作人员，必须具备相应的专业技术与文化水平，并进行有关放射防护专业基础知识培训，使其掌握放射防护技术和管理法规知识，经县以上政府卫生行政部门指定的考核合格（图3-37，图3-38）。

全国各地均有政府及军内放射防护组织，负责两年一次的培训工作，学习有关放射防护文件精神。目前所履行的有关放射防护及检测有关文件，都是从新中国成立后由第一次放射环评专家们讨论编写，以后年复一年历经多届组织修改，每次修改内容都无太大变化，有些职业人员对辐射基本知识略知一二，不求精通，不联系实际，只是掌管文件制定职能，使得放射防护法规在历次文件修改编写过程中，文件精神不能与当下社会发展相联系，有些章节内容不利于患者及影像工作者的身体健康，严重影响口腔医疗市场的发展。

不能联系实际是导致现行法规不适应现代发展需要的主要问题。比如对机房防护条款要求，只是一味地讲一个放射源独立占用一个24m²或是牙片X线机满足5m²等。在关于机房屏蔽标准上的铅当量值，要求按照X线机电压电流功率计算。这就最不符合现实情况的问题，新中国成立后第一代放射专家们是按照X线机功率，结合新中国成立时的经济状况及现有客观条件，计算出屏蔽铅当量值，制定出切实可行的屏蔽标准。

根据自身环境条件，有足够的占地面积及空间是最好的，当没有足够面积时，就相对加大对四周墙壁及天地结构的屏蔽铅当量厚度，如果占地面积不够可以使用两倍或五六倍的铅当量屏蔽装修，在X线直射的方向还要加倍屏蔽厚度。总而言之，做好X线机房的屏蔽，事关影像医患人员的身体健康，一定从大面积、厚的铅当量屏蔽着手装修，按照要求环评一次受益终身。

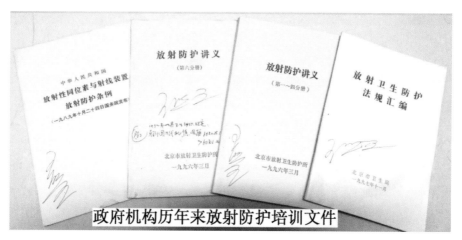

图3-36　关于放射防护政府市级环评机构有关法规读本图

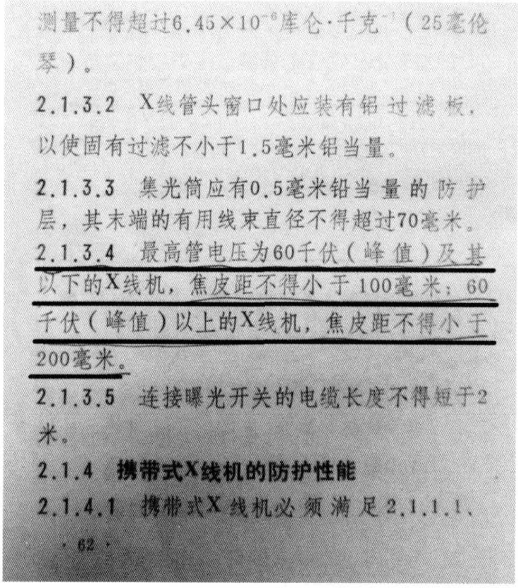

测量不得超过6.45×10⁻⁶库仑·千克⁻¹（25毫伦琴）。

2.1.3.2　X线管头窗口处应装有铝过滤板，以使固有过滤不小于1.5毫米铝当量。

2.1.3.3　集光筒应有0.5毫米铅当量的防护层，其末端的有用线束直径不得超过70毫米。

2.1.3.4　最高管电压为60千伏（峰值）及其以下的X线机，焦皮距不得小于100毫米；60千伏（峰值）以上的X线机，焦皮距不得小于200毫米。

2.1.3.5　连接曝光开关的电缆长度不得短于2米。

2.1.4　携带式X线机的防护性能

2.1.4.1　携带式X线机必须满足2.1.1.1、

· 62 ·

图3-37　关于放射防护政府市级有关法规摘要图［北京市放射卫生防护所（第六分册）《放射防护讲义》1996年3月P62］

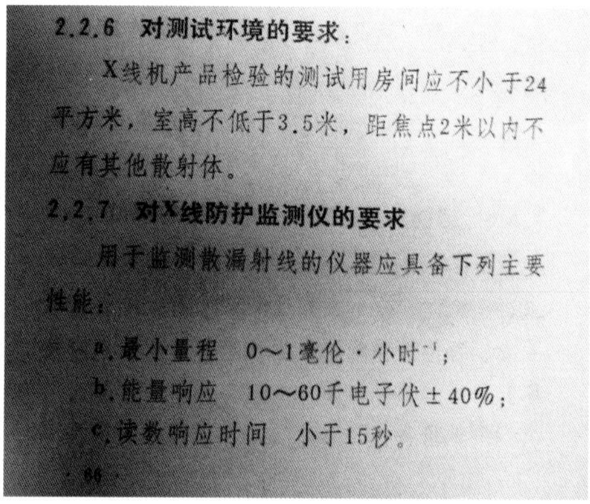

2.2.6　对测试环境的要求

X线机产品检验的测试用房间应不小于24平方米，室高不低于3.5米，距焦点2米以内不应有其他散射体。

2.2.7　对X线防护监测仪的要求

用于监测散漏射线的仪器应具备下列主要性能：

a.最小量程　0～1毫伦·小时⁻¹；

b.能量响应　10～60千电子伏±40%；

c.读数响应时间　小于15秒。

· 66 ·

图3-38　关于放射防护政府市级有关法规摘要图［北京市放射卫生防护所（第六分册）《放射防护讲义》1996年3月P66］

第二篇

平片系列

第4章

牙 片 系 列

第一节　根尖片投照法

一、根尖片分角线投照技术

分角线投照技术，是目前临床常用的投照法，它采用了中心线与牙体长轴与牙片平面线的交叉成角分角线垂直的投照法，见图4-1。

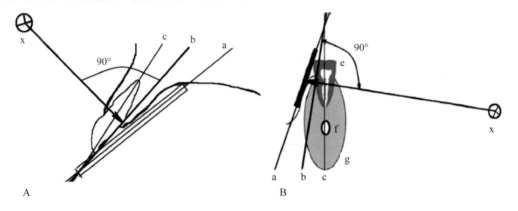

图4-1　根尖片分角线投照法

注：A. 分角线投照法（切牙区）；B. 分角线投照法

x. 中心线；a. 牙片长轴线；b. 分角线；90°. 投照角度；c. 牙体长轴；e. 牙体；f. 神经管；g. 下颌骨体

保持中心线与分角线成90°投照。牙片受口腔内软组织影响，不能使牙片平面与牙体长轴平行，使用分角线投照法可以将因牙体与胶片的斜角造成的影像误差给予补偿。

此投照技术在临床实施过程中，不需要其他辅助设备与材料，方便上手，只有牙片置于口腔内，具有占用空间小、患者易接受、影像投照成功率高等优点，在较大型口腔医疗单位面对较多人群的高频率快速影像投照非常适合。

二、根尖片平行投照技术

平行投照技术获取影像的优点是牙体影像与牙体的变形失真度小。因此，此法常在实验性投照中采用。

平行投照技术是一般临床不宜采用的投照法。因其投照法需要必需的辅助工具。在面对临床较大多人群影像投照时，耗费时间长，牙片就位还需要较大的口腔内空间，常因为患者配合难度大而失败。

随着制造工艺的不断提高，近几年有制造商不断推出多种平行投照法使用的牙片持片器具。这给平行投照技术在临床实验及应用中提供了有利条件支持。

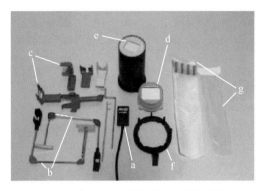

图4-2   根尖片平行投照技术使用器具

注：a.CCD探测器；b.平行投照支架；c.探测器卡槽；d.支架卡口；e.平行投照连接筒；f.平行投照支持环；g.卫生保护套

1.使用器具   X线机、投照座椅、根尖片、平行投照支架。

2.投照前准备   将平行投照固定支架按顺序与牙片X线机照相筒固定连接预备使用（图4-2）。

（1）投照方法一：患者端坐投照椅上，备检咬合面与地面平行，患者大开口预备。持已经连接好的牙片X线机投照筒连同固定好的平行投照支架，置于欲备检查牙位的口腔内，中心线与牙体长轴平行固位后投照（图4-3）。

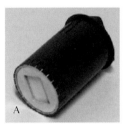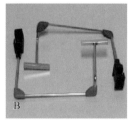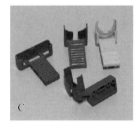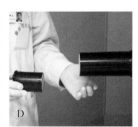
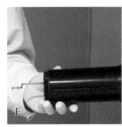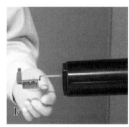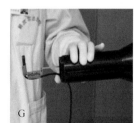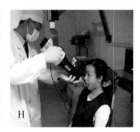

图4-3   根尖片平行投照技术方法一

注：A.平行支架连接筒；B.平行支架；C.探测器卡槽；D.支架连接筒；E.连接杆；F.连接探测器卡口；G.探测器上架；H.投照摆位

（2）方法二：相对平行投照技术。

相对平行投照技术支架是使用简易的牙片固位支架，不与X线机连接，摆位较简单，摆位所需口腔内空间小，患者舒适易接受，投照成功率高。

使用材料见图4-4。

3.摆位与投照   将持片器与胶片或是影像IP板夹在持片夹内并锁好，患者取坐位同常规传统的分角投照技术一样，检查者将已安装牙片的持片夹置于患者口腔内，令

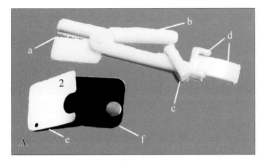
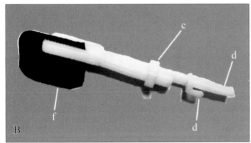
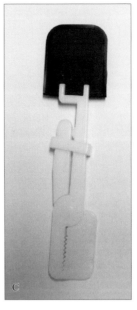
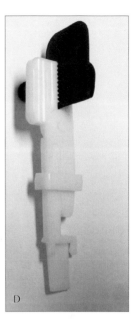

图4-4 使用材料

注：A、B. a.IP板夹头；b.夹柄；c.夹片锁扣；d.手柄；e.IP板保护外壳；f.IP影像接收板。C.切牙区投照支架。D.磨牙区投照支架

患者咬合固位不动。遮线筒对准检查牙，X线中心线与牙体长轴及牙片平面垂直投照即可。

三、11、21牙片投照法

1.适应证　此片适用于检查11、21牙体、牙髓及与之相关的牙槽骨疾病。

2.解剖位置　11、21位于上颌骨正中，鼻基底下方，左右中切牙分别位于腭中缝的两侧。当上牙咬合面与地面平行，牙体长轴与地面成一定角度，这个角度在理论上约为65°，但个体差异很大，摆位时不应墨守成规，应以实际情况而定。

3.离体骨标本模拟演示　见图4-5，图4-6。

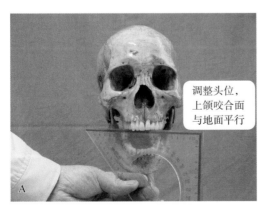
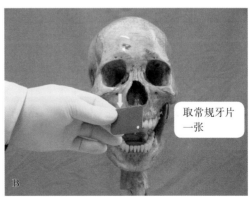

调整头位，上颌咬合面与地面平行

取常规牙片一张

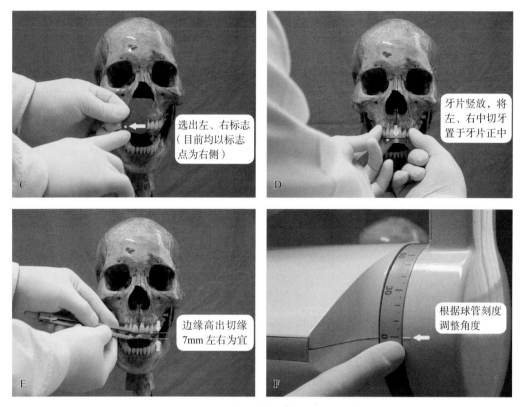

图4-5　11、21牙片投照离体骨标本模拟演示

注：A.调整头位，上颌咬合面与地面平行。B.常规牙片，选出投照面与左右标志。C.牙片竖放，左右中切牙置于牙片正中。D.边缘高出 7mm 左右为宜。球管刻度选择正 45°。E.下方边缘高出 7mm。F.刻度表上对准水平角、垂直角

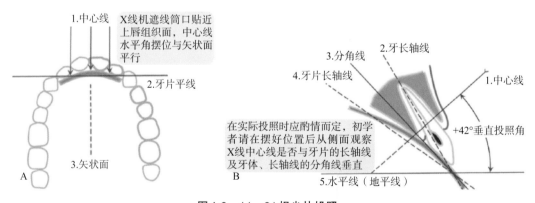

图4-6　11、21根尖片投照

注：A.11、21牙片投照水平角；B.11、21牙片投照垂直角

4.正常影像阅读　按照上述投照方法获得影像（图4-7）。

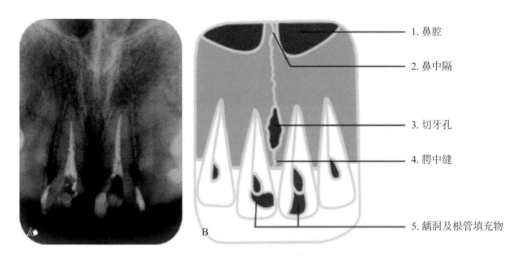

图4-7 11、21根尖片标准图

注：A.标准的11、21牙片影像；B.标准11、21牙片影像

5.相关病例 见图4-8。

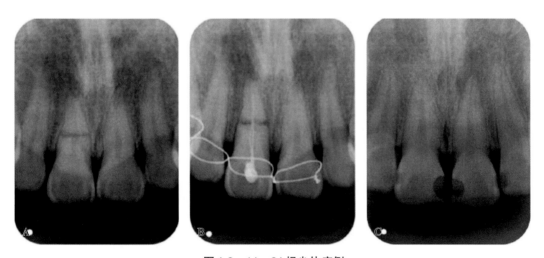

图4-8 11、21根尖片病例

注：A.11牙根中1/3横折，未行治疗；B.11牙根中1/3横折，根充不密合，欠填充，结扎丝固定；C.11、21近远中邻面龋坏，22近中邻面龋坏

四、13、23牙片投照法

1.适应证 此片适用于检查12、13、14区牙体、牙髓及与之相关的牙槽骨疾病。

2.解剖位置 13位于上牙弓转折处，在全口牙中它的牙体最长，当上颌咬合面与地面平行时，牙体长轴与地面的垂直角较11、21的垂直角要大些。牙片竖放边缘要高出7mm；因该牙位于牙弓转折处，摆位时应特别注意。请在下面的演示中理解。

3.离体骨标本模型演示 见图4-9，图4-10。

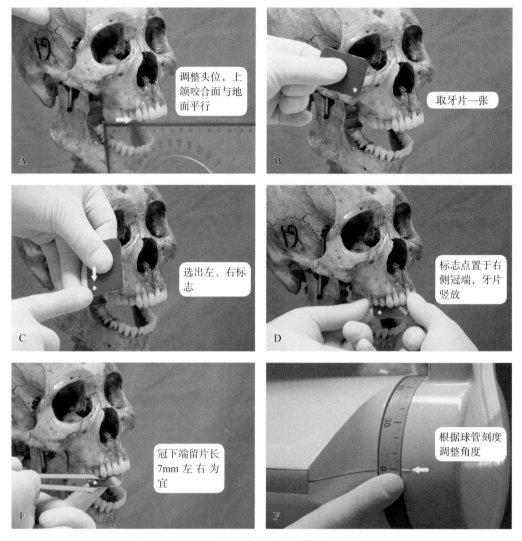

图4-9 13、23根尖片投照离体骨标本模拟演示

注：A.调整头位，上颌咬合面与地面平行；B.常规牙片，选出投照面与左右标志；C.牙片竖放；D.牙片长轴中心与13长轴平行；E.下方切缘高7mm；F.刻度表上选择垂直角45°

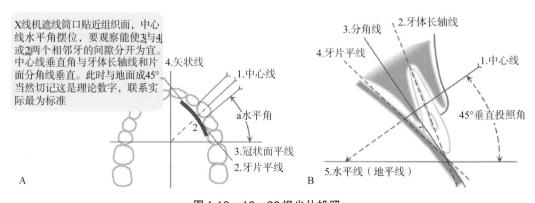

图4-10 13、23根尖片投照

A.13/23牙片投照法水平；B.13/23牙片投照垂直角

4.正常影像阅读 按照上述投照方法获得影像（图4-11）。

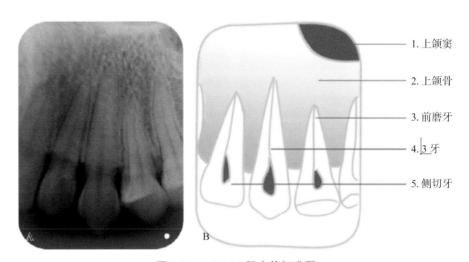

1. 上颌窦
2. 上颌骨
3. 前磨牙
4. 3 牙
5. 侧切牙

图4-11 13、23根尖片标准图
A.标准的23根尖片标准片；B.标准的23牙片影像

5.相关病例 见图4-12。

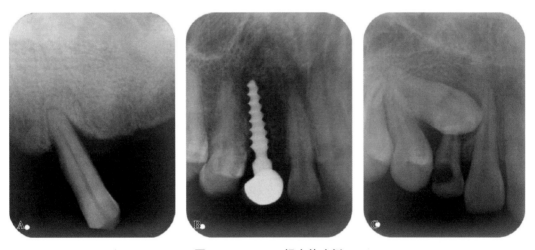

图4-12 13、23根尖片病例
注：A.13切端重度磨损、近髓，牙槽骨吸收至根尖1/3，近中为纵向吸收；B.13种植牙修复后，种植体周围骨质稀疏；C.13埋伏阻生、12远中冠部龋坏已穿髓，未根充，根部远中牙槽骨吸收

五、14 15、24 25牙片投照法

1.适应证 14 15、24 25片位适用于检查牙体、牙髓疾病及相邻组织肿物等。

2.解剖位置 24 25两牙位于上颌骨一侧的中部，上颌窦前份下部。当上颌咬合平面与地面平行时。牙体长轴与地面的垂直角较23的垂直角更大些，因此在24 25片位的摆放时应注意长轴与地面垂直角加大了，腭弓也相应地加深了。牙片摆放后分角线也相对地加大了，因此投射角应相对的减小。请在下面的演示中注意观察（图4-13至图4-15）。

3.离体骨标本模拟演示　见图14-13。

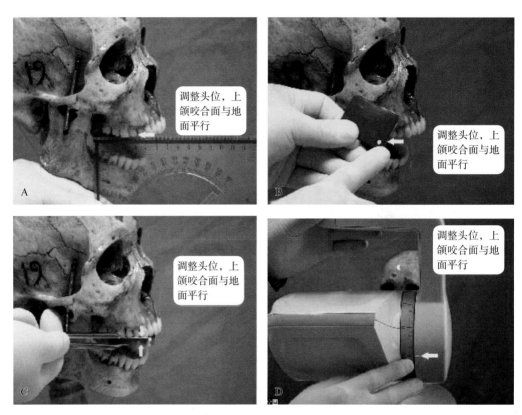

图4-13　14 15、24 25根尖片投照离体骨标本模拟演示

注：A、B.调整头位，上颌咬合面与地面平行。常规牙片，选出左右标志；C.15 14牙体长轴短于13 12 11，牙槽骨与腭弓较深，所以牙片横放，长轴与地面平行，将15 14置于牙片中心，片下缘高出冠缘7mm为宜；D.垂直角，与牙体长轴和牙片平面分角线垂直，与地面约成30°，切记从实际出发

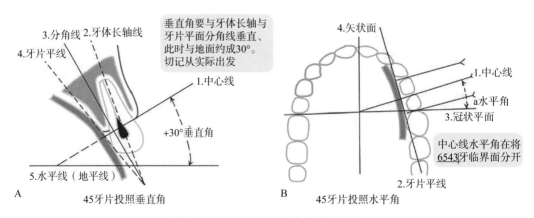

图4-14　14 15、24 25根尖片投照

4.正常影像阅读 按上述投照方法获得影像。

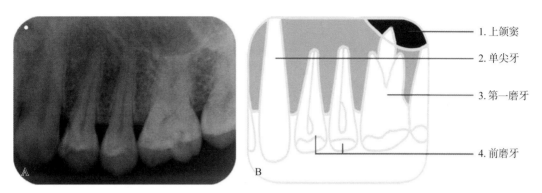

图4-15 14 15、24 25根尖片标准图

1. 上颌窦
2. 单尖牙
3. 第一磨牙
4. 前磨牙

5.相关病例 见图4-16。

（1）16近中邻面似有龋坏。

（2）14、15 X线影像示冠部完整。

（3）14骨硬板完整。

（4）15根尖部近中弯曲约70°，根尖1/3与上颌窦影像重叠，硬板不清。

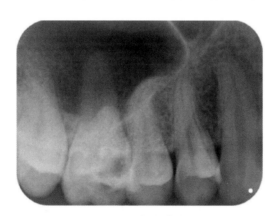

图4-16 14 15根尖片病例讨论

六、16—18、26—28牙片投照法

1.适应证 此片位适用于16—18、26—28牙体、牙髓及与上颌窦底等相邻组织病变的观察。

2.解剖位置 16—18位于上颌窦后下方的牙槽骨中。16—18大致在一条直线上，因此投照时可以拍在一张牙片上。当上颌咬合面与地面平行时，16—18牙体的长轴基本与地面垂直，但因腭弓加深的影响，牙片放置时与牙体长轴的分角线较上述14 15、13的垂直角更大些，此时中心线的投照垂直角相对小些。请在下面的演示中加以注意（图4-17，图4-18）。

3.离体骨标本模拟演示　见图4-17。

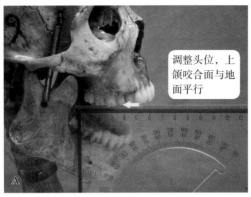
调整头位，上颌咬合面与地面平行

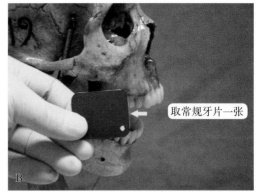
取常规牙片一张

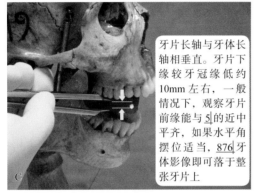
牙片长轴与牙体长轴相垂直。牙片下缘较牙冠缘低约10mm左右，一般情况下，观察牙片前缘能与5的近中平齐，如果水平角摆位适当，876牙体影像即可落于整张牙片上

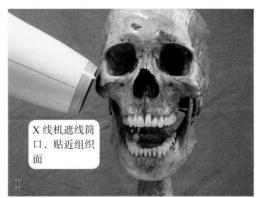
X线机遮线筒口，贴近组织面

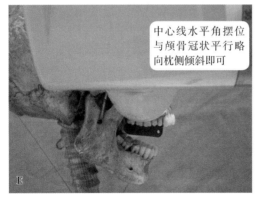
中心线水平角摆位与颅骨冠状平行略向枕侧倾斜即可

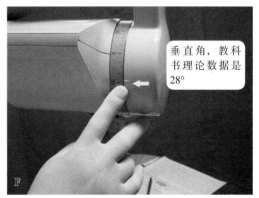
垂直角，教科书理论数据是28°

图4-17　16—18、26—28根尖片投照离体骨标本模拟演示

注：A、B.上颌咬合面与地面平行，牙片选出左右横放。放片时牙片远端且不要接触上腭软组织，以防造成对患者强刺激，导致投照失败；C、D.18—16置于牙片中央，冠缘下高出7mm；E、F.垂直角，与牙体长轴和牙片平面分角线垂直，与地面不大于28°，切记从实际出发。腭穹窿越深垂直角则约小，临床曾见仅使用15°者

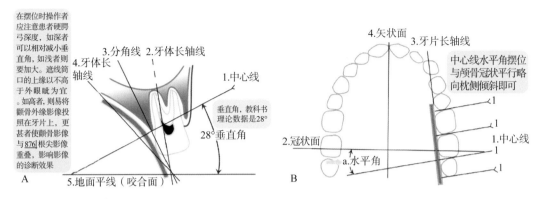

在摆位时操作者应注意患者硬腭弓深度，如深者可以相对减小垂直角，如浅者则要加大。遮线筒口的上缘以不高于外眼眦为宜。如高者，则易将颧骨外缘影像投照在牙片上，更甚者使颧骨影像与876|根尖影像重叠，影响影像的诊断效果

图4-18　16—18、26—28根尖片投照

4. 正常影像阅读　由上述投照方法获得影像（图4-19）。

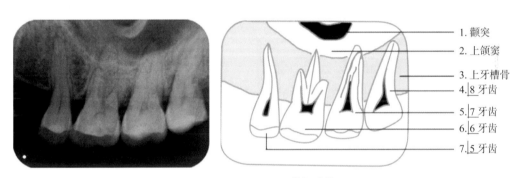

1. 颧突
2. 上颌窦
3. 上牙槽骨
4. 8|牙齿
5. 7|牙齿
6. 6|牙齿
7. 5|牙齿

图4-19　26—28牙片标准片

5. 相关病例　见图4-20。

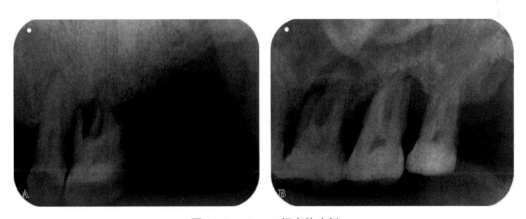

图4-20　26—28根尖片病例

注：A.26近中颊根纵折，牙拾面磨损，牙槽骨吸收至根尖1/3；B.2627牙槽骨吸收至根尖，28牙槽骨吸收至根尖1/3；上颌窦腔内为颧突高密度影，28后下方为喙突影

七、32—42牙片投照法

1. 适应证　32—42牙片适用于32—42牙体牙髓病变及肿物、外伤的检查。

2.解剖位置　32—42对称排列在下颌骨正中线两侧，从牙齿的排列上看基本在一条直线上，与冠状面平行。牙体的长轴自根尖起到牙冠呈自后下至前上倾斜与上颌倾斜方向相反，因此投照时应给予一定的负角。32—42牙体在全口牙中最小，因此在一张3cm宽的牙片上可以全部排列。又因为下颌骨正中线也是下颌三角的顶点，牙片在顶点的转折处竖放摆位。

3.离体骨标本模拟演示　见图4-21，图4-22。

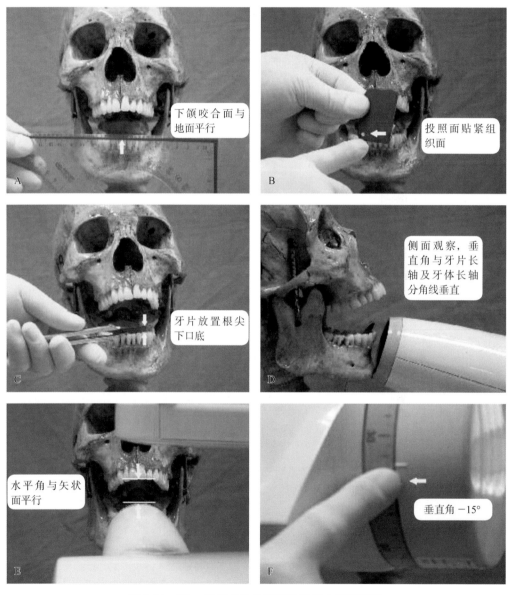

图4-21　32—42根尖片投照离体骨标本模拟演示

注：A、B.下颌咬合面与地面平行，常规牙片或者使用特定的较窄牙片，如30mm×20mm，选出左右标志；投照面贴紧组织面；C、D.牙片放置达根尖下口底，上方不大于7mm；侧面观察垂直角与牙片长轴与牙体长轴分角线垂直；E、F.水平角与矢状面平行

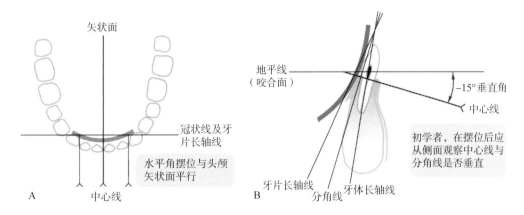

图4-22 32—42根尖片投照

注：A.2|2牙片投照水平角；B.2|2牙片投照垂直角示意图

4.正常影像阅读 按照上述投照方法获得影像（图4-23）。

（1）颏棘影像显示的位置。

（2）下颌营养管影像显示的位置。

（3）32舌侧面龋坏。

（4）根尖周阴影，31、32已开髓，未行根管充填治疗，42根管影像消失。

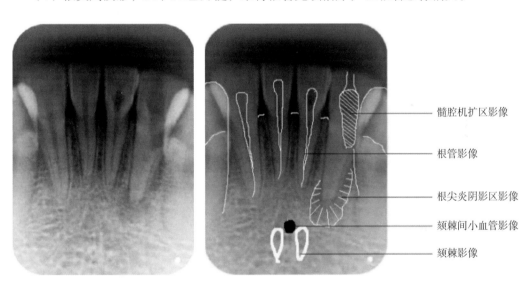

图4-23 32—42标准片阅读

5.相关病例　见图4-24。

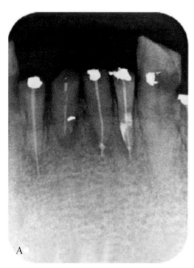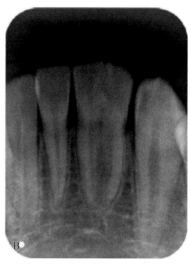

图4-24　32—42病例根尖片

注：A.32—42残根，已行根管治疗，42超填，根尖周阴影。41根管充填不严密，根尖周牙槽骨密度减低影。31超填根尖周阴影。32超填，牙周膜间隙增宽。33牙颈部重度龋坏，未行根管治疗，残留充填物。33—42牙槽骨水平吸收。B.41牙正常影像，31、32牙体完全融合，根管在根中1/3处融合，根管口宽大

八、33、43牙片投照法

1.适应证　此片位适用33、43牙体牙髓、牙周病变及其相邻牙槽骨病变的检查。

2.解剖位置　33、43位于下颌牙弓的转折处，在下颌牙里牙体最长，当下颌咬合面与地面平行时，牙体的长轴线与地面的垂直线呈稍前外侧倾斜的角度，这个角度略大于32—42，因此投照中心线垂直角较32—42投照垂直角略大。

3.离体骨标本模拟演示　见图4-25，图4-26。

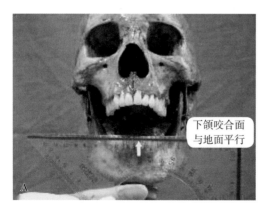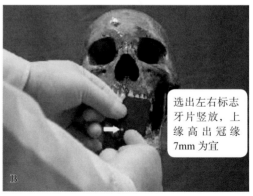

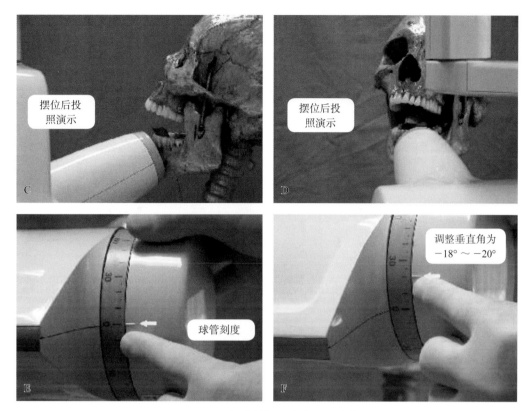

图4-25 33、43根尖片投照离体骨标本模拟演示

注：A、B.下颌咬合面与地面平行，以33为例。常规牙片或者使用特定的30mm×20mm，牙片竖放选出左右标志。C、D.33置于牙片中央，下方达根尖下口底，上方不小于7mm。侧面观察垂直角与牙片长轴与牙体长轴分角线垂直。切记观察牙冠形态判断根尖位于牙片范围内。E、F.水平角与牙长轴方向垂直。垂直角选择在−18°～−20°

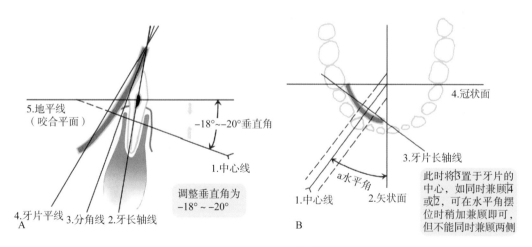

图4-26 33、43根尖片投照

4.正常影像阅读 按照上述投照方法获得影像（图4-27）。

（1）44、45充填物，牙冠缺损，根管已充填，牙周膜间隙增宽，牙槽骨水平吸收。

（2）43单尖牙，牙冠重度磨损近髓，远中邻面颈部龋坏，牙周膜间隙增宽，牙槽骨水平吸收。

（3）41、42因角度旋转影像模糊。

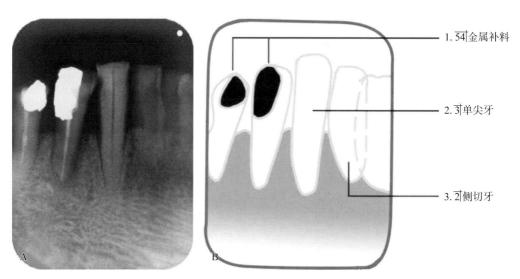

1. $\overline{54}$ 金属补料

2. $\overline{3}$ 单尖牙

3. $\overline{2}$ 侧切牙

图4-27　33、43标准片阅读

5. 相关病例　见图4-28。

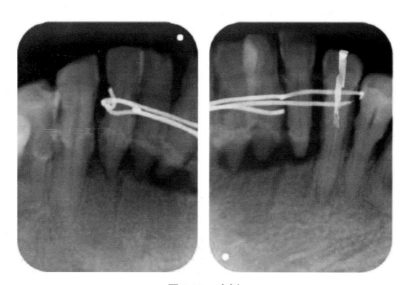

图4-28　病例

注：32—42牙槽骨水平吸收至根尖下方，牙周夹板固定（结扎丝式）

九、34 35、44 45牙片投照法

1. 适应证　此片为适用于44 45牙体、牙周、牙髓疾病及根尖部牙槽骨病变的。

2. 解剖位置　44 45位于右侧下颌骨体的中前部，排列在一条平行线上。前方处于下颌转折处的单尖牙，后方是第一磨牙，当下颌咬合面与地面平行时，44 45的长轴与地面基本垂直，但因舌侧面有骨板层、黏膜的原因造成一定倾斜角，所以在摆位片时呈外上、内下的斜度。这个斜角约＞-10°（图4-29，图4-30）。

3.离体骨标本模拟演示　见图4-29。

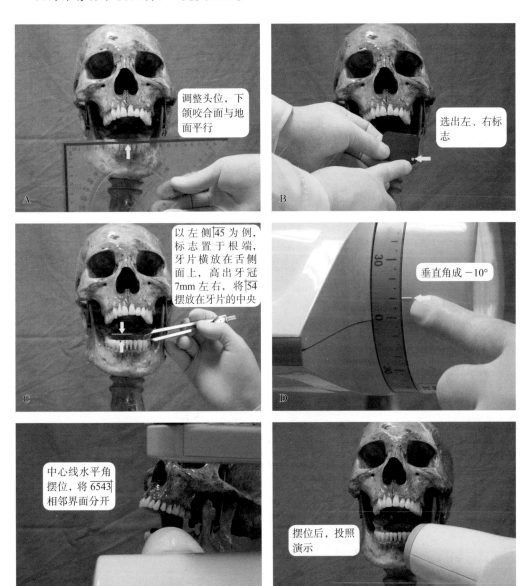

图4-29　34 35、44 45根尖片投照离体骨标本模拟演示

注：A、B.调整头位，下颌咬合面与地面平行。常规牙片，选出投照面与左右标志。C、D.牙片横放，34 35置于牙片正中；边缘高于牙冠7mm左右为宜；球管刻度-10°

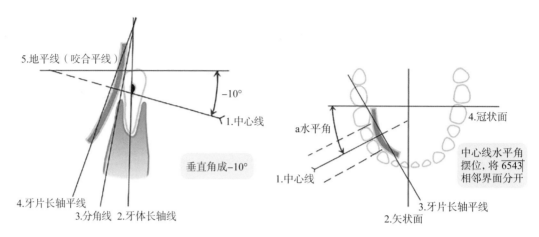

图4-30　34 35、44 45根尖片投照

4.正常影像阅读　按照上述投照方法获得影像（图4-31）。

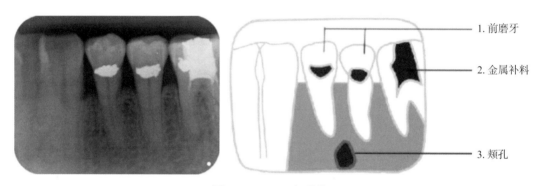

1. 前磨牙

2. 金属补料

3. 颏孔

图4-31　34 35标准片

5.相关病例

（1）45远中邻猞面充填物及髓，牙周膜间隙增宽，根尖周牙槽骨阴影。46近中颈部龋。44—47牙槽骨水平吸收（图4-32）。

（2）44畸形中央尖，髓角位置高，44牙周膜间隙增宽至根尖部，近中明显。

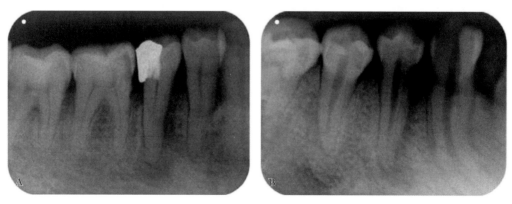

图4-32　44 45根尖片病例

十、36—38、46—48牙片投照法

1.适应证 36—38、46—48牙片适用于48阻生齿定位，牙体、牙周、牙髓病变及牙槽骨组织病变的检查。

2.解剖位置 36—38、46—48位于下颌骨体中后部，下颌升支的前方，当下颌咬合面与地面平行时，36—38、46—48的长轴与地面基本垂直，但因舌侧黏膜及软组织的厚度不同，所以当牙片摆位时，垂直角与地面成一定角度。

3.离体骨标本模拟演示 见图4-33，图4-34。

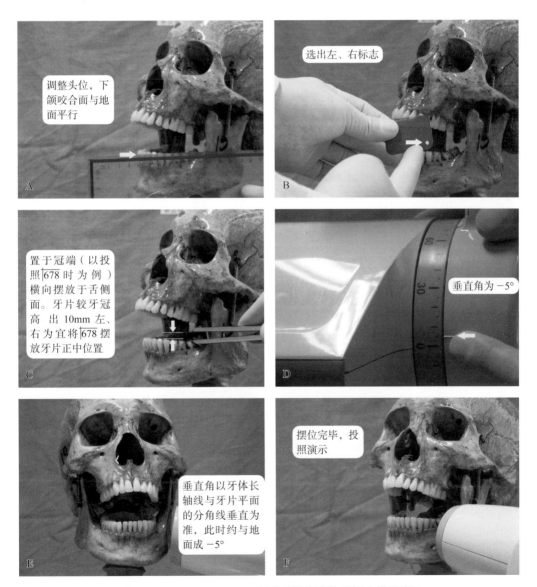

图4-33 36—38、46—48根尖片投照离体骨标本模拟演示

注：A、B.调整头位，下颌咬合面与地面平行。常规牙片，选出投照面与左右标志。C、D.牙片横放，36—38置于牙片正中。边缘高于牙冠10mm左右。球管刻度 −5°。E、F.中心线水平角的摆放，以36—38相邻界面的间隙分开为宜，但是当38水平阻生时，中心线要适当自远中向近中倾斜，垂直角约与地面成 −5°

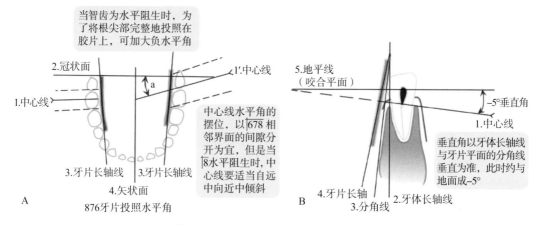

图4-34　36—38、46—48根尖片投照

4.正常影像阅读　根据上述投照方法获得影像（4-35）。

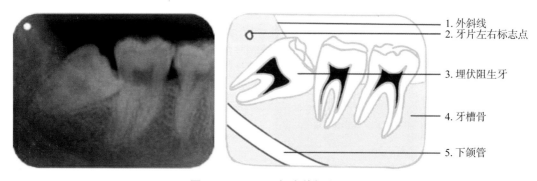

图4-35　36—38根尖片标准图

5.相关病例　36远中颈部中龋，37近中颈部深龋近髓，36与37邻接关系差（图4-36）。

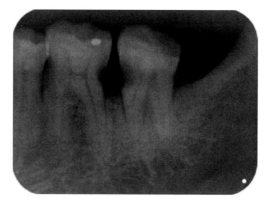

图4-36　36、37根尖片

第二节 咬翼片投照法

1.**适应证** 此片适用于观察切牙及磨牙区殆面龋、邻面龋，以及牙槽嵴的吸收和髓腔病变等，如髓石、龋洞与髓腔的关系。在儿童乳牙滞留者可以观察滞留牙根的吸收情况及与恒牙胚之间的关系等。

2.**解剖位置** 此片位主要是检查切牙及磨牙牙冠部分的病变，当切牙与磨牙区的牙齿在上下颌咬合后，上下牙的长轴可以看作在一条直线上（与地面垂直），由于硬腭及黏膜层的原因，影响舌侧面上下距离，所以在摆位时必须注意对中心线的垂直角做适当的调整。

3.**离体骨标本模拟演示** 见图4-37，图4-38。

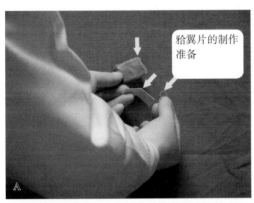

殆翼片的制作准备

A

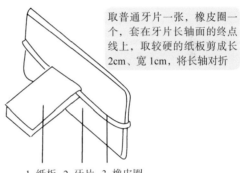

取普通牙片一张，橡皮圈一个，套在牙片长轴面的终点线上，取较硬的纸板剪成长2cm、宽1cm，将长轴对折

B　1.纸板　2.牙片　3.橡皮圈
殆翼片的制作

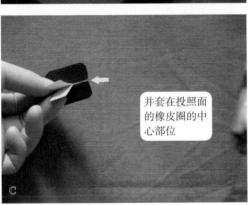

并套在投照面的橡皮圈的中心部位

C

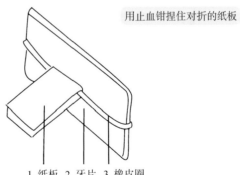

用止血钳捏住对折的纸板

D　1.纸板　2.牙片　3.橡皮圈
殆翼片的制作

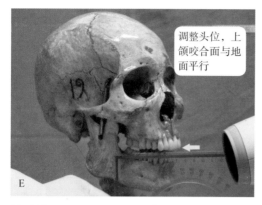

将牙片置于口腔内，纸板从上、下间引出，拉牙片至舌侧面与牙冠贴紧，轻轻咬住

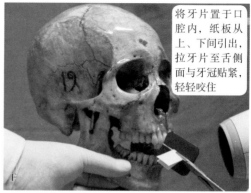

调整头位，上颌咬合面与地面平行

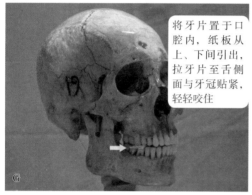

将牙片置于口腔内，纸板从上、下间引出，拉牙片至舌侧面与牙冠贴紧，轻轻咬住

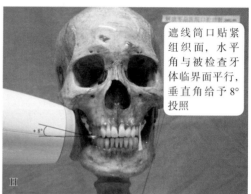

遮线筒口贴紧组织面，水平角与被检查牙体临界面平行，垂直角给予8°投照

图4-37 殆翼片投照离体骨标本模拟演示图

注：A、B.取普通牙片一张，橡皮圈一个，套在牙片长轴面的中点线上，取较硬的纸板剪成长2cm，宽1cm，将长轴对折C、D、E、F.调整头位，上颌咬合面与地面平行。用止血钳握住对折的纸板，将牙片置于口腔内，纸板自上下间引出，拉牙片至舌侧面与牙冠紧贴，轻轻咬住。G、H.遮线筒紧贴组织面，水平角与被检查牙体临界面平行，垂直角给予8°投照

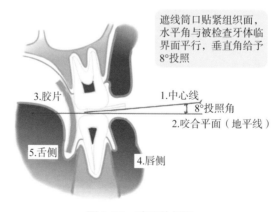

遮线筒口贴紧组织面，水平角与被检查牙体临界面平行，垂直角给予8°投照

3.胶片

1.中心线

8°投照角

2.咬合平面（地平线）

5.舌侧

4.唇侧

图4-38 咬翼片摆位

4.正常影像阅读 按照上述投照方法获得影像（图4-39）。

右上磨牙及第一磨牙殆翼片见15远中邻面深龋，近髓，46殆面具有充填体影像，近中部分充填体至近中髓角，余牙为正常影像。

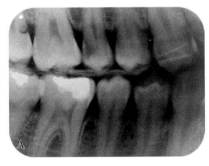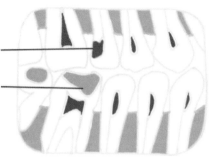

1. 上颌 5| 牙冠远中龋

2. 下颌 76| 牙冠殆面金属补料

图4-39 咬翼片标准影像

5.相关病例 右侧第一前磨牙及第一磨牙殆翼片，显示根中1/3以上结构。16、45、46牙齿冠部完整，未见龋坏影像，46近中牙槽骨有少许吸收迹象，显示部分牙周硬板正常，15近远中颈部密度降低影（图4-40）。

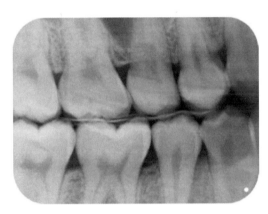

图4-40 咬翼片病例

第三节 乳牙列根尖片投照法

一、52—62牙片投照法

1.适应证 52—62牙片适用于乳牙牙体牙髓疾病及乳牙滞留和恒牙胚萌出情况。

2.解剖位置 儿童时期52—62之间的距离较成人要小，腭弓浅（图4-41），当牙片放入后与殆面角度也不大，因此在投照时，与成人壁中心线应该加大垂直角。另因腭弓较浅，乳牙冠较恒牙冠低，所以牙片可以横位摆放，这样对儿童小的口腔而言，牙片显得不至于过长，可以横放观察更大的区域情况（如使用儿童专用牙片可以竖放）。

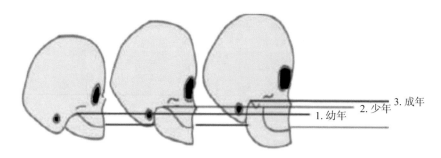

1.幼年　2.少年　3.成年

（自幼到成年之间随下颌升支的增
高，上颌骨长高腭弓也随之加深）

图4-41　腭弓发育比较

注：从图示中各年龄段儿童面型的高度看，牙齿的大小、牙槽骨的高度两者决定了腭弓的深度。使牙片摆位的垂直角度各有不同

3.离体骨标本模拟演示　见图4-42，图4-43。

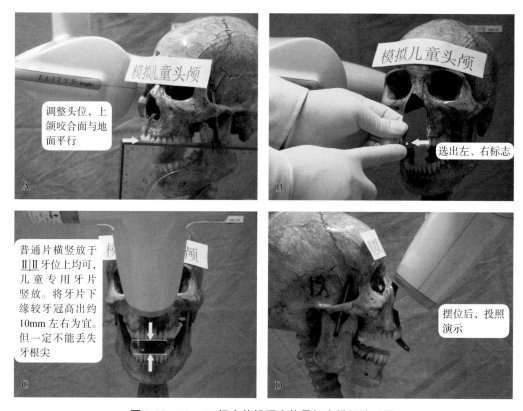

图4-42　52—62根尖片投照离体骨标本模拟演示图

注：A、B.调整头位，上颌咬合面与地面平行，选择普通牙片（或儿童专用牙片）一张。C、D.普通牙片横放于52—62牙位上，儿童专用牙片竖放，牙片下缘较牙冠高出10mm，但一定不能对牙根尖。垂直角依不同年龄段情况而定，依据本章腭弓发育比较举例图所示，自幼儿到成年之间，随下颌骨体的增高上颌骨增高，腭弓加深，角度随之改变。遮线筒贴紧组织面，水平角对准正中矢状线，选择适当垂直角

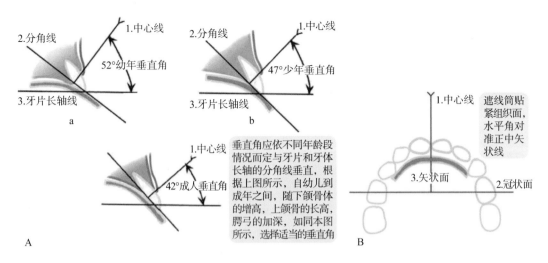

图4-43 52—62根尖片投照

注：A.各年龄段中切牙投照垂直角；B.儿童中切牙投照水平角

4.正常影像阅读 投照上述投照方法获得影像（图4-44）。

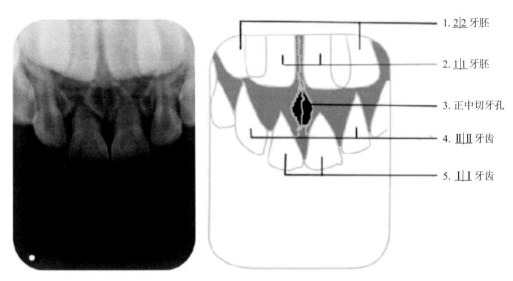

1.2|2牙胚

2.1|1牙胚

3.正中切牙孔

4.Ⅱ|Ⅱ牙齿

5.Ⅰ|Ⅰ牙齿

图4-44 52—62根尖片标准图

5.相关病例 见图4-45。

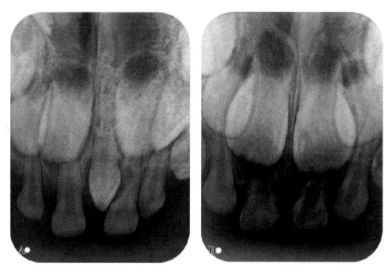

图4-45　52—62根尖片

注：A.51 61之间多生牙，51近中与多生牙邻接面牙根吸收。51 61根尖部吸收。51 52 61 62上方可见12—22牙胚正常发育。B.51 61近中切角缺损，牙根尖吸收。11 21牙胚发育正常，牙冠已完全形成

二、53、63牙片投照法

1.适应证　如同其他牙片一样适用于牙体、牙周、牙髓病变，以及根尖病变和观察乳牙与恒牙胚的关系。

2.解剖位置　63虽然体积短小，但如同成人单尖牙一样，同样位于上颌牙列的转折处，所以在投照63时一般单独投照最好。

3.离体骨标本模拟演示　见图4-46，图4-47。

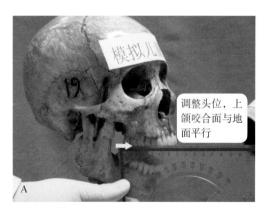
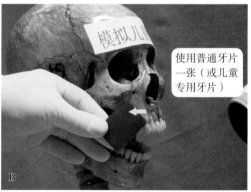

调整头位，上颌咬合面与地面平行

使用普通牙片一张（或儿童专用牙片）

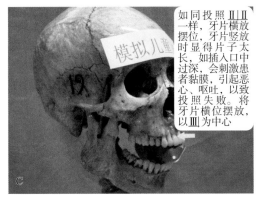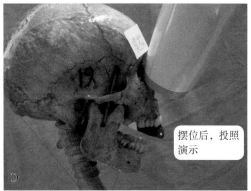

图4-46　53、63根尖片投照离体骨标本模拟演示图

注：A、B.调整头位，上颌咬合面与地面平行，选择普通牙片（或儿童专用牙片）一张；C、D.牙片竖放时显得片子太长，如插入口中过深，会刺激患者黏膜，引起恶心呕吐，致投照失败。如同投照52—62牙片横放摆位，以53为中心。水平角与相邻牙界面平行，垂直角较成人13投照角增加10°，即55°为宜

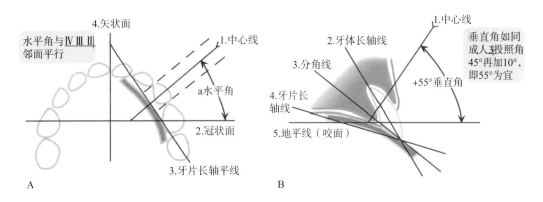

图4-47　53、63根尖片投照

注：A.Ⅲ牙片投照水平角示意图；B.Ⅲ牙片投照垂直角示意图

4.正常影像阅读　根据上述投照方法获得以下影像（图4-48）。

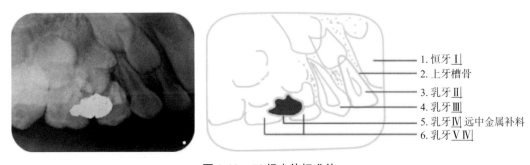

图4-48　53根尖片标准片

注：A.63牙根完整；B.64牙根吸收，牙冠远中高密度充填物阻射区；C.65牙根吸收，牙冠近中高密度充填物阻射区

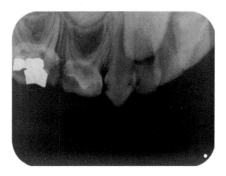

图4-49 53根尖片

5.相关病例　见图4-49。

（1）62牙根吸收至颈部，牙冠远中邻面低密度透射区，22近萌出。

（2）63牙根完整，牙冠近远中低密度透射影像。

（3）64牙冠远中，中部低密度透射区影像，牙根分叉下可见低密度透射区影像，其下方见高密度阻射线条和低密度透射线条及14牙冠尖端部。

（4）65牙冠𬌗面及中部高密度阻射充填物区，其周围可见低密度透射区。

三、54 55、64 65牙片投照法

1.适应证　如同其他牙片一样适用于牙体牙髓、牙周病变，以及根尖周病变和观察乳牙与恒牙胚之间的关系。

2.解剖位置　64、65与成人14、15不同，64、65是儿童磨牙，位于牙列的末端。摆位较63应向后些，即牙片后缘达65的远中，投照水平角度较投照63更大些为宜。

3.离体骨标本模拟演示　见图4-50，图4-51。

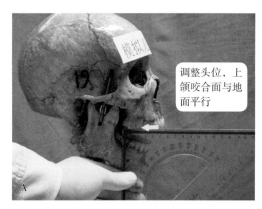

调整头位，上颌咬合面与地面平行

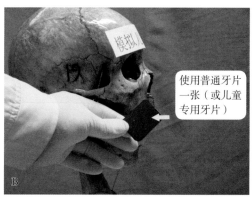

使用普通牙片一张（或儿童专用牙片）

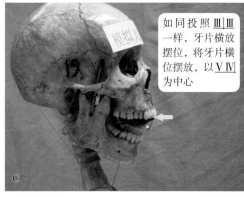

如同投照Ⅲ|Ⅲ一样，牙片横放摆位，将牙片横位摆放，以ⅤⅣ|为中心

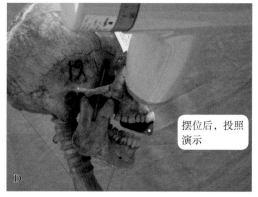

摆位后，投照演示

图4-50　54 55、64 65根尖片投照离体骨标本模拟演示图

注：A、B.调整头位，上颌咬合面与地面平行，选择普通牙片（或儿童专用牙片）一张，C、D.牙片以64 65为中心横放摆位，水平角与相邻牙𬌗面平行，垂直角较成人14 15增加10°，即40°为宜

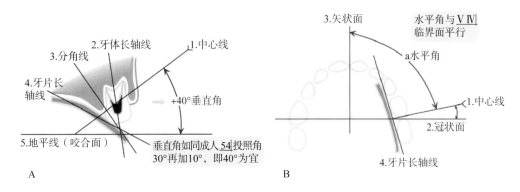

图4-51 54 55、64 65根尖片投照

注：A. Ⅴ Ⅵ牙片投照垂直角示意图；B. 牙片投照水平角示意图

4.正常影像阅读　按照上述投照方法获得影像（图4-52）。

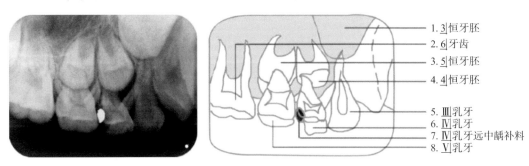

图4-52 54 55根尖片标准片

注：A.64牙冠远中高密度充填物阻射影像，其上下近中可见低密度透射影像，根分叉下低密度透射影；B.14 15牙冠已形成，牙胚发育正常

5.相关病例　见图4-53。

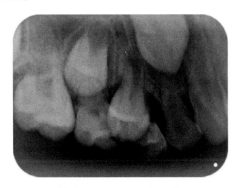

图4-53 54、55根尖片

注：A.54残冠，牙根完全吸收，14萌出，牙冠周围低密度影；B.54牙冠近中低密度透射影，近中牙根吸收，15牙冠已形成，发育正常

四、72—82牙片投照法

1.适应证　72—82片位适用于观察牙体牙髓及根尖周病变，也可以观察乳牙与恒牙胚的关系。

2.解剖位置 3～6岁儿童乳牙，牙体短小，牙槽骨低平，口底小而浅，72—82对称排列在下颌骨正中联合两侧，当下颌𬌗平面与地面平行时，下颌骨短小的牙长轴与地面基本垂直，口腔小而浅致使牙片的垂直角加大，因此中心线的投射角也须较成人大些（图4-54）。以上图示可以看出投照不同年龄段72—82牙片的垂直角，仅供参考，在摆位时应以分角线垂直为准。

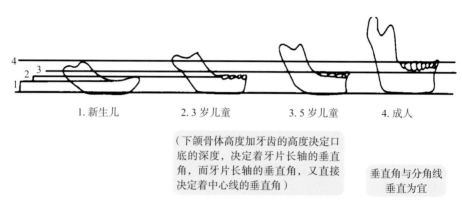

1.新生儿　　　2.3岁儿童　　　3.5岁儿童　　　4.成人

（下颌骨体高度加牙齿的高度决定口底的深度，决定着牙片长轴的垂直角，而牙片长轴的垂直角，又直接决定着中心线的垂直角）

垂直角与分角线垂直为宜

图4-54　不同年龄段下颌骨体高度发育对比图

3.离体骨标本模拟演示 见图4-55，图4-56。

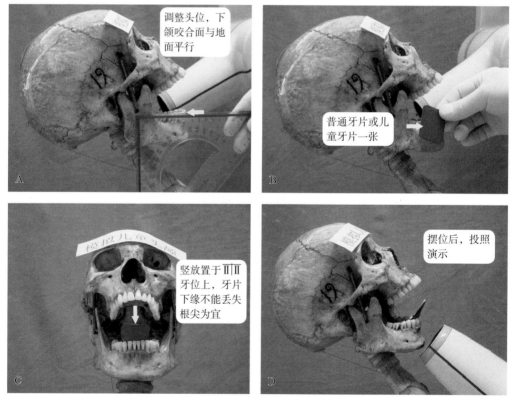

调整头位，下颌咬合面与地面平行

普通牙片或儿童牙片一张

竖放置于ⅠⅠ牙位上，牙片下缘不能丢失根尖为宜

摆位后，投照演示

图4-55　72—82根尖片投照离体骨标本模拟演示图

注：A、B.调整头位，上颌咬合面与地面平行，选择普通牙片（或儿童专用牙片）一张；C、D.牙片竖放于72—82牙位上，垂直角幼儿 -35°，少年 -25°，成年 -15°，水平角与矢状面平行

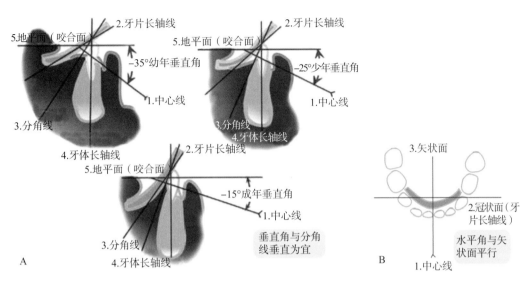

图4-56　72—82根尖片投照

4. 正常影像阅读　按照上述投照方法获得影像（图4-57）。

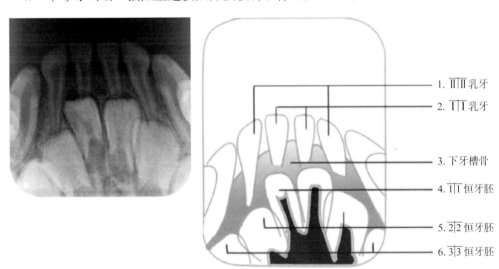

1. Ⅱ|Ⅱ乳牙
2. Ⅰ|Ⅰ乳牙
3. 下牙槽骨
4. 1|1 恒牙胚
5. 2|2 恒牙胚
6. 3|3 恒牙胚

图4-57　72—82根尖片标准片

注：A.71 81 根尖吸收，72 82 根尖开始吸收；B.32—42 牙冠形成

5. 相关病例　见图4-58。

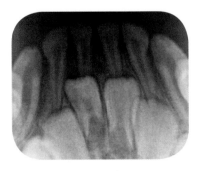

图4-58　72—82根尖片

注：A.72—82 牙均正常，其下方见 32—42 牙胚形成；B.71 81 部分根尖吸收

五、73、83牙片投照法

1.**适应证** 73、83片适用于牙体牙髓病变及恒牙牙胚萌出情况的检查。

2.**解剖位置** 73、83位于下颌骨的转折处，因此投照此牙一般单独一张牙片。特殊情况下如照83时可以兼顾84或82，但只能兼顾一个牙齿（在84或81 82无牙的情况下除外）。

3.**离体骨标本模拟演示** 见图4-59，图4-60。

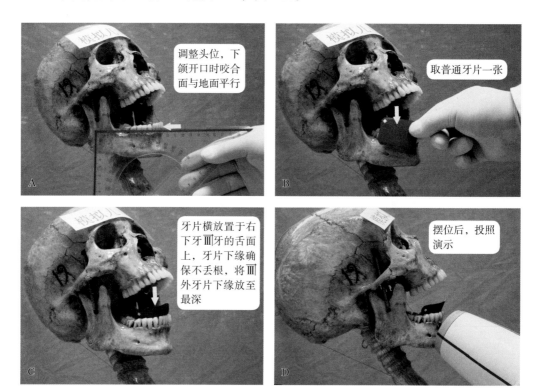

调整头位，下颌开口时咬合面与地面平行

取普通牙片一张

牙片横放置于右下牙Ⅲ牙的舌面上，牙片下缘确保不丢根，将Ⅲ外牙片下缘放至最深

摆位后，投照演示

图4-59 73、83根尖片投照离体骨标本模拟演示图

注：A、B.调整头位，上颌咬合面与地面平行，选择普通牙片一张。C、D.牙片横放置于右下牙83的舌面上，牙片下缘确保不丢根，将83出的牙片下缘放至最深，水平角与相邻牙邻面平行，垂直角较成人43增加10°，即−28°～−30°

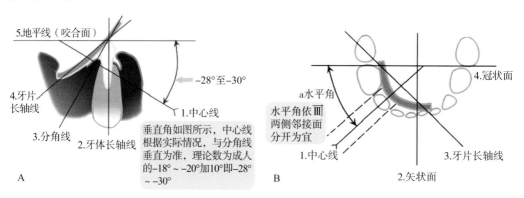

5.地平线（咬合面）

4.牙片长轴线

3.分角线

2.牙体长轴线

−28°至−30°

1.中心线

垂直角如图所示，中心线根据实际情况，与分角线垂直为准，理论数为成人的−18°～−20°加10°即−28°～−30°

A

4.冠状面

a水平角

水平角依Ⅲ两侧邻接面分开为宜

1.中心线

2.矢状面

3.牙片长轴线

B

图4-60 73、83根尖片投照

4.正常影像阅读　按照上述投照方法获得影像（图4-61）。

（1）83冠根完整。

（2）84远中邻殆面低密度透射阴影，与髓腔相连，根分叉下方可见低密度透光区。

（3）85牙冠正中偏近中可见低密度阴影，根分叉下低密度透光区。

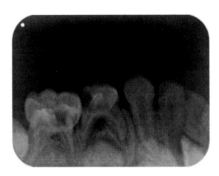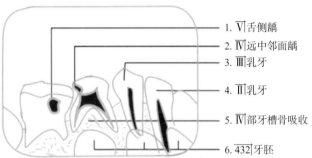

1. Ⅵ舌侧龋
2. Ⅳ远中邻面龋
3. Ⅲ乳牙
4. Ⅱ乳牙
5. Ⅳ部牙槽骨吸收
6. 432̅牙胚

图4-61　83根尖片标准片

5.相关病例　见图4-62。

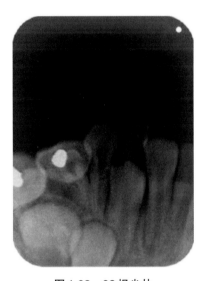

图4-62　83根尖片

注：82牙根吸收至牙颈部。83牙根近中牙周膜间隙增宽，硬骨板消失；84牙冠中央高密度阻生区，周围低密度阴影；42近萌，43 44牙冠发育完成

六、74 75、84 85牙片投照法

1.适应证　84 85牙片适用于牙体、牙髓以及观察乳牙与恒牙胚之间的关系等。

2.解剖位置　84 85在解剖上与成人不同的是，牙体积及牙槽骨的短小，口底较浅。在X线中心线垂直角上应注意较成人要略大10°左右，即约−20°（图4-63，图4-64）。

3.离体骨标本模拟演示　见图4-63。

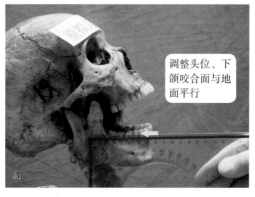
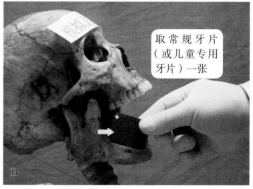
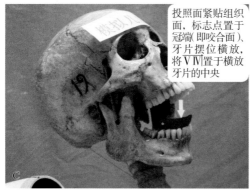
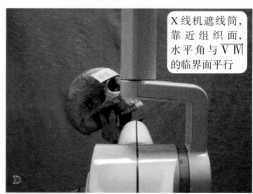

图 4-63　74 75、84 85 根尖片投照离体骨标本模拟演示图

注：A、B. 调整头位，上颌咬合面与地面平行，选择普通牙片（或儿童专用牙片）一张。C、D. 投照标志点置于冠嵴（咬合面），牙片横放将 84 85 置于中央，水平角与邻牙邻接面平行，垂直角 −10°～−20°

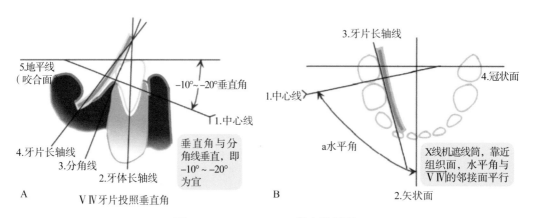

图 4-64　74 75、84 85 根尖片投照

4. 正常影像阅读　84 远中邻𬌗面低密度阴影。远中根开始吸收，根分叉下低密度透光区。85 𬌗面高密度阻射区，根分叉下低密度透光区（图 4-65）。

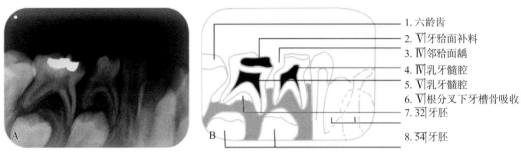

1. 六龄齿
2. Ⅴ牙殆面补料
3. Ⅳ邻殆面龋
4. Ⅳ乳牙髓腔
5. Ⅴ乳牙髓腔
6. Ⅴ根分叉下牙槽骨吸收
7. 3̄2̄牙胚
8. 5̄4̄牙胚

图4-65　84 85根尖片标准片

注：84远中邻殆面低密度阴影；远中根开始吸收，根分叉下低密度透光区；85殆面高密度阻射区，根分叉下低密度透光区

5.相关病例　见图4-66。

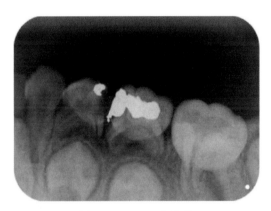

图4-66　84 85根尖片

注：病例分析阅读的顺序符号

第四节　上颌埋伏牙牙片平移定位投照法

1.适应证　上颌埋伏牙定位投照法多适用于上颌埋伏牙牙片，埋伏牙一般分为2种，一种是常见的多生牙，另外一种则为正常恒牙，阻生埋伏在上颌骨内。此定位法对于手术切口进路非常重要。

2.解剖位置　上颌埋伏牙多数生长在上颌牙槽骨内，大致有以下几种阻生埋伏情况：一是埋伏于恒牙的唇外，二是舌侧，三是横卧于牙列间与恒牙尖垂直，四则是唇舌向，此位一种冠向唇侧，根向舌侧，另一种是冠向舌侧，根向唇侧。

3.离体骨标本模拟演示　见图4-67。

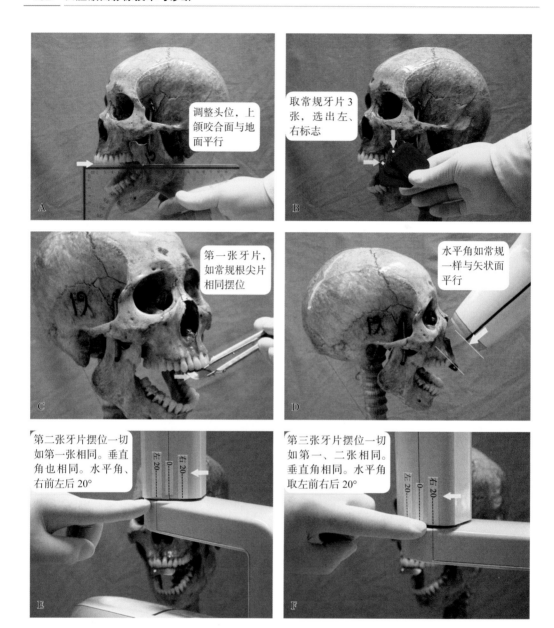

图4-67 上颌埋伏牙牙片平移定位投照法离体骨标本模拟演示图

注：A、B.调整头位，上颌咬合面与地面平行，取普通牙片3张，选出左、右标志；C、D.第一张牙片，如常规根尖片相同摆位，水平角、垂直角如常规；E、F.第二张牙片摆位如第一张，垂直角也相同，水平角右前左后20°。第三张牙片摆位如第一张，垂直角也相同，水平角左前右后20°

4.正常影像阅读 由上述投照方法获得影像（图4-68）。

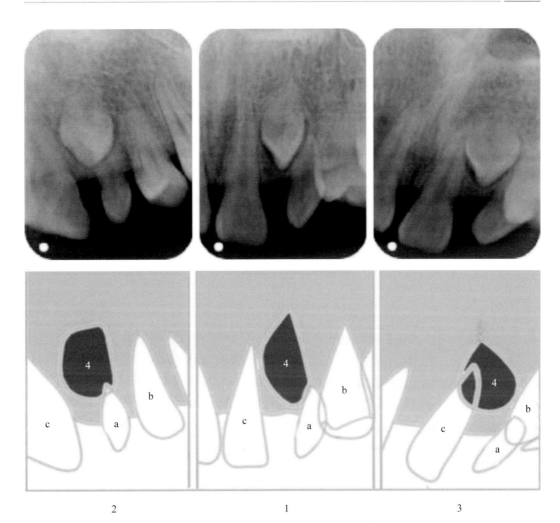

图4-68 上颌埋伏牙根尖片平移定位影像阅读

注：1.正常投照见：牙位于c、a牙之间；2.左前斜20°见c、a牙均向左侧移动a牙根尖与4牙相交移位，并不典型；3.当右前斜时，c牙影像根尖右移与4牙相重，a牙右移远离4牙埋伏影；4.以上分析断定：埋伏牙位于舌侧

5.相关病例　见图4-69。

此片主要观察：21种植钉与多生埋伏牙根尖之间的关系，正中位见种植钉与埋伏牙重叠，左前右后斜见种植钉移位略大些，右前左后斜见种植钉同样移位略大。

诊断：根尖片分析，可判定种植钉根尖位于多生埋伏牙略前下方两者相邻接。

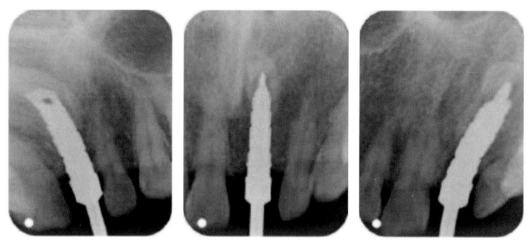

图4-69 种植钉与多生埋伏牙根尖之间的关系

第五节 智齿埋伏阻生定位投照

1.适应证 适用于38、48舌颊向埋伏、异物及术中断根定位。

2.解剖位置 38、48处于下颌骨升支与下颌体的转折处,内侧为较薄的升支舌侧骨板,外侧为较厚的颊侧骨组织,远中下面是下颌神经管,一般埋伏阻生有水平阻生、近远中阻生、倒置阻生、颊舌向阻生4种。

3.离体骨标本模拟演示 见图4-70,图4-71。

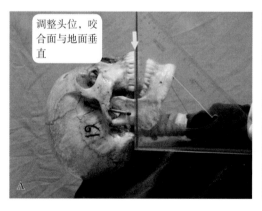

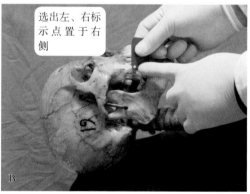

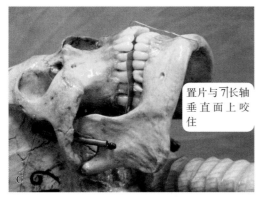

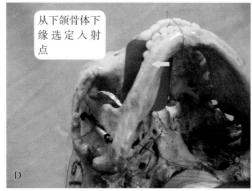

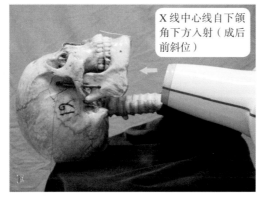

图4-70 智齿埋伏阻生定位投照离体骨标本模拟演示图

注：A、B.调整头位，咬合面与地面垂直，取普通牙片一张，选出左、右标志；C、D.置片于47长轴垂直面上咬住，自下颌骨体下缘选定入射点。E.X线中心线自下颌角下方入射（成后前斜位）

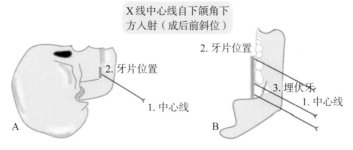

图4-71 48阻生舌颊向定位投照法

4.**正常影像阅读** 常规牙片显示智齿可能呈舌颊向水平埋伏阻生于第二磨牙的远中区。定位片显示智齿冠端向舌侧方向横位阻生（图4-72）。

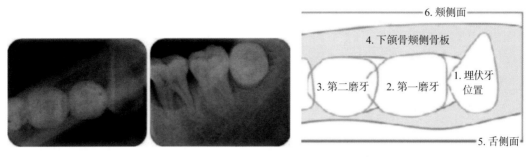

图4-72 38智齿埋伏阻生定位片

5.相关病例 见图4-73。

（1）下颌47 48近距离口外投照：显示48拔除后牙槽窝内仍有密度增高的影像，形状不规则。

（2）智齿埋伏阻生定位法：显示48牙槽窝舌侧骨板骨折并移位，牙槽窝内有密度增高影，残根可能性大。

（3）47 48口外近距离投照：显示48牙齿向下移位。

（4）智齿埋伏阻生定位片：定位片显示48牙根位于下颌骨的舌侧面骨组织与软组织之间。经此片定位后，临床医师只须示指戴好指套，伸入患者口中，指腹压住舌侧软组织内下滑牙齿，轻轻用力向上推移，牙齿即可被挤压出创口（如果加照角位殆片会显示更好）。

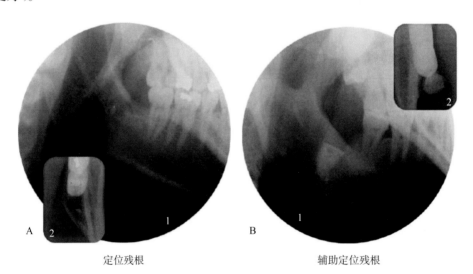

定位残根   辅助定位残根

图4-73 智齿埋伏阻生定位法

第六节 下颌第三磨牙水平阻生胶片不能就位投照技术

临床常见下颌第三磨牙水平阻生，由于患者口腔小、口底浅、咽反射重，根尖片常不能就位者，可使用此技术投照（图4-74）。

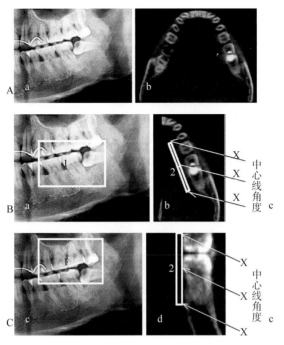

图4-74 下颌第三磨牙水平阻生胶片不能就位投照技术

注：A. 投照水平近中阻生牙，根尖影像无法进入影像画面（面对一个水平阻生牙）；B. 因为咽部反射敏感，X线中心线自远中向近中水平角加大，影像前移进入画面（a. 侧位观，1胶片放置达不到水平阻生牙根端；b. 轴位观，2胶片放置达不到水平阻生牙根端；c. 中心线水平角，自远中向近中倾斜，角度大小视情况而定）；C. 口底较浅者，另加大垂直角，影像上移，进入影像进入画面（c. 侧位观，1胶片放置深度达不到阻生牙根端；d. 舌颊向观，2胶片放置深度达不到阻生牙根端；c. 中心线垂直角，自下向上倾斜，角度大小视情况而定）

患者坐姿及持片等，与正常下颌第三磨牙根尖片投照相同。

第七节 牙列拥挤投照技术

当为牙列拥挤患者投照根尖片时，应依据拥挤牙体形态，仔细观察裸露部分牙冠，评估各个根端方向及拥挤牙相互之间的关系，按照临床所需要观察的解剖部位，给予X线中心线适当的投照角度进行投照（图4-75）。

患者坐姿及持片等，与下颌第三磨牙根尖片投照相同。获取的影像可以清楚地观察到44与43之间的关系，但是因为44与45牙体影像重叠，如仍需进一步获取其他信息时，需再次调整X线中心线角度，获取44、45之间角度调整第二张影像，2张根尖片结合观察以满足临床诊断需求。

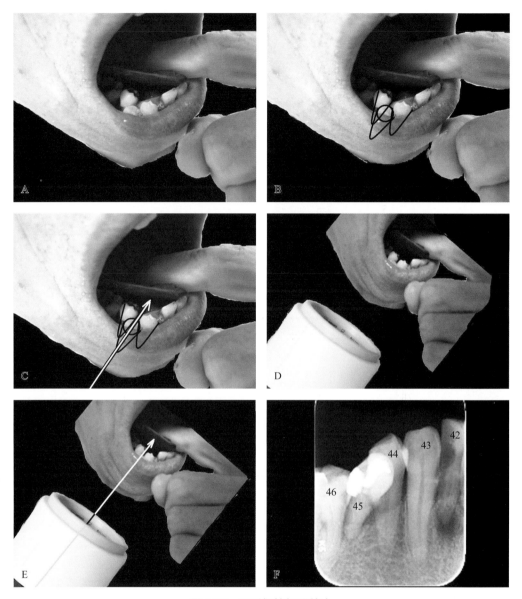

图4-75 牙列拥挤投照技术

注：A.43 44 45拥挤，欲观察其44牙根情况；B.仔细观察牙冠形态，根据牙冠形态评估拥挤牙根端方向；C.中心线对准44牙体长轴；D.将牙片机遮线筒置于评估44根端方向下方；E.对准44牙体长轴约垂直方向，根据分角线投照原理给予适当垂直角；F.猎取43 44 45拥挤牙根尖片影像。见44影像位于中心，与43牙体长轴平行排列，与近中倾斜的45根端影像交叉重叠

第八节 上颌前磨牙双根鉴别加大垂直角投照技术

传统的上颌前磨牙根尖形态与根管数目的X线鉴别投照，是在常规根尖片投照的基础上，再加大10°～30°的水平角。由于上颌前磨牙牙体邻面水平角、垂直角、牙根和

根管形态数目多变，因此使用传统投照法往往难以清楚显示上颌前磨牙牙根、根管形态及该牙位患牙病变的影像。

我们在长期口腔放射临床和科研工作中发现，上颌前磨牙双根鉴别投照技术，除在传统的根尖片加大水平角外，再加适度的垂直角投照，可以提高临床投照成功率。此分根投照技术，在研究过程中采用了牙科CBCT影像对照，作为上颌前磨牙投照方法旁证，为上颌前磨牙双根鉴别X线平片加大垂直角投照法提供了理论依据，通过统计学处理大量理论数据，获取确凿依据，使得影像投照技术的成功率高、质量稳定。

1.解剖位置与角度分析　前磨牙前面是单尖牙、即是牙列的转折处，也是腭穹窿斜坡，与𬌗平面自后向前角度变小的转折处，为避开这复杂的骨组织结构，采用前后斜位投照，给予水平角38.5°，垂直角45°。

因临床上偶见上颌前磨牙牙体颊舌向水平角转位，与常规方向相反，在投照中若遇失败时应考虑到此现象，此时应采取反向投照，并适度调整垂直角、水平角度，避开颧突影像的重叠。

2.异常情况分析　经牙科CBCT影像测量分析，给予的水平角38.5°，垂直角45°是一均值，由于上颌前磨牙根尖根管的形态数目复杂，如牙体排列、根尖是否弯曲、弯曲方向、牙列转折、腭穹窿及倾斜度、远中方向有无磨牙、以及前后是否有牙缺失，以及部分患者的颧骨高度等诸多因素都影响影像投照成功和质量。

另外，凡是需做根管治疗并需X线鉴别的病牙，解剖上的变化更加复杂，这就要求操作者在投照摆位时，认真观察体会，灵活使用该投照方法。

3.投照技术　见图4-76，图4-77。面对患者，可以依照投照操作房间内地板砖或是其他装修痕迹为参照，将座椅调整至十字交叉点上，患者冠状位与地板横线平行图B-a，矢状面与地板矢状线平行图B-b。从冠状位a、至矢状位b、做分角线c，自分角线c起将遮线筒口中心线向远中倾斜6.5°d，对准被检侧前磨牙前区（上颌窦前壁下方）根端，将为38.5°入射点e。

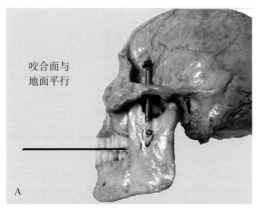

咬合面与
地面平行

A

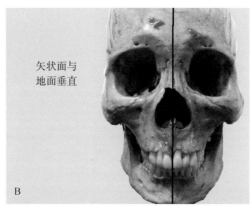

矢状面与
地面垂直

B

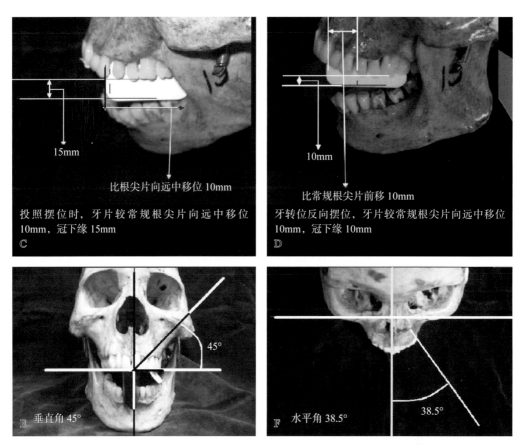

图4-76 投照技术（一）

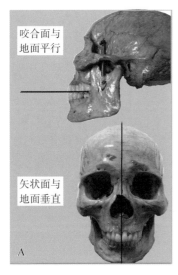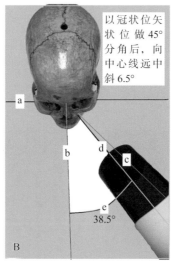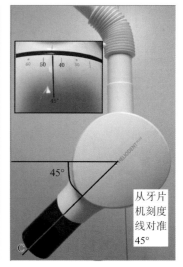

图4-77 投照技术（二）

[病例1] 患者14岁，因牙不适感就诊（图4-78）。A.根尖片显示桩核冠，似是有3根充填物，牙根近远中向牙周及邻近牙槽骨密度减低以根中段为主。B.给予常规30°水

平角分根投照，显示双根充填影像。颊根欠填，腭根恰填。根中段密度较低。C.加大垂直角分根投照，影像显示双根分开，颊根欠填，腭根恰填，桩核至髓底影像。髓底见模糊高密度影，分叉处两充填物见边缘无明显界线圆形低密度囊性病变区。D.牙科CBCT颊腭向层切重建影像。根分叉圆形低密度囊性变影像明确。

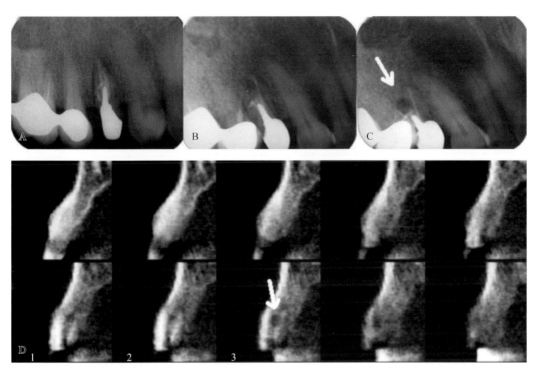

图4-78 病例1

注：A.接诊时第一张根尖片，显示双尖牙近尖中段，牙体及近远中牙周和邻近牙槽骨密度减低。B.采用常规向远中30°加大水平角分根投照法，显示双根分开，近颊根管充填不实。牙根周影像增宽、密度减低腭根为重。C.采用垂直角45°、水平角38.5°分根投照法。显示双根分开明显，颊根充填不实，桩核冠影像。根分叉下一圆形低密度影像。D.经 New Tom9000 CBCT 扫描重建。显示双尖牙根分叉下有圆形低密度囊性病变区（箭头）

图4-78为 New Tom 9000 牙科CT影像，显示14双残根，根分叉有圆形低密度影像区，因是第一代CBCT分辨率低，仅为0.84mm，所以影像显示清晰度差。但能看出图D 1、2、3的连续层切重建14影像呈双残根，桩钉已被拆除。图D3清晰显示根中段分叉间有2mm圆形低密度影像区，且低密度区域波及以腭根为主，这与根尖片C图加大垂直角影像相符。

［病例2］　图4-79 A.24、25常规根尖片。B.24、25加大垂直角分根投照。

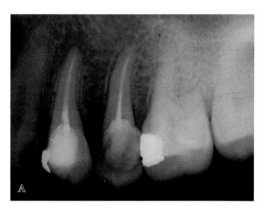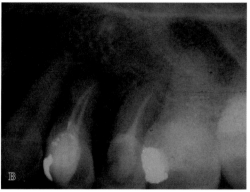

图4-79　病例2常规根尖片

注：A.常规根尖片，影像显示单根管充填影像；B.前磨牙加大垂直角分根投照法影像。显示24单根双根管充填影像。25单根单根管影像

［病例3］　图4-80 A.14、15常规根尖片。B.14、15加大垂直角分根投照。

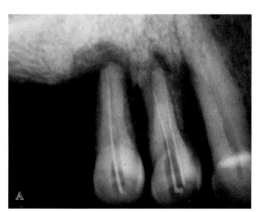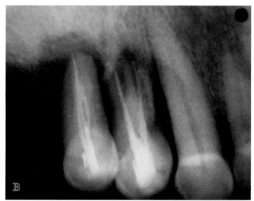

图4-80　病例3根尖片影像

注：A.14、15常规根尖片影像。显示15牙槽骨吸收，似是双根单根管单根管充填不实影像。14双根转位，双根管内单根牙胶充填不实影像，牙槽骨吸收。B.14、15前磨牙加大对垂直角投照法。显示15双根尖单根管多根充填物充填不实影像，牙槽骨吸收。14双根双根管并充填影像，牙槽骨吸收。腭根侧颈下部密度减低影像。牙槽骨吸收

［病例4］ 图4-81 A.24、25常规根尖片。B.24、25加大垂直角分根投照。

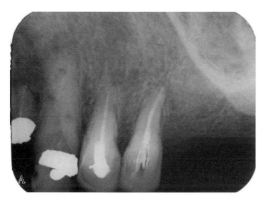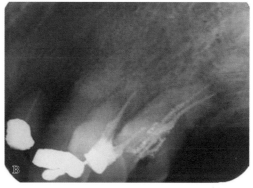

图4-81 病例4

注：A.24、25常规根尖片影像。24似双根单根管充填物影像。显示25双根双根管充填物影像，颊根尖部牙周影像清楚。B.24、25加大垂直角分根投照法影像。显示24双根分开，双根管充填不实影像。颊根影像与25牙颈部影像重叠。25影像显示单根，根管充填不实、呈1～2形双根尖分开并超充影像

［病例5］ 图4-82 A.14常规根尖片。B.14加大垂直角分根投照。

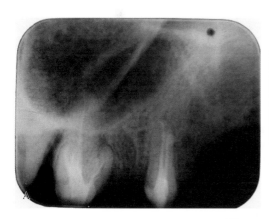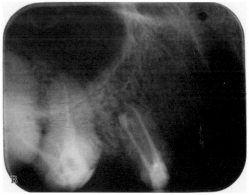

图4-82 病例5

注：A.14常规根尖片影像，显示双根管充填影像；B.加大垂直角分根投照法影像。显示14双根融合，双根尖并充填影像，颊根尖有团块状高密度模糊影像

［病例6］ 图4-83 A.23常规根尖片。B.23常规30°水平角分根投照。C.23加大垂直角分根投照。

种植体根端向近中倾斜植入，与23根端部牙体相接触，常规根尖片及常规30°水平角分根法无法识别诊断。DEF CBCT影像鉴别，充分证明使用上颌前磨牙加大垂直角分根投照法，能够准确鉴别其上颌根尖部颊腭向影像位置。

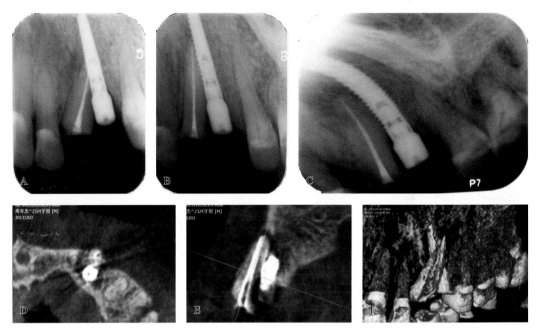

图4-83 病列6

注：A.23常规根尖片影像。显示23根端与种植体交叉重叠影像。B.23常规30°水平角分根投照法影像。显示23根尖部远中侧与种植体影像交叉重叠影像。C.23加大垂直角分根投照法影像。显示23根端腭侧与种植体紧密相靠在一起影像。D.CBCT23轴位影像。显示23牙体长轴截面影像，与种植体短轴影像间无间隙影像。E.CBCT23牙体长轴颊腭向影像。显示23残根，根管充填，根尖周低密度影像。腭侧有椭圆形种植体截面高密度影像，两者间无牙槽骨间隔。F.23与种植体立体三维重建影像。显示23较模糊的牙体位于颊侧影像，呈冠近中根远中倾斜，与腭侧冠远中根近中23牙体反向交叉影像

第5章

殆片系列

第一节　上颌前部殆片投照法

1.适应证　上颌前部殆片适用于上颌前部13—23牙齿及牙根以上双侧上颌窦前区之间及双鼻腔底部区域的硬腭和口腔内外的病变。

2.解剖位置　上颌前部殆片的位置包括上颌前部13—23牙及上颌牙槽骨和双侧上颌骨腭突相汇而成的硬腭骨板。在硬腭的上方有鼻中隔分隔开的梨状孔形的鼻腔和双侧上颌窦腔的前部。上颌窦腔的大小变异很大，大者可以发育到切牙区，一般双侧对称。

3.离体骨标本模拟演示　见图5-1，图5-2。

调整头位，咬合面与地面平行。使用6cm×9cm普通殆片（儿童可用儿童专用殆

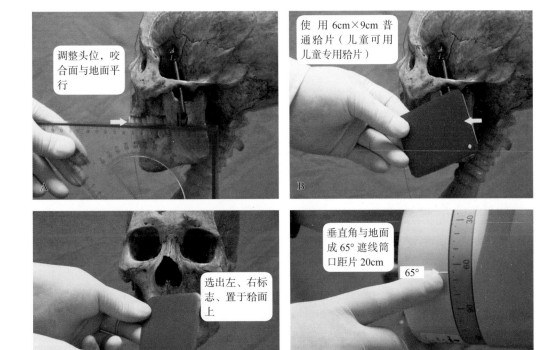

调整头位，咬合面与地面平行

使用 6cm×9cm 普通殆片（儿童可用儿童专用殆片）

选出左、右标志、置于殆面上

垂直角与地面成65°遮线筒口距片20cm
65°

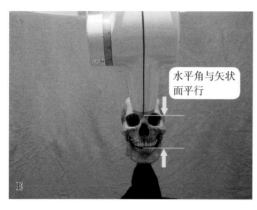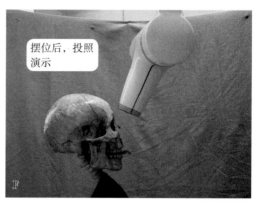

图5-1 上颌前部𬌗片投照法离体骨标本模拟

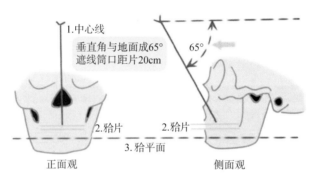

图5-2 上颌前部𬌗片投照法

片），选出左右标志，置于𬌗面上。垂直角与地面成65°，遮线筒口距片20cm，水平角与矢状面平行。

4.正常影像阅读 见图5-3。

5.相关病例 见图5-4。

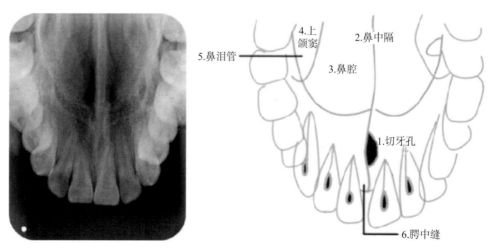

图5-3 上颌前部𬌗片标准片

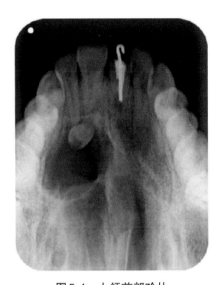

图5-4 上颌前部殆片

注：显示上颌骨有一埋伏多生牙，其冠周骨质密度变低，边界清楚，周边有骨白线，为含牙囊肿

第二节 上颌后部殆片投照法

1.适应证 上颌后部殆片适用于一侧上颌骨的的磨牙区牙齿、牙槽突及上颌窦和其下硬腭及眶下上颌窦前壁面部肿物的检查。

2.解剖位置 上颌后部殆片投照的部位为上颌骨的一侧磨牙区，外侧为磨牙，内侧为上颌窦和上颌骨腭突构成的上颌窦及鼻腔底部，上面是与颧骨的接合处，后上方为眶下缘及眶内下壁，上颌窦前方是双尖牙区较宽厚的牙槽突，上颌窦发达者常到达此位。

3.离体骨标本模拟演示 见图5-5。

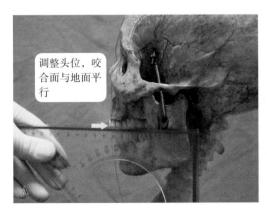
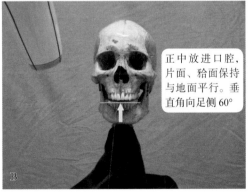

调整头位，咬合面与地面平行

正中放进口腔，片面、殆面保持与地面平行。垂直角向足侧60°

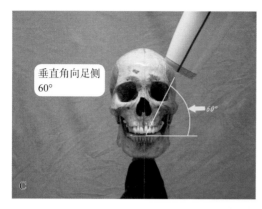
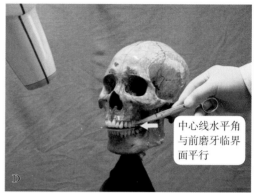
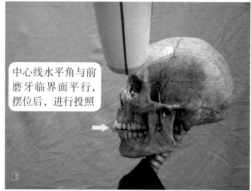

图5-5 上颌后部船片投照法离体骨标本模拟

4.正常影像阅读 按照上述投照方法获得影像（图5-6，图5-7）。

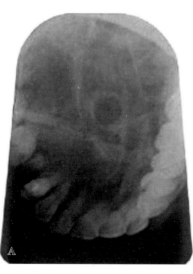
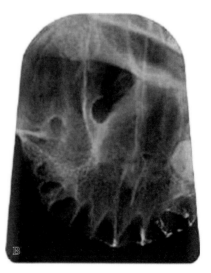

图5-6 上颌后部船片标准片

注：图 A 影像为人体投照上颌后部船片，其中见较大圆形低密度影为鼻泪管。图 B 影像为离体骨投照上颌后部船片，其中圆形低密度影更为明显，由于无软组织及软骨的包裹，所以圆形低密度影后内呈开口形态

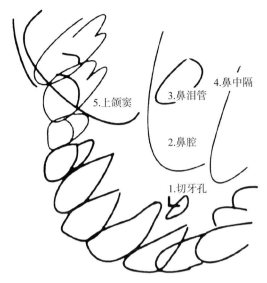

4.鼻中隔

3.鼻泪管

5.上颌窦

2.鼻腔

1.切牙孔

图5-7 上颌后部骀片影像阅读

5.相关病例 22 23间球上颌骨囊肿（图5-8）。

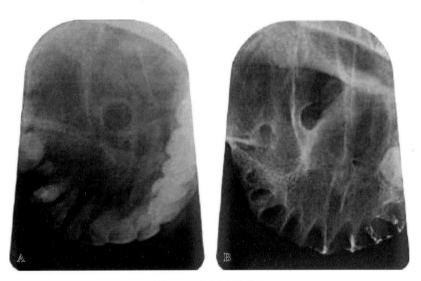

图5-8 上颌后部骀片

注：显示左侧上颌前部位于22 23根尖以上鼻腔底部，约有2cm×2cm面积大小低密度区，边界光滑整齐的囊性影像

第三节 下颌前部骀片投照法

1.适应证 此位置可以观察下颌颏部正中，牙齿及有无骨质肿物情况。

2.解剖位置 此位置正处于下颌颏部双侧下颌骨体的连接处，上方是牙槽突及下颌切牙，内外两侧是较厚的骨皮质，底缘为厚而致密的颏嵴围成，在内侧骨板的中下部正中有对称的2个小突起为颏棘。

3.离体骨标本模拟演示　见图5-9。

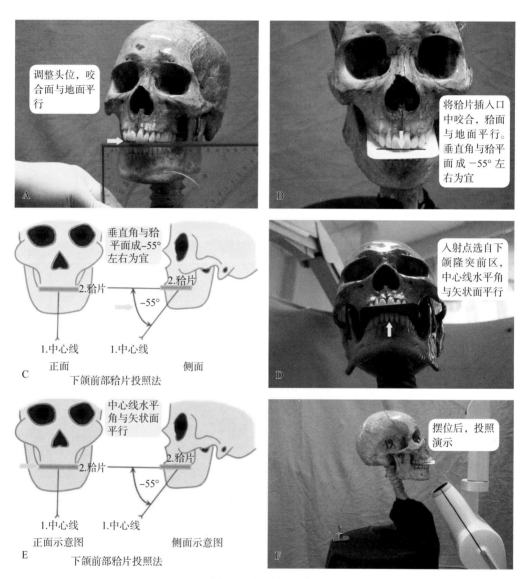

图5-9　离体骨标本

4.正常影像阅读 下颌前部骀片影像显示正常（图5-10）。

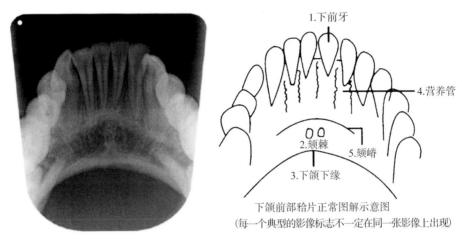

图5-10 下颌前部

5.相关病例 下颌前部骀片，41 42牙槽骨吸收，31 32牙齿缺失（图5-11）。

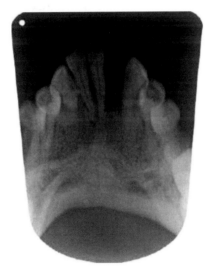

图5-11 41 42牙槽骨吸收，31 32牙齿缺失

第四节 下颌横断骀片投照法

1.适应证 此影像可以显示下牙弓的横断全貌，因此可以观察其下颌牙列中阻生牙的定位及下颌骨颊舌侧有无异常膨隆，也可以检查口底舌下腺和下颌下腺导管结石及口底的异物定位。

2.解剖位置 下颌后部骀片所能包括的解剖组织是整个下颌骨的前大部，由于口腔的大小所限，此片主要用于观察下颌骨的舌侧面及近颊部的颊舌侧下颌骨体，与上口底相垂直下方的的双舌骨及舌骨体，舌下腺和双侧下颌下腺导管的前大部。

3.离体骨标本模拟演示　见图5-12。

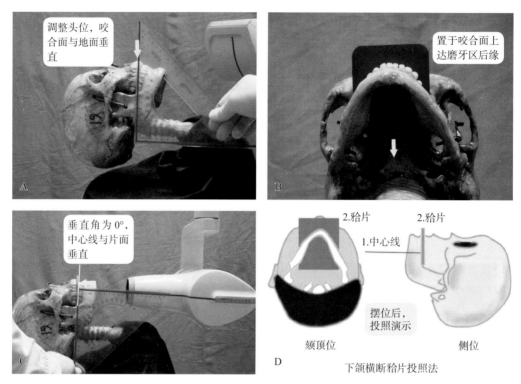

图5-12　下颌部㖞片

注：A、B.调整头位，咬合面与地面垂直。取普通㖞片一张，选出左右标志。C、D.㖞片投照面向下方，置于咬合面上达磨牙区后缘。垂直角为0°，中心线与片面垂直。摆位后，进行投照

4.正常影像阅读　下颌横断㖞片：双侧下颌骨体对称，牙列影像正常位于其中，口底舌下腺及下颌下腺导管前区显示清楚无异常，舌软组织影响后部区正中的舌骨大角及双侧部分体部的正常影像显示（图5-13）。

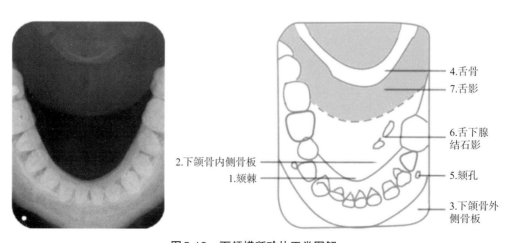

图5-13　下颌横断㖞片正常图解

5.相关病例 双侧下颌骨前区影像对称，牙齿排列整齐，颊面骨板规整，舌侧骨板双前磨牙处见高密度影向舌侧隆起。应为下颌隆突影像表现（图5-14）。

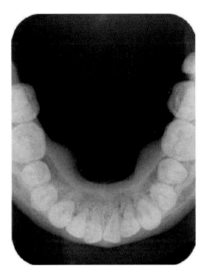

图5-14 下颌隆突影像

第6章

颞下颌关节投照方法

第一节　髁突经咽侧位投照法

1.适应证　此片位可较好地显示颞下颌关节侧位影像，对关节头及颈部的肿物、骨折显示较为清晰。

2.解剖位置　正常殆位时颞下颌关节的实际侧位影像是不易得到的，因为髁突在关节凹内与颅底组织重叠。平片从侧位无法投照，经咽侧位片是由国外学者Toller首先报道并被口腔放射影像界认可并广泛应用于临床，经咽侧位是让患者半开口位时，髁突从关节凹内滑出至关节前结节下方（注意：开口过度髁突超过前结节时会影响效果），遮线筒口紧贴对侧关节前下方，即乙状切迹的位置，中心线穿过乙状切迹间隙经咽腔后将被检侧关节影像投照到胶片上（图6-1，图6-2）。

3.离体骨标本模拟演示　见图6-1。

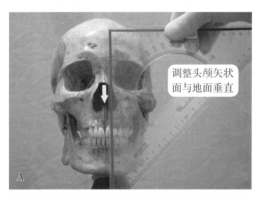

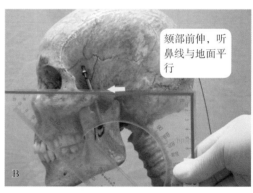

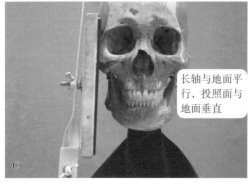

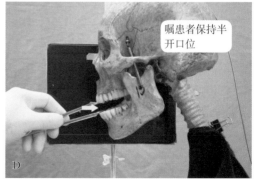

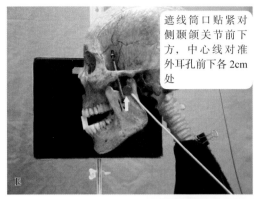

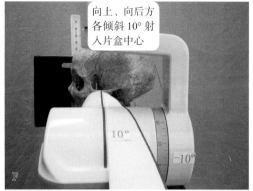

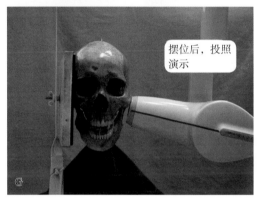

图6-1　髁突经咽侧位投照法离体骨标本模拟演示图

注：A、B.调整头颅矢状面与地面垂直，颜面前伸，听鼻线与地面平行。取5寸×7寸片盒1个。C、D.长轴与地面平行，投照面与地面垂直。选定长轴的1/2中心点置于被检测关节前2cm处并贴紧。嘱患者保持半开口位。E、F.遮线筒口紧贴对侧颞下颌关节前下方，中心线对准外耳孔前下各2cm处。球管选择－10°垂直角，投照方向为向上向后各倾斜10°摄入片盒中心。摆位后，进行投照

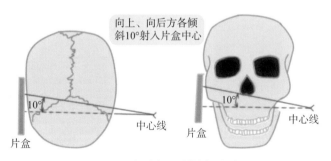

图6-2　髁突经咽侧位投照法

4.正常影像阅读 髁突经咽侧位可见髁突及髁颈部结构正常（图6-3）。

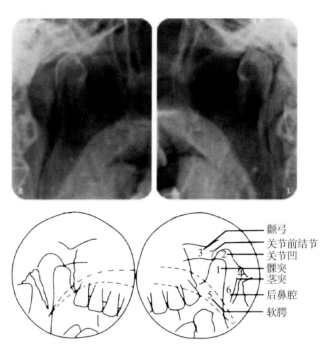

图6-3 髁突经咽侧位投照法影像阅读

5.相关病例 髁突形态不对称，右侧髁突前斜面变平，骨皮质线被破坏不整齐，左侧髁突前斜面不规整，并有骨质破坏。

诊断：颞下颌关节紊乱综合征后期的器质性改变，即髁突被破坏（图6-4）。

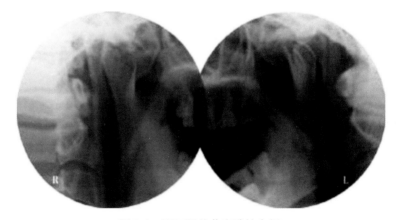

图6-4 颞下颌关节紊乱综合征

第二节　髁突经眶位投照法

1.适应证　此位置可以观察髁突及颈部内外侧面的形态和连续性，也可以观察其骨质密度。

2.解剖位置　当患者闭口位时髁突位于关节凹内，在投照时须让患者张大口，滑出关节凹后位于结节前下方。此时中心线自眼眶内穿过至关节头时，两者之间相隔的是同侧颧骨及蝶骨构成的眶外侧面骨板。穿过眶外侧面骨板后出现髁突与乳突下缘成为一条直线。

3.离体骨标本模拟演示　见图6-5。

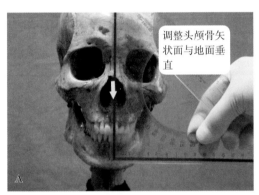

调整头颅骨矢状面与地面垂直

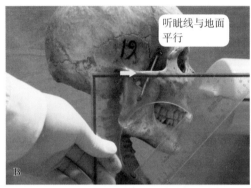

听眦线与地面平行

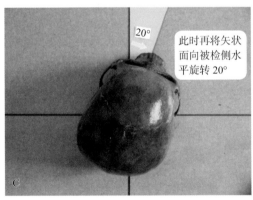

此时再将矢状面向被检侧水平旋转20°

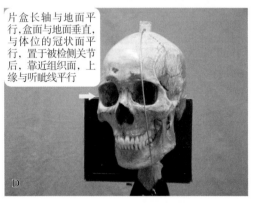

片盒长轴与地面平行，盒面与地面垂直，与体位的冠状面平行，置于被检侧关节后，靠近组织面，上缘与听眦线平行

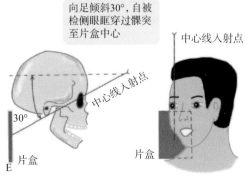

向足倾斜30°，自被检侧眼眶穿过髁突至片盒中心

中心线入射点

中心线入射点

30°　片盒

片盒

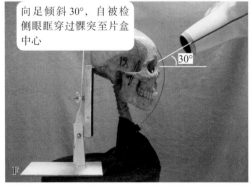

向足倾斜30°，自被检侧眼眶穿过髁突至片盒中心

30°

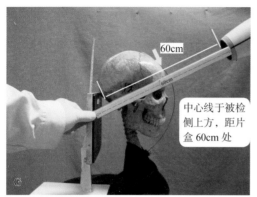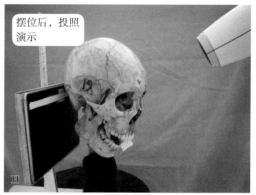

60cm

摆位后，投照演示

中心线于被检侧上方，距片盒60cm处

图6-5 髁突经眶位投照法离体骨标本模拟演示图

注：A、B. 调整头颅矢状面与地面垂直，听眦线与地面平行。C、D. 此时再将患者矢状面向被检测水平旋转20°。取5寸×7寸片盒，片盒长轴与地面平行，盒面与地面垂直，与体位的冠状面平行，置于被检侧关节后，靠近组织面，上缘与听眦线平行。E、F. 中心线向足倾斜30°角，自被检侧眼眶穿过髁突至片盒中心。G、H. 中心线于被检侧上方，距片盒60cm处，摆位后，进行投照

4.正常影像阅读 见图6-6。

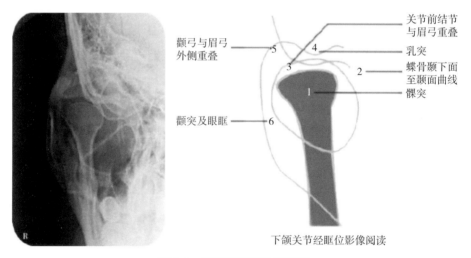

颧弓与眉弓外侧重叠 —5

—4 关节前结节与眉弓重叠

3

乳突

2 蝶骨颞下面至颞面曲线

1 髁突

颧突及眼眶 —6

下颌关节经眶位影像阅读

图6-6 髁突经眶位影像阅读

第三节 下颌骨开口后前位投照法

1.适应证 此片位可观察肿物和外伤后骨折等造成髁突顶面及颈部内外侧面的形态。

2.解剖位置 正常殆位时，髁突位于关节凹内，在后前位上与关节前、后结节及乳突和颧骨相重叠。开口位时，髁突滑出关节凹，此时眉弓与乳突下缘取一平线，在后前位观察髁突正处于颞窝间隙之中。

3.离体骨标本模拟演示 见图6-7。

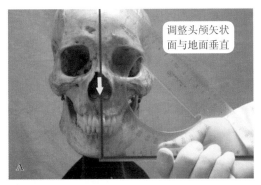

调整头颅矢状面与地面垂直

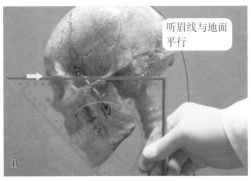

听眉线与地面平行

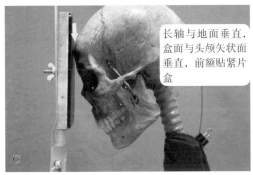

长轴与地面垂直，盒面与头颅矢状面垂直，前额贴紧片盒

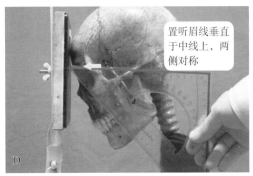

置听眉线垂直于中线上，两侧对称

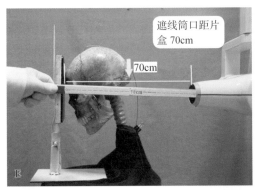

遮线筒口距片盒70cm

70cm

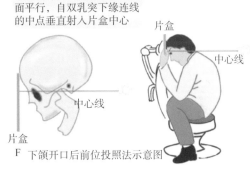

中心线与矢状面平行，与地面平行，自双乳突下缘连线的中点垂直射入片盒中心

片盒

中心线

片盒 中心线

F 下颌开口后前位投照法示意图

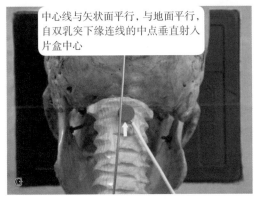

中心线与矢状面平行，与地面平行，自双乳突下缘连线的中点垂直射入片盒中心

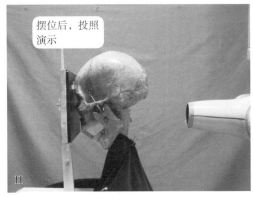

摆位后，投照演示

图6-7 下颌骨开口后前位投照法离体骨标本模拟演示图

注：A、B.调整头颅矢状面与地面垂直，听眉线与地面平行。取5寸×7寸片盒1个。C、D.片盒长轴与地面垂直，与头颅矢状面垂直，前额紧贴片盒。听眉线垂直片盒中线，两侧对称。E、F.遮线筒口距片盒70cm，中心线与矢状面平行，与地面平行，自双乳突下缘连线的中点垂直摄入片盒中心。摆位后，如上图G、H投照

4.正常影像阅读 下颌骨开口后前位：观察双侧下颌骨髁突及髁颈部情况极佳。可见双侧髁突内外经颈部的光滑连续，为正常下颌骨开口后前位影像（图6-8）。

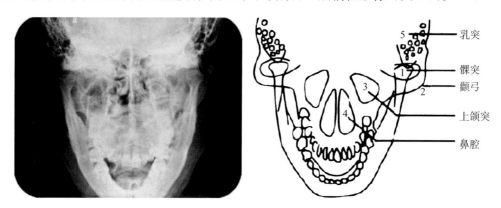

乳突

髁突
颧弓
上颌突
鼻腔

图6-8 下颌开口后前位影像阅读

5.相关病例 见图6-9。

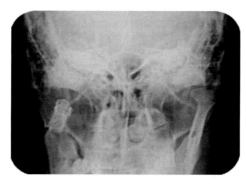

图6-9 显示右侧髁突及颈部正常结构缺失，重建的髁突向内侧倾斜移位，且高度明显不足

第四节 颞颌关节侧斜位近距离投照法（薛氏位、许勒位）

1.适应证 此片位适用于检查髁突的形态，关节间隙的大小，活动范围及髁突与关节凹之间的联系。

2.解剖位置 髁突大小各异，但同一人双侧多为对称（图6-10）。髁突左右横嵴宽度约2cm，前后厚度约1cm，因髁突左右横嵴的直线在体位上成一定的水平角度（与冠状面比横嵴外嵴居前，内嵴居后，此水平角可在颅底位上测量），但角度很小，有学者报道为10°～20°，投照时大多可忽略不计。个别如确因解剖水平角度变异而不清楚者，可以采用颅底位测量后做许勒位矫正投照（称为矫正许勒位）。就髁突与关节凹而言，在冠状面上是长轴，但在左右侧位上与颅底骨组织重叠，因此采用侧斜位投照法。中心线自被照关节对侧外上方，避开颞骨岩部致密骨组织和重叠，与水平线约成25°。正是因为25°外上侧斜投照，所以获得影像为侧斜位影像。我们看到的为关节横嵴外上1/3影像。如果想观察髁突的前后形态时，选用经咽侧位。观察髁突左右形态选用下颌骨开

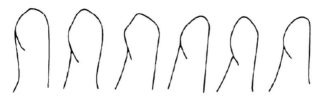

图6-10 髁突各种生理变异

口后前位片。

3.离体骨标本模拟演示　见图6-11。

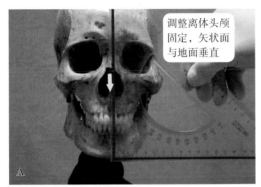

调整离体头颅固定，矢状面与地面垂直

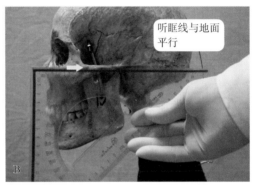

听眶线与地面平行

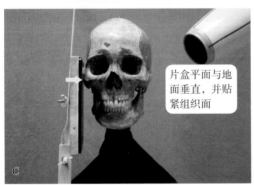

片盒平面与地面垂直，并贴紧组织面

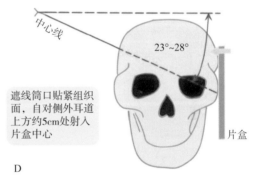

中心线

23°~28°

片盒

遮线筒口贴紧组织面，自对侧外耳道上方约5cm处射入片盒中心

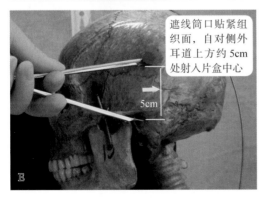

遮线筒口贴紧组织面，自对侧外耳道上方约5cm处射入片盒中心

5cm

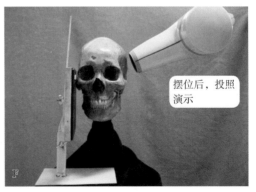

摆位后，投照演示

图6-11 颞下颌关节侧斜位投照法离体骨标本模拟演示图

注：A、B.调整体位，矢状面与地面垂直，听眶线与地面平行。取5寸×7寸片盒（或专用片盒）1个。C、D.片盒平面与地面垂直，并贴紧组织面。遮线筒口贴紧组织面。E、F.片盒平面与地面垂直并紧贴组织面，中心线与地面成25°，遮线筒口贴近组织面，自对侧外耳道上方约5cm处射入片盒中心。摆位后进行投照

4.正常影像阅读　见图6-12。

（1）颞下颌关节侧斜位（薛氏位）近距离投照法：①双侧外耳道影像大致对称。②右侧颞下颌关节头稍平，无骨质增生及破坏，关节凹骨质完整，深度正常，运动度在正常范围。③左侧颞下颌关节髁突正常，关节凹无破坏，运动度在正常范围。

（2）诊断：两侧颞下颌关节属正常范围应结合临床确定右侧有无颞下颌紊乱综合征。

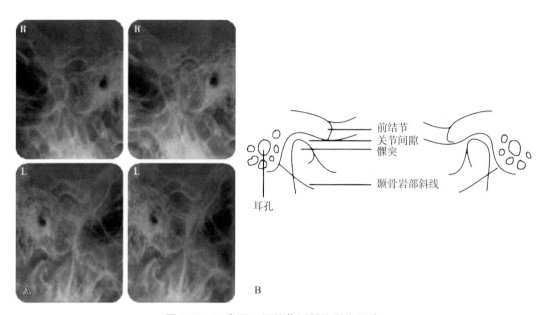

图6-12　正常颞下颌关节侧斜位影像阅读

5.相关病例　见图6-13。

（1）曲面断层：双侧髁突呈喙突样改变，似锥形。

（2）颞下颌关节侧斜位（薛氏位）近距离投照法：显示关节窝及关节结节结构无异常，双侧髁突似"锥形"改变。

诊断：双侧髁突骨质吸收。

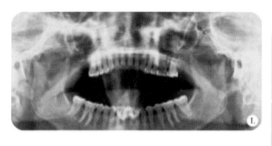
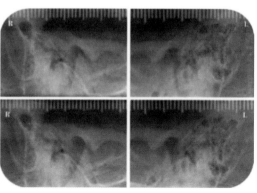

图6-13　双侧髁突"锥形"改变

第五节　颞下颌关节侧斜位开闭口二次曝光投照法

颞下颌关节侧斜位二次曝光投照（twice exposal roentgenography of schuller position）。

口腔颌面外科在颞下颌关节的研究诊断方面，常采用颞下颌关节侧斜位常规开闭口平片进行测量。

（1）投照位置、角度及使用胶片设备、患者体位及投照角度，均与常规颞下颌关节侧斜位开闭口片完全一致。采用1/2（5×7）寸中速屏平片一张，所不同的是在固位器的耳塞固位基础上另附加头枕额2个固位点，使其前后、左右绝对固定。

（2）投照方法：当患者体位摆好后，令其张大口，使用1/2常规投照条件曝光，球管不动，闭口后再行二次曝光。当一侧投照完毕后，改换对侧位置，同时更换片位并重复上述投照过程。

（3）以上投照方法使开闭口2个影像叠加在一个画面上（图6-14，图6-15），在此画面中可见到开闭口2个髁突的影像分别显示于关节凹与关节结节的下方。

该投照片位为颞下颌关节斜侧位正常开闭口投照法，左侧分为开闭口2个画面。右侧为颞下颌关节侧斜位开闭口二次曝光投照法在一个画面上。可见同一个髁突2个影像各位于关节凹内及结节前下方（图6-15）。

其结构影像如同一次投照。此方法简化操作程序，节省胶片。提高观察和研究测量的准确率。排除了因体位变换和换片固位架等诸多因素造成的误差。采用此投照方法，为颞下颌关节的诊断及研究提供了一种科学的新方法。

双侧颞下颌关节侧斜位片，开闭口二次曝光投照法：左右侧片上均可见闭口位时髁突位于关节凹内，开口位时髁突移动至结节前下方。

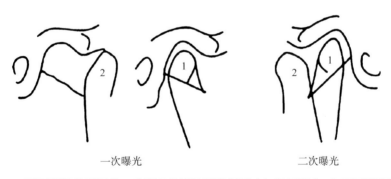

一次曝光　　　　　　　　　　　　二次曝光

图6-14　颞下颌关节侧斜位二次曝光投照法影像阅读（1.闭口髁突；2.开口髁突影像）

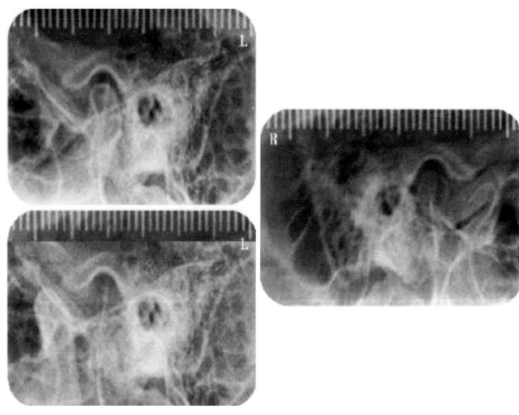

图6-15　颞下颌关节斜侧位正常开闭口投照法

第7章

上颌骨投照系列

第一节　头颅后前位片投照法

1.适应证　头颅后前位是正面影像，在口腔颌面外科主要用于观察肿物有无侵犯或转移，在外伤情况下观察其颌面部有无骨折，双侧是否对称等。

2.解剖位置　头颅后前位时，正中线两侧除先天畸形外，一般情况下大致为对称形态，在读此片时须结合临床仔细观察，头颅形态的对称及完整性。

3.离体骨标本模拟演示　见图7-1。

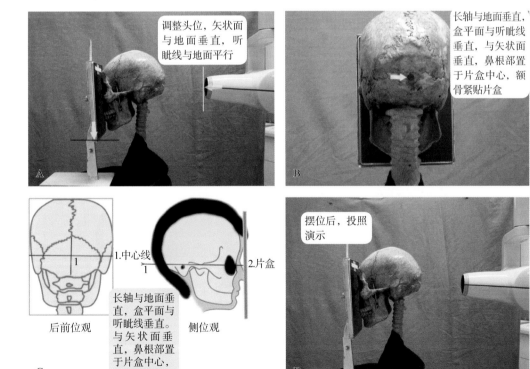

图7-1　头颅后前位投照法离体骨标本模拟演示图

注：A、B.调整头位，矢状面与地面垂直，听眦线与地面平行。使用8寸×10寸X线片盒，贴好日期及左右标志。长轴与地面垂直，盒平面与听眦线垂直，与矢状面垂直，鼻根部置于片盒中心，额骨紧贴片盒。C、D.中心线与地面平行，与片盒垂直，对准枕骨粗隆上方中心，经鼻根部射与于盒中心

4.正常影像阅读　见图7-2。

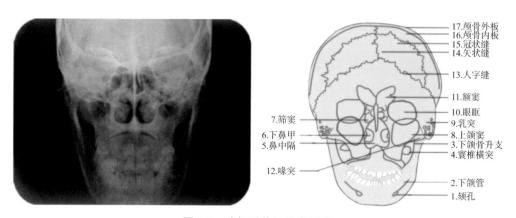

17.颅骨外板
16.颅骨内板
15.冠状缝
14.矢状缝
13.人字缝
11.额窦
10.眼眶
9.乳突
8.上颌窦
3.下颌骨升支
4.寰椎横突
2.下颌管
1.颏孔
7.筛窦
6.下鼻甲
5.鼻中隔
12.喙突

图7-2　头颅后前位影像阅读

5.相关病例　见图7-3，图7-4。

〔病例1〕　病史：右上颌窦含牙囊肿，破溃月余，有分泌物流出，有异味。

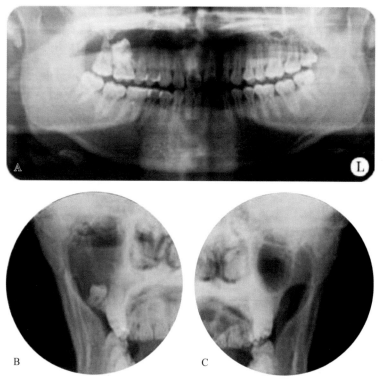

图7-3　右上颌窦含牙囊肿影像片（一）

注：A.曲面体层片；B.右侧上颌窦后前位片；C.左侧上颌窦后前位片

（1）曲面体层片：右侧上颌窦内有一枚牙齿，从此牙位置和15 16的根向距离增大判断，此牙位为未萌出的恒牙16。

（2）上颌窦后前位近距离投照法：显示为倒置位阻生，右侧牙列外侧上颌窦腔变

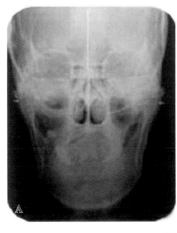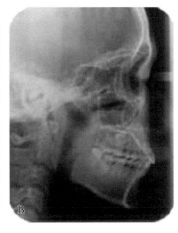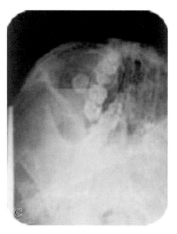

图7-4　右上颌窦含牙囊肿影像片（二）

注：A.头颅后前位片；B.头颅侧位片；C.改良颏顶位定位片

大，与左侧窦腔对比观察，见透光度减低，并见液平线影像。

（3）头颅后前位：显示右侧窦腔增大，埋伏牙呈倒置阻生。

（4）头颅侧位：见一倒置牙影像，位于右侧上颌窦底部，似与16牙根部重叠。仔细观察也可见位于上颌窦中部的后前位的液平线征象。

（5）上颌埋伏阻生牙改良颏顶位：显示埋伏牙位于右上牙列的颊侧。

［病例2］

（1）头颅后前位：可见左侧下颌升支及下颌骨体外下方有5个不规则高密度异物影像，为土枪金属颗粒异物。

（2）头颅侧位：可见5颗金属异物，分布于颌下软组织及颌面部。

诊断：3个金属异物在左颌下区软组织内，2个金属异物在左颊部软组织内（图7-5）。

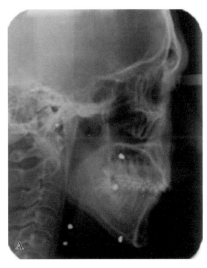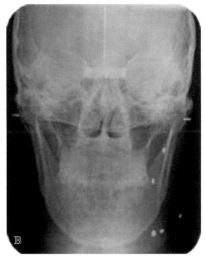

图7-5　左颊部软组织异物

注：A.头颅侧位片；B.头颅后前位片

第二节 头颅侧位投照法

1.**适应证** 头颅侧位片适用于观察侧位颅骨形态及额窦、筛窦、蝶窦、蝶鞍和上下颌骨侧面观的形态。

2.**解剖位置** 当头颅侧位投照时，颅顶、额、鼻骨，以及上中切牙和牙槽骨、下颌颏部、双下颌骨体下缘，下颌升支后缘直至双侧髁突相互联合，围成了头颅侧位时的骨性轮廓，颅内的蝶鞍和额、筛、蝶及上颌四窦腔相互重叠于其中。

3.**离体骨标本模拟演示** 见图7-6。

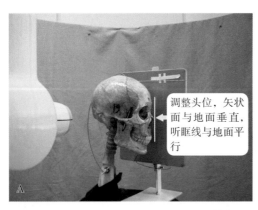
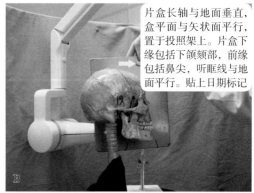

调整头位，矢状面与地面垂直，听眶线与地面平行

片盒长轴与地面垂直，盒平面与矢状面平行，置于投照架上。片盒下缘包括下颌颏部，前缘包括鼻尖，听眶线与地面平行。贴上日期标记

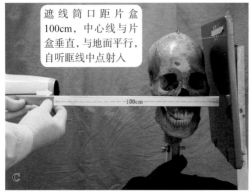
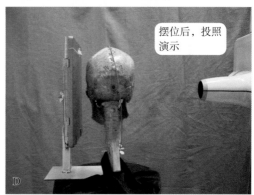

遮线筒口距片盒100cm，中心线与片盒垂直，与地面平行，自听眶线中点射入

摆位后，投照演示

图7-6 头颅侧位投照法离体骨标本模拟演示图

注 A、B.调整头位，矢状面与地面垂直，听眶线与地面平行。使用8寸×10寸X线片盒，片盒长轴与地面垂直，盒平面与矢状面平行，置于投照架上，片盒下缘包括下颌颏部，前缘包括鼻尖，听眶线与地面平行，贴上日期标志。C、D.遮线筒口距片盒100cm，中心线与片盒垂直，与地面平行自听眶线中点射入

4. 正常影像阅读 见图7-7。

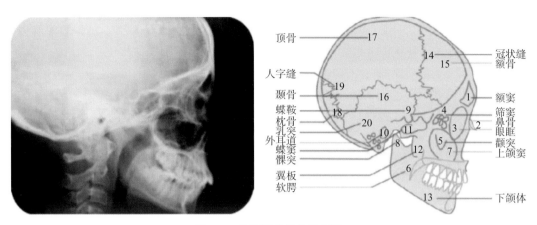

顶骨 —— 17
人字缝
颞骨 —— 19
蝶鞍 —— 18
枕骨
乳突
外耳道
蝶窦
髁突
翼板
软腭

16
9
20
10 11
8
12
6
13

14
15
1
4
3
5
7

冠状缝
额骨
额窦
筛窦
鼻骨
眼眶
颧突
上颌窦

下颌体

图7-7 头颅侧位影像的阅读

5. 相关病例 见图7-8，图7-9，图7-10，图7-11。

[病例1]

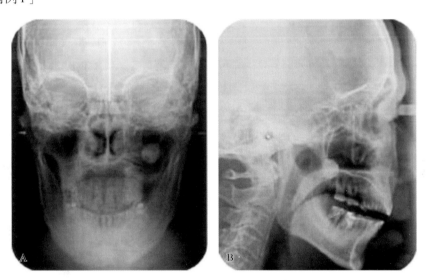

图7-8 头颅正、侧位X线片

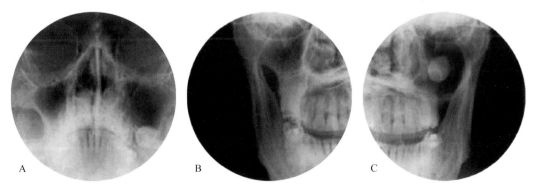

图7-9 鼻颏位（A）与上颌窦后前位（B、C）近距离投照法

（1）头颅正位：左侧上颌窦窦腔较右侧明显增大，内含一枚牙齿。正常的颧牙槽嵴曲线消失，窦内密度未见明显增高。

（2）头颅侧位：上颌窦窦腔明显增大，28位于窦腔内，26、27牙根突入上颌窦窦腔内。

（3）鼻颏位（瓦氏位）近距离投照法：左侧上颌窦明显增大，28位于窦腔底部。

（4）双上颌窦后前位近距离投照法：显示左侧上颌窦窦腔明显增大，并向外侧突出变形，28位于窦腔内。

诊断：左上颌骨含牙囊肿。

［病例2］

（1）曲面体层：显示右侧上颌窦底部密度增高区域。呈膨隆状，边界清晰，圆滑，自15—17区域似弓形突入窦腔内。

（2）上颌窦侧位：显示双上颌窦重叠，轮廓线及形态均正常，上颌窦前下方可见自下向上呈圆弧状均匀的高密度影突入窦腔内。

诊断：上颌窦黏液囊肿。

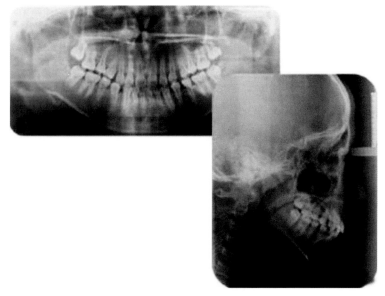

图7-10 上颌窦黏液囊肿

［病例3］

（1）病史：20年前左上颌窦囊肿术后，25、26间颊侧瘘管数月。

1）头颅侧位片：可见双上颌窦影像重叠，窦底影像与硬腭板影像重叠。定位针清晰显示。

2）鼻颏位（瓦氏位）近距离投照法：双上颌窦形态大致正常，左侧腔略小，底部见有高密度区边界呈弧线向腔内隆起，定位针插入其中。

3）上颌窦后前位近距离投照法：左侧颧牙槽嵴正常连线消失，窦底界线不清晰，并见窦底高密度影，边线光滑呈弧形，自内下向外上方隆起。定位针插入其中。

（2）诊断：左侧口腔上颌窦瘘，左上颌窦慢性炎症。

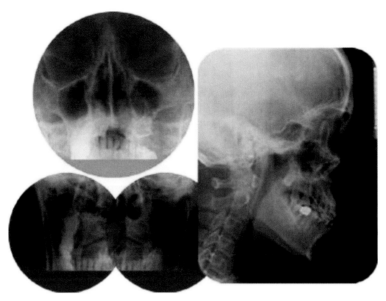

图7-11 左上颌窦慢性炎症

第三节 鼻颏位近距离投照法（瓦氏位）

1.适应证 采用近距离投照法获得上颌窦影像，主要用于上颌窦，以及与上颌窦毗邻关系接近部位发生形态变化的疾患检查。

2.解剖位置 上颌窦位于上颌骨鼻腔两侧，眼眶下方，下壁是由牙槽骨围成。它的后方是颅底、颈椎等解剖结构，当正位投照时双侧窦腔与颅底及颈椎复杂结构重叠。当侧位投照时，才能最清楚地显示上颌窦及与之相邻的解剖结构。

3.离体骨标本模拟演示 见图7-12。

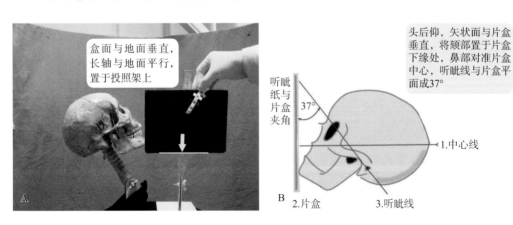

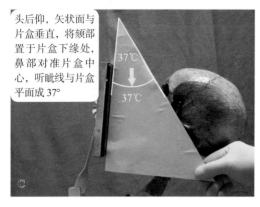
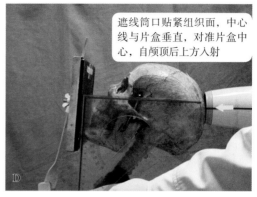

图7-12 鼻颏位近距离投照法离体骨标本模拟演示图

注:A、B.使用5寸×7寸X线片盒,盒面与地面垂直,长轴与地面平行,置于投照架上,贴上日期及左右标志。患者头后仰,矢状面与片盒垂直,将颏部置于片盒下缘处,鼻部对准片盒中心,听眦线与片盒平面成37°。C、D.遮线筒口贴紧组织面,中心线与片盒垂直,对准片盒中心,自颅顶后上方入射

4.正常影像阅读 见图7-13。

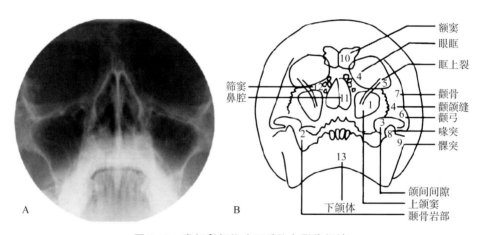

图7-13 常规鼻颏位(瓦氏位)影像阅读

5.相关病例 见图7-14,图7-15。

[病例1] 鼻颏位(瓦氏位)近距离投照法:显示左侧上颌窦底部有密度增高影,其边缘模糊增厚,考虑为慢性上颌窦炎性改变。

[病例2] 儿童鼻颏位(瓦氏位)近距离投照法:5岁儿童瓦氏位片显示双侧正常上颌窦影像,上颌窦大小、形态、结构对称,黏膜透光度均匀。

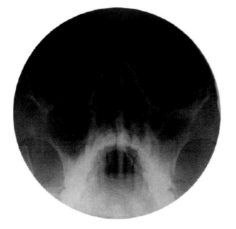

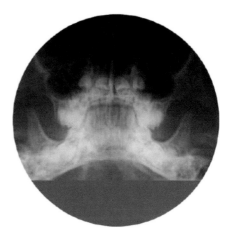

图7-14　慢性上颌窦炎性改变　　　图7-15　5岁儿童双侧正常上颌窦影像图

第四节　颧骨后前位投照法（铁氏位）

1.适应证　此片适用于在颧骨、上颌骨外后部与下颌升支、喙突发生骨折，颌间间隙肿瘤等症时的检查。

2.解剖位置　在正常闭口位时，下颌骨喙突被上颌窦后外侧壁与颧骨、颧弓围成的椭圆形空间包绕着，一般情况下双侧对称，如果此部位因病变或外伤在解剖上发生变化时，这个空间及周围组织均会发生形态对称改变。颧骨后前位的主要临床意义是观察喙突及其与周围的关系。

3.离体骨标本模拟演示　见图7-16。

为提高牙片X线机的X线效率，弥补功率的不足，可使用感绿屏或高速屏取5寸×7寸片盒，盒面与地面垂直，长轴与地面平行。贴上日期及左右标志

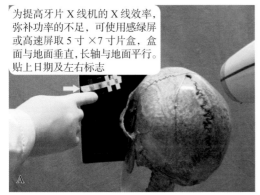

中心线自头后上方向足侧倾斜10°~15°

10°~15°

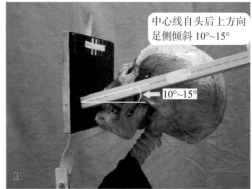

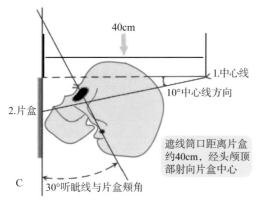
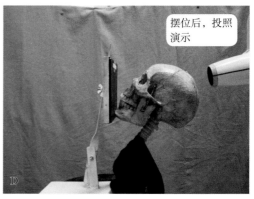

图7-16 颧骨后前位投照法离体骨标本模拟演示图

注:A、B.为提高牙片X线机的X线效率,弥补功率的不足,可使用感绿屏或高速屏。取5寸×7寸X线片盒,盒面与地面垂直,长轴与地面平行。贴上日期和左右标志。C、D.头后仰,下颌骨颏部顶在片盒中心下方1cm处,听眶线与片盒成30°。中心线自头后上方向足侧倾斜10°~15°,遮线筒口距离片盒约40cm,经头颅顶部射向片盒中心

4.正常影像阅读 见图7-17。

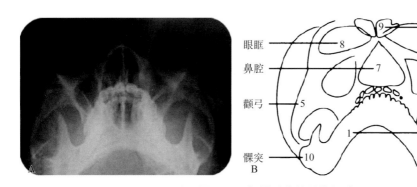

图7-17 颧骨后前位影像阅读

5.相关病例讨论 见图7-18。

[病例] 颧骨后前位(铁氏位):显示右侧颧部一团块状骨性高密度影与颧弓相连,

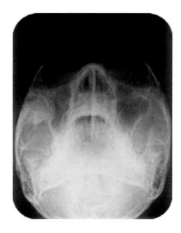

图7-18 颧骨后前位片

内侧凸向上颌窦腔内，正常的颧颌弧线消失，同侧喙突消失，颧骨亦有变形，系颞下间隙肿物，性质待定，进一步检查。

第五节　鼻骨侧位投照法

1. **适应证**　鼻骨侧位适用于鼻骨外伤、异物、肿瘤等疾病的检查。

2. **解剖位置**　侧面观时鼻骨位于额骨下方、眼眶前方、梨状孔的上方，鼻骨根部自额骨鼻部向前方突起逐渐变薄变成鼻背骨，因此在侧位投照时是显示正常形态的最佳位置。

3. **离体骨标本模拟演示**　见图7-19。

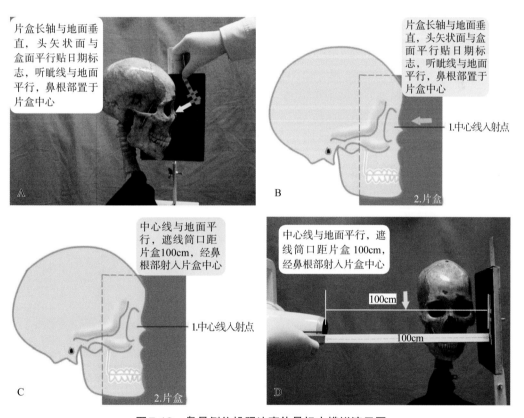

图7-19　鼻骨侧位投照法离体骨标本模拟演示图

注：A、B.取5寸×7寸普通增感屏片盒，片盒长轴与地面垂直，头矢状面与盒面平行，贴日期标志，听眦线与地面平行，鼻根部置于片盒中心；C、D.中心线与地面平行，遮线筒口距片盒100cm，经鼻根部射入片盒中心

4. 正常影像阅读　见图7-20。

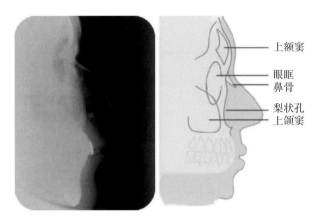

图7-20　鼻骨侧位影像阅读

上额窦
眼眶
鼻骨
梨状孔
上颌窦

5. 相关病例讨论

［病例1］　图7-21显示鼻部软组织形态异常，鼻体部下陷，鼻骨根部明显粉碎性骨折。

诊断：鼻骨粉碎性骨折。

［病例2］　图7-22显示面部软组织轮廓清晰，鼻骨完整地位于额骨下方及眼眶前区，形态正常。

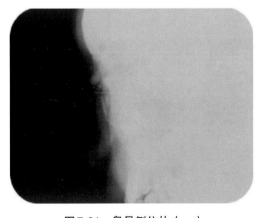

图7-21　鼻骨侧位片（一）

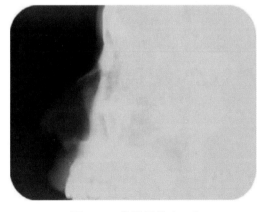

图7-22　鼻骨侧位（二）

第六节　颧弓位投照法

1. 适应证　适用于颧骨及颧弓处外伤或肿物病变检查。

2. 解剖位置　颧弓是由颧骨与颞骨颧突组成一弓形，位于颞窝外侧。正常情况下向外膨出，在头颅轴位上高于上方的额骨颞线及下方的下颌骨后部外侧缘。面形狭长，颧弓低平者，应注意摆位时切勿与上下方骨组织重叠。

3. 离体骨标本模拟演示 见图 7-23。

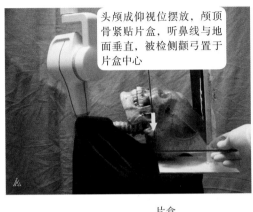

头颅成仰视位摆放，颅顶骨紧贴片盒，听鼻线与地面垂直，被检侧颧弓置于片盒中心

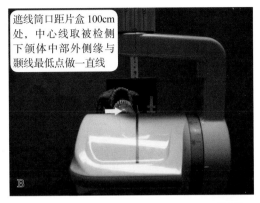

遮线筒口距片盒 100cm 处，中心线取被检侧下颌体中部外侧缘与颞线最低点做一直线

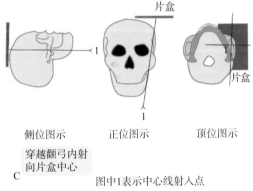

侧位图示　　　正位图示　　　顶位图示

穿越颧弓内射向片盒中心

C

图中1表示中心线射入点

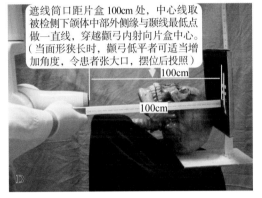

遮线筒口距片盒 100cm 处，中心线取被检侧下颌体中部外侧缘与颞线最低点做一直线，穿越颧弓内射向片盒中心。（当面形狭长时，颧弓低平者可适当增加角度，令患者张大口，摆位后投照）

100cm

100cm

D

图 7-23　颧弓位投照法离体骨标本模拟演示图

注：A、B. 取 5 寸 ×7 寸普通片盒，盒面长轴与地面垂直。头颅成仰视位摆放，颅顶骨紧贴片盒，听鼻线与地面垂直，被检测颧弓置于片盒中心；C、D. 遮线筒口距片盒 100cm 处，中心线取被检测下颌体中部外侧缘与颞线最低点做一直线，中心线穿越颧弓射向片盒中心（当面形狭长时，颧弓低平者可适当增加角度，令患者大张口），摆位后投照

4. 正常影像阅读 见图 7-24。

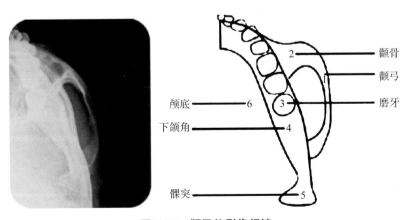

颧骨
颧弓
磨牙
颅底
下颌角
髁突

图 7-24　颧弓位影像阅读

5.相关病例讨论

［病例1］ 图7-25可见明显颧弓骨折，颧骨颞突处骨折移位明显。此型颧弓骨折表明为凹陷畸形已压迫喙突。属于移位较重的畸形。

［病例2］ 图7-26可见明显骨折，呈典型的"M"样骨折。骨折片内陷。

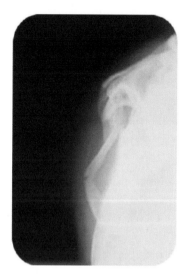
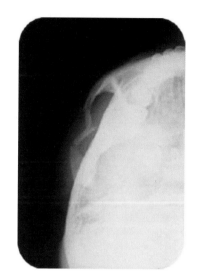

图7-25　颧弓位（一）　　　　　图7-26　颧弓位（二）

第七节　上颌14—18、24—28口外近距离投照法

1.适应证　当观察14—18牙齿与相邻组织关系须扩大观察范围或患者不能接受口内根尖片投照时，可选择14—18口外投照法。

2.解剖位置　上颌14—18、24—28对称位于上颌骨的两侧，当不能接受口内投照时，可选择口外投照的方法，但正对侧位，双侧牙齿及上颌骨重叠，这就需要避开重叠，寻找相对的侧位投照，相对侧位位置有两个，一为对侧下颌骨下方，一为下颌角后上缘。取对侧下颌骨下方投照，因垂直角度过大而影响16—18牙体影像形态，因此我们选择下颌角后上各2cm投照。投照14、15时可选择对侧下颌角前下方1cm处入射。

3.离体骨标本模拟演示 见图7-27。

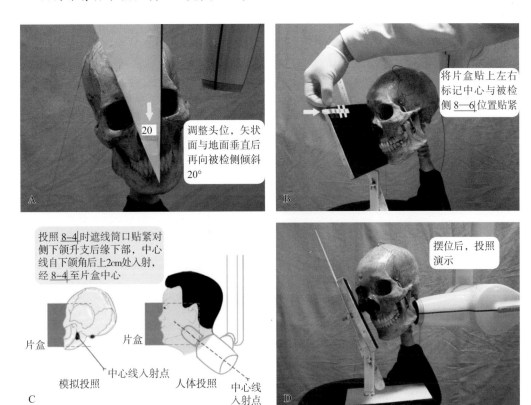

图7-27 上颌14—18、24—28近距离口外投照法离体骨标本模拟演示图

注:A、B.调整头位,矢状面与地面垂直后再向被检侧倾斜20°,取5寸×7寸普通片盒,将片盒贴上左右标志,中心与被检侧16—18位置贴紧。C、D.下颌颏部做前伸姿势,头矢状面略向被检侧倾斜。投照14—18,遮线筒口贴紧对侧下颌升支后缘下部,中心线自下颌角后上2cm处入射,经14—18至片盒中心

4.正常影像阅读 见图7-28。

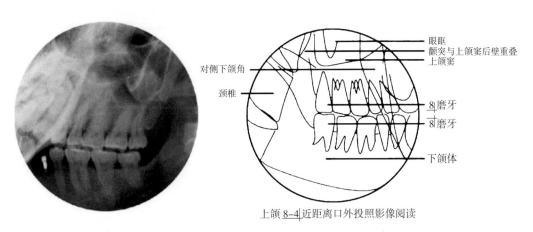

图7-28 上颌14—18近距离口外投照影像阅读

5.相关病例　见图7-29，图7-30。

［病例1］

（1）曲面断层片：图7-29A显示右侧18呈圆形，位于上颌结节上方，上颌结节与球形牙影之间见清晰、椭圆形囊性影像区。

（2）上颌窦后前位近距离投照法：图7-29B见18牙齿冠根水平位于上颌窦中部内侧壁。

（3）16—18口外近距离投照法：图7-29C可见右侧18牙齿位于上颌结节上方的上颌窦后壁。埋伏牙下方可见明显边缘清晰的囊性区，并与上颌窦形成分隔。

诊断：右侧上颌骨含牙囊肿。

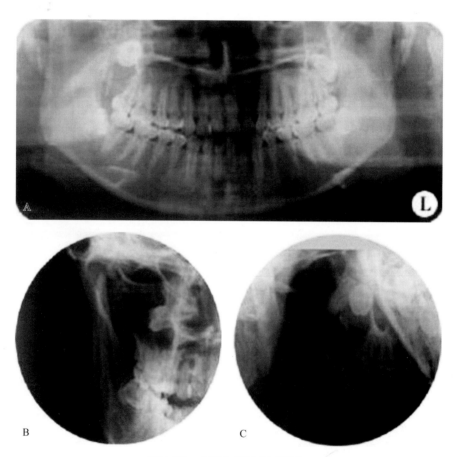

图7-29　右侧上颌骨含牙囊肿

［病例2］　14—18口外近距离投照法：此病例为上颌肿瘤术后缺损，在上颌结节处行义齿固位支点种植。此片可见种植钉方向正常，周围无骨质吸收，已形成骨性结合。

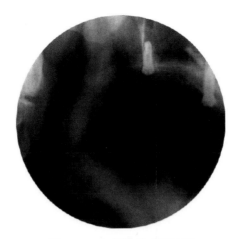

图7-30　上颌肿瘤术后缺损

第八节　额骨局部后前位近距离投照法

1.适应证　额骨正位片适用于额面部及双眼眶以上骨密度差较小的部位外伤、异物、骨折、肿瘤等病变。左右双侧平片对比观察局部骨组织及与软组织之间的关系，结合病变位置加照骨表面切线片对诊断非常重要。

2.解剖位置　常规的额骨正位片影像是与颅后枕骨影像重叠，当病灶范围小，骨密度差变化小的时候极易误诊。额骨正位投照采用近距离投照法，当额骨局部发生病变时，将病变紧贴片盒，遮线筒口贴紧头颅骨枕部组织，投照时近光源处枕骨骨板组织影像放大模糊，而贴紧片盒的病变组织因远离光源影像而显得清晰。

3.离体骨标本模拟演示　见图7-31。

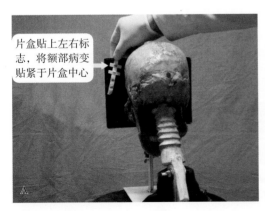

片盒贴上左右标志，将额部病变贴紧于片盒中心

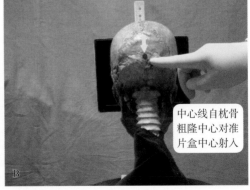

中心线自枕骨粗隆中心对准片盒中心射入

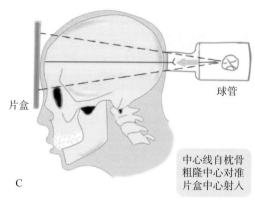
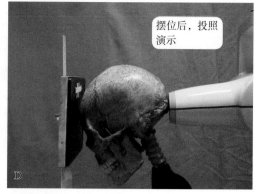

片盒

球管

中心线自枕骨
粗隆中心对准
片盒中心射入

C

D

摆位后，投照
演示

图7-31　额骨局部后前位近距离投照法离体骨标本模拟演示图

注：A、B.取5寸×7寸普通片盒，贴上左右标志，并将额部病变贴紧于片盒中心，中心线自枕骨粗隆中心最准片盒中心射入；C、D.遮线筒口贴紧枕骨组织面，摆位后投照

4.正常影像阅读　见图7-32。

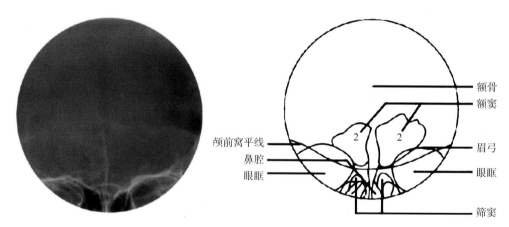

额骨
额窦
眉弓
眼眶
筛窦
颅前窝平线
鼻腔
眼眶

图7-32　额骨局部正位近距离投照法影像阅读

5.相关病例

［病例1］　图7-33。

（1）额骨局部正位近距离投照法：见双眼眶、颅前窝骨线形态均正常。额骨骨板密度均一。但见双额窦腔发育不对称，左侧显著增大。

（2）额骨局部切线位：显示额部骨板完好，唯见额窦明显向前隆起。结合临床分析患者额部左侧隆起肿物为正常发育较大的额窦。

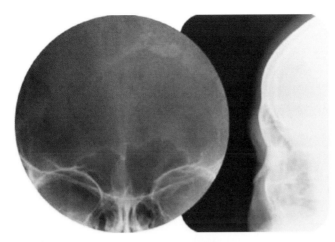

图 7-33　额部左侧肿物

［病例 2］　图 7-34。

（1）额骨局部正位近距离投照法：双侧眶上对比无明显异常改变。仔细观察，可见右侧眼眶外上角，颞鳞线前部，与对侧比似有约 1cm 大小的骨质吸收样影像。

（2）额骨局部切线位（牙片投照法）：结合临床，患者右眶上额骨隆起部行切线位投照，见颅骨板局部有一约 1cm 的骨皮质凹陷吸收。

诊断：此为皮下良性软组织肿物压迫吸收所致。

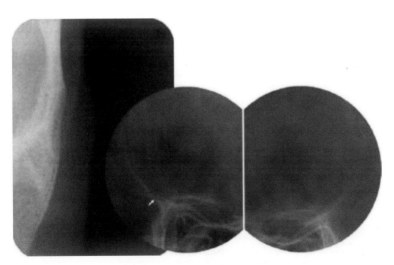

图 7-34　皮下良性软组织肿物

［病例 3］　图 7-35。

（1）额骨局部正位近距离投照法：可见双眶上骨线影像对称，额窦窦腔较小但清晰，额部正中骨板密度均匀未见异常影像。

（2）额骨局部切线位：可见额骨外边线及软组织层清晰可见。位于骨板中部有一约 0.5cm 大小、0.2cm 高的凸起，似与骨板连续。

结合临床诊断：额骨外生骨疣。

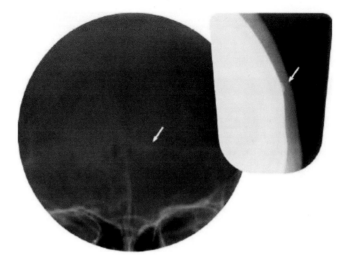

图7-35 额骨外生骨疣

第九节 额骨局部切线位投照法

1.适应证 此片位适用于结合额骨局部正位投照法诊断额骨局部外伤、异物、肿瘤等疾病的检查。

2.解剖位置 在额骨局部病变时,因正位只能看到局部病灶与周围组织致密程度的差别,不能显示病灶在额骨局部后前位的凹凸形态,因此采用局部切线位时可以相互补偿比较观察其病灶的前后及左右形态,清楚地观察额骨骨板的光滑平整形态及异常情况。

3.离体骨标本模拟演示 见图7-36。

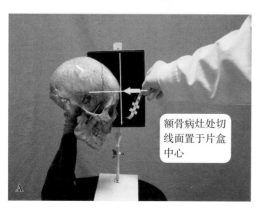

额骨病灶处切线面置于片盒中心

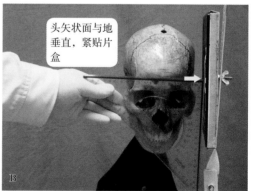

头矢状面与地垂直,紧贴片盒

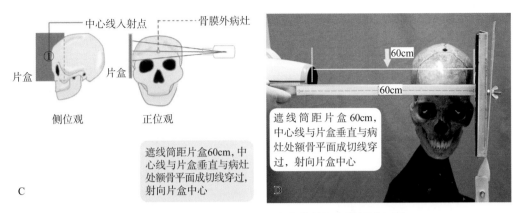

图7-36　额骨局部切线位投照法离体骨标本模拟演示图

注：A、B.取5寸×7寸X线片盒，贴日期标志，片盒短轴及平面与地面垂直，置于投照架上。额骨病灶处切线面置于片盒中心。头矢转面与地面垂直，贴紧片盒。C、D.遮线筒距片盒60cm，中心线与片盒垂直与病灶处额骨平面成切线穿过，射向片盒中心

4.正常影像阅读　见图7-37。

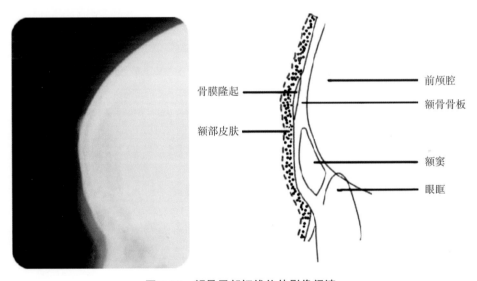

图7-37　额骨局部切线位片影像阅读

5.相关病例讨论

[病例1]　图7-38。

（1）额骨局部后前位近距离投照法：可观察到左右双眶上较大的上额窦腔，以左眶上方为著。

（2）额骨局部切线位：左眶外上方2cm处额骨骨板略有凸起，骨皮质密度减低的深度自凸起部向上方逐渐变平。

［病例2］ 图7-39。

（1）额骨局部后前位近距离投照法：见额骨正中处有一高密度影，边界清。

（2）额骨局部切线位：切线位片可见肿物与额骨间有清晰界线，肿物表面皮肤略隆起，此影像显示为外生骨疣。

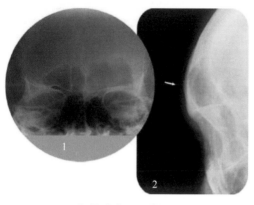

图7-38　与骨膜增厚处的骨皮质板密度减低，减低的范围与骨膜增厚的范围沿高度一致伴行

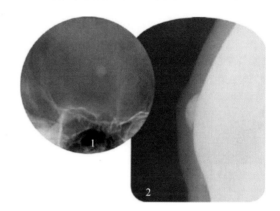

图7-39　外骨骨疣

第十节　上颌窦单侧侧位近距离投照法

1.适应证　此片适用于一侧上颌窦的肿物、异物、外伤及磨牙区根尖与窦底的关系。

2.解剖位置　上颌窦在上颌骨体内占主要中心位置，它向内侧开口于中鼻道，窦口高于窦底，其余窦壁完整封闭，后、外、前壁只有一层骨板，窦底大部分为磨牙区牙槽突组成。两个上颌窦腔对称位于鼻腔两侧，当观察一个窦腔侧位影像时，常规上颌窦侧位左右窦腔重叠，因此采用特殊的单侧侧位投照法。避免对侧窦腔的重叠。

3.离体骨标本模拟演示　见图7-40。

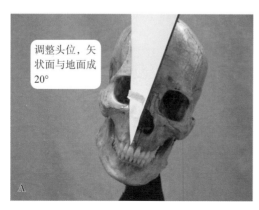

调整头位，矢状面与地面成20°

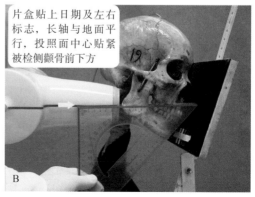

片盒贴上日期及左右标志，长轴与地面平行，投照面中心贴紧被检侧颧骨前下方

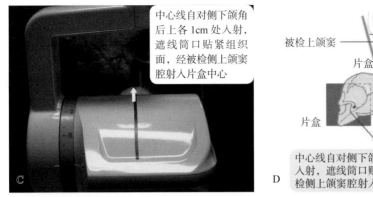
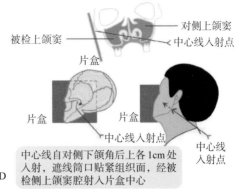

图7-40 上颌窦单侧侧位近距离投照法离体骨标本模拟演示图

注：A、B.调整头位，矢状面与地面成20°，取5寸×7寸普通片盒1个。片盒贴上日期及左右标志，长轴与地面平行，投照面中心贴紧被检测颧骨前下方。C、D.听眦线与地面平行。中心线自对侧下颌角后上各1cm处入射，遮线筒口贴紧组织面，经被检侧上颌窦腔射入片盒中心

4.正常影像阅读 见图7-41。

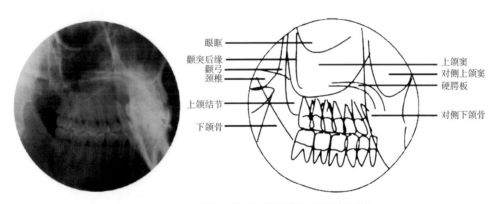

图7-41 上颌窦单侧侧位近距离投照影像阅读

5.相关病例

[病例1] 图7-42示左上颌窦含牙囊肿。

（1）上颌窦后前位近距离投照法：显示左侧上颌窦底部有1个4mm×4mm大小高密度影，呈三角形，边界清晰。

（2）上颌窦单尖牙近距离投照法：显示21—23根尖上方一直径约3cm边界清晰，高透光区囊性肿物，其内有4mm×4mm边缘规整，呈方形高密度影。

（3）单侧上颌窦侧位近距离投照法：显示左侧上颌窦底部有2个4mm×4mm大小的均匀高密度影，形态不规则整齐。

（4）上颌前部殆片：显示21—23根尖区有囊性肿物，内有不规则整齐的牙体高密度影。考虑为含牙囊肿。

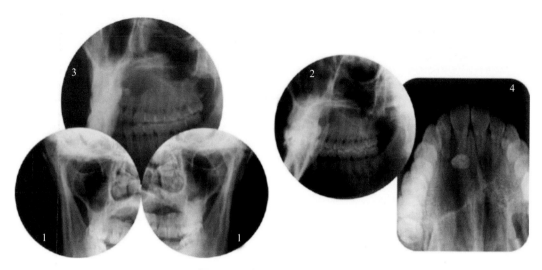

图7-42　左上颌窦含牙囊肿

［病例2］　图7-43。

（1）单侧上颌窦侧位近距离投照法：16、17拔牙创骨质密度，改建良好，未与上颌窦相通。17牙槽骨过低，18牙根暴露，近中牙槽骨吸收。拔牙后疼痛，考虑为18牙髓炎引起。

（2）鼻颏位（瓦氏位）近距离投照法：拔牙创处影像重叠不宜观察，但见右侧上颌窦腔内较对侧透光度明显降低，似上颌窦炎影像。

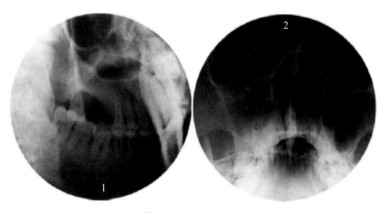

图7-43　上颌窦炎

［病例3］　图7-44。

（1）单侧上颌窦侧位近距离投照法：显示上颌骨后部囊性改变，上颌骨局部膨大、变形、密度低且均一，17位于囊腔内，被推移到上颌窦后、外壁处。

（2）上颌窦后前位近距离投照法：显示右侧上颌窦增大，颧牙槽嵴骨质变薄，向外膨出，无明显骨皮质界限，17牙齿移位于窦腔内上角眶内，梨状孔外上方。

诊断：右侧上颌窦含牙囊肿。

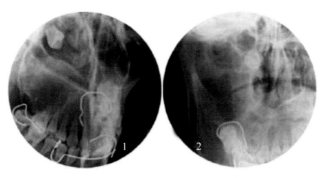

图7-44　右侧上颌窦含牙囊肿

第十一节　上颌尖牙位近距离投照法

1.**适应证**　当一侧尖牙区发生病变，无殆片而需要进行检查时，可采用此位代替，主要观察上颌尖牙为中心的牙齿及牙槽突区域的病变情况。

2.**解剖位置**　在解剖上，尖牙区位于上颌窦前部，有时窦腔过大，尖牙牙根可以长入腔内，但一般情况下尖牙均在上颌窦前下，牙根不进入上颌窦。投照时中心线自对侧下颌升支后上各2cm处入射，经口腔硬腭下至尖牙牙槽骨区域。

3.**离体骨标本模拟演示**　见图7-45。

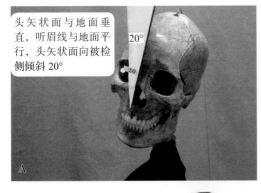

头矢状面与地面垂直，听眉线与地面平行，头矢状面向被检侧倾斜20°

20°

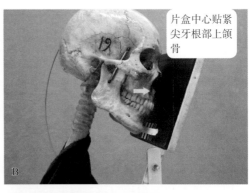

片盒中心贴紧尖牙根部上颌骨

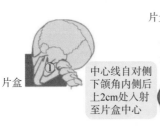

片盒

中心线自对侧下颌角内侧后上2cm处入射至片盒中心

图中①为中心线入射点

C

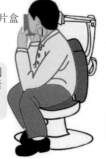

片盒

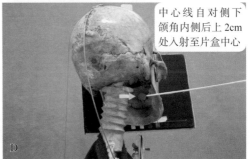

中心线自对侧下颌角内侧后上2cm处入射至片盒中心

D

图7-45　上颌尖牙近距离投照法离体骨标本模拟演示图

注：A、B.头矢状面与地面垂直，听眉线与地面平行，头矢状面向北检侧倾斜20°。取5寸×7寸普通片盒1个，片盒贴上日期及左右标志，长轴与地面平行。片盒中心贴紧尖牙根部上颌骨。C、D.中心线自对侧下颌角内侧后上2cm处入射至片盒中心

4.正常影像阅读 见图7-46。

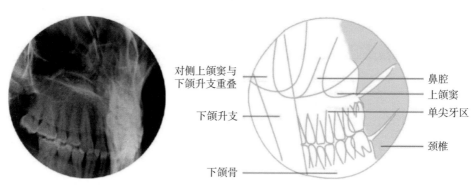

对侧上颌窦与
下颌升支重叠

下颌升支

下颌骨

鼻腔
上颌窦
单尖牙区
颈椎

图7-46 上颌尖牙近距离投照法影像阅读

5.相关病例 见图7-47。

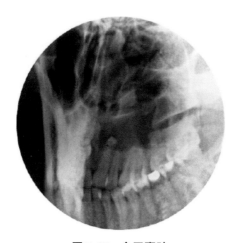

图7-47 含牙囊肿

上颌单尖牙近距离投照法：上颌前部颌骨囊肿，内有一形状不规则多生牙，囊肿边缘整齐光滑，有骨白线包绕，密度均匀的透光区。

诊断：含牙囊肿。

第十二节 上颌窦后前位近距离投照法

1.适应证 此片适用于观察一侧或双侧对比观察上颌窦腔内炎症、肿物、异物、骨折以及窦腔与磨牙区根尖的关系等。

2.解剖位置 上颌窦解剖上处于非常复杂的位置，它的后外有茎突、乳突，后内是寰椎横突，窦腔上壁在眶内下方与颅底结构重叠，内侧壁有开口与中鼻道相通，最完整光滑的是外侧壁，窦底是上颌骨磨牙区牙槽骨。不论是前后或左右投照均与其他组织重叠，目前唯一的平片投照位是瓦氏位，但也与颅底其他组织重叠。这里介绍的是不与任何其他骨组织重叠的一种特殊投照法。

3.离体骨标本模拟演示　见图7-48。

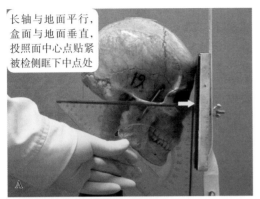
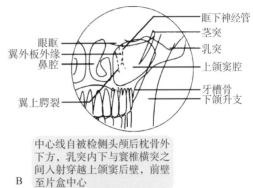
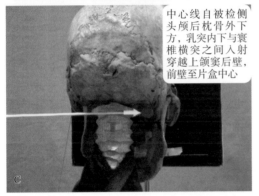
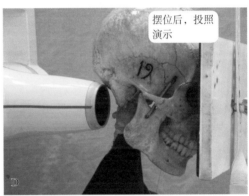

长轴与地面平行，盒面与地面垂直，投照面中心点贴紧被检侧眶下中点处

眶下神经管
茎突
乳突
上颌窦腔
牙槽骨
下颌升支

眼眶
翼外板外缘
鼻腔
翼上腭裂

中心线自被检侧头颅后枕骨外下方，乳突内下与寰椎横突之间入射穿越上颌窦后壁，前壁至片盒中心

中心线自被检侧头颅后枕骨外下方，乳突内下与寰椎横突之间入射穿越上颌窦后壁，前壁至片盒中心

摆位后，投照演示

图7-48　上颌窦后前位近距离投照法离体骨标本模拟示意图

注：A、B.头矢状面与地面垂直，听眦线与地面平行（观察磨牙区窦底与牙根尖之间关系时听眶线与地面平行）取5寸×7寸普通片盒1个。长轴与地面平行，盒面与地面垂直，投照面中心点贴紧被检侧眶下中点处。C、D.中心线自被检侧颅后枕骨外下方，乳突内下与寰椎横突之间入射穿越上颌窦后壁、前壁至片盒中心

4.正常影像阅读　见图7-49。

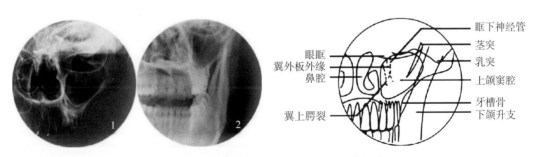

眶下神经管
茎突
乳突
上颌窦腔
牙槽骨
下颌升支

眼眶
翼外板外缘
鼻腔
翼上腭裂

图7-49　上颌窦后前位近距离投照影像阅读

注：上颌窦近距离投照法：1.为离体骨实验投照片；2.为人体投照片。两片对比可明确上颌窦影像解剖的毗邻关系

5.相关病例

［病例1］ 上颌窦后前位近距离投照法：图7-50显示左侧上颌窦窦腔透光度明显减低，在上颌窦外下方见有一向窦腔中心隆起、边界清晰，呈圆弧形非骨性高密度影，考虑为黏液囊肿。

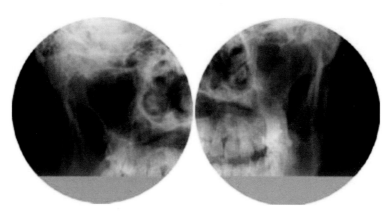

图7-50　黏液囊肿

［病例2］ 图7-51示上颌窦后前位近距离投照法。

2000年5月初诊：显示左侧颧牙槽嵴有骨折线，且移位明显，其弧度较右侧改变明显，窦腔密度增高（说明外伤后积血）。

2000年9月复诊：显示左侧颧牙槽嵴处骨折愈合，左侧上颌窦内透光度好，但左上颌窦腔因骨折内陷较右侧小。

诊断：左侧颧牙槽嵴陈旧性骨折。

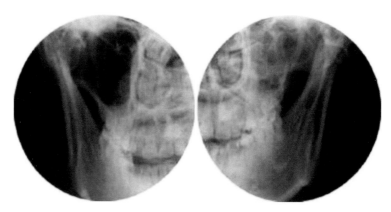

图7-51　左侧颧牙槽嵴陈旧性骨折

第十三节 上颌埋伏阻生牙改良颏顶位投照法

1.适应证 此片适用于上颌牙列各区域埋伏、阻生、多生牙唇腭侧的定位。对准确指导临床手术进路十分重要。

2.解剖位置 上颌牙列的埋伏牙分两种，一种是正常牙萌出受阻为阻生牙，另一种是多生牙。这两种牙在埋伏阻生的情况下，常影响正常牙列的生长发育。在临床上需要手术矫治前定位，明确埋伏牙的具体位置。埋伏阻生牙的具体位置有：唇侧位、腭侧位，唇腭间水平型。唇腭间水平型又分为唇腭横向水平型和近远中水平型。

在唇腭近远中水平型定位时，有时定位不明确可以结合采用与上颌埋伏牙牙片平移定位投照法互相弥补以便确诊。

3.离体骨标本模拟演示 见图7-52。

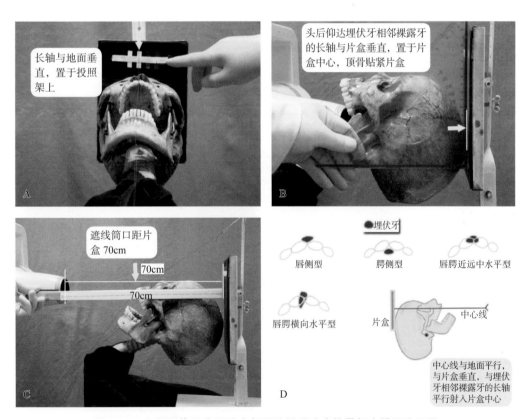

图7-52 上颌埋伏阻生牙改良颏顶位投照法离体骨标本模拟演示图

注：A、B.取5寸×7寸普通片盒一个，长轴与地面垂直，置于投照架上。头后仰达埋伏牙相邻裸露牙的长轴与片盒垂直，置于片盒中心，顶骨紧贴片盒。遮线筒口距片盒70cm。C、D.中心线与地面平行，与片盒垂直，与埋伏牙相邻裸露牙的长轴平行摄入片盒中心

4.正常影像阅读　见图7-53。

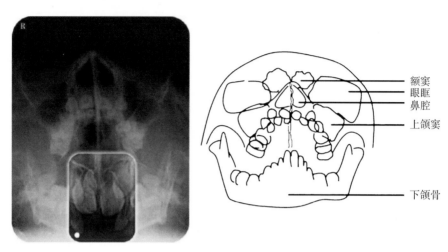

图7-53　上颌埋伏阻生牙改良颏顶位影像阅读

（1）11、21常规牙片：显示左上前牙根部有一个形状不规则埋伏多生牙。

（2）上颌埋伏牙改良颏顶位片：显示多生牙位于正中缝有舌侧面。

5.相关病例　见图7-54。

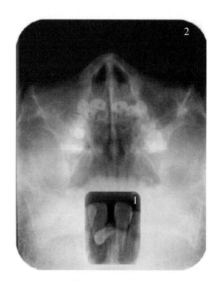

图7-54　多生牙

（1）11、21常规牙片：显示11、21间隙明显增宽。中间有一埋伏多生牙，多生牙牙冠向11根尖方向。

（2）上颌埋伏阻生牙改良颏顶位定位片：此定位片可直观地判断埋伏多生牙的部位，显示多生牙位于腭侧，指导临床医生在腭侧行此多生牙拔除术。

第十四节　上颌窦前壁切线位投照法

1.适应证　此片适用于上颌窦前壁肿瘤、骨折及异物定位等检查（在异物定位时可与头颅正侧位 X 线片结合做出准确的定位诊断）。

2.解剖位置　上颌窦前壁的结构简单，但形态非常复杂，因为它位于颧骨眶下缘、梨状孔、牙槽突相互连接围成的一个凹形面，当我们自鼻骨下方梨状孔外侧缘向外下后观察至牙槽突时，上颌窦前壁成一条弧形线，这条弧形线即为上颌窦前壁。

3.离体骨标本模拟演示　见图7-55。

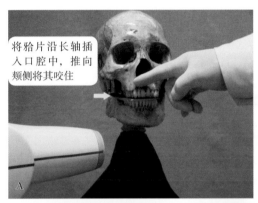
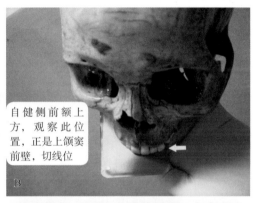
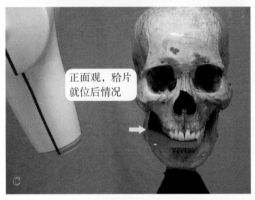
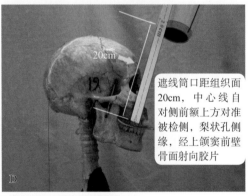

将殆片沿长轴插入口腔中，推向颊侧将其咬住

自健侧前额上方，观察此位置，正是上颌窦前壁，切线位

正面观，殆片就位后情况

20cm

遮线筒口距组织面 20cm，中心线自对侧前额上方对准被检侧，梨状孔侧缘，经上颌窦前壁骨面射向胶片

图7-55　上颌窦前壁切线位投照法离体骨标本模拟演示图

注：A、B. 调整头位，矢状面与地面垂直，咬合面与地面平行，使用 6cm×9cm 普通殆片一张。将殆片沿长轴插入口腔中，推向颊侧将其咬住。自健侧前额上方，观察此位置，正是上颌窦前壁切线位，如果摆位水平角过大时，前壁切线位与鼻骨重叠。C、D. 正面观片就位情况。遮线筒口距组织面 20cm，中心线自对侧前额上方对准被检侧，梨状孔边缘，经上颌窦前壁骨面射向胶片。摆位后，进行投照

4.正常影像阅读 见图7-56。

（1）离体骨投照。

（2）离体骨上颌窦前壁及毗邻关系的重要标志钢丝标定投照。

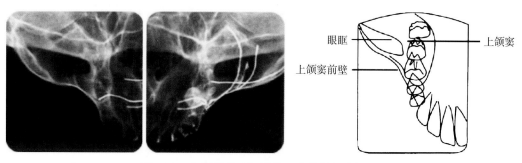

图7-56 上颌窦前壁切线位：离体骨标本投照

5.相关病例

［病例1］ 图7-57。

（1）上颌窦前壁切线位：显示为上颌骨囊肿样改变，正常的上颌窦前壁弧形骨皮质曲线消失，呈囊腔样向颊侧隆起，边界清楚。

（2）鼻颏（瓦氏位）近距离投照法：显示右侧上颌窦内，密度增高，充满整个上颌窦腔，上颌骨中线偏右有一埋伏多生牙，牙齿周围骨密度减低。

（3）双上颌窦后前位近距离投照法：显示右上颌窦外侧颧牙槽嵴向外膨隆变形、失去正常弧度，骨皮质密度减低。考虑为右上颌骨含牙囊肿。

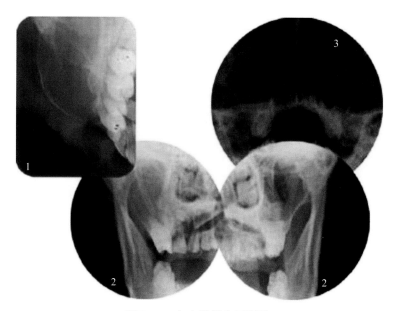

图7-57 右上颌骨含牙囊肿

［病例2］　上颌窦前壁切线位：图7-58可见上颌窦前壁正常弧度变平、变厚、密度明显增高，并充满上颌窦。考虑为骨纤维结构不良。

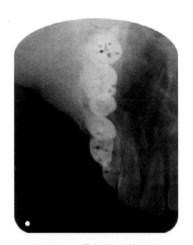

图7-58　骨纤维结构不良

第 8 章

下颌骨投照系列

第一节　下颌骨后前位投照法

1.适应证　此片位使用于观察双侧下颌骨升支的后前位形态及对称性。对上颌骨后外缘和双颧骨的外下缘与下颌骨升支的关系也可清楚显示。

2.解剖位置　在下颌骨后前位时，下颌颏部与颈椎重叠，下颌升支的后前位清晰显示，喙突位于髁突的内侧，正常的下颌骨后前位应该是两侧长度及形态对称。

3.离体骨模拟演示　见图 8-1。

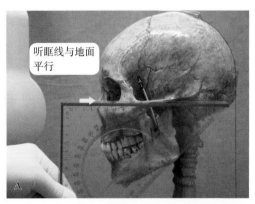

听眶线与地面平行

A

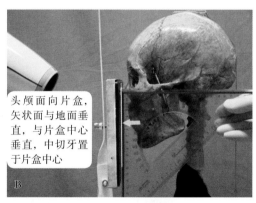

头颅面向片盒，矢状面与地面垂直，与片盒中心垂直，中切牙置于片盒中心

B

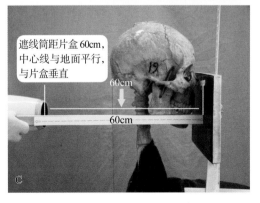

遮线筒距片盒 60cm，中心线与地面平行，与片盒垂直

60cm

60cm

C

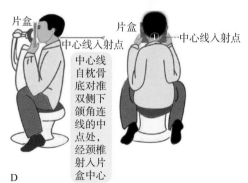

片盒　　中心线入射点　　片盒　　中心线入射点

中心线自枕骨底对准双侧下颌角连线的中点处，经颈椎射入片盒中心

D

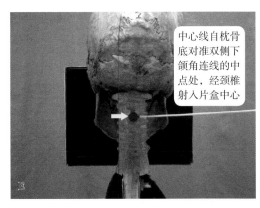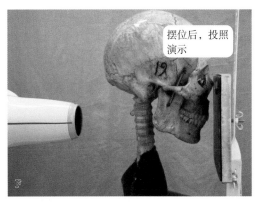

中心线自枕骨底对准双侧下颌角连线的中点处，经颈椎射入片盒中心

摆位后，投照演示

图8-1 下颌骨后前位投照法离体骨标本模拟演示图

注：调整头位，矢状面与地面平行，听眶线与地面平行。取5寸×7寸普通片盒一个，短轴与地面垂直，置于投照架上，贴上日期等标志。头颅面向片盒，矢状面与地面垂直，与片盒中心垂直，中切牙置于片盒中心。遮线筒距片盒60cm，中心线与地面平行，与片盒垂直。中心线自枕骨底对准双侧连线的中点处，经颈椎射入片盒中心

4.正常影像阅读 见图8-2。

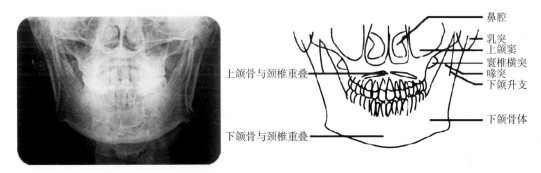

鼻腔
乳突
上颌窦
寰椎横突
喙突
下颌升支
下颌骨体

上颌骨与颈椎重叠

下颌骨与颈椎重叠

图8-2 下颌骨后前位影像阅读

5.相关病例 见图8-3。

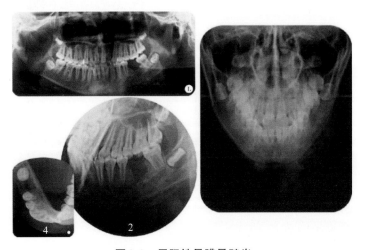

图8-3 局限性骨膜骨髓炎

（1）曲面断层：见左侧下颌骨体部骨质破坏，密度不均，36缺失，下颌骨下缘正常结构消失，局部膨隆，肿物边界不清。

（2）下颌骨侧位近距离投照法：较曲面断层更加清晰，显示右下颌体局部密度减低，有向下膨隆增生的骨组织。

（3）下颌骨后前位：双侧下颌骨长度对称，但左侧下颌骨体部骨密度减低，似有广泛的颊侧骨膜下成骨，相邻面部软组织肿胀明显。

（4）下颌骨体局部垂直位：骨质密度减低，病变主要向颊侧破坏及肿胀。

诊断：局限性骨膜骨髓炎。

第二节　下颌骨升支侧位近距离投照法

1.适应证　此片位主要观察一侧下颌骨升支、喙突、乙状切迹及关节颈部的形态和骨质情况。

2.解剖位置　下颌骨升支是与下颌骨体相连自下颌角向上弯曲的骨板部分，位于颅底以下，颈椎外前方。因为升支是对称性分布于颅底两侧，所以在X线投照一侧升支侧位时须通过对侧升支后下方与颈椎之间的骨组织间隙，避开对侧升支与颈椎的阻挡。

3.离体骨标本模拟演示　见图8-4。

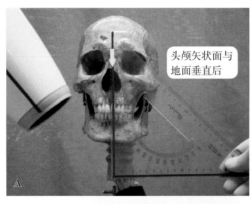

头颅矢状面与地面垂直后

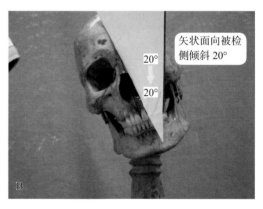

矢状面向被检侧倾斜20°

20°

20°

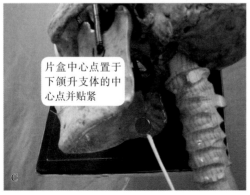

片盒中心点置于下颌升支体的中心点并贴紧

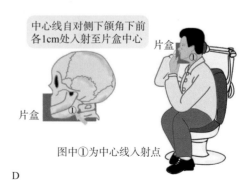

中心线自对侧下颌角下前各1cm处入射至片盒中心

片盒

片盒

图中①为中心线入射点

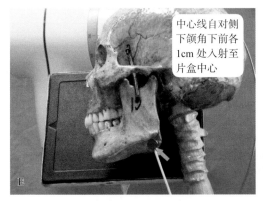
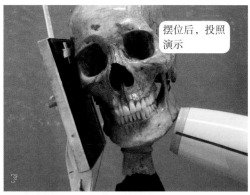

图8-4　下颌骨升支侧位近距离投照法离体骨标本模拟演示

4.正常影像阅读　见图8-5。

右下颌升支侧位近距离投照法：显示右下颌升支影像正常，中央低密度的纵形区域是由于和咽腔（气道）重叠所致。髁突及髁突颈与咽后壁软组织影像重叠。读片时应与病变骨组织吸收相区别。

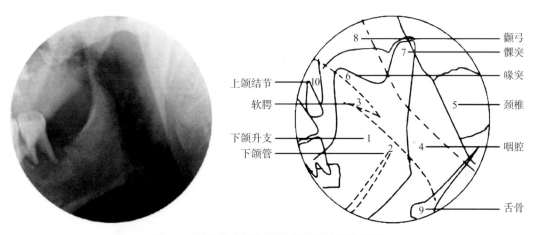

图8-5　下颌升支侧位近距离投照法影像阅读

5.相关病例

［病例1］图8-6。

（1）头颅正位片；左右双侧对比见患侧升支，下颌角部膨大变形，周边骨压迫吸收不规则，呈多囊形，边缘呈花边状切迹，角化囊肿可能性大。

（2）头颅骨升支侧位：显示下颌角及升支部颌骨病变，呈囊性，边缘整齐，38位于腔内。

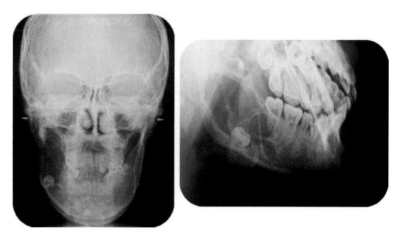

图8-6　角化囊肿

［病例2］　图8-7。

（1）病史：左下颌角处肿物10年余，无痛觉。

（2）曲面断层；左侧下颌角及升支处骨膨大，骨病变区密度不均，病变区的下牙槽神经管正常结构消失。

（3）下颌升支侧位近距离投照法：左下颌角升支颌骨广泛病变，骨密度中区稍低，周围边缘处骨密度不规则增高。

（4）下颌骨体局部垂直位：显示颌骨肿物向颊舌面膨隆，以颊面膨出为主。

（5）诊断印象：因无骨膜增厚（即骨膜不沉积）。可以排除边缘性骨髓炎的可能性，应考虑为纤维异样增殖症。

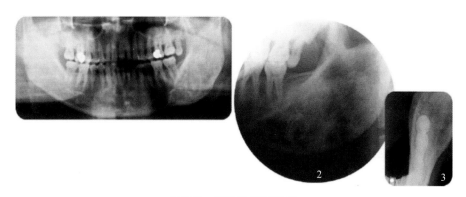

图8-7　纤维异样增殖症

第三节　下颌34—38、44—48口外近距离投照法

1.适应证　此片适用于投照根尖片时因开口受限而不能接受者，或44—48、34—38根尖病变范围较大须全面观察者。

2.解剖位置 44—48位于右侧侧下颌骨体的主体部分，要避开对侧下颌骨体的阻挡，又不能使牙体影像过分变形，因此采用自对侧下颌角下前1cm处入射。

3.离体骨模拟演示 见图8-8。

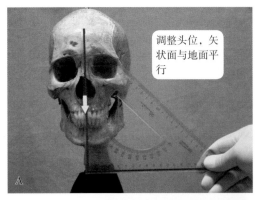
调整头位，矢状面与地面平行

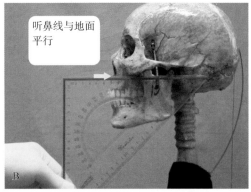
听鼻线与地面平行

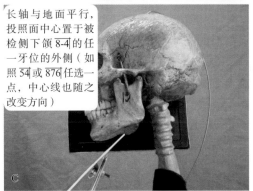
长轴与地面平行，投照面中心置于被检侧下颌 8-4 的任一牙位的外侧（如照 54 或 876 任选一点，中心线也随之改变方向）

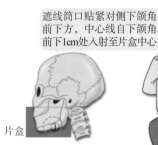
遮线筒口贴紧对侧下颌角前下方，中心线自下颌角前下1cm处入射至片盒中心

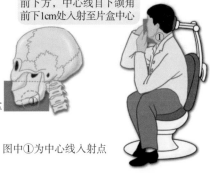
片盒

图中①为中心线入射点

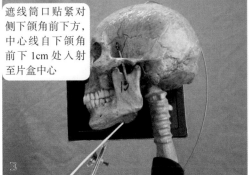
遮线筒口贴紧对侧下颌角前下方，中心线自下颌角前下 1cm 处入射至片盒中心

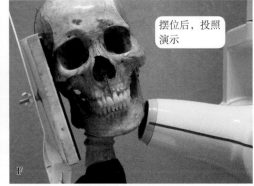
摆位后，投照演示

图8-8 下颌34—38、44—48口外近距离投照法离体骨标本模拟演示

注：调整头位，矢状面与地面平行。听鼻线与地面平行。取5寸×7寸片盒一个。长轴与地面平行，投照面中心置于被检侧下颌44—48的任一牙位的外侧（如照 44 45 或 46 47 48 任选一点，中心线也随之改变方向）遮线筒口贴紧对侧下颌角前下方，中心线自下颌角前下 1cm 处入射至片盒中心。摆位后进行投照

4. 正常影像阅读 见图8-9。

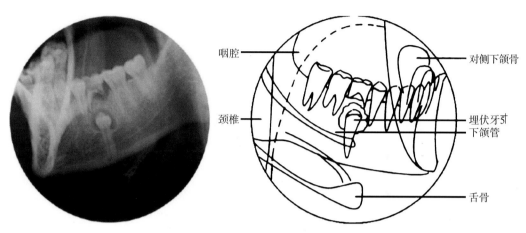

咽腔　颈椎　对侧下颌骨　埋伏牙牙　下颌管　舌骨

图8-9 下颌44—48口外近距离投照法影像

5. 相关病例 见图8-10。

患者右侧下颌骨外侧磨牙区肿胀、膨隆、疼痛。

下颌44—48口腔近距离投照法：显示48近中阻生，导致47远中龋坏，47根尖低密度区提示47根尖肉芽肿。

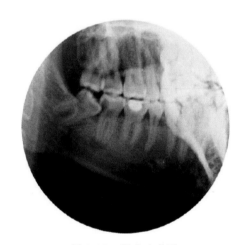

图8-10 根尖肉芽肿

第四节 下颌骨体侧位近距离投照法

1. 适应证 当一侧下颌骨体部发生肿物、异物、骨折等病变时可采用此位检查。

2. 解剖位置 下颌骨体是下颌骨构成的主要部分，左右两侧下颌骨体对称地位于口底两侧，呈直板状，投照时尽可能中心线与下颌体平面垂直，并避开对侧下颌体的阻挡。这是投照单侧下颌骨体要解决的主要问题。

3.离体骨模拟演示　见图8-11。

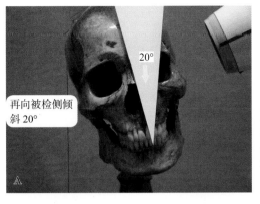

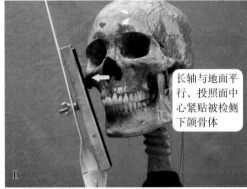

再向被检侧倾斜20°

长轴与地面平行，投照面中心紧贴被检侧下颌骨体

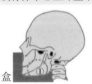

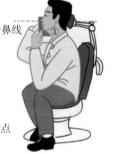

中心线自对侧下颌角前下各1cm处入射，经被检侧下颌骨体中心至片盒中心

听鼻线

片盒

图中①为中心线入射点

C　下颌骨体侧位近距离投照法示意图

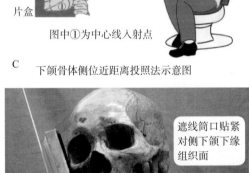

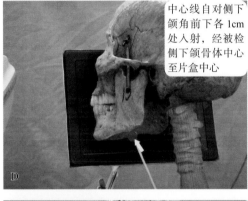

中心线自对侧下颌角前下各1cm处入射，经被检侧下颌骨体中心至片盒中心

遮线筒口贴紧对侧下颌下缘组织面

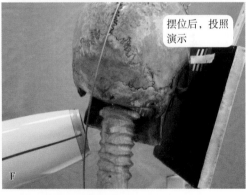

摆位后，投照演示

图8-11　下颌骨体侧位近距离投照法离体骨标本模拟演示图

注：A、B.调整头位，矢状面与地面垂直后，再向被检侧倾斜20°，听鼻线与地面平行。取5寸×7寸片盒一个，长轴与地面平行，投照面中心紧贴被检侧下颌骨体。C、D.中心线自对侧下颌角前下个1cm处入射，经被检侧下颌骨体中心至片盒中心。遮线筒口贴紧对侧下颌下缘组织面。E、F.摆位后，进行投照

4.正常影像阅读　见图8-12。

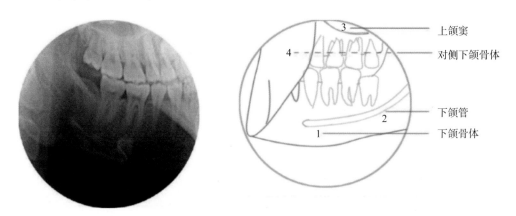

上颌窦

对侧下颌骨体

下颌管

下颌骨体

图8-12　下颌骨体侧位近距离投照法影像阅读

下颌骨侧位近距离投照法：右侧下颌骨形态未见明显异常，牙齿排列整齐、舌骨与下颌体中部下缘相重叠，位于46根尖与下颌下缘之间有一约1cm大小的圆形高密度影，边缘整齐不光滑。此表征可能为刺激引起的骨质增生。加照角位殆片鉴别排除颌下腺导管结石及钙化的颌下淋巴结更佳。

5.相关病例讨论　见图8-13。

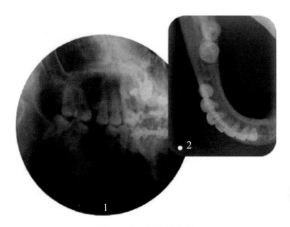

图8-13　牙骨质瘤

（1）下颌骨体侧位近距离投照法：右侧下颌骨内有一高密度影，边界清晰，肿物上部位于原46近中根尖周围。46拔牙创面清晰可见（此片曝光时间稍长，对比度差）。

（2）下颌骨体局部垂直位：肿物主要位于下颌骨骨松质内，下颌体舌颊侧骨皮质未隆起。考虑为牙骨质瘤可能性大。

第五节　下颌骨体侧位投照法

1.适应证　与下颌骨体侧位近距离投照法相同，不同之处是较近距离投照法观察下颌骨体范围大些。适合于下颌骨体部前后大范围病灶区的投照。

2.解剖位置 同下颌骨体侧位近距离投照法相同。

3.离体骨模拟演示 见图8-14。

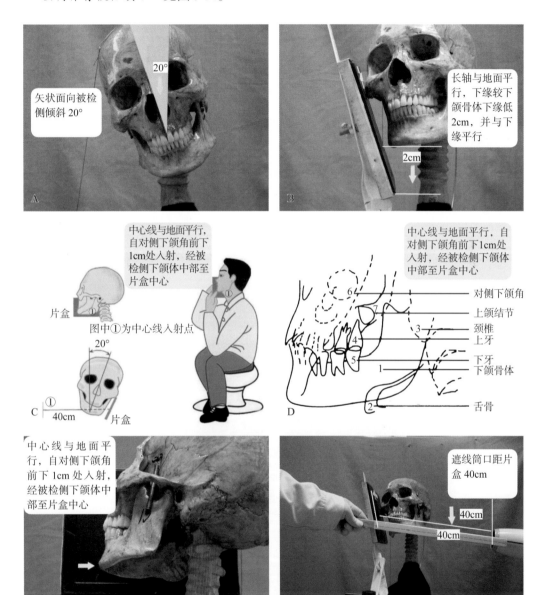

图8-14 下颌骨体侧位投照法离体骨标本模拟演示图

注:A、B.调整头位,矢状面与地面垂直。矢状面向被检侧倾斜20°,听鼻线与地面平行。取5寸×7寸片盒1个,长轴与地面平行,下缘较下颌骨体下缘低2cm,并与下缘平行。E、F.前缘超过下颌颏部2cm。投照面贴紧下颌骨体。中心线与地面平行,自对侧下颌角前下1cm处入射,经被检侧下颌体中部至片盒中心。遮线筒口距片盒40cm。摆位后,进行投照

4.正常影像阅读　见图8-15。

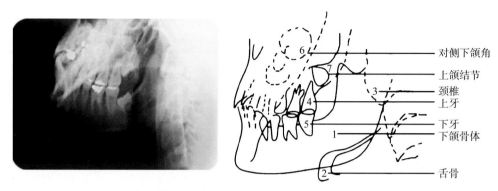

　　　　　　　　　　　　　　　　　　对侧下颌角
　　　　　　　　　　　　　　　　　　上颌结节
　　　　　　　　　　　　　　　　　　颈椎
　　　　　　　　　　　　　　　　　　上牙
　　　　　　　　　　　　　　　　　　下牙
　　　　　　　　　　　　　　　　　　下颌骨体
　　　　　　　　　　　　　　　　　　舌骨

图8-15　下颌骨体侧位投照法影像阅读

5.相关病例　见图8-16。

下颌骨侧位：显示右下颌升支密度不均匀，部分呈云片状，喙突下可见规则的密度减低区，升支前缘下方密度增高。考虑为智齿感染引起的边缘性骨髓炎。

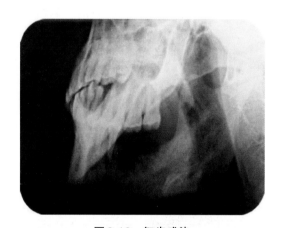

图8-16　智齿感染

第六节　下颌骨尖牙位近距离投照法

1.适应证　此片位适用于一侧下颌骨尖牙区发生肿物、异物，骨折等骨质及形态的变化观察。

2.解剖位置　下颌骨尖牙区位于一侧下颌骨体前端转折处，因此从一侧尖牙区到另一侧的距离很短，投照此位置时仅做矢状面倾斜是难以躲开对侧骨组织阻挡的，所以在摆位时除矢状面倾斜外还要做下颌体的水平旋转动作。

3.离体骨标本模拟演示　见图8-17。

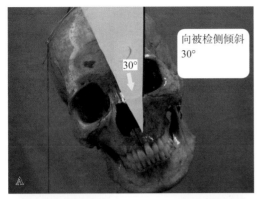

向被检侧倾斜30°

旋转水平角后，可见拉宽了的颈椎与下颌升支间的入射点距离

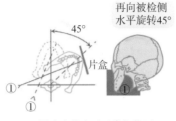

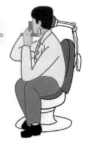

再向被检侧水平旋转45°

45°

片盒

图中虚线表示正常矢状面位置。①为中心线入射点

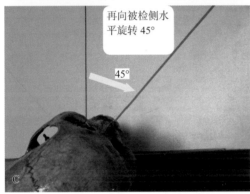

再向被检侧水平旋转45°

45°

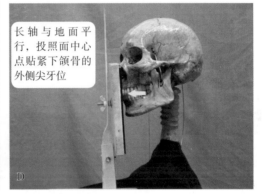

长轴与地面平行，投照面中心点贴紧下颌骨的外侧尖牙位

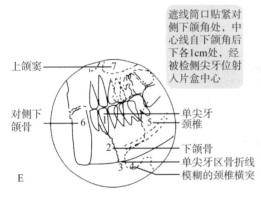

上颌窦

对侧下颌骨

遮线筒口贴紧对侧下颌角处，中心线自下颌角后下各1cm处，经被检侧尖牙位射入片盒中心

单尖牙
颈椎
下颌骨
单尖牙区骨折线
模糊的颈椎横突

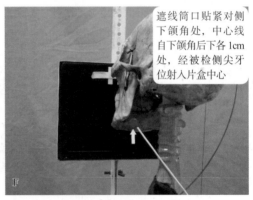

遮线筒口贴紧对侧下颌角处，中心线自下颌角后下各1cm处，经被检侧尖牙位射入片盒中心

图8-17 下颌骨尖牙位近距离投照法离体骨标本模拟演示图

注：A、B.调整头位，矢状面与地面垂直。向被检侧倾斜30°，再向被检侧水平旋转45°。C、D.取5寸×7寸片盒，长轴与地面平行，投照面中心点紧贴下颌骨的外侧尖牙位。E、F.遮线筒口贴紧对侧下颌角处，中心线自下颌角后下1cm处，经被检侧尖牙位射入片盒中心。摆位后，进行投照

4.正常影像阅读　见图8-18。

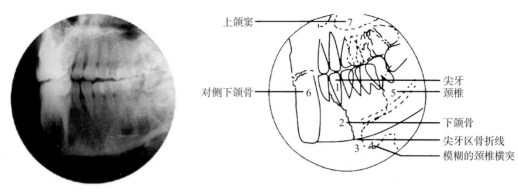

图8-18　下颌尖牙位近距离投照影像阅读

下颌骨尖牙位近距离投照法：显示下颌骨骨折线清晰，位于32 33之间，呈线性骨折，下颌骨下缘连续光滑。

5.相关病例

［病例1］　图8-19。

（1）曲面断层片：显示左侧下颌骨体部骨折，有移位。

（2）下颌骨后前位片：显示左侧下颌骨骨折，移位明显。

（3）下颌尖牙近距离投照法：当曲面断层及后前位均模糊的情况下，拍此片可更清晰显示下颌骨骨折情况，见下颌骨下缘错位更加明显。

诊断：左侧下颌骨骨折。

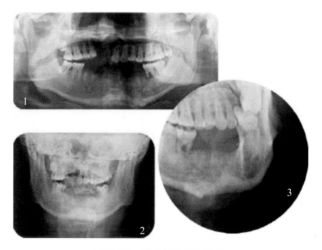

图8-19　左侧下颌骨骨折

［病例2］　图8-20。

（1）病史：42埋伏阻生，观察埋伏牙根尖与下颌骨底缘关系，牙片不能达到根尖位置。采用下颌骨尖牙近距离投照法。

（2）常规牙片：牙片只能显示42埋伏而不能完整地显示牙根与下颌骨下缘骨皮质的关系。

（3）下颌骨尖牙位近距离投照法：用此法可以完整地显示埋伏牙与周围组织关系，并能清晰显示42埋伏牙根尖周发育完好。是正畸临床决定是否可以导萌利用的诊断依据。

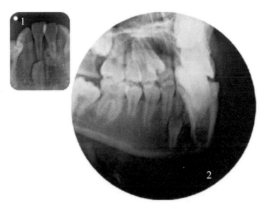

图8-20　下颌骨尖牙位近距离投照病例影像

第七节　下颌颏部后前位近距离投照法

1.适应证　此片适用于下颌颏部正中发生的肿物、骨折、异物等病变时，在没有其他检查条件，如CT、曲面断层片、殆片，开口受限等，或在曲面断层片上表现此位置模糊不清时采用此片位可以弥补。

2.解剖位置　下颌正中为两侧下颌骨体联合处，在幼儿两岁后完成骨性联合，而后随年龄增长而变宽大厚实，正中联合缝消失，但位于正中部内面近中线处留有联合后的小突起称为颏棘，位于正中处下缘较为坚实厚大的颏隆凸向前突起。上缘形成牙槽突，并生有四颗切牙。正中联合处也是下颌弓转弯的底部，因此在曲面断层上一是转折，二是与颈椎重叠影像，下颌前部殆片时所获得的是一个平片，但在解剖上不是一个平面，颏部骨板的殆片平面图像实际是一个分角线投照法影像，因此某些结构及骨质上的微细变化很易被掩盖。采用下颌颏部后前位获得影像会相对真实。

3.离体骨标本模拟演示　见图8-21。

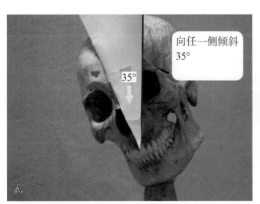

向任一侧倾斜35°

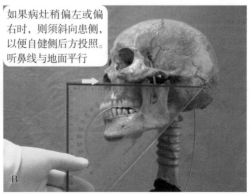

如果病灶稍偏左或偏右时，则须斜向患侧，以便自健侧后方投照。听鼻线与地面平行

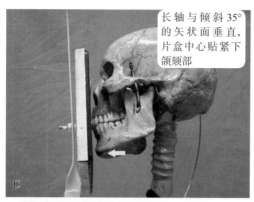
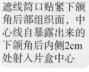
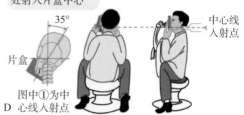

长轴与倾斜35°的矢状面垂直，片盒中心贴紧下颌颏部

遮线筒口贴紧下颌角后部组织面，中心线自暴露出来的下颌角后内侧2cm处射入片盒中心

35°
片盒
图中①为中心线入射点

中心线入射点

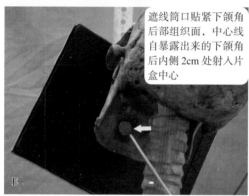
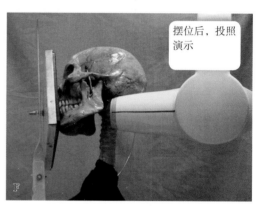

遮线筒口贴紧下颌角后部组织面，中心线自暴露出来的下颌角后内侧2cm处射入片盒中心

摆位后，投照演示

图8-21　下颌颏部后前位近距离投照法离体骨标本模拟演示图

注：A、B.调整头位，矢状面与地面垂直，向任一侧倾斜35°，如果病灶偏左或偏右时，则须斜向患侧，以便自健侧后方投照。听鼻线与地面平行。C、D.取5寸×7寸片盒，长轴倾斜35°的矢状面垂直，片盒中心贴紧下颌颏部。遮线筒口贴紧下颌角后部组织面，中心线自暴露出来的下颌角后内侧2cm处射入片盒中心。摆位后，进行投照

4.正常影像阅读　图8-22。

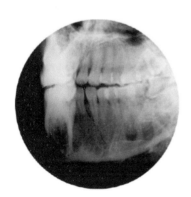
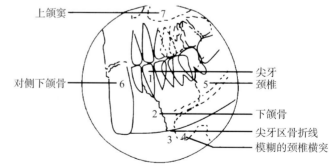

上颌窦

对侧下颌骨

尖牙
颈椎

下颌骨
尖牙区骨折线
模糊的颈椎横突

图8-22　下颌颏部后前位近距离投照法标准片

5.相关病例　　见图8-23。

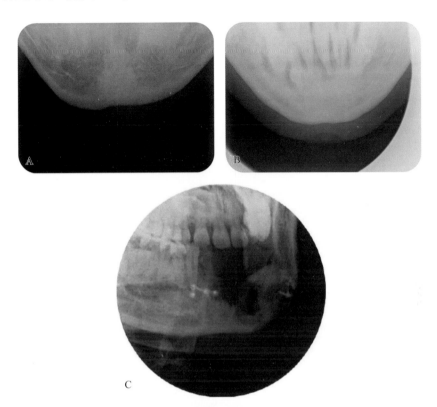

图8-23　下颌颏部后前位近距离投照法

注：A.下颌颏部后前切线位投照颏部形态异常影像；B.下颌颏部后前切线位投照颏部软组织异常影像；C.显示下颌骨部分方块状切除术后改变，保留了下颌骨下缘，植骨块两侧有钛板固定

第八节　下颌骨体切线位投照法

1.适应证　　此位置适用于配合下颌骨体侧位片多方位观察下颌骨体的骨质及形态变化，如：肿物、异物、骨折及下颌骨体外侧面骨膜膨隆情况等。

2.解剖位置　　一侧下颌骨体在正常情况下是呈前后径长，上下径短的骨板。当后前位观时，骨板内外两面与颏部骨板重叠，外面平整光滑。因此当一侧下颌骨体发生形态上变化时，往往造成骨板外侧面形态异常。在这种情况下采用前后位切线投照是一个很好的观察角度。可以看到下颌骨体外侧板面形态的完整性及骨膜的变化等。清晰者可以看到骨板内外两侧病灶的形态。

3.离体骨标本模拟演示　　见图8-24。

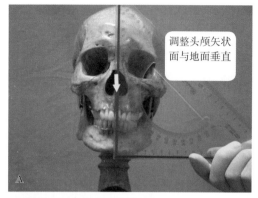
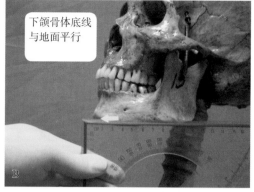

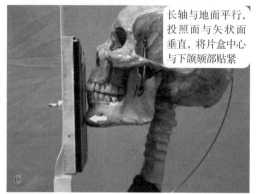
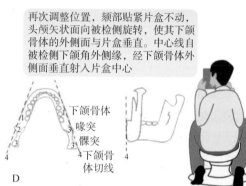

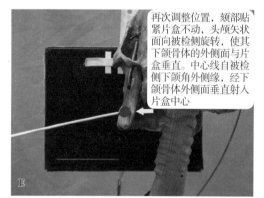
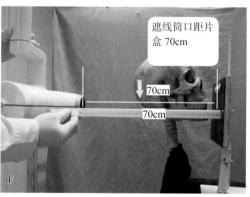

图8-24 下颌骨体切线位投照法离体骨标本模拟演示图

注：调整头颅矢状面与地面垂直，下颌骨体底线与地面平行，取5寸×7寸片盒一个，长轴与地面平行，投照面与矢状面垂直，将片盒中心与下颌颏部贴紧。再次调整位置，颏部贴紧片盒不动，头颅矢状面向被检侧旋转，使其下颌骨体的外侧面与片盒垂直。中心线自被检侧下颌角外侧缘，经下颌骨体外侧面垂直射入片盒中心。遮线筒口距片盒70cm。摆位后，进行投照

4.正常影像阅读　见图8-25。

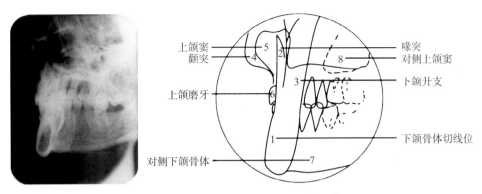

图 8-25 下颌骨体切线位投照法标准片

上颌窦
颧突
上颌磨牙
对侧下颌骨体

喙突
对侧上颌窦
下颌升支
下颌骨体切线位

5.相关病例 左下颌体骨化纤维瘤，见图 8-26，图 8-27。

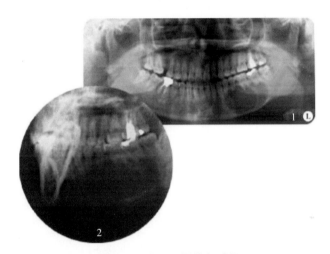

图 8-26 左下颌骨体部肿物

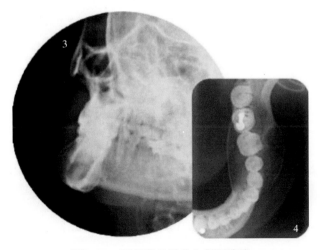

图 8-27 下颌骨体肿物向颊侧膨隆

（1）曲面断层片（图8-26）：左下颌骨体部肿物骨破坏吸收呈透光影像，牙根位于其中并吸收，边界清。

（2）下颌骨侧位近距离投照法（图8-26）：左下颌骨体部肿物，骨破坏，吸收呈强透光影像，牙根位于其中并吸收，边界清（此片X线条件过大，黑片，影响清晰度）。

（3）下颌骨体切线位（图8-27）：显示下颌骨体肿物同时向颊舌向生长，尤以向颊侧膨隆显著。

（4）下颌骨体局部垂直位（图8-27）：显示下颌骨体中部肿物向颊舌向膨隆，32—37牙齿排列整齐位于其中。

第九节　下颌骨升支切线位投照法

1.适应证　此片位适用于下颌骨升支发生肿物、异物、骨折时的检查。

2.解剖位置　下颌骨升支是与下颌骨体相连续由下颌骨体后上方转折的斜方形骨板，上端有两个突起，喙突在前，髁突在后。方形的骨板平面在体位上与矢状面并不平行，升支的前缘略偏内，后缘偏外。因此在做切线投照摆位时，应在正常轴位上将矢状面向被检测倾斜约10°，使升支骨板平面与片盒垂直。

3.离体骨标本模拟演示　见图8-28。

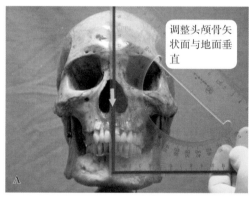

调整头颅骨矢状面与地面垂直

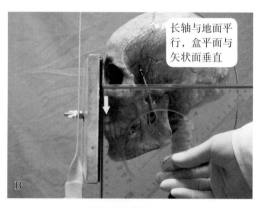

长轴与地面平行，盒平面与矢状面垂直

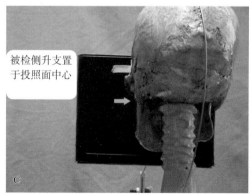

被检侧升支置于投照面中心

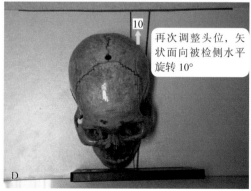

再次调整头位，矢状面向被检侧水平旋转10°

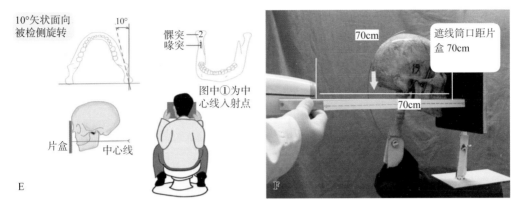

图8-28 下颌骨升支切线位投照法离体骨标本模拟演示图

注:A、B.调整头颅骨矢状面与地面垂直,听眶线与地面平行;C、D.取5寸×7寸片盒一个,长轴与地面平行,盒平面与矢状面垂直;E、F.被检侧升支置于投照面中心,再次调整头位,矢状面向被检侧水平旋转10°。遮线筒口距片盒70cm。中心线与片盒垂直,与地面平行,自升支后缘中部射入片盒中心

4.正常影像阅读 见图8-29。

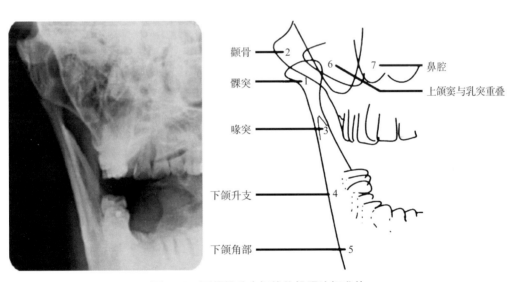

图8-29 下颌骨升支切线位投照法标准片

5.相关病例　见图8-30，图8-31。

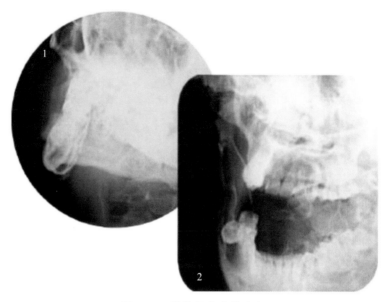

图8-30　肿物呈多房状改变

（1）下颌骨体切线位：图8-30显示肿物呈多房状改变，48位于牙列颊侧。

（2）下颌升支切线位：图8-30显示升支大部骨质破坏，累及髁颈部及喙突。

（3）下颌骨升支侧位近距离投照法：图8-31可见肿物呈多房样，占据了下颌骨体后

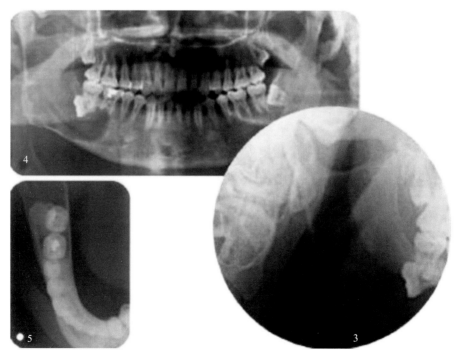

图8-31　角化囊肿

部及喙突和髁颈以下所有骨组织。下颌神经管结构尚可见到。

（4）曲面断层：图8-31显示右侧下颌角及升支肿物，48位于肿物内，46牙根吸收，下颌角处骨质破坏，边界不清，乙状切迹及喙突受累变形，右侧下颌骨病变区密度减低。

（5）下颌骨体局部垂直位：图8-31显示右侧下颌角处骨质破坏。48牙齿受肿物压迫向颊侧移位、病灶前缘位置于45根尖部。

（6）诊断：角化囊肿可能性大，亦不排除造釉细胞瘤的可能。

第十节　下颌颏部侧位切线投照法

1.**适应证**　当下颌颏部发生肿物、骨折、异物定位等病变时，特别是正前方膨隆或有骨折错位症状时可采用此法投照。

2.**解剖位置**　在切线位（即左右观察）时，下颌颏部骨组织从牙齿到下颌骨底缘颏部隆凸呈一条两端前凸中部略有凹陷的弓形线，在发生病变时，这条弓形线将受到破坏而改变形态。

3.**离体骨标本模拟演示**　见图8-32。

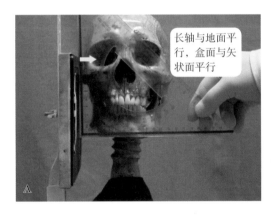

长轴与地面平行，盒面与矢状面平行

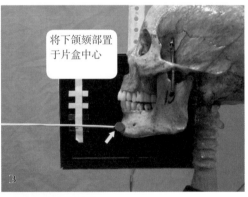

将下颌颏部置于片盒中心

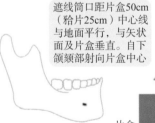

遮线筒口距片盒50cm（牙合片25cm）中心线与地面平行，与矢状面及片盒垂直。自下颌颏部射向片盒中心

下颌颏部解剖示意图

图中①为中心线入射点

片盒

C

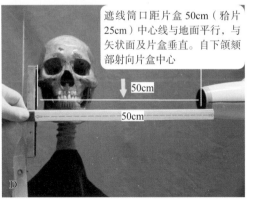

遮线筒口距片盒50cm（牙合片25cm）中心线与地面平行，与矢状面及片盒垂直。自下颌颏部射向片盒中心

50cm

50cm

D

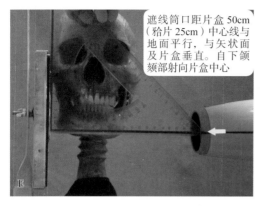
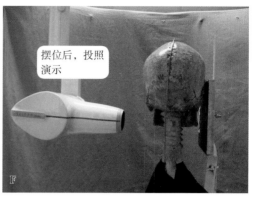

图8-32 下颌颏部侧位切线投照法离体骨标本模拟演示

注：A、B.调整头矢转面与地面垂直，咬合面与地面平行，取5寸×7寸片盒，取普通6cm×9cm片，长轴与地面平行，盒面与矢状面平行，将下颌颏部置于片盒中心；C、D.遮线筒口距片盒50cm（骀片25cm）中心线与地面平行，与矢状面及片盒垂直；E、F.自下颌颏部射向片盒中心。摆位后，进行投照

4.正常影像阅读　见图8-33。

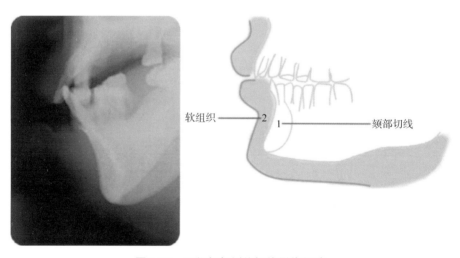

图8-33 下颌颏部侧位切线影像阅读

标准片：临床可见31、41前区肿物，活动、牙龈暗黑色，肿物隆起。X线片显示颏唇部、软组织隆起，下前牙处前庭沟变浅。考虑为下前牙牙源性感染引起。

5.相关病例　见图8-34。

（1）下颌骨后前位：颏部成形术后影像，双下颌升支对称，颏部截骨线清楚。钛板固定。

（2）下颌颏部侧位切线投照法：截骨后，钛板固定清晰。

（3）下颌颏部后前位近距离投照法：此位避开颈椎影像的重叠，对截骨线和接骨位置以及钛钉、钛板固定情况更加清晰地看到后前位置情况。

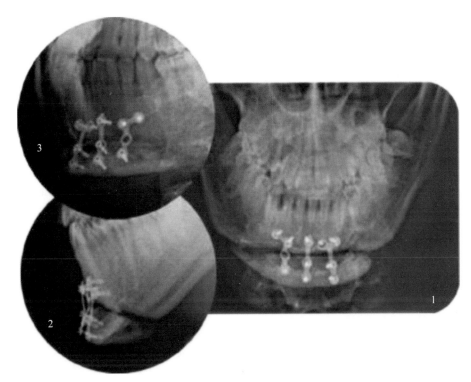

图 8-34 下颌颏部切线显示颏部截骨术后影像

第十一节 下颌骨体局部垂直位投照法

1.适应证 此位置是在下颌骨体局部发生肿物、异物、骨折、埋伏牙定位，拔牙残根定位及不能接受殆片投照时采用。

2.解剖位置 下颌骨两侧升支向后上伸展，两侧下颌骨体在体位的相对水平面上向前围成一个马蹄铁形，在这个马蹄铁形的任何一个部位与地面垂直观察时，它们的水平宽度都是不超过2cm厚的骨板。在这2cm厚的骨板上的任何一段发生肿物或骨折时，骨板的两侧形态常会发生改变。因此在某一段骨板上发生小范围的病变，我们就可以用3cm×4cm普通牙片来投照观察骨板两侧的变化，如果范围大时，患者能接受可以用6cm×9cm片来投照观察。

3.离体骨标本模拟演示 见图8-35。

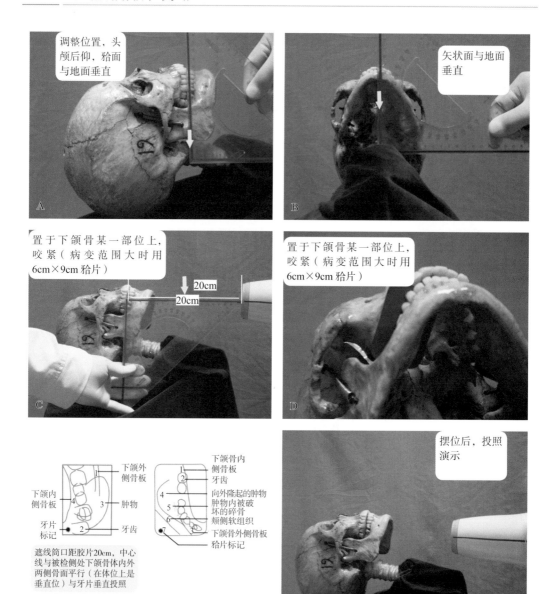

图8-35　下颌骨体局部垂直位投照法离体骨标本模拟演示图

注：A、B.调整位置，头颅后仰，𬌗面与地面垂直。矢状面与地面垂直。C、D.取普通牙片或𬌗片一张，置于下颌骨某一部位上，咬紧（病变范围大时用6cm×9cm𬌗片）。E、F.遮线筒口距胶片20cm，中心线与被检侧处下颌骨体内外两侧骨面平行，（在体位上是垂直位）与牙片垂直投照。摆位后，进行投照

4.正常影像阅读　见图8-36。

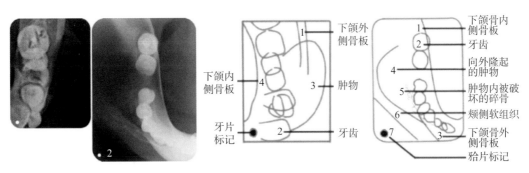

图8-36　下颌骨局部垂直位投照法标准片

5.相关病例讨论　47含牙囊肿，见图8-37。

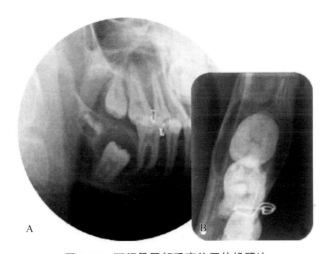

图8-37　下颌骨局部垂直位牙片投照法

注：A.下颌骨侧位片：可见47、48阻生，且47牙冠周围已形成囊肿样改变；B.下颌骨体局部垂直位：47囊肿较大，向舌侧膨隆

第十二节　下颌颏部后前切线位投照法

1.适应证　此片适用于下颌颏部隆凸处发生肿物、骨折病变时，观察其骨组织及骨膜有无变化。

2.解剖位置　下颌颏部区域，在体位上是向前下方悬凸的，在常规片位投照时，如下颌骨后前位时与颈椎重叠，在颏部侧位片上左右径有一定距离，效果也不佳。因此我们采用局部后前切线位，结合颏部侧位切线片观察局部形态会更具体、更全面。

3.离体骨标本模拟演示　见图8-38。

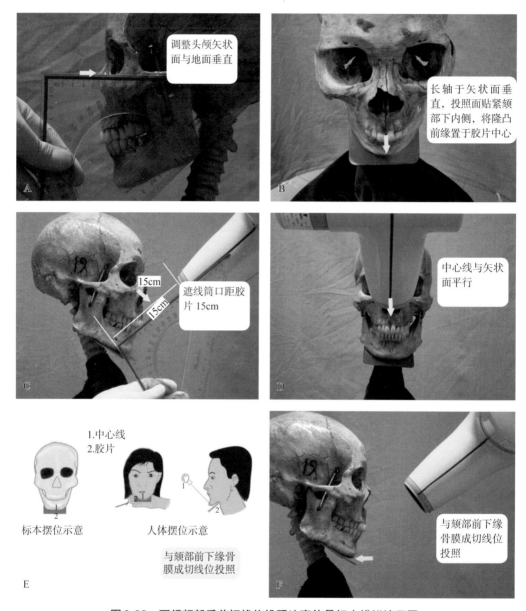

图 8-38 下颌颏部后前切线位投照法离体骨标本模拟演示图

注：调整头颅矢状面与地面垂直。取 6cm×9cm 片盒一张，长轴与矢状面垂直，投照面贴紧颏部下内侧，将隆突前缘置于胶片中心，遮线筒口距胶片 15cm，中心线与矢状面平行，与颏部前下缘骨膜成切线位投照。摆位后，进行投照

4.正常影像阅读　见图8-39。

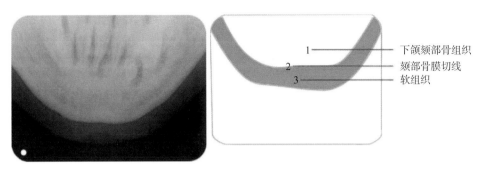

图8-39　下颌颏部后前切线位投照法标准片

5.相关病例　见图8-40。

（1）下颌颏部后前切线位：图8-40①显示颏部正中联合偏左侧骨皮质呈膨隆样变化，骨质密度较右侧偏低。应结合临床做进一步检查。

（2）病史：图8-40②显示颏部正中下缘破溃有液体流出3个月余。

下颌颏部后前切线位：可见下颌颏部正中联合处下缘骨皮质线连续性好，骨质无异常，31根尖周低密度影，31、32间根尖部有一多生牙齿。

见颏部正中软组织表面有内陷影像。根据临床考虑为31根尖周炎已形成瘘管所致。

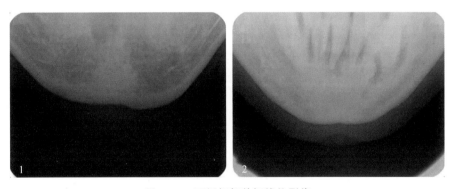

图8-40　下颌颏部前切线位影像

第十三节　X线头影测量正、侧位片投照法

一、X线头影测量侧位片

1.使用设备与条件　使用曲面体层机，进入头影测量侧位模式。头颅矢状面与探测器平行，焦点至人体头颅正中矢状面150cm（不是探测器或胶片）；X线条件一般在70～80kV、10mA、0.5sec。

2.设备校准　每日在工作前，需对机器进行校准检查工作。校准方法为将头影测量定位系统调整在患者检查前待机状体，进入头影测量侧位投照模式，装上胶片片盒或数字化探测器，行投照曝光一次，冲洗胶片或阅读数字化侧位影像，检查影像显示侧位定位耳塞的定位圆心与圆点是否进入同心圆状态（图8-41所示），如圆点与圆圈不在同心圆位置，应该立即调整或是请设备维修人员检修，确保正确状态。

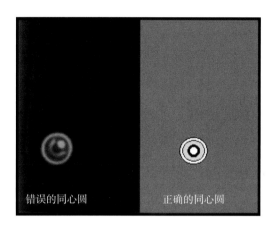

图8-41　X线头影测量侧位设备校准图

3.摆位　患者端坐或取直立位，两足自然平行分开，两肩平行自然放松。

打开头颅定位仪耳杆及眶点支杆，调整机器高低位置，患者头颅缓缓进入其中，使定位杆耳塞与患者外耳道口位置等高。操作者先将右（左）侧耳塞插入右（左）侧外耳道内，此时一手轻轻扶住患者对侧外耳道口处对准同侧耳塞，另一只手推动双侧定位耳杆开关把手慢慢将耳塞送入外耳道。检查确认双侧耳塞切实进入外耳道，轻轻调整机器升降位置使耳塞能够适合于外耳道孔的高度，并轻松舒适，防止耳塞怼在外耳道一侧情况发生。此时，头矢状面与探测器或胶片平行。耳塞与外耳道调整结束后一只手示指与拇指轻轻扶住患者下颌颏部，调整患者听眶线与地面平行为止，推进眶点支杆锁定。患者嘴唇自然放松闭合，不要紧闭状态，牙齿应于牙尖交错位轻轻接触（正中咬合位，ICP）。如果后退接触位（ICO）与牙尖交错位有明显差异，最好选择两个位置均投照。嘱患者保持体位后曝光操作。每次投照时应使头位、X线球管、探测器或胶片三者之间关系维持恒定，保证所得X线片测量结果的可靠，保证不同个体或不同时期同一个体分别测量的结果具有可比性。

4.X线头影测量侧位片的目的和意义　可显示其他方法不能得到的骨性及牙性关系；确定错颌畸形的矫治设计；可准确地评价正畸治疗的效果；正颌外科的诊断和矫治设计；研究颅颌面的生长发育。其中最重要的临床意义是能够显示其骨性及牙性和软组织各层影像，这一点必须有足够的认识。头颅定位侧位最重要的是能够显示其侧位时的颌面中线影像，其中有较清晰的软组织轮廓和支持中线软组织的硬组织位置影像，因为在正颌正畸临床上的需要（图8-42）。

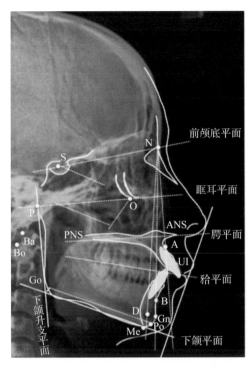

S：蝶鞍中心　　N：鼻根点
P：机械耳点　　Ba：颅底点
Bo：Bolton点

A：上齿槽座点　　O：眶点
PNS：后鼻棘点　　UI：上中切牙点
ANS：前鼻棘点

Gn：颏顶点　　　Me：颏下点
B：下齿槽座点　　Po：颏前点
D：下颌体骨性联合中心点

图8-42　X线头影测量侧位片

二、X线头影测量正位片（后前位）

1.使用设备与条件　使用曲面体层机，进入头影测量正位模式。焦点至人体侧位状态的正中矢状面150cm（不是探测器或胶片）；X线条件一般在80～90kV、10mA、1.0sec。

2.设备校准　同X线头影测量侧位片。

3.投照摆位　患者面向片盒，端坐或直立位，两足自然平行分开，两肩平行自然放松。打开并调整头颅定位耳杆及眶点支杆为正位模式，调整定位系统高低位置，患者面向片盒缓缓进入定位架中，使定位杆耳塞与患者外耳道位置等高。操作者先将右（左）侧耳塞插入右（左）侧外耳道内，此时一手轻轻扶住患者对侧外耳道口处对准同侧耳塞，另一只手推动双侧定位耳杆开关把手慢慢将耳塞送入外耳道。检查确认双侧耳塞确实进入外耳道，轻轻调整机器升降位置使其耳塞能够适合于外耳道孔的高度，并轻松舒适，防止耳塞怼在外耳道一侧情况发生。耳塞与外耳道调整结束后一手中指、示指与拇指轻扶住患者下颌颏部，另一只手中指、示指拖住患者枕部，调整患者听眶线与地面平行。患者嘴唇自然放松闭合，不要紧闭状态，牙齿应于牙尖交错位轻轻接触（正中咬合位）（ICP）。如果后退接触位（ICO）与牙尖交错位有明显差异，最好选择2个位置均投照。中心射线正对左右两外耳道连线的中点，自枕外隆凸经眉间垂直射入。

4.X线头影测量正位片的目的和意义　可显示其他方法不能得到的颌面骨性结构关系；确定错颌畸形的矫治设计；可结合侧位影像，准确评价正畸治疗的效果；正颌外科的诊断和矫治设计；研究颅颌面正位左右对称生长发育。头颅定位正位最重要的是能够显示正位时，颌面中线及左右两6位置评价线，以及上中下面宽三分线位置等，是正颌正畸临床上的主要价值（图8-43）。

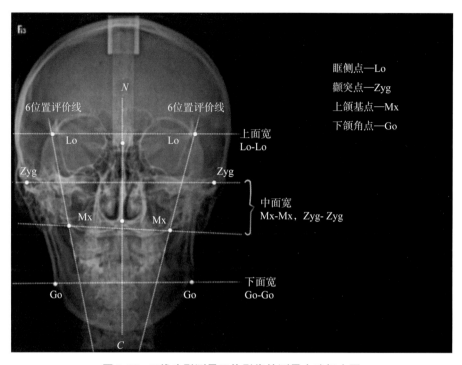

图8-43　X线头影测量正体影像的测量方法标志图

第9章

唾液腺系列

第一节 腮腺鼓气切线位投照法

1.适应证 此片位适用于腮腺导管结石，或有面颊部肿物、异物等病变的检查。

2.解剖位置 腮腺导管开口于上颌第二磨牙牙冠相对的颊黏膜，开口处形成腮腺乳头。导管位于颧弓下一横指处，沿平面向后至下颌升支后部表面颊肌前缘，当颊部鼓气时导管前部及开口处均能被推向外侧。在导管及导管口发生结石阻塞时，可利用X线自颧弓下顺导管走行后前切线位投照。

3.离体骨标本模拟演示 见图9-1。

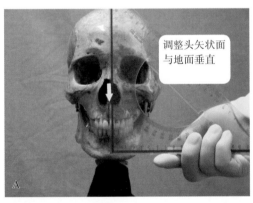
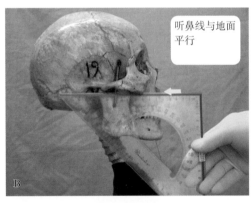
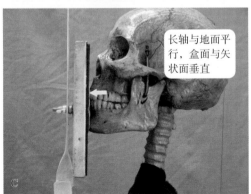
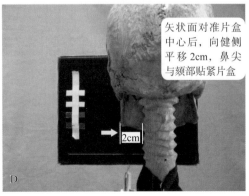

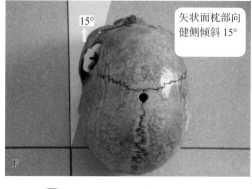

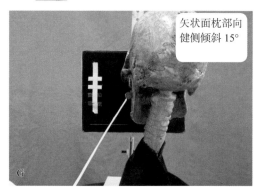

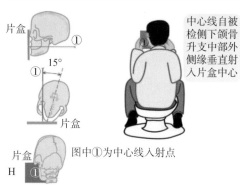

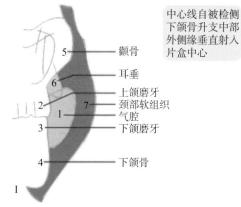

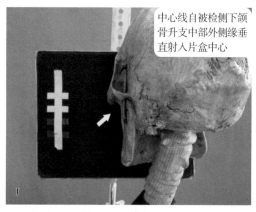

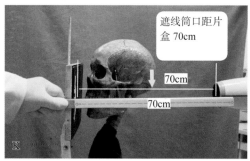

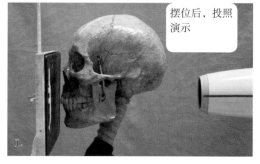

图9-1　离体骨标本演示

注：A、B. 调整头矢状面与地面垂直，听鼻线与地面平行。C、D. 取5寸×7寸片盒一个。E、F. 矢状位向被检测倾斜15°。G、H. 长轴与地面平行，盒面与矢状面垂直，矢状面对准片盒中心后，向健侧平移2cm，鼻尖颏部贴紧片盒。矢状面枕部向健侧倾斜15°。I、J. 中心线自被检侧下颌骨升支中部外侧缘垂直射入片盒中心。K、L. 遮线筒口距片盒70cm，摆位后，进行投照

4.正常影像阅读 见图9-2。

腮腺鼓气切线位：平咬线颊侧可见呈圆弧形低密度影像，为口腔颊部鼓气所致。气腔内上方呈椭圆形均匀的低密度影为耳垂软组织影像。

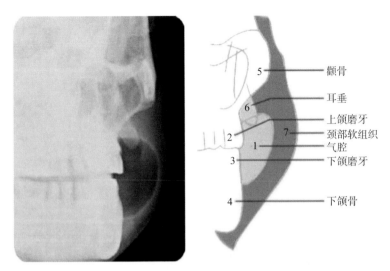

5	颧骨
6	耳垂
	上颌磨牙
2	7 颈部软组织
1	气腔
3	下颌磨牙
4	下颌骨

图9-2 腮腺鼓气切线位影像阅读

5.相关病例 见图9-3。

（1）病史：右侧颊部腮腺导管口黏膜处肿瘤，发病约5个月，反复肿痛，抗生素见效，临床见口内黏膜处隆起。

（2）片1腮腺鼓气切线位：颊侧软组织影像较好，显示气腔失去正常充气形态。

（3）片2上颌后部殆片：见左侧上颌窦腔及同侧牙齿影像无异常改变，鼻腔底部显影模糊。

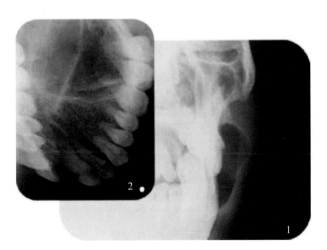

图9-3 右颊部腮腺导管口黏膜肿瘤

第二节　腮腺造影后前位投照法

1.适应证　腮腺造影侧位投照后，应该立即做后前投照，此片位能从后前位观察腮腺体的上下、左右形态是否异常，一般后前位继腮腺造影侧位投照之后，如果两者投照时间相隔过长，会因腮腺对造影剂的流失而影响造影剂的显示效果。

2.解剖位置　腮腺在解剖上呈三角形，位于外耳道前下方，咬肌后缘和下颌后窝内，导管自上发出后沿颧弓下一横指处在咬肌外侧前行至第二磨牙牙冠处黏膜。在后前位时可观察到导管的全部和腺体的绝大部分，仅有极少部分细管分支被下颌骨升支影像遮挡。

3.离体骨标本模拟演示　见图9-4。

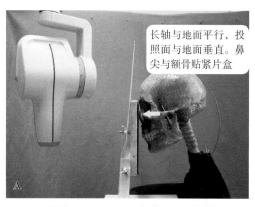

长轴与地面平行，投照面与地面垂直。鼻尖与额骨贴紧片盒

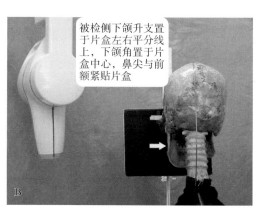

被检侧下颌升支置于片盒左右平分线上，下颌角置于片盒中心，鼻尖与前额紧贴片盒

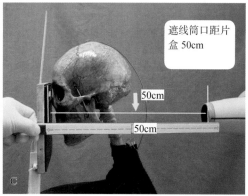

遮线筒口距片盒50cm

50cm

50cm

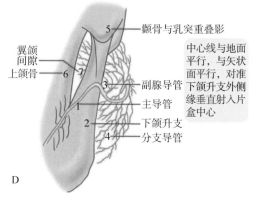

5　颧骨与乳突重叠影

翼颌间隙

上颌骨　6　7

3　副腺导管

1　主导管

2　下颌升支

4　分支导管

中心线与地面平行，与矢状面平行，对准下颌升支外侧缘垂直射入片盒中心

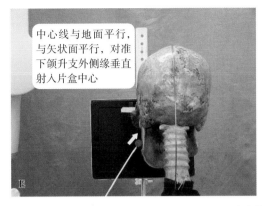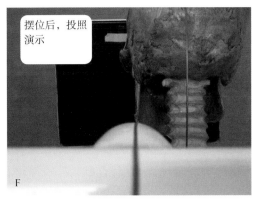

中心线与地面平行，与矢状面平行，对准下颌升支外侧缘垂直射入片盒中心

摆位后，投照演示

图9-4 腮腺离体骨标本投照演示

注：A、B.调整头位矢状面与地面垂直，听眶线与地面平行，长轴与地面平行，投照面与地面垂直。鼻尖与额骨贴紧片盒。被检侧下颌升支置于片盒左右平分线上，下颌角置于片盒中心，鼻尖与前额紧贴片盒。C、D.遮线筒口距片盒50cm，中心线与地面平行，与矢状面平行，对准下颌升支外侧缘垂直射入片盒中心。摆位后，进行投照

4.正常影像阅读 见图9-5。

腮腺造影后前位：主导管和分支导管增粗扩张，不光滑，终末导管扩张，为腮腺慢性炎症影响改变。

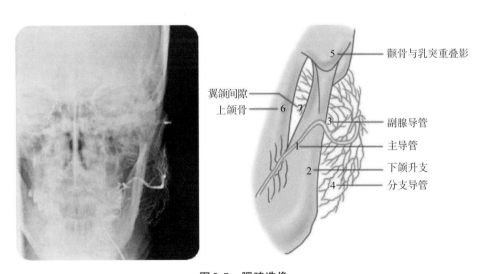

图9-5 腮腺造像

5.相关病例 见图9-6。

片1腮腺造影侧位近距离投照法：见主导管及分支导管显影粗细不均，呈"腊肠"样改变。终末导管扩张，呈"雪花"样影像改变。

片2腮腺造影后前位：主导管及分支导管显影粗细不均，呈"腊肠"样改变，终末导管扩张，呈"雪花"样影像改变。

诊断：慢性化脓性腮腺炎。

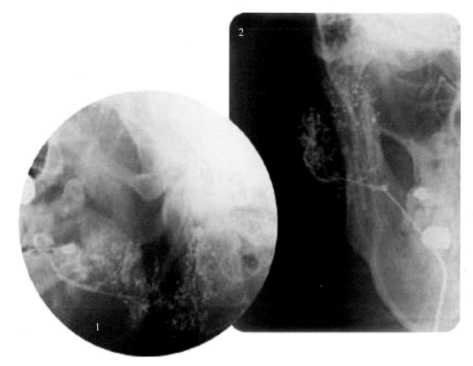

图9-6　慢性化脓性腮腺炎

第三节　下颌下腺造影后前位投照法

1.适应证　下颌下腺造影后前位投照应继侧位投照之后，该位置可以观察下颌下腺腺体在体位位置关系和形态。

2.解剖位置　后前位观察下颌下腺位于下颌角的内下方。

3.离体骨标本模拟演示　见图9-7。

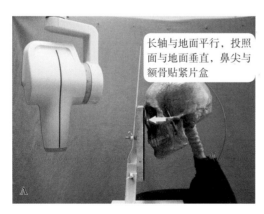

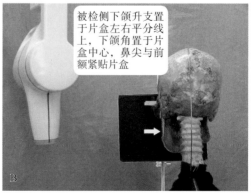

长轴与地面平行，投照面与地面垂直，鼻尖与额骨贴紧片盒

被检侧下颌升支置于片盒左右平分线上，下颌角置于片盒中心，鼻尖与前额贴紧片盒

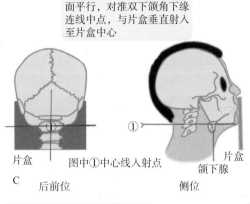

中心线与地面平行，与矢状面平行，对准双下颌角下缘连线中点，与片盒垂直射入至片盒中心

片盒 图中①中心线入射点 片盒
C 后前位 侧位 颌下腺

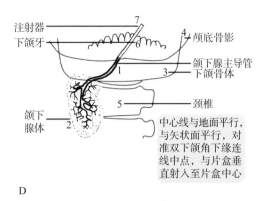

注射器
下颌牙 7
6 4 颅底骨影
1
颌下腺主导管
3 下颌骨体
5 颈椎
颌下腺体 2

中心线与地面平行，与矢状面平行，对准双下颌角下缘连线中点，与片盒垂直射入至片盒中心
D

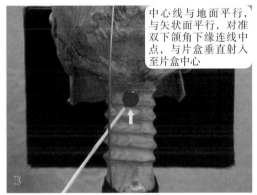

中心线与地面平行，与矢状面平行，对准双下颌角下缘连线中点，与片盒垂直射入至片盒中心

E

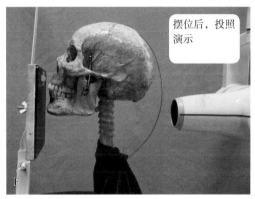

摆位后，投照演示

F

图9-7 模拟演示

注：A、B.调整头矢状面与地面垂直，头略仰视，下颌骨下缘与地面平行。置于下颌颏部，长轴与地面平行，盒面与地面及矢状面垂直。矢状线置于片盒中心。遮线筒口距片盒50cm。E、F.中心线与地面平行，与矢状面平行，对准双下颌角下缘连线中点，与片盒垂直射入片盒中心。摆位后，进行投照

4.正常影像阅读 见图9-8。

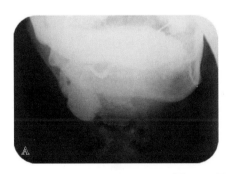

A

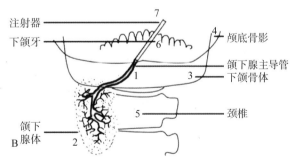

注射器
下颌牙 7
6 4 颅底骨影
1
颌下腺主导管
3 下颌骨体
5 颈椎
颌下腺体
B 2

图9-8 下颌下腺造影后前影像阅读

5.相关病例 见图9-9。

（1）上图下颌下腺造影侧位：显示主导管及分支导管和腺泡均充盈良好（此片条件过大、黑化度高、对比度低）。

（2）下颌下腺造影后前位：主导管及分支导管和腺泡充盈显影良好。

（3）诊断：此为正常下颌下腺造影。

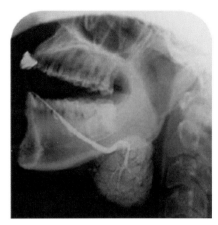 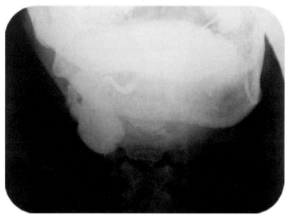

图9-9 正常下颌下腺造影

第四节 下颌下腺角位骀片投照法

1.适应证 此片位适用于检查一侧下颌下腺及下颌下腺导管后部结石。

2.解剖位置 下颌下腺体位于下颌角前下方，用下颌下腺导管位片投照（横断片）时，大部分腺体及下颌下腺导管后部与下颌骨体骨内侧板重叠。采用下颌下腺角位片投照一侧下颌下腺及导管时，可以将腺体及导管后部重叠的下颌骨体避开，将一侧的腺体及导管后部投照在骀片上，但因是斜位投照影像，不能严格应用于定位。

3.离体骨标本模拟演示 见图9-10。

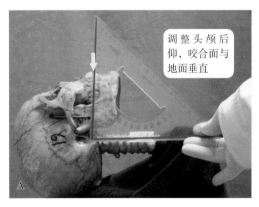 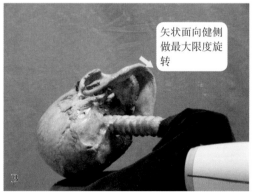

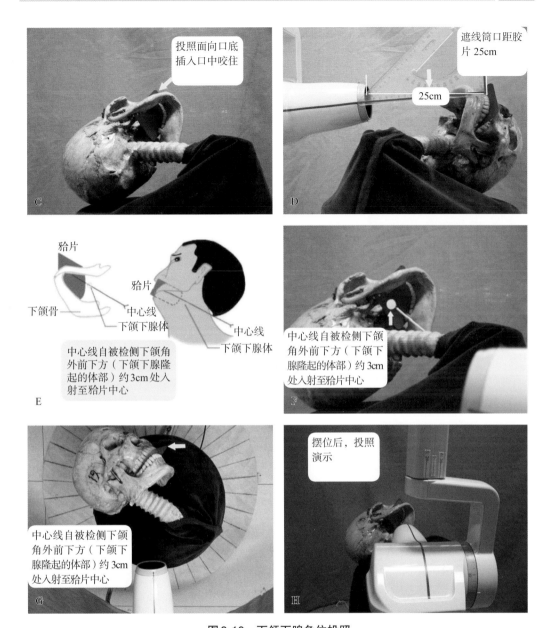

图9-10 下颌下腺角位投照

注：A、B. 调整头颅后仰，咬合面与地面垂直。矢状面向健侧做最大限度旋转；C、D. 取 6cm×9cm 殆片一张，选出左右标志，投照面向口底插入口中咬住，遮线筒口距胶片 25cm；E～H. 中心线自被检侧下颌角外前下方（下颌下腺隆起的体部）约 3cm 处入射至殆片中心。摆位后，进行投照

4.正常影像阅读　见图9-11。

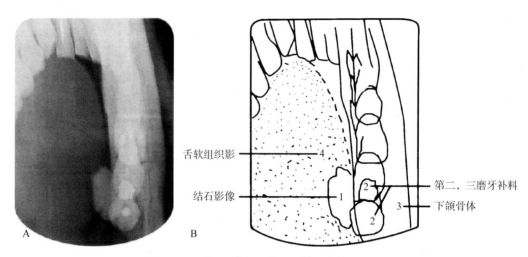

舌软组织影————4

结石影像————1

第二，三磨牙补料

下颌骨体

图9-11　下颌下腺角位片：导管后部较大结石

5.相关病例　见图9-12。

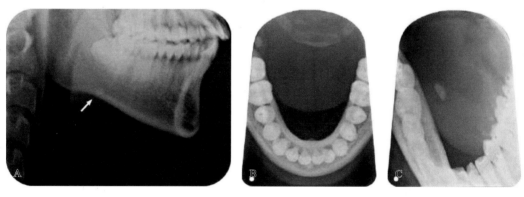

图9-12　下颌下腺导管结石

图9-12A下颌下腺侧位片：因结石密度相对较低，与下颌骨及其内外侧软组织影像重叠，此片观察结石影像不如角位片清晰。

图9-12B下颌横断𬌗片：可见高密度结石偏后，呈圆形，导管后部结石。

图9-12C下颌下腺角位片：显示下颌骨体内侧软组织中有一密度增高的影像，呈前后方向，表面光滑（导管结石）。

诊断：下颌下腺导管结石。

综合前三种方法可以看出，侧位及横断𬌗片均难以观察到下颌下腺后部导管结石，位于导管后部的结石极易漏诊，采用下颌下腺角位片是最好的位置。

第五节 腮腺造影侧位近距离投照法

1.**适应证** 此片位专应用于腮腺造影时侧位投照。

2.**解剖位置** 腮腺体位于外耳道下方，咬肌后缘下颌窝处，导管自腺体前缘上部发出，沿颧弓下方一横指处经咬肌前缘处转向内侧，穿过颊肌开口于平对上颌第二磨牙牙冠黏膜处。摆位时应将腺体及导管的体表位置摆在片盒的中心位置。

3.**离体骨标本模拟演示** 见图9-13。

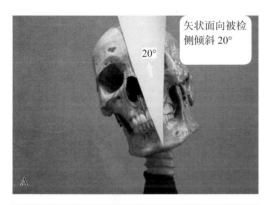
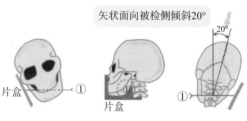

图中①为中心线入射点

B

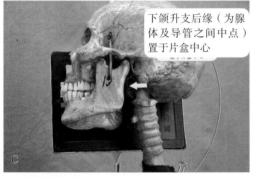
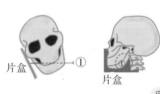

图中①为中心线入射点

D

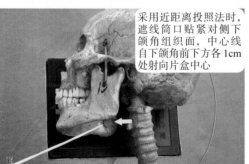
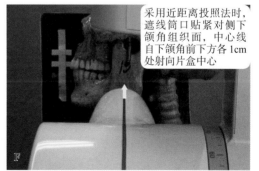

图9-13 腮腺侧位近距离投照

注：A、B.调整头矢状面与地面垂直，颈部前伸下颌体下缘与地面平行，矢状面向被检侧倾斜20°。C、D.下颌升支后缘（为腺体及导管之间中点）置于片盒中心。E、F.采用近距离投照法时，遮线筒口贴紧对侧下颌角组织面，中心线自下颌角前下方各1cm处射向片盒中心。摆位后，投照演示

4.正常影像阅读　见图9-14。

腮腺造影侧位：侧位观主导管及分支导管均显影清晰、光滑。

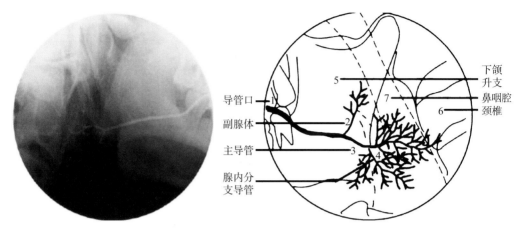

图9-14　腮腺造影侧位近距离投照影像

5.相关病例讨论　见图9-15。

片1腮腺造影侧位近距离投照法：显示腮腺主导管及分支导管增粗，粗细不均，小导管及腺泡扩张，表现为化脓性腮腺炎征象。

片2腮腺造影后前位：显示腮腺导管增粗，分支导管及腺泡扩张。

诊断：慢性化脓性腮腺炎。

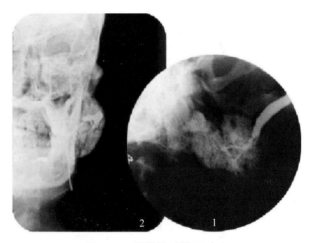

图9-15　慢性化脓性腮腺炎

第六节　下颌下腺造影侧位投照法

1.适应证　此片位适用于患者主诉有下颌下腺反复肿大、疼痛，疑有下颌下腺肿物、炎症、结石或判定相邻肿物是否侵及腺体。

2.解剖位置　下颌下腺腺体呈卵圆形，位于下颌下三角内下方，在下颌骨体与舌肌之间，下颌下腺导管自腺体内侧发出，沿口底黏膜深面前行开口舌下阜。侧面观在体位的水平面上，腺体主要位于下颌骨下缘下方，仅有上方一小部分与下颌骨体下缘重叠（即下颌骨体内侧下颌下腺窝内），下颌下腺导管后部自下颌第二磨牙下方的下颌骨下缘处，向后下外侧至下颌下腺腺体。导管的前部自第二磨牙下方的下颌下缘起向前上内走行，至舌下阜开口处，在下颌下腺导管及腺体结石、炎症、肿物等症，下颌下腺造影侧位投照法显示清晰，因为导管及腺体造影剂影像不受下颌骨体重叠的影像影响。

　　3. 离体骨标本模拟演示　见图9-16。

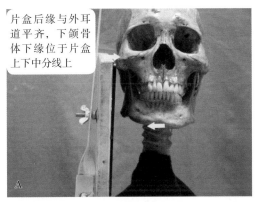

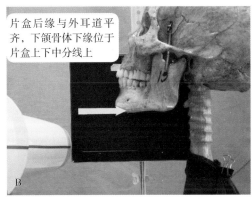

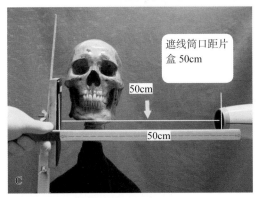

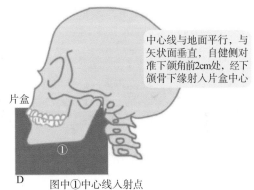

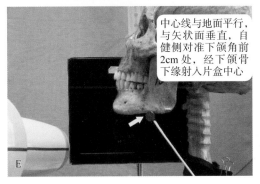

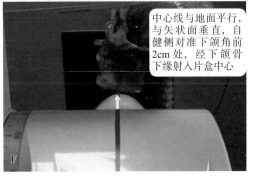

图9-16　下颌下腺侧位投照

注：A、B. 调整头矢状面与地面垂直，下颌骨下缘与地面平行，片盒后缘与外耳道平齐，下颌骨体下缘位于片盒上下中分线上。C～F. 遮线筒口距片盒50cm，中心线与地面平行，与矢状面垂直，自健侧对准下颌角前2cm处，经下颌骨下缘射入片盒中心。摆位后，投照演示

4.正常影像阅读　见图9-17。

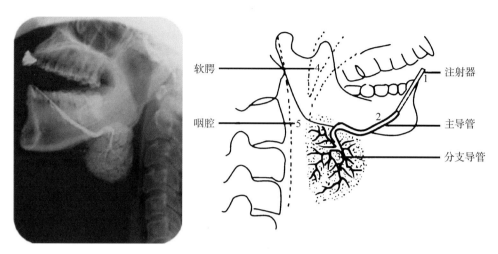

软腭　　咽腔　　　　　　　　　　　　注射器　　主导管　　分支导管

图9-17　下颌下腺造影侧位影像阅读

5.相关病例　正常下颌下腺造影影像，见图9-18。

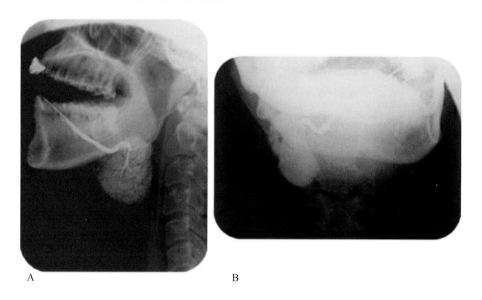

A　　　　　　　　　　　　　　　B

图9-18　正常下颌下腺造影

注：A.上图下颌下腺造影侧位：主导管及分支导管和腺泡均充盈良好；B.下图下颌下腺造影后前位：主导管及分支导管和腺泡均充盈良好

第七节　下颌下腺导管造影殆片投照法

1.适应证　下颌下腺导管及舌下腺殆片投照法，又称为下颌横断殆片，此片位主要是自下颌下三角向上垂直观察口底解剖结构的形态。在疑似下颌下腺及下颌下腺导管和舌下腺肿物、炎症、结石、下颌骨体舌颊侧面有病理性形态异常时采用此投照法。

2.解剖位置 下颌下腺导管自腺体内侧面发出沿口底黏膜向前内走行至舌下阜开口。两侧导管对称与两侧舌下。导管前段与扁长杏核状的舌下腺体相邻并行走于舌系带根部开口。上述解剖结构均在下颌下三角区内。采用普通殆片自颌下与殆平面垂直投照时可将下颌下腺导管前段和舌下腺，以及颌下三角区内软组织区全部清晰地显示出来。但因导管后部及下颌腺体自前向后外走行，垂直于下颌骨磨牙区骨板下方，所以在此片位上不能显示其全貌。

3.离体骨标本模拟演示 见图9-19。

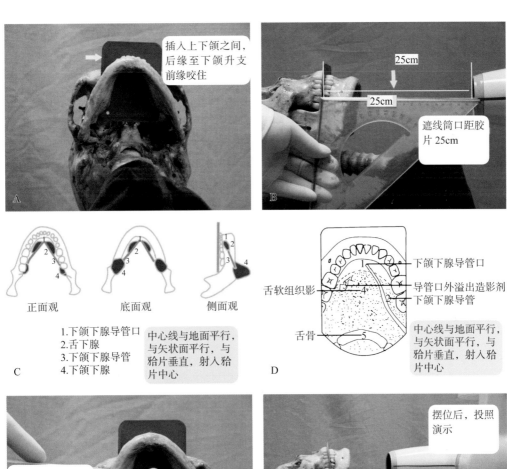

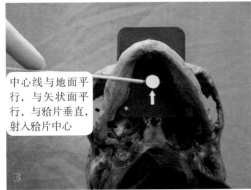

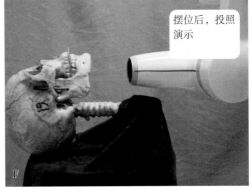

图9-19 殆片投照

注：A.调整头颅后仰，矢状面与地面垂直，咬合面与地面垂直，插入上下颌之间，后缘至下颌升支前缘咬住。B～F.遮线筒口距胶片25cm，中心线与地面平行，与矢状面平行，与殆片垂直，射入殆片中心。摆位后，进行投照

4.正常影像阅读　见图9-20。

标准片：主导管清晰，未见导管局部明显增粗或充盈缺损。

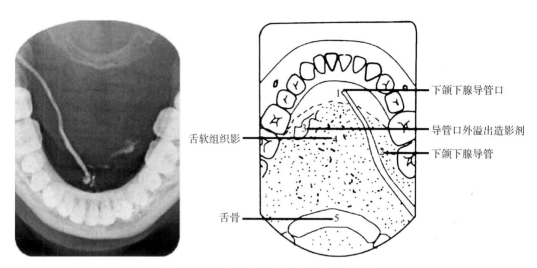

下颌下腺导管口

导管口外溢出造影剂

下颌下腺导管

舌软组织影

舌骨

图9-20　下颌下腺导管及舌下腺骀片影像

5.相关病例　见图9-21。

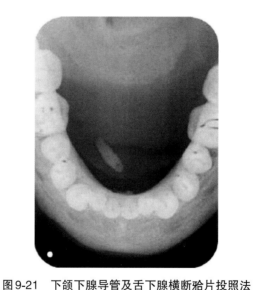

图9-21　下颌下腺导管及舌下腺横断骀片投照法

注：可见口底右侧长条状高密度肿物，长轴与下颌下腺导管一致，右侧下颌下腺导管结石

第三篇

曲面体层影像技术与诊断

第10章

曲面体层机的构造及成像原理

第一节　曲面体层机的构造

一、X线管

X线管是产生X线发生装置（图10-1）。

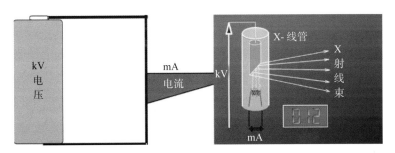

图 10-1　X线管示意图

二、动力系统

动力系统是驱动机器运转的多个电动机（图10-2），以及适配于各个环节运转的轮带部件。

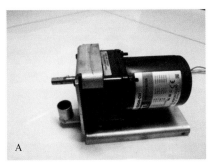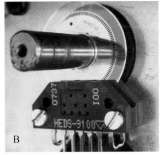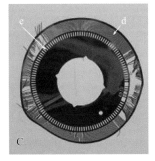

图10-2　曲面体层机动力系统零件影像

A.电动机；B.红外线计程器；C.红外线计程刻度零件（d.信息接收计程刻度；e.运动计程刻度）

三、信息接收系统

影像接收系统是装有胶片成像的片盒或是X线数字化影像信息探测器。胶片接收成像盒是由片盒内装有胶片接受X线照射后，经显影液和定影液冲洗成像的。

数字化影像信息探测器成像者，如（图10-3）所示，数字化成像原理在医用X线医学基础章节内做了详细说明，在此不做详解。图10-4是全口曲面体层胶片及探测器示意图。

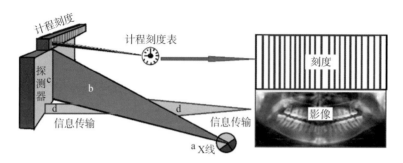

图10-3　数字化曲面体层的工作原理

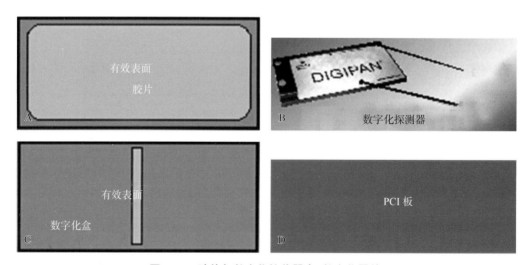

图10-4　胶片与数字化接收器盒/数字化器件

第二节　曲面体层机的成像原理

一、曲面体层以平面体层原理为基础

曲面体层机成像原理建立在平面体层基础上，两者不同点在于平面体层是利用平片一样的锥束X线对被检体在单位时间内做平面轨迹运动成像。平面的拍摄成像形式是瞬间对某一平面的组织结构，采集的信息被记录成一幅影像（图10-5，图10-6）。

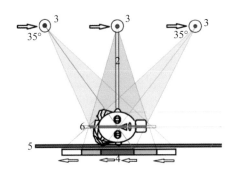

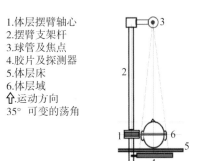

1.体层摆臂轴心
2.摆臂支架杆
3.球管及焦点
4.胶片及探测器
5.体层床
6.体层域
⇧.运动方向
35° 可变的荡角

图 10-5 平面体层机正面观　　　图 10-6 平面体层机侧面观

二、曲面体层单位时间内做椭圆弧运动

曲面体层机成像的方式建立在平面体层的基础上，不同点是患者取站立位，X 线管和影像探测器分别置于颌面部的两侧，曲面体层机在一定的单位时间内做围绕口颌面部椭圆形态的轨迹运动，运动中探测器将采集到的来自于不同体位的 X 线信息记录在一幅影像上（图 10-7）。

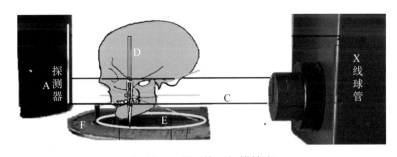

图 10-7 曲面体层扫描检查

注：X. 焦点；A. 探测器；C. 描绘记录笔固定线；D. 记录笔；E. 轨迹；F. 轨迹记录底纸板

三、曲面体层成像运动轨迹

曲面体层机的运动轨迹建立在口腔颌面后部左右两个大圆及前区一个小圆，以 3 个轴心点构成椭圆形抛物线轨迹形态，在运动中约以 17.3mm/s 扫描成像。20 世纪 70 年代前制造商一般将机器制造成一个象画 8 字样的轨迹，首先从左或是右侧开始，在被检查的对侧面以大的圆形半径为中心，做圆弧旋转运动，对一侧的下颌升支及磨牙区进行扫描；当旋转至尖牙区时，运动轨迹移位至口底前区为中心，做小圆形半径旋转，自此对切牙区进行扫描成像；当旋转到对侧尖牙区时，又重复前面对侧扫描过程，做大圆形半径的圆周运动，继续进行扫描直至另一侧下颌升支的后部结束，一个椭圆形轨迹的完成（图 10-8A）。这个运动的全过程是 20 世纪 70 年代以前的曲面体层机器，大多是使用变轨式扫描运动，在扫描过程中能够听到机器变轨运动的声音。进入 20 世纪 80 年代工程设计者，因变轨运动会出现变轨摩擦，影响影像质量，因而废弃了变轨模式，采用椭圆形模块状的抛物线运动轨迹，这使得机器运动圆滑自如，变轨的声音消失（图 10-8B）。

20世纪90年代随着计算机工业技术的发展应用，将这先进的生产工艺与医疗设备制造相结合，采用函数式坐标描记运算法，废弃模块状方式，同时也废弃了大圆与小圆模块的笨拙工艺，直接采用了函数式沿着符合人体颌面骨骼弧线的抛物线运动扫描工艺（图10-8C）。

从变轨、模块轨迹到函数运动的变化，使得椭圆状运动轨迹运动更加匀速、灵活，获取图像信息记录衔接连续性好（图10-9）。目前临床使用的各类不同品牌曲面体层机的运动方式基本如此，但是各种不同的产品使用的都是自己的运算公式。据了解其实连制造者也根本没有什么运动计算公式，只是各家生产是以电压电流计算而已，这在电工原理理论中，就是使用滑动可变电阻或是可变电流，使得产品质量各有不同，导致影像质量不同。作为临床曲面体层影像检查操作者，有必要了解这方面的知识。这对操作者在使用曲面体层机的工作过程中出现一般性故障，有准确的判断了解，也会在市场医疗的临床工作中免受损失。

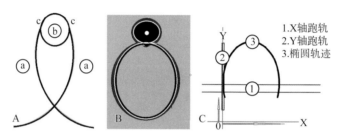

图10-8 三代曲面体层机的运动轨迹

注：A.20世纪70年代前变轨；B.20世纪80年代模块式变轨；C.20世纪90年代后函数式变轨

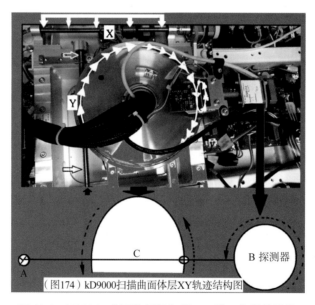

图10-9 kD9000曲面体层机扫描ＸＹ轴工作器件影像

注：A.焦点；XY、曲面体层机的旋转函数轴；B.探测器；C.体层域

第11章

曲面体层影像体层域

第一节　纵向体层域和垂直体层域

一、曲面体层影像的纵向体层域

纵向体层域是指获取的体层影像，与X线中心线方向平行穿过的体层中，影像显示清晰层的厚度（图11-1），B图是成像的清晰层，在清晰层之外的物体虽然也同样与中心线方向一致，但并不在影像中成像，或者并不清晰，这些物像就不包括在此所指的纵向体层域内。

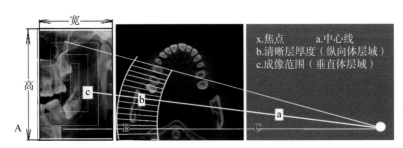

图11-1　曲面体层影像纵向体层域与垂直体层域

注：a. 中心线；b. 与X线平行区域称纵向体层域（影像清晰层厚度）；c. 与X线方向垂直区域称垂直体层域（长×宽×高成像范围）

在平面体层影像上，纵向体层域厚度受体层机荡角大小决定，荡角大速度快纵向体层域薄，反之荡角小速度慢纵向体层域厚。曲面体层影像的成像比平面体层过程要复杂得多，在一次的成像过程中，颌面扫描中两侧尖牙间的一段小圆周运动，因为其角速度快，近似做小圆周运动，所以纵向体层域也随圆弧运动的角速度的加快而变薄，从而改变了组织结构清晰层影像厚度。

二、曲面体层影像的垂直体层域

垂直体层域（图11-1C）：是指在曲面体层获取影像画面所能显示的范围，与X中心线方向相对垂直的成像区域称其为垂直体层域。通俗讲就是在一张长乘宽X线影像上显示在画面范围内的区域，称其为垂直体层域。简而言之垂直体层域的大小就是影像所包括的范围。

第二节　纵向体层域曲线形态

一、不同曲面体层机纵向体层域曲线形态

为研究纵向体层域曲线形态，对目前临床使用的3种曲面体层机器，KD、XND、PLMC进行了轨迹描记试验。在曲面体层机上患者体位的摆位颌托上固定一块平板，在球管与片盒间的纵向体层域深度标志线上，做连线并固定一记录笔，将曲面体层机的运动轨迹记录下来，发现曲面体层机纵向体层域曲线，在颌面后部大圆之间最宽距离为100mm，3种机器的纵向体层域曲线形态，在切牙、尖牙、磨牙及后部区域相比较略有差异，但基本一致（图11-2）。

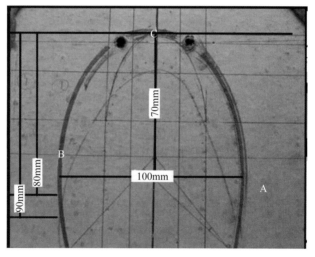

图11-2　纵向体层域描记曲线图

注：A.描记板；B.后部大圆轨迹曲线；C.切牙区小圆轨迹曲线（80mm.过最宽点10mm；90mm.过最宽点20mm；70mm.纵向体层域深度线至最宽点距离；100mm.双侧体层域最宽距离）

二、纵向体层域的验证试验

曲面体层纵向体层域轨迹已经描记，在轨迹描记线上围成椭圆金属网格，对三台不同型号的机器进行扫描记录影像试验，见影像照射野高度上（垂直体层域）分别为120mm、135mm、110mm，横向（垂直体层域）分别为240mm、255mm、230mm三台大小画面不等的机器，描记曲线显示椭圆运动轨迹的后部开口略有变窄处终止，后部轨迹左右两线呈开口状，左右两侧线相距最宽处为100mm。在这个周长约为240mm、高120mm的椭圆形范围内，是纵向体层域轨迹图像信息采集区，在这个采集区内，使用2mm格状钢丝网，按照椭圆形抛物线围成后部开口半个椭圆筒状模型，放置在描记曲线上（图11-3A）。

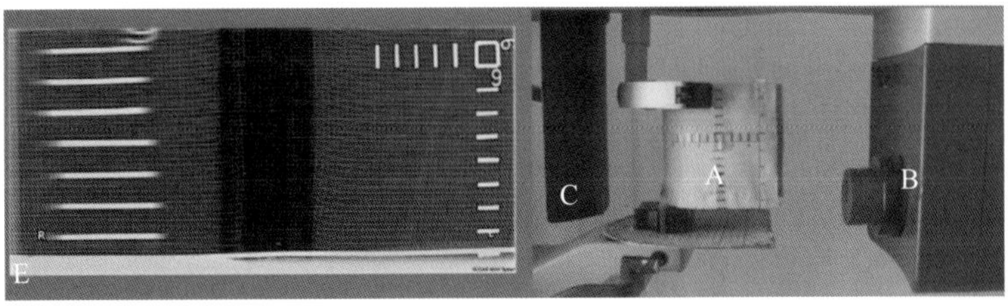

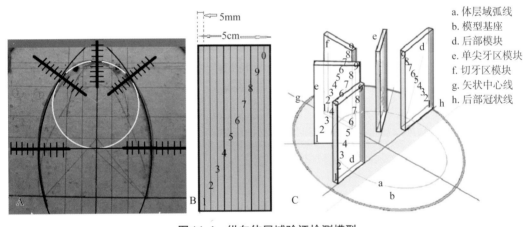

图11-3 模拟体层域钢网模型及体层域影像验证图

注：A.2mm 钢网模型；B.焦点；C.探测器（片盒）；E.扫描获得 2mm 方格钢丝网曲面体层影像

三、模拟曲面体层影像纵向体层域试验

在体层域轨迹模型底板（图11-4A），分别于后部最宽处（图11-4c、d）、尖牙区（图11-4c、e）、切牙区（图11-4c、f），放置蜡板制成纵向体层域立体测试板（图11-4C），见图11-4B纵向体层域宽度测试板50mm。50mm纵向体层域测试板上每隔5mm埋有铅字标志，分别对应放置于轨迹模型的切牙区、尖牙区、磨牙区（图11-4a），置于蜡板立体模型上（图11-4c）。做曲面体层扫描测试。

a. 体层域弧线
b. 模型基座
d. 后部模块
e. 单尖牙区模块
f. 切牙区模块
g. 矢状中心线
h. 后部冠状线

图11-4 纵向体层域验证检测模型

注：A.轨迹模型板；B.铅字标记蜡板；C.完成的蜡板立体模型

结果发现，曲面体层的纵向体层域与平面体层纵向体层域有着共同的影像特性，都是有清晰层、模糊层、可见层组成。不同的是曲面体层的速度远远较平面体层最低速度还要慢，所以清晰层的厚度就明显较平面体层清晰层厚，而且在磨牙区、尖牙区、切牙区，因做体层扫描运动的角速度变化和区域位置的不断变换，导致几个区域体层域清晰层、模糊层、可见层厚度均有不同。

平面体层体层域的厚薄，是体层机荡角大小所决定，荡角的大小决定速度的快慢，荡角大、速度快，速度快清晰层就薄，相反荡角小则反之。

经对临床使用的KD、XND、PLMC三台不同厂家品牌曲面体层机，进行模拟试验检测，并对其试验检测全部数据进行分析，发现曲面体层与平面体层，整个体层完成过程中，虽然有其共性，但是在其本质上有着极大的区别。平面体层体层域的厚薄，是有其体层过程中运动的（速度/角）所决定，而速度是有荡角大小所决定，荡角一般是40°～60°，不管是40°还是60°均在1s之内、瞬间完成（个/次）影像的体层成像。而曲面体层机，完成一个（次/人）体层过程是约在17mm/s时速、连续不停的体层扫描运动，体层域清晰层的厚度，三台机器各不相同。而且一个曲面体层影像、从左侧旋转扫描至右侧，也有从右侧旋转向左侧，切牙、尖牙、磨牙分3个区域，每个区域的体层域清晰层各不相同。

通过对三台不同机型的曲面体层机分别做的检测，并将三台曲面体层机的三组数据，做了综合分析，三台机器三个数据可以基本概括在切牙区15mm、尖牙区平均30mm、磨牙区约75mm（图11-5）。

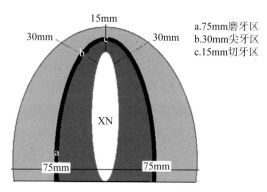

图11-5　三台曲面体层机各个区位的体层域清晰层概括数据

注：a.75mm 磨牙区＝影像清晰层厚度；b.30mm 尖牙区＝影像清晰层厚度；c.15mm 切牙区＝影像清晰层厚度

四、纵向体层域影像清晰度的分层解析

纵向体层域：是指获取的体层影像，在与X线中心线平行方向上，体层区域厚度构成的二维影像。在平面体层影像上，纵向体层域厚度，一般是受体层机荡角大小决定，因为荡角大速度快纵向体层域就薄，反之荡角小速度慢纵向体层域就厚。曲面体层影像的成像过程复杂，在一次的影像检查过程中两侧是大圆周运动，在两侧尖牙之间做小圆周运动，所以纵向体层域也随之改变其组织结构厚度组成影像。

曲面体层影像体层域是建立在平面体层影像基础上，但也有曲面体层体层域独有的特性。平面体层的时间速度是一定的，曲面体层完成一个体层过程的各阶段速度是变化的，这就给曲面体层影像体层域厚度、造成在不同的体位有厚度不同的体层域影像。关于各个区域曲面体层域影像厚度，将在体层域分析段落做出详尽的讨论。

关于曲面体层影像纵向体层域的分层阅读特点的认识，在此做比较详细的表述。

大家已知平面体层影像阅读大体分为三层（目前可能也有不少低年资医师，对平面体层影像也了解的不多），既清晰层、模糊层、可见层（图11-6）。清晰层厚度是有体层机荡角大小所决定，模糊层分别位于焦点支点距、和支点胶片距离的清晰层两侧。且两侧从清晰层到模糊层、可见层是呈两相渐变至消失（图11-6a、b）。

根据色阶示意图，可以看到所表达的，清晰、模糊、可见三层的区分，实际上每层的界线并不清楚，它是一个渐变过程，是人为对其体层影像加以描述、以便于沟通时同

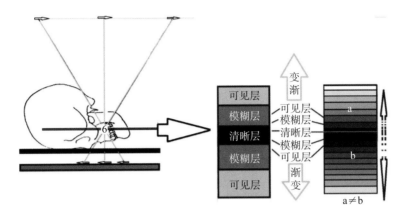

图11-6　平面体层体层域渐变分层

注：a.近焦点侧影像渐变分层；b.近片盒（探测器）侧影像渐变分层；a≠b.近探测器端影像清晰层较近焦点侧影像清晰层厚

行达成的语言共识。在纵向体层域上因为清晰层与胶片之距离，和与焦点之距离，两者之间的放大率是不同的。实际清晰层中心至胶片侧的模糊层至可见层的厚度，在纵向体层域上宽于清晰层中心至焦点侧的影像模糊层至可见层的宽度，见（图11-6 a≠b）这个清晰层两端的渐变过程差别很小，基本可以忽略不计。但经试验分析曲面体层的体层域清晰层两端a≠b的渐变差是极大的，将在下一段有关曲面断层体层域章节，为大家做详尽的分析叙述。

　　曲面体层影像清晰层、模糊层可见层的渐变过程，如（图11-6a≠b）同理，因其曲面体层的特殊性，不断改变的运动轨迹及速度所致，从清晰层到模糊层至可见层，a、b两相间的模糊层厚不相同的是，纵向体层域层厚更宽。从清晰层至探测器之间所有物像都是可见的，其模糊的形式基本不是XY二维成比例的。这是因为运行速度太慢所致，在横向上、也可以说是X轴上，也就是垂直体层域的宽度上（画面自左至右宽度），因为是椭圆角速度的改变，近探测器端是（圆周外径）大周径（图11-6b），却是角速度小。而近焦点侧却是椭圆轴（内径）小周径变化（图11-6a），却是角速度快，周径的变化使得物像变形而失真模糊，但位于清晰层两侧的影像模糊度却是不同的（图11-6 a≠b）。当然在垂直体层域上（影像画面高度上）或略有模糊而已，见图11-7使用乘坐高铁列车，时速在250km速度时，可见光摄影举例说明。

　　图11-7影像是在高速列车运行250km/h拍摄的。图11-7A可以看到近景，即上方的电线、下方的田间庄稼影像是虚化的。图11-7B是将中远影像局部取出放大，中景上方的电线实际也是近景，天空的影像无法观察，因为是空气影像，但是下方的村舍房屋建筑看起来有模糊的感觉。在远景（图11-7C）局部放大影像中，可以说是基本清楚的景观，您看那建筑树木历历在目，就是这基本清楚的远景里，又可以分出村落建筑较为清楚，更远处的大山似乎清楚，但是仔细想来，只是大山的轮廓影像，更细的树木村落就分不清楚。

　　这里还要加以解释，关于图11-7B中远影像局部取出放大部分，上方的电线实际是近景，这里看似矛盾，近景应该是模糊的，但是为何近景的电线又是清楚的呢。特别提出一个问题，想想因为近景的电线是横向物体，当运动方向与物体形态（在空中横向呈

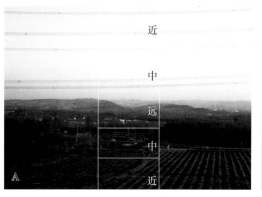
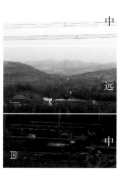
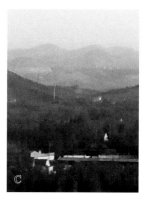

图11-7 高铁列车运行中的可见光拍摄影像

注：A.运行中拍摄影像包括近远中景观影像；B.A图中心清晰层影像放大局部景观；C.中心远景放大

现）相同时，物体影像呈横线状，即便是模糊也很难用肉眼辨别出来。这个现象在曲面体层扫描的临床检查时也是存在的。如曲面扫描全口牙影像是时，牙齿是纵向的可以观察到一颗颗有序排列，但是硬腭板是与X线中心线平行的，影像往往呈直线拉长的高阻射影像，呈现在上颌牙根端（图11-8）。全口牙曲面体层影像，上颌根端箭头指处见硬腭部呈高阻射线状平线。

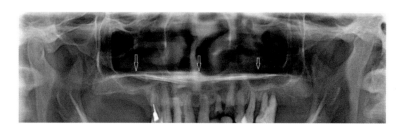

图11-8 全口牙曲面体层影像，箭头指处显示上颌根端硬腭部影像

图11-9A是时速250km运行过程中拍摄的可见光照片，其近景中树木全部虚化，远景中村落建筑作为清晰层影像，在其后方更远的景物里电塔及远山，虽然可以辨识出山与村落，但其微细结构却分不清楚。仔细观察（图11-9B）是照片远景中物像清晰部分，而在清晰qx的画面，清晰影像仅占画面中心一小部分，在（图11-9qx）仅局限于上下界线间（图11-9B远），容纳一部分房舍树木影像。在其上方的远山所占画面面积（图11-9B）的1/2，和其下方真正清晰的村落所占画面面积差不多，如（图11-9qx）基本相同的面积中却是容纳这一座大山，可以想象一座山和一个村落在画面里占同样大小的画面，所占的空间面积没有差别，那么很简单的一个道理就是，将诺大的一座山的体积压缩在容纳一个村落的画面空间里，当然大山只是个大形（轮廓），而村落却是个结构清晰的物像。这是光直线放射传播的一种自然现象。

远景中、山的模糊如同近景中的树木模糊有着截然的不同形式。近处的树木是虚化模糊，是形态失真模糊。而远处山、电塔直到视线尽头（天际线），物像的形态还是可以分辨的，只是细微结构的压缩模糊。这是（图11-6 a≠b）模糊层中同理的具体体现。

其中，近处的虚化模糊和远处的压挤模糊有着截然不同的性质。近景的模糊是因为

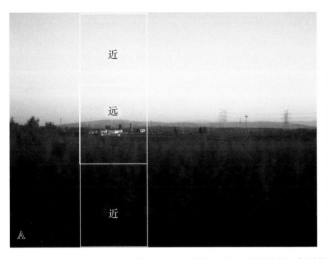
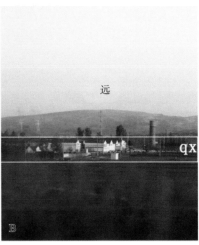

图 11-9　时速 250km 运行过程中拍摄的可见光照片

注：A. 时速 250km/h；B. 远景局部影像；qx. 影像清晰层

接近照相机（光源）、也就是相机的焦点，是放大虚化模糊。远景的山、电塔则是相当于接近于探测器或（胶片）侧的物像，是影像的压挤模糊，直至视线的尽头、物像形态却是能够分辨出来。

这种现象，我们用（图 11-10）线图加以说明。能读懂此图将是基本理解了曲面体层影像成像原理。

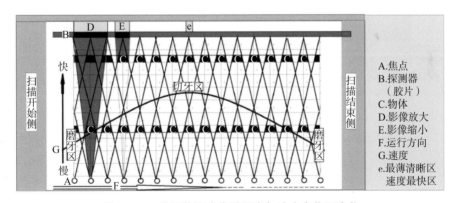

图 11-10　曲面体层成像随距离与速度变化而变化

图 11-10 物像在曲面体层运动成像中，受限与焦点距离和胶片距离远近，决定放大与缩小比率，又随速度快慢而改变清晰层的厚薄。以颈椎为中心，两侧的茎突、颞下颌关节、耳郭等软组织越来越是接近于探测器，所以近探测器的物体虽成像时，向上变小，但影像始终会显示成像。过中线后一切体位越是接近焦点影像越是模糊，直至消失。

这也正是曲面体层影像以颈椎为中心，两侧的茎突、颞下颌关节、耳郭组织影像，都能够显示在曲面体层影像上的原因。见图 11-11 曲面体层像，是一张全景曲面体层影像，其中包容的物像全而多。上方起自眉弓线、下至下颌颏部底缘下方。两侧画面边缘包括了一小部分寰枢关节前部影像。与寰枢关节影像重叠的是来自后上、向前下走行的茎突影像。见图11-11白线是耳郭影像，其内a是茎突与寰枢关节前部影像，画出白线包围，右侧的茎突（a）和将耳郭画成的白线标志，是为读者做出的明确点线，方便对比右侧观察左侧小而细的箭头围绕的⇧箭头标向区域，很难观察到的清晰的寰枢关节前部（图11-11b）与茎突呈十字样交叉，而周围（图11-11箭头⇧）围成椭圆形软组织的耳垂影像包括其间影像。这耳垂影像的出现，有利于理解在曲面体层影像中，这个部位纵向体层域厚度。我们可以想想，从耳郭外缘，到体表足有20mm，从体表至髁突颈部也足有20mm，髁颈宽度10mm，从髁颈内侧至先前下倾斜的茎突末端也约有20mm。从茎突末端至寰枢关节前部有足有20mm。这样算来此处的纵向体层域厚度是90mm。当然这是看到的人体物像，在我们的纵向体层域试验坐标影像上，可以看到直达探测器的标志自内至外，纵向体层域清晰层之后，坐标影像在横向（时相）上变小、失去原有的宽度形态。这与可见光摄影的大山景物被压挤是同一现象。

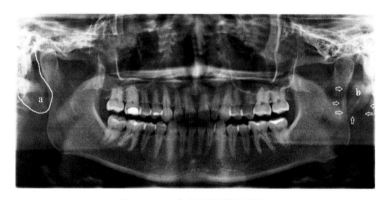

图11-11　全景曲面体层影像

注：a. 白线围成右侧耳郭影像；⇧. 围成周边光滑耳郭，其中有b以示光滑较粗高密度线性影像是茎突；b. 茎突影像起自耳郭根部向前下倾斜

图11-6色阶图示，平面体层影像的体层域清晰层、模糊层、可见三层，向近光源侧和探测器侧渐变消失是不一致的，证实了这一实验结果。

如（图11-13）色阶图示，曲面体层影像的清晰层、模糊层、可见层三个层面是相同的，只是向近光源侧从清晰层中心起直至探测器之间影像都是模糊层，且只有略模糊而已，b的宽度远远大于a，见（图11-6a≠b）。也就是说，在曲面体层运动成像中，近光源侧在很短的距离影像就模糊消失，而近探测器侧，起自清晰层至探测器止，影像只是越接近探测器物像在时相上越拥挤，如图11-12B。

为什么曲面断层影像从清晰层、模糊层到可见分层a≠b？这是因为曲面体层：第一，不像是平面体层的一次匀快速运动完成；第二，是长时间慢速过程中完成；第三，是曲面体层的焦点与胶片分别与体层域的距离相差很大，特别是胶片至焦点距离很近；所以曲面体层体层域影像很厚、较平面体层的体层域影像厚得多，远远厚过平面体层纵向体层域。在口腔颌面后部，也就是下颌升支后缘，颞下颌关节区，左右两侧的断层域厚度，个别机器已经过了中线，也就是说看到的颞下颌关节后部，咽后壁及颈椎的曲面体层影像，几乎是左右两侧投照的两个平片影像，见图11-11①围成的区域影像，可以包括关节、茎突、耳郭甚至有颈椎影像出现。

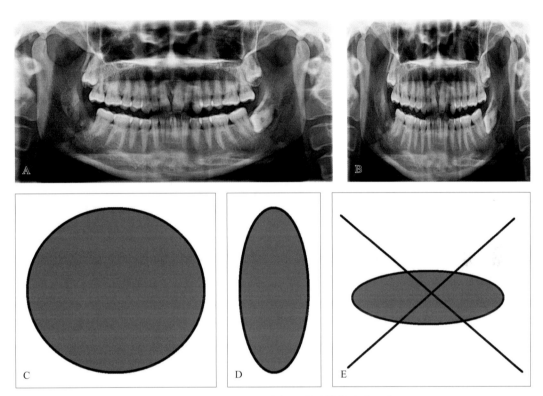

图11-12　曲面体层影像探测器端模糊变化图像

注：A.正常全景曲面体层影像；B.延缓时间轴运动影像；C.一个圆形物体在曲面体层影像；D.时间轴延缓致影像左右拥挤模糊示意图；E.绝不会出现的上下压缩模糊现象

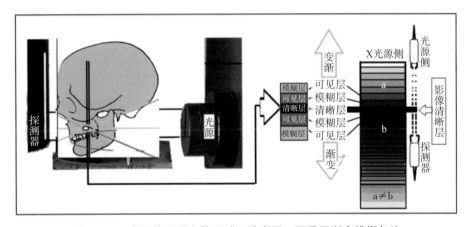

图11-13　曲面体层纵向体层域，清晰层、可见层渐变模糊灰阶

第三节　纵向体层域试验与解析

一、曲面体层影像纵向体层域检测

在体层域轨迹模型底板（图11-14A），分别于后部最宽处（图11-14Cd）、尖牙区（图11-14Ce）、切牙区（图11-14Cf），放置蜡板制成纵向体层域立体测试板（图11-14C），见图11-14B纵向体层域宽度测试板50mm。50mm纵向体层域测试板上每隔5mm埋有铅字标志，分别对称放置于轨迹模型的切牙区、尖牙区、磨牙区（图11-14A），置于蜡板立体模型上（图11-14C），做曲面体层扫描测试。

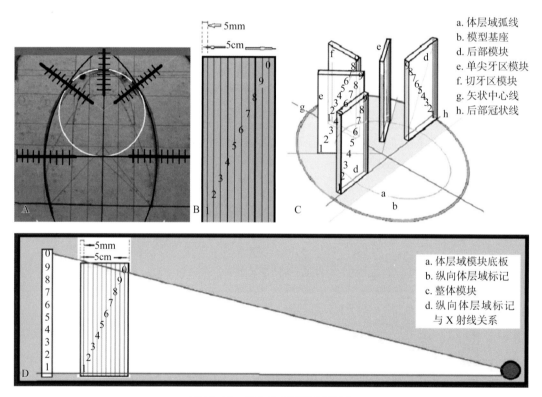

图11-14　纵向体层域检测模型

注：A.模型底板及纵向体层域曲线和体层域宽度标记板位置图；B.体层域宽度测试板；C.搭建完成的立体模型线示图；D.X线与探测器间体层域厚度标记板位置及成像细解示意图（即图C与x关系图）

结果发现，曲面体层的纵向体层域与平面体层纵向体层域有着共同的影像特性，都由清晰层、模糊层、可见层组成。不同的是曲面体层的速度远远较平面体层最低速度慢，所以清晰层的厚度就明显较平面体层清晰层厚，而且在磨牙区、尖牙区、切牙区，因做体层扫描运动时速的变化和区域位置的不同变换，导致几个区域体层域的纵向体层域的清晰层、模糊层、可见层厚度均有不同。

平面体层体层域的厚薄，是体层机荡角大小所决定，荡角的大小决定速度的快慢，荡角大速度快，速度快清晰层就薄，相反荡角小则反之。

平面体层荡角一般是40° ～ 60°，不管是40°还是60°均在1s之内瞬间完成个/次影像的体层成像。而曲面体层机则是在17mm/s时速做着连续不停的体层扫描运动，因此曲面体层体层域清晰层的厚度，三台机器的清晰层，三个数据可以基本概括在切牙区15mm、尖牙区平均30mm、磨牙区约75mm（图11-15）。

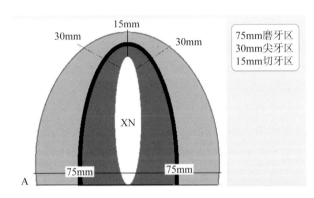

图11-15　三台曲面体层机各个区位的体层域清晰层概括数据

二、三种机型曲面体层切牙、尖牙区纵向体层域测试结果解读

1.图11-16采用纵向体层域检测模型，对三台不同型号的曲面体层机分别进行纵向体层域检测，获取图像，对其切牙区、尖牙区和磨牙区纵向体层域坐标进行比对观察。

2.图11-16A、B、C分别是三台不同型号的曲面体层机检测影像结果，三台机器清晰层大体都位于4、5、6三个数字之内，每个数字间隔5mm，4、5、6三位数字在纵向体层域厚度是15mm。这只是个大概的观察分层而已，其实纵向体层域的宽度在曲面体层影像上，从清晰层到模糊层，再从模糊层到可见层的分界不是很清楚。这是因为曲面

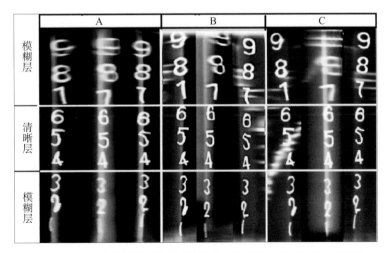

图11-16　三种曲面体层机体层域显示 清晰层、模糊层标记影像

注：A.KD 机显示标记影像；B.XND 机显示标记影像；C.PLMC 机显示标记影像

体层机器的运行速度慢，它的模糊层影像区域显得极厚，按照纵向体层域厚度的排序，可见层影像不能够进入体层摄影画面中。只有图11-16A机器获取的清晰层较薄，在垂直体层域的上下体位两端模糊层影像能够显示在画面上。三台曲面体层机清晰层最薄位置都在切牙区，见图11-16B、C两台机器切牙区清晰层上下两端，厚度不同地显示模糊层影像。

3.A、B、C三台机器的切牙区的4、5、6标记了清晰层，综合观察A图清晰层上方既垂直体层域的7、8、9标记影像是以放大模糊的表现形式，而清晰层下方3、2、1标记不但没有放大、反而以3→2→1倒序、越远离清晰层，呈变小压挤而模糊的表现形式。这是因为变小侧的标志物是近探测器端，接近探测器，受物体近焦点影像放大、近胶片放大率小的规律影响。在这里特别提醒、叫作近胶片放大率小的规律所以3、2、1标记、虽然位于清晰层之外，但因近胶片侧，也就是近探测器侧的影像非但没有变大、反而在时相上变小而呈（压挤）状物像。这较近焦点侧7、8、9标志物像以物像放大模糊、呈现的渐变模糊表现形式绝然不同。

4.在临床上这种影像表现形式经常遇到，见图11-17全口牙曲面体层像，图11-17A是正确的全口牙曲面体层摆位获取影像。见全口牙齿从牙冠牙根及牙周影像基本清晰（图11-17Ac）。B是错误的全口牙投照摆位影像，纵向体层域深度线选在了上下颌骨的层面，显示整个颌骨外形Bb较Aa影像占画面面积变小。而A、B两图的c、d白线框内全口牙所占据的面积，Ac中全口牙影像区域、较Bd中全口牙影像区域面积大、且颗颗牙齿有完整的根冠及牙周结构清楚影像。Bb影像中整个颌骨所占影像区域面积就小得多。Bb完整的颌骨影像区域变小的原因，颗颗牙齿的根冠及牙周影像结构消失，但颗颗牙齿之间牙槽骨及间隔似乎能够分辨。此模糊影像是在摆位时，断层域深度选层，清

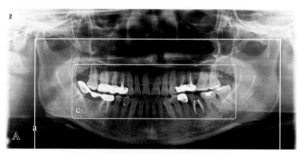

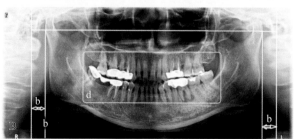

图11-17　正确A与错误B 2张全口牙曲面体层影像

注：A.摆位正确的全口牙曲面体层影像；B.摆位错误的全口牙曲面体层影像；c.牙齿影像清晰；d.牙齿影像模糊。Aa.正确的全口牙体位颌骨占画面面积；Bb.摆位错误的全口牙体位颌骨占画面面积；b.正确与错误摆位全口牙曲面体层影像两颌骨占画面面积差

晰层、也就是目标层（牙齿层）过于接近探测器，远离了纵向体层域的清晰层位置，导致颌骨整体影像变小，牙齿变小的原因是图像拥挤。像这样的典型病例影像，临床上经常遇到，因为没有对曲面体层影像纵向体层域的高度理解，当面对一张根本就是因为错误摆位投照，导致的不合格全口牙曲面体层像，诊断医师还是凑合阅读诊断使用，而且好像完全没有意识到影像不合格的所在，图11-17A、B是典型的一例。

三、目标清晰层结构成像的位置与扫描时间关系

要完成一张有目标检查合格的曲面体层影像，位置与扫描时间的契合，是获取曲面体层纵向体层域清晰层内组织结构实际形态成像的关键。

图11-18A除去左侧升支略有放大之美中不足外，是一张较好的全口牙曲面体层照片。而图11-18B却是一张全口牙曲面体层检查失败的影像。

在前一段落中已经做过有关此影像失败的原因表现分析，在此不再重复。在这里着重分析的是，全口牙清晰层接近探测器影像变小问题。从图11-18A全口牙清楚的曲面体层影像看，照片的左侧边至右侧边总长度240mm（垂直体层域宽度）；而此机器总曝光时间15s；240/15＝16mm/s。在完成整张曲面体层影像时所需要的时间是16mm/s。在有明确目标检查清晰层显示的下颌骨影像上，图11-18A中自左至右侧髁突后缘标志线间测得距离长度200mm，也就是说200mm的颌骨，是在16mm/s速度的时间内完成，计算清晰层200/16≈12.5s完成。图11-18B是一张牙齿拥挤影像，自右至左侧髁突后缘标志线测得距离长度175mm，按照16mm/s的速度计算，175/16≈11.0s完成。算来（图11-18B）内颌骨影像较（图11-18A）颌骨影像在同样大小的一张片子上，所占得影像横向长度短了25mm、少用了1.5s时间。

依据上述推理，可以看出在曲面体层成像过程中，纵向体层域清晰层位置是固定

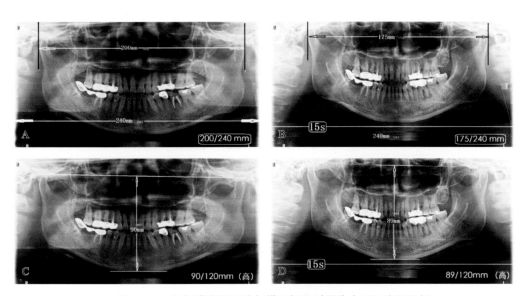

图11-18　目标清晰层正确与错误摆位对影像占画面空间比例

注：A.下颌骨／画面比值＝200/240（mm）；B.下颌骨／画面比值＝175/240（mm）；C.下颌骨高度／画面高度比值＝90/120（mm）；D.下颌骨高度／画面高度比值＝89/120（mm）

的，如果目标结构接近探测器、影像则在时相上变小，反之影像则变大。要取得保持目标结构形态大小的本来面目，必须摆位时让其目标结构层，与纵向体层域清晰层相契合，方能获取目标层清楚的影像。

这样又为我们提出了新的问题，为何目标层近探测器结构影像就变小，我们将在下文中加以分析。

四、曲面体层反向转换运动成像

所谓反向转换成像，从有关平面体层原理（图11-6→），可以看出体层机光源与探测器反方向运动。

在前面关于曲面体层运动轨迹阶段，图10-8三代曲面体层轨迹示意图中，已经讲述了曲面体层发展过程中，曾经过变轨法、模型法和现在的函数运动法3个过程。这只是简单讲述了曲面体层机X线管及探测器围绕人体旋转过程。殊不知除焦点与探测器在成像过程中，两者围绕人体旋转之外，另有胶片盒或探测器同时做着与前者相反方向旋转运动。

见图11-19XY曲面体层反向运动成像示意图。Z体层域：大圆X代表焦点逆时针方向旋转；小圆Y（探测器）处在焦点大圆沿着体层域外围行走，向相同方向运动。a～g片盒（探测器）接受的信息记录是与运动方向相反的；W探测器小圆与焦点大圆同向运动轨迹；箭头代表在探测器上记录下运动中获取体层域信息方向；a～g信息记录位点示意符号（在体层域上字标）；大圆距纵向体层域清晰层中心点远，小圆距离纵向体层域清晰层中心点距离近，是曲面体层纵向体层域较厚的主要原因。

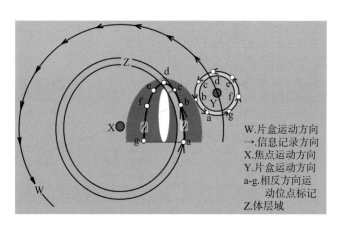

图11-19　曲面体层成像反向运动

图11-20中用CBCT扫描获得颞下颌关节局部影像，放在做出的体层域曲线里，就更容易理解，髁突轴平面影像与纵向体层域示意图叠加起来做一说明。图11-20A将获取CBCT关节轴平面影像置于曲面体层纵向体层域示意图后部，两者叠加在一起，显示轴位的髁突小头图11-20Ac基本位于纵向体层域清晰层上。图11-20B单以左侧横线标出的纵向体层域为例，看纵向体层域内侧边，起自切牙区向后内走行，经枕髁中心处左右两侧纵向体层域内侧边相切，越过中线向后，双侧内边各自斜向对侧方向。这表明位于曲面体层影像上，寰枢关节后的结构都基本囊括在曲面体层影像上。同时也说明曲面体

层后部影像的体层域厚度，包括寰枢关节对侧部分结构、直至被检侧体表所有解剖结构的综合影像。

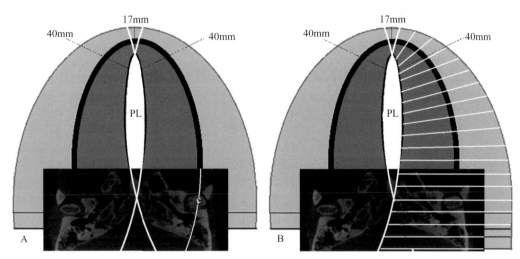

图11-20　颅底颞下颌关节区结构与体层域关系

注：A.双侧颞下颌关节区解剖结构与曲面体层域；B.左侧曲面体层域自切牙区至颞下颌关节区体层域宽度囊括内容界线

简言之，曲面体层影像在垂直体层域宽度相，影像自咽后壁向后部直至影像边缘止，是用曲面成像方式，实际就等于从完整的枕骨髁及颅大孔中分，将近焦点侧组织取去，将保留部分拍摄成平片影像，其中显示组织结构的厚度、有的机器影像还是能够过中线的。

第四节　曲面体层影像纵向体层域综合分析

一、切牙、尖牙、磨牙三区纵向体层域综合分析

成年人体颅底硬组织额断面，左右径约为150mm范围，1985年有学者对成年人颞下颌关节髁突两侧外极距离做过统计学的调查，报导两髁突外极距离正常值为125mm。髁突外极外侧、既是头颅左右横经最宽处，除去骨组织外、每一侧软组织厚度约为10mm，两侧是20mm。20mm加125mm、即为145mm。145mm的1/2基本等于75mm，正是磨牙区后部一侧体层域的厚度见（图11-15、75mm）。

在切牙、尖牙、磨牙三个区位点，清晰层体层域外，三个不同机型影像的清晰层之外，还有模糊层与模糊层内外之曲别，见图11-21。

1.切牙区纵向体层域清晰层　KD 10mm，XND 20mm，PLMC 17mm，三个数据各不相同，将其约平均为15mm。

2.切牙区纵向体层域模糊层　KD内外侧计20mm，XND内外侧计20mm，PLMC内外侧计17mm。

测试位置	切牙区 （mm）			尖牙区 （mm）			磨牙区 （mm）			影像面积 （mm）	曝光时间 （s）	时速 （mm/s）
层厚 （mm）　　体层域 各部位 分析 机型	模 糊 层 内	清 晰 层	模 糊 层 外	模 糊 层 内	清 晰 层	模 糊 层 外	模 糊 层 内	清 晰 层	模 糊 层 外			
KD	10	10	10	15	20	10	×	50	×	240×120	15.0	16.0
XND	10	20	10	×	40	×	×	80	×	280×130	14.0	20.0
PLMC	7	17	10	×	40	×	×	90	×	255×133	14.0	18.2

图 11-21　三种机器各位点清晰层、模糊层影像显示层厚图

注：X = 近焦点侧纵向体层域组织因放大影像溢出垂直体层域高度上限

三台机器的切牙区纵向清晰层平均约15mm，与模糊层相加约34mm。

3.尖牙区纵体层域清晰层　KD 20mm，XND 40mm、PLMC 40mm。将其约平均为33mm。

4.尖牙区纵体层域模糊层　KD模糊层内外两侧25mm，XND、PLMC在50mm标志内显示极少，可以忽略不计。

三台机器的尖牙区清晰层平均约33.3mm，与模糊层相加约41mm。

5.磨牙区纵向体层域清晰层　磨牙区纵向体层域清晰层极厚，从三台机器影像观察，从探测器端起影像基本都是清晰层，与模糊层影像分界线很难界定。因为扫描过程中的旋转速度太慢，可以清楚划定的模糊层应该就是后部对侧结构，又因上部斜射角的关系影像画面内不能够显示，这也是临床所需要的清晰层影像部分。只是放置的50mm层厚立体模型坐标的高度已经达到了影像画面之外。这对临床检查摆位并不重要，因为一旦选定切牙区的纵向体层域深度位点，两侧的纵向体层域线随之移动，不会影响获取影像诊断效果。关于磨牙区后部模糊层与可见层分析将在后面节段试验中加以详解。

二、磨牙区及后部纵向体层域分析

1.曲面体层磨牙区后部纵向体层域测试模型的制作　在图11-22左侧使用180mm宽的纵向体层域坐标模具平面示意图，置于磨牙区后部的体层域延长线上，对KD、

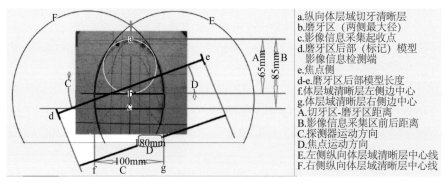

图 11-22　曲面体层磨牙区后部纵向体层域测试模型制作

PLMC、XND三台机器进行扫描试验。

图11-23a是在与切牙区、尖牙区的实验模型上，位于磨牙区后部重新建立一个模块标记（图11-23C）。模块右侧（图11-23aD）是上述实验的磨牙区标记，在其左侧将与右侧相同的磨牙区模块去掉，并在左侧的磨牙区模块向后移7mm处，加一个起自探测器向焦点侧方向过中线的带有相隔0.5mm间距的标记130mm模型（图11-23a C）。模块上分有探测器端标记（图11-23 a 日）和近焦点侧标记（图11-23 a4），图11-23a X是纵向体层域模块中心、位于纵向体层域清晰层中心线、与纵向体层域中心线（图11-23 a A）以虚线相垂直连接的模块中心。

图11-23b是带有以X为中心、探测器端是日、过中线后焦点侧4为标记，起自探测器至焦点侧模块示意图，长度130mm模块标记的平面图。平面图显示130mm模块并非是与磨牙区模块一样的位置，而是探测器端在后、焦点侧在前的左后右前斜跨与体层域中心线A、H。这时作者在实验中发现，过磨牙区后焦点位于椭圆形冠状线前的对侧，而探测器则位于冠状线后。

这一现象为临床检查摆位以及影像阅读诊断起到提示及提醒作用，就是说曲面体层磨牙区后部位于体位中心区的解剖结构，所产生的影像并非是与对应的体表位置一致。比如与颞下颌关节在一条冠状线上的颈椎寰枢关节，此时的影像被移位至髁突后的位置，也就是垂直体层域横向两侧的画面边缘。

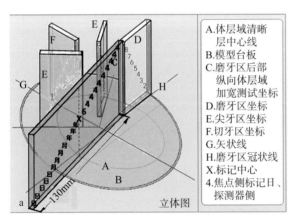
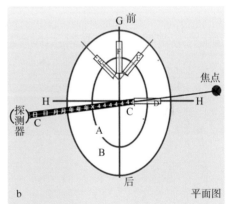

图11-23 磨牙区后部纵向体层域试验模型

2.实验获取KD磨牙区后部纵向体层域模型影像 将（图11-24）有130mm标记的模块，置于KD曲面体层机扫描获取标记影像。见图11-24模块的曲面体层影像，画面右侧边内130mm标记，坐标探测器端（图11-24 日）从纵向体层域清晰层中心线至探测器标记影像均能够识别。过纵向体层域清晰层中心线，向焦点侧25mm逐渐模糊。

距中线20mm处影像虚化消失。但坐标标志呈虚化后的影像，逐步形成可见层、后又逐渐转变为模糊层出现在影像的对侧（图11-24C）影像左侧磨牙区后部影像。这个影像的出现，证明后部纵向体层域的可见层影像，来自于颅底咽腔后部颈椎结构位置。

3.KD磨牙区后部纵向体层域影像数据阅读分析 将两侧切牙区、尖牙区、磨牙区以及后部实验数据汇总（图11-25B），将其绘制纵向体层域图形（图11-25A）。可见切

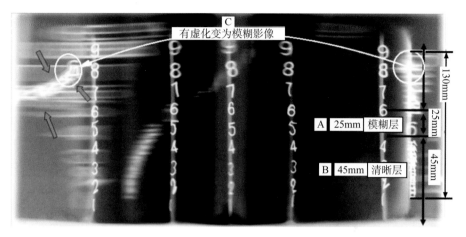

图11-24　KD曲面体层磨牙区后部纵向体层域130mm模块标记影像

注：A.模糊层宽度；B.清晰层宽度；C.坐标标记跨越中线进入对侧纵向体层域呈可见层；当扫描进入对侧时可见层变成模糊层影像

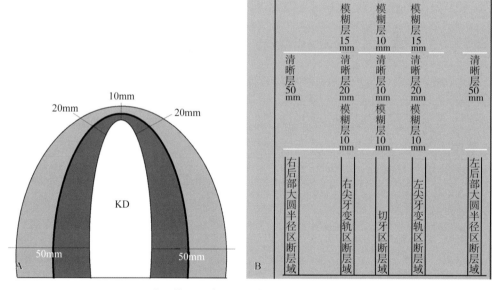

图11-25　KD曲面体层机磨牙区后部纵向体层域测试结果示意图表

注：A.KD纵向体层域清晰层阅读分析；B.KD纵向体层域测试清晰层、模糊层分析图表

牙、尖牙、磨牙区纵向体层域宽度数据显示于图上。但图11-27标记显示，自纵向体层域清晰层中心线，至探测器所有标记影像都能够辨识，为何又将汇总示意图磨牙区纵向体层域标记为50mm，这是因为磨牙区纵向体层域清晰层中心线内侧仅25mm，而后影像逐渐虚化消失。在其他的相反方向是探测器端，自纵向体层域清晰层中心线向探测器端25mm，经计算正是到达体表的影像宽度，所以虽然至探测器物像均能够辨识，但是因为至体表后再没有其他解剖结构，所以将此纵向体层域宽度统计为50mm。

　　关于130mm模块标记影像的读数不做统计，只是对磨牙区后部解剖结构在曲面体层成像的原理及现象的观察分析，起到一个佐证而已。

4.PLMC磨牙区后部纵向体层域模型影像阅读分析 将（图11-26）带有130mm标记的模块，置于PLMC曲面体层机扫描获取标记影像。见图11-26模块的曲面体层影像，画面右侧边内130mm标记，坐标探测器端（图11-26A 日）从纵向体层域清晰层中心线至近探测器仅10mm处标记、影像均能够识别。过纵向体层域清晰层中心线（图11-26C），向焦点侧所有标记只是在过中线（图11-26，4）逐渐模糊、见图11-26B 40mm。标记显示异常的过中线后（图11-26，6）20mm处、影像渐渐虚化，且逐渐溢出垂直体层域高度画面上缘。但坐标标记呈虚化后的影像，逐步形成可见层、出现在影像的对侧（图11-26 C），也就是到影像左侧磨牙区后部影像，长线箭头指处。这个影像的出现，证明后部纵向体层域的模糊层影像，来自于颅底咽后壁后颈椎结构位置（图11-26C,6）。

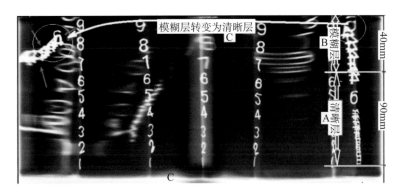

图11-26 PLMC曲面体层机，磨牙区后部纵向体层域130mm模块标记图像

注：A.清晰层90mm；B.模糊层40mm；C.由实验侧逐渐变为模糊6影像，冲出画面；进入对侧纵向断层域6变为清晰层

5.PLMC磨牙区后部纵向体层域影像数据阅读分析 将两侧切牙区、尖牙区、磨牙区及后部实验数据汇总（图11-27B），将其绘制纵向体层域图形（图11-27A）。可见切牙、尖牙、磨牙区及磨牙区纵向体层域宽度数据显示如图。但在图11-28标记显示，自纵向体层域清晰层中心线，至近探测器仅10mm处所有标记影像都能够辨识，为何又将汇总示意图磨牙区纵向体层域标记为90mm，这是PLMC曲面体层机的后部纵向体层域与其他两台的区别，因为磨牙区纵向体层域清晰层中心线内侧，越过中线后20mm影像虚化且溢出垂直体层域高度上方。在其他的相反方向是探测器端，自纵向体层域清晰层中心线向探测器端25mm，经计算正是到达体表的影像宽度，所以虽然至探测器物像均能够辨识，但是因为至体表后再没有其他解剖结构，所以将此纵向体层域宽度统计为90mm。

显示130mm坐标纵向体层域清晰层起自近探测器仅10mm处。焦点侧纵向体层域，过中线后20mm成为虚化影像，此虚化处正是人体咽后壁及寰枢椎位置。对称于模具中线两侧就是40mm空间，40mm也正是咽后壁及颈椎前颅大孔前下中线处枕骨髁的左右宽度，此处影像基本是平片影像，两侧扫描成像，在垂直体层域宽度上两端（画面左右两侧）边缘内侧，基本是以矢状面平分左或右半个头颅的平片成像，这么说可能有些匪夷所思，那半个头颅哪里去了，答案是曲面体层时对面的头颅半径已经进入可见层及消失层面。但是当坐标标记纵向体层域焦点侧过中线20mm后，标志物影像呈虚化，而后呈模糊影像出现在对侧（图11-26C箭头），离纵向体层域最远，距焦点最近的坐标过中线后形成模糊影像、逐渐形成对侧纵向体层域清晰层，这个影像的出现证明，此机型的后部纵向体层域的模糊层影像极厚，厚到大于整个头颅的半径值。早在1998年有学者统计学研究报道，成年人颞下颌关节两外极平均距离是125mm。经130mm模块坐标标记测量。发现PLMC曲面体层机在磨牙区后部的纵向体层域厚度为90mm。这就是在图11-27A中的后部体层域，两侧曲线在约磨牙区相互向对侧交叉，在后部呈燕尾样图形区域（图11-27A），既是过中线重叠成像区域（图11-27X）。形成后部影像没有清晰与模糊层的界限（图11-27）。

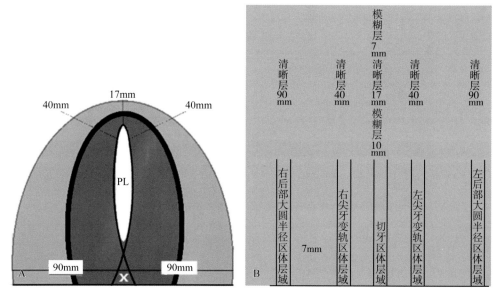

图11-27　PLMC前面体层机纵向体层域测试结果图表

注：A.PLMC纵向体层域清晰层阅读分析图，X、双侧体层域重叠区域位置；B.PLMC纵向体层域测试清晰层、模糊层分析图表

6.XND磨牙区后部纵向体层域测试结果　XND曲面体层机测验，采用双排交叉状纵向体层域宽度160mm标记，将其交叉点置于纵向体层域左侧磨牙区后部清晰层中心线（图11-28），实验方法步骤同前两项，获取影像。

7.XND磨牙区后部纵向体层域影像数据阅读分析（图11-29）　见160mm坐标成左右交叉形状、呈一条直线，置于后部纵向体层域，一端起自探测器，近焦点侧过中线，方向与中心线垂直。获取影像显示，上下份影像均距离探测器处仅5mm处，标记近焦点侧过中线标志、均等于80mm，后成为模糊影像、且逐渐向内侧虚化并拉宽拉偏影像远离被检侧画面后消失于同侧前磨牙区，又成像为近探测器端拥挤变小清晰影像出现在对侧的前磨牙影像区，随后进入160mm坐标标记交叉点。影像显示过中线处虽然是测试模的中心，但所成影像却为整幅体层影像画面的中心上侧，并非是画面的中心，这是因为在做左侧体层扫描时、X线源来自右侧、且上份是相对斜射线的成像，也就是X线来自对侧的偏下方，偏下方是指影像标记上半份影像，模具中线近光源造成的影像向上移位。模体后部纵向体层域过中线后，模糊影像逐步虚化后随转向、消失，且移位于试验影像画面的对侧前磨牙区显示。当然此影像来源于试验坐标、是过中线的，在临床检查中此处过中线后仍需一定距离到达对侧的下颌磨牙区，这个影像是不可能出现的（图11-28 G H）。

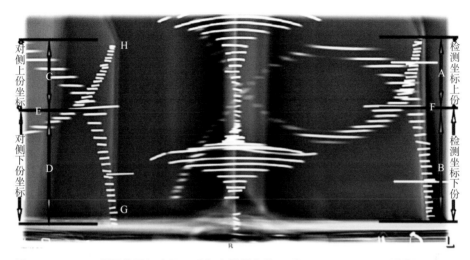

图11-28　XND前面体层机磨牙区后部直排纵向体层域160mm双列交叉模块标记影像

注：A. 颅中心近探测器端上半份坐标；B. 颅中线近探测器端下半份坐标影像；C. 对侧上半份坐标；D. 对侧下半份坐标影像；E. 双排坐标交叉点显示于对侧影像；F. 双排坐标交叉点显示近探测器端影像

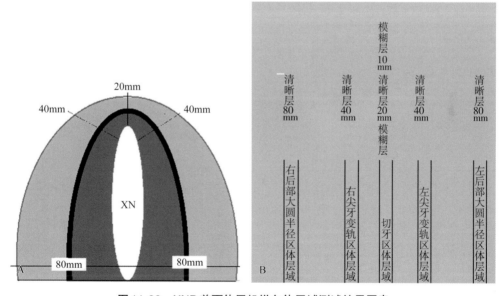

图11-29　XND前面体层机纵向体层域测试结果图表

注：A. 纵向体层域清晰层阅读分析；B. 纵向体层域测试清晰层、模糊层分析图

8.三种型号不同的曲面体层机不同区域纵向体层域数据综合分析　将三台不同品牌曲面体层机的切牙、尖牙、磨牙三个不同区域纵向体层域，影像清晰层区域数据做在示意图上作为对比（图11-30）。

对3种不同型号曲面体层机，分别进行了在切牙区、尖牙区、磨牙区纵向体层域检验测试，并分别以图示表达方式，对其进行对比分析。图11-31示切牙区纵向体层域清晰层最薄的是KD10mm，其次是PLMC 17mm，最厚是XND 20mm，三种机型切牙区清晰层平均约15.6mm。尖牙区KD 20mm，XND40mm，PLMC 40mm，三种机型尖牙区清晰层平均约33.3mm。磨牙区KD 50mm，XND 80mm，PLMC 90mm，三种机型清晰层平均约73.3mm。将曲面体层影像三个不同区域纵向体层域试验测试结果平均值，使用示意图表达见图11-32。

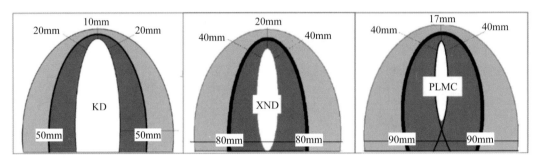

图11-30　KD、XND、PLMC三种曲面体层机切牙、尖牙、磨牙三区纵向体层域测试结果

清晰层厚 ＼ 纵向体层域　体层机种类	切牙区	尖牙区	磨牙区
KK	10mm	20mm	50mm
XN	20mm	40mm	80mm
PL	17mm	40mm	90mm
平均值	15.6mm	33.3mm	73.3mm

图11-31　三种机型纵向体层域均值

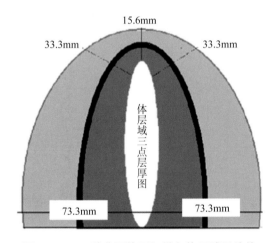

图11-32　三种曲面体层机纵向体层域平均值

第五节　切牙、尖牙、磨牙三区纵向体层域

从三区影像清晰层数据看，虽然机型不尽相同，但是测得切牙区清晰层数据均在10～20mm；尖牙区是20～40mm；磨牙区是50～90mm。为给予大家对目前临床上使用多样化的曲面体层机有一个基本的概念参考值，将三台机器各区测得数据做一个大致均衡读数，并且以图示便于记忆（图11-31），切牙区15mm；尖牙区34mm；磨牙区75mm。笔者认为这个大概值基本代表所有曲面体层机影像清晰层的层厚，这样的估计有些独断、似乎不怎么合理，可是从这几个区域数据值的分布宽度看，每个机型的层厚

差距很大，这是因为曲面体层机的设计制造与临床应用，本身并非对清晰层厚数据要求有多么的严格。因为临床患者的各个生理解剖结构也是有着极大的差距。

就切牙区数据15mm看，生理上的统计值上颌倾斜32.6°；下颌5.8°（图11-33）。尖牙区测得清晰层数据约34mm，生理倾斜角度上颌40°；下颌则仅2°左右。磨牙区测得清晰层数据约75mm，生理倾斜角没有一定的标准依据，单是磨牙角度需要下颌牙是−28°，上颌磨牙0°。但是此区域在临床上往往不只是看牙的需求，还要看下颌骨、上颌骨、部分上颌窦、颞下颌关节、茎突、下颌下腺、腮腺等，还有颧骨、颧弓等，满足这些不在一个层面的宽度差很大，所以说此区域的需求是宽度大，测得清晰层设计值也宽，这是很匹配的。

因为切牙与尖牙两个区域解剖结构简单，虽然在生理上倾斜，但测得两个区域清晰层的值一个是15mm，另一个是33.3mm，基本也能满足临床需要。

也正是各个区域临床需求宽度值范围宽，设计值也大，在临床上也能够满足其需求。这些个宽泛的数据，与生理上的误差，给临床获得影像阅读与诊断留下了较宽的变化范围。如全口牙曲面体层投照时，显得投照技术要求并不很重要，原因是牙齿的放大或是拥挤在略有异常时，临床医师经常很难提出什么异议，所以只能凑合诊断使用。作为临床检查操作者明知是对影像结果不是十分满意，经常是因为对其机器原理、各区纵向体层域值了解甚少，即便从意识上想纠正也似乎是束手无策。经常是有些遗憾也不能够确定是投照失败。当然有时出现因投照造成影像的不清晰，重照或是选择其他检查方式也并不是不常见的选择。

一、切牙区纵向体层域

通过以上试验数据看，切牙区影像纵向体层域清晰层15mm，基本能够满足门齿前后生理倾斜角的需要。笔者在关于上颌牙槽骨生理倾斜角的影像学统计中，发现切牙区牙冠切缘向唇侧、根尖向腭侧的角度是32°左右，见图11-33A。而下颌牙槽骨的切牙区门齿切缘向唇侧、根尖向舌侧的生理倾斜角的影像学统计仅5°左右，见图11-33B。

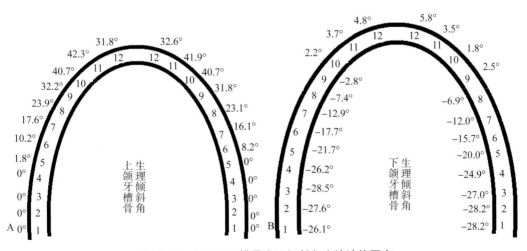

图11-33 上下颌牙槽骨生理倾斜角度统计值图表

上颌切牙长轴长度20mm，如果在牙槽骨倾斜角32°空间内，在纵向体层域15mm时，获取影像一定是清晰的，当然也有许多个别生理角度变异除外。除去清晰层外切牙区还有模糊层影像的弥补。使得影像略有模糊也能阅读诊断使用。

下颌切牙区生理倾斜角只有5.8°（图11-33B），三种机型纵向体层域清晰层15mm，不需要模糊层弥补，影像自然也会清楚。纵向体层域清晰层再加模糊层后，在摆位过深或过潜的情况下，也就是前后正负只要小于15mm范围，影像略有模糊，也能牵强使用，如果深浅范围更大，切牙区影像将影响诊断。

二、尖牙区纵向体层域

尖牙区纵向体层域清晰层（图11-31）34mm，清晰层唇侧或腭侧的模糊层还会有一定范围的扩大。因为切牙区纵向体层域深度标志线已经确定后，尖牙区纵向体层域因为是在一个从外侧向前内侧转向的位置，34mm的范围变化一般情况下，对影像清晰度变化不大。只是在切牙区纵向体层域定位较潜时（牙体向远中），尖牙区牙与牙之间影像会变得影像略疏一些，这样对尖牙和前磨牙之间距离的加大、影像会更好些。而当切牙区定位选层较深时（牙体向近中）接近探测器时，尖牙及前磨牙之间会出现拥挤。但影像的清晰程度却不明显，这是因为当切牙区选层深或潜时，处在自外向前内或外后移位变化位置较小，因为从前磨牙起至第三磨牙基本在一条直线上，尖牙因为接近直线的前端，即便是因为切牙区纵向体层域深度线选择误差，获得影像变化也并不是会很明显。这是在投照全口牙影像时，为什么常会发现前区影像拥挤或者是放大，而从尖牙向远中区的牙齿影像变化极少受到影响的根本原因。

三、磨牙区纵向体层域

磨牙区纵向体层域清晰层，所有的机器最清晰的层厚应是75mm见（图11-31）。影像显示是50mm、80mm、90mm三种机型的均值，因在磨牙区后部抛物线半径的机器运行时，旋转速度极慢，纵向体层域清晰层模糊层的分层界线无法界定。50mm、80mm、90mm厚度的计算值，只是按照人颅底部额断面、左右横径的中线一侧的径值估算出来，其实可能会更大些。

从后部的清晰层中心线算起，向内侧至中线只有50mm。从清晰层中心线算起，向外侧至探测器的距离是更大的距离，中线距离探测器表面有多远，其距离就多远。这在有多年使用曲面体层机临床经验者来说，可以发现，有的机器的片盒或是探测器在扫描旋转过程中，其表面与患者体表有保持一定的距离，但有的却是紧紧靠在患者颌面部体表及耳郭上，以致于经常有体态微胖些的患者总是显得颈部的高度不足，甚至影响机器的旋转而致扫描失败。我们知道物体离光源越近影像越清晰。从清晰层中心线算起距探测器越近则是离清晰层越远，按照纵向体层域清晰层中心算起越远影像则越是模糊，这是平面体层影像的规律，但曲面体层影像则不同，从清晰层中心至探测器这个距离的一切物体，虽然没有清晰层中心的影像清晰，但是、因旋转运动中XY轴同步运行，并非是平面体层过程中一个运动轴点，而是不停的移动不停的变换轴点，在连续的同步旋转运动中成像。

连续的曝光连续的移动位置，就会发生位置影像与时相影像上的变换，影像在时相上的变化使得清晰层与探测器之间的结构影像、在体位的水平轴上变窄或是变宽。换句话说就是牙体在近远中短轴上影像变小或变大（横轴上也就是垂直体层域横向、既是画面宽度上）。但是清晰与模糊的界线难以界定，影像水平轴变小是因为切牙区选层太深、变大是因为切牙区选层太浅所致。这种体层影像的表现形式是与平面体层影像的清晰层、模糊层、可见层的表现规律不能等同理解的。

　　曲面体层影像在因为切牙区选层导致影像在时相上的变化，导致切牙区明显有牙齿与牙齿的距离变小或是拥挤、放大，临床影像阅读极易识别出来，且不会因此导致误诊。在磨牙区因为切牙区选层导致的影像变小或变大就不会那么明显，因为不明显反而会出现影响诊断的问题，这一点更应该值得注意。

第六节　曲面体层影像的垂直体层域

一、什么叫垂直体层域

　　垂直体层域是指在两维体层影像上，除去与X线中心线成90°垂直点外，在胶片X、Y两个维度轴上各方向，共同组成一幅图像的组织结构区域。二维影像画面上，除去与中心线平行穿过的那个点之外，其他颌面部画面显示的任何位点，绝对意义上都不是垂直的，而是有许许多多绝对意义上不垂直的点组成的影像。是因与垂直面相接近所以作者统称它为垂直体层域。换言之，就是说这个影像画面的范围有多大，垂直体层域就有多大。这与纵向体层域的区别是影像组成的宽阔度，也是画面的高低宽窄，而纵向体层域却是显示这个影像结构的厚度（图11-34，图11-35）。

　　垂直体层域提出的目的，是对描述影像区域范围的大小，与描述影像清晰程度相区别。前者是画面范围大小及界线的总称，而后者则是在很多情况下所提到的纵向体层域厚度。

　　垂直体层域是与中心线垂直方向的体层域称其为垂直体层域（《中国医学影像学》2000.8.2p141）。在上一节中、对曲面体层纵向体层域做了论述，论述中对曲面体层影像

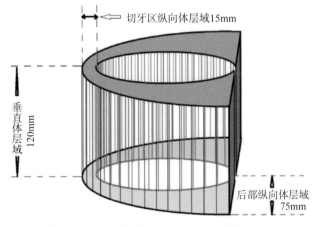

切牙区纵向体层域15mm

垂直体层域120mm

后部纵向体层域75mm

图11-34　曲面体层纵向体层域、垂直体层域

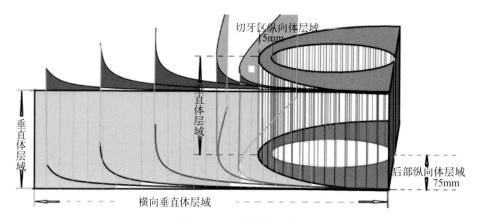

图11-35 垂直体层域

画面长约240mm、宽约120mm的照射野，从一侧旋转经过变轨到另一侧，以约16mm/s的速度组成画面。在成像过程中的每一帧影像都是与中心线平行穿过的信息，称其为纵向体层域。纵向体层域的成像是与中心线平行的X线阻射信息、在时相上连续不断的变化组成完整的曲面体层影像。X线中心线与探测器接触、只是一个点，这个点发自焦点、止于探测器间的直线称其为中心线，与中心线垂直的线叫垂直线，垂直线是来源于自中心线与射向探测器的那个圆点，从这个圆点起向任意方向发散而成的线，除去那个中心圆点外其他都是在相对而然的垂直线。换言之，垂直线也就是胶片盒面、或是在探测器接收侧的探测面积上的构成线。垂直线离开中心线源点，向组成画面的任意向，参与在时相上构成视野影像的区域，称为垂直体层域。说白了垂直体层域就是指画面长与宽组成的区域。

曲面体层垂直体层域是构成照射野影像画面、在长度、宽度两维区域的扩大的原因。多年来随着对曲面体层机器构造认识的不断加深，发现曲面体层机的X线束成像方式，不是线性、不是锥形容积束（图11-36A、B），它是采用近似半个扇面状X线束成像（图11-36C）。

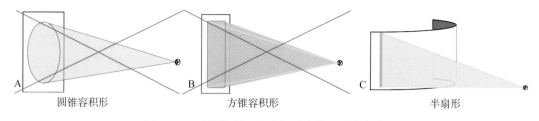

图11-36 曲面体层X线束与垂直体层域成像关系

注：A.圆锥容积形X线束；B.方锥容积形X线束；C.曲面体层采用的半扇形X线束

二、垂直体层域试验验证

使用西门子曲面体层机（ORTHOPANTOMOGRAPH），采用10mm厚的铅板，平置于纵向体层域深度线上，将照射野全部遮挡，铅板平面垂直于中心线，从照射野底边起向上每隔5mm钻一2mm直径的圆孔，此时做曝光投照试验，影像所见2mm圆孔自下而上逐渐消失。经测量发现，在照射野底部约占垂直体层域高度1/4区域保持了圆孔形态，以上区域圆孔形态逐渐变形消失在照射野的上1/5处（图11-37）。

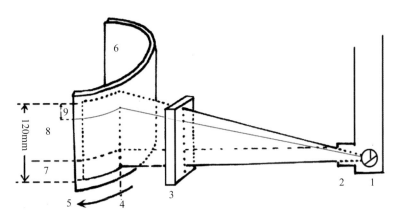

图11-37　曲面体层垂直体层域测试

注：1.球管；2.X线限束器；3.垂直体层域试验每隔5mm钻2mm圆孔；4.探测器上形成的垂直体层域高度；5.片盒移动方向；6.片盒；7.底部相对垂直部分影像；8.上部有斜角的垂直体层；9.上部1/5斜射区域；120mm、影像宽度（垂直断层域的画面高度）

三、垂直体层域解析

平片X线机的X线束成圆或方锥形（图11-36A、B），自投射窗起经一定距离至胶片，照射野中只有中心线与胶片（探测器）平面垂直，这个垂直部位的射线是直射线，见图11-37（4）也就是线束，图11-37显示成半个扇形的直角三角形的底边。除此之外其他部位都不再垂直，越向上远离中心斜角约大，这些射线的斜射角度是自下而上、也是有小至大渐变的，虽然在影像投照成像与诊断中没有什么明确的界限，但它却是投照技术的准绳，是操作者离开对（直射点）中心线的掌控，很难提高影像质量。如果没有这些向外围辐射的斜射线，在照射野上就只能是一个点。如果没有这一个点为中心向四周辐射，就不能在平面的片盒或探测器上组成有一定长乘宽的二维影像。在这个意义上我们将由以中心线角度为标准，其他方向放射组成画面的都是相对于垂直方向的，所以将其统称为垂直断层域。掌握其直射线性质，这对影像检查操作者对于曲面体层影像检查操作，其实同平片投照对中心线方向的掌握是一样的重要。它关系到曲面体层影像质量，也关系到曲面体层影像在垂直体层域所包纳的范围。

在这里着重提及的是，当X线中心线与片盒平面垂直前提下，拍摄一张平片时，在这张平片上与X线中心线垂直的、只有画面中心的一个点，且只有这个点与影像画面是垂直的，画面是有这个直射点和在同一平面中任意方向的，组成画面的许许多多的相对斜射点构成画面，这是射线构成一张平片的照射方式（点与线的关系是、点的扩大成为面，点的延长成为线）。这样分析来说明平片的影像画面是点的扩大而构成的。

平片直射位于中心，而曲面体层的直射点是位于最底点，（图11-38a）是以直角三角形的底边为直射的，向上斜射构成有120mm、150mm的高度与窄缝合成的半个扇面状。用点与面的关系描述、是点的延长成的线状，这半个扇面窄缝状线束，与斜射线组

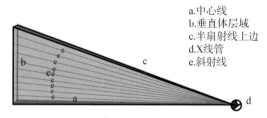

a.中心线
b.垂直体层域
c.半扇射线上边
d.X线管
e.斜射线

图 11-38　曲面体层偏心状线束呈半扇形 X 线束

成的影像，跟平片影像接受射线的位置与方向有所不同，半个扇面窄缝状射线束在做围绕颌面部曲面环周运动时，在时相上展开画面构成一个完整的曲面体层影像。

这一节段又提到了一个窄缝问题，所谓的窄缝有多窄，可以肯定的说，窄缝的厚度也很重要，他决定着影像的清晰度，缝越窄影像越是清晰，反之就模糊。这是因为曲面体层成像过程中，接收器与 X 线影像信息呈线性反向运动组合，将影像信息在角速度影响下，分成纵向的数条线，然后一条条排列成像。这些个条线的线宽就是窄逢的宽度。这个宽度的决定性有两个因素条件，一个是 X 线投射窗限线器的铅窗宽度。另一个是在旋转速度与探测器电子信息脉冲的接受传输的频率，频率越高窄逢线宽约窄，投射窗口越窄一次所包含的解剖结构宽度越窄。所以说窄缝的宽度有两个因素决定，窄缝的宽度影响着曲面体层影像的清晰度。

曲面体层机利用不同的光线限制器（图 11-37，2），将投射窗发射的锥形束容积照射野，将锥形束两侧遮挡，保留中心呈一个扇面形状的光束。再将完整的扇面形下部分（图 11-38a）线以下光线修减。呈半扇形 X 线束的中心线投射窗口，成为宽不大于 1mm、高约 30mm 的窄缝。此窄逢状射线达到片盒或探测器，构成约 110mm、120mm、130mm、160mm 不同高的、缝状线束（图 11-38）。这条窄缝状线束在连续曝光运转时约以 16mm/s、18mm/s 或 20mm/s 的速度，连续不断地有片盒运动电动机推动胶片盒逆时钟向旋转，与体层机从颌面部的一侧旋转到另一侧的正时钟向，做相反方向的匀速运动（数字化成像是探测器电子脉冲式信号传输运动），在体层域的时相（横向）上、自左向右平扫，在约 240mm 宽的胶片上组成完整的曲面体层影像。

图 11-38a 底线与 b 垂直为直射线，（图 11-38e）向上与 b 逐步变为有一定斜角的相对斜射线构成的照射野，称为垂直体层域。远离直射区以上为相对垂直射线区，而且越远离底部斜射角越大。物像越接近直射区，影像清晰层越是接近纵向体层区域的真实厚度（图 11-39）。反之越是接近斜射线区，（图 11-38e、a、c）影像清晰层越是远离垂直点，因为探测器与中心线成直角，纵向体层区域值也就随斜射角度变化而改变，物像越是变形、失真甚至模糊。这个越是远离，影像越是模糊的原因，是随着向上方距离的延长线而变化的。这个变化的因数，是（图 11-38）中 a、b、c 三角线 d 线长度变化而变化，d 线越高斜射角度越大，角度越大实际上是纵向体层域在中心线上，发生了向近焦点方向的偏移（图 11-39e）。纵向体层域清晰层位点，应该始终处在球管旋转方向的中心半径点上，偏离旋转方向半径值，将导致纵向体层域清晰层变化（有国外专家报道）。

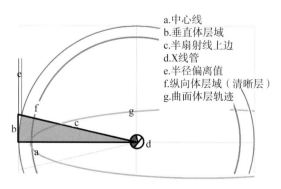

a.中心线
b.垂直体层域
c.半扇射线上边
d.X线管
e.半径偏离值
f.纵向体层域（清晰层）
g.曲面体层轨迹

图 11-39　偏离直射半径值影像模糊程度

这个问题在切牙区纵向体层域试验的坐标实验影像分析中，笔者没有讨论，因为本实验的坐标刻度不够微观，所以在前述中的分析是力不能及的，但是这种随旋转半径值变化而改变位点的理论是成立的。这也与国外专家报道的理论是一致的，但是这种变化是微观的，在曲面体层机的制造，及临床医学影像阅读诊断上起到的作用并不明显，因此在我们临床诊断上可以忽略（图11-39e）。

四、垂直体层域的临床意义

早在2009年笔者曾对多种不同型号的曲面体层机，进行了颌面部体位两侧后部曲面体层域选层测量摆位法的研究中（图11-40），发现各曲面体层机型影像高度（垂直体层域宽度）不同。图11-40A是东芝曲面体层机产品的影像高度达160mm，另有不明机型130mm，西门子和普兰梅卡老机型影像高度均为110mm。影像的高度都低于东芝机器，即便是投照摆位时的咬合平面一致，因为影像厚度较窄，也会导致下颌骨髁状小头溢出画面上方界线。

图11-40B与图11-40D是同一个患者，因为使用不同画面高度的曲面体层机，B画面高度130mm，髁突没有溢出画面，而D画面高度110mm，髁突溢出画面上缘边界，这是一个典型的例子。以上对垂直体层域的临床意义分析举例，说明一个很重要的问题，就是对于曲面体层影像检查的操作者一定要充分理解和了解其所操作的机器，它的垂直体层域高度和宽度，这关系到临床检查的影像质量，是否一次摆位检查成功的问题。

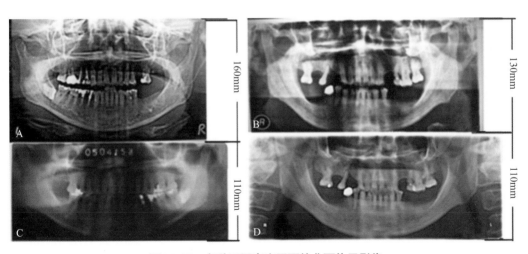

图11-40 各种不同高度画面的曲面体层影像

注：A.影像高度160mm；B.影像高度130mm；C.影像高度110mm；D.影像高度110mm

第七节 纵向体层域与垂直体层域的临床意义

目前曲面体层在颌面部的临床应用，一般针对查体采用①全景曲面体层片；②针对全口牙检查采用情况有曲面体层片；③针对颌骨检查采用上下颌骨曲面体层。根据上下颌骨生理关系，可以分上颌骨曲面体层，或下颌骨曲面体层片。针对上颌窦时采用上颌窦曲面体层片，颞下颌关节曲面体层片影像。简言之，纵向体层域的意义，是确保在曲面体层影像画面上每个区域的影像，是取自最清晰层面的图像。垂直体层域的意义，是确保临床所需要观察的颌面部解剖结构的影像，都能够收进曲面体层影像画面中，使其所需要的解剖结构影像既不丢失，又能够接近曲面体层影像的清晰层面，获得既清晰又有完整结构的高质量曲面体层影像的目的。

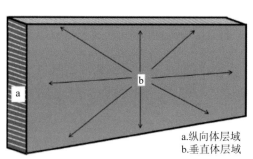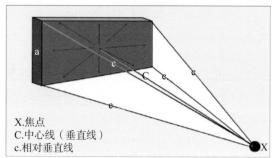

X.焦点
C.中心线（垂直线）
c.相对垂直线

a.纵向体层域
b.垂直体层域

图11-41 曲面体层影像、有纵向体层域a、垂直体层域b构成图

1.纵向体层域与垂直体层域在颞下颌关节曲面体层影像检查时的临床意义 颞下颌关节检查是所有曲面体层影像检查中最高的体位，因体位高，是受垂直体层域影响最大的检查区域。因为位置高且在画面两侧的边缘，所以在摆位时，不小心前后与上下的尺度，将会导致投照检查的失败。此原因将在下面的检查分析中做详尽的阐述。

2.纵向体层域与垂直体层域在全口牙曲面体层影像检查时的临床意义 因为切牙牙体长轴两极的生理倾斜角原因，或上下牙与地面不在一条垂直线上，上下颌骨也有一定的生理倾斜角，与地面有一定的垂直角度。正是因为生理倾斜角和所在体位上的生理发育误差，在纵向体层域里存在内外关系，在垂直体层域上也有上下能否呈直线，这都直接影响着切牙区牙齿颌骨影像的清晰程度。因此在做全口牙曲面体层时应该注意让其上下切牙冠缘对切、并依据牙齿的咬合线摆位，获取清晰且具阅读与诊断意义的曲面体层影像。遇有因为生理或是病理原因，切牙不能够上下对切，或上下牙不能够同时进入一个前后与上下层面时，应做上下颌半口分两次扫描成像的补救方法。

3.纵向体层域与垂直体层域在颌骨部曲面体层影像检查时的临床意义 上下颌骨大多与切牙生理倾斜角相伴，存在着对切牙支撑方向功能，也有其颌骨自身的生理角度。这对上下颌骨同时进入纵向体层域和垂直断层域具有一定影响，上颌骨的牙槽骨以上区域硬组织，如鼻骨及梨状孔旁侧、上颌窦内侧壁、眼眶、眉间额骨在此影像均不在清晰层，这些骨组织在纵向体层域及垂直体层域试验上，均显示为模糊层或是可见层影像。

在下颌骨位时后部的颞下颌关节，因为颌骨形态的异常，按照下颌骨影像检查摆位时，常有全关节或部分周围结构的影像丢失。因此颞下颌关节的曲面体层影像检查，一般不会和与下颌骨曲面体层检查采用相同位置，以确保检查影像质量和较高的检查成功率。

4.纵向体层域与垂直体层域在上颌窦曲面体层影像检查时的临床意义 上颌窦曲面体层扫描在试验中显示，常规的全口牙、上下颌骨、全景、颞下颌关节片体位的影像清晰层，与上颌窦均不在一个层面，即便在这些个体位成像时，都能够显示上颌窦影像，但这是因为曲面体层的纵向体层域不完全相同于平面体层，它位于清晰层外的模糊层且较厚，另因为曲面体层影像清晰层至探测器之间，均是影像模糊层，只是越是距清晰层远、影像变得在时相上有些渐小而已，这是由曲面体层机的特殊成像方式所决定。但近光源侧影像清晰层外是模糊层，模糊层外进入可见层较明确，特别是近中方向切牙、尖牙区体层域清晰层最薄。上颌窦进入模糊层、离清晰层较远。所以采用其他体位投照时显示上颌窦区影像是不真实的。

5.纵向体层域与垂直体层域在全景曲面体层影像检查时的临床意义 所谓全景，是曲面体层体位检查前，操作者面对门诊外伤就诊或是体检者，需要的是，对口颌面部骨结构进行全面性观察的盲查申请的名称。通俗地说是要求使用曲面体层机对其口颌面部全面观察影像的申请。目的是通过曲面体层检查，进行全面的影像观察诊断后，如发现任何异常影像信息，再进行有针对性进一步临床检查项目选择的盲检手段。如牙齿脱落、颌骨骨折、颞下颌关节骨折移位、骨组织性质改变、肿物、两侧颌面骨组织对称异常等。这个解剖体位齐全的曲面体层检查影像上，可以看到口颌面部所有骨组织结构。但在某个局部体位时，假设想看牙齿，发现全景片上的牙齿在切牙区影像可能会有拥挤或放大。又如重点观察下颌骨骨折，发现此时的下颌骨影像上的骨折线模糊。是针对全面性观察针对影像，而不是针对某部位的临床诊断需求的影像。

在这里特别提醒，不能以全景代替曲面体层，也不能盲目以全景代替任何针对性体位曲面体层检查项目。特别是在牙体牙髓时，观察牙根及根管影像。早在20世纪末，上海铁道大学董志强教授提出：常用全景片代替曲面体层片，易使临床医生产生曲面体层片显示的影像为颌骨及牙列全貌的错觉。致使误导临床医生，以偏概全，对了解疾病特点不利。

上牙列是位于上颌骨下方，下牙列位于下颌骨上方。两牙列呈倒扣的马蹄形状，上下牙列与上下颌骨均不完全与颌骨在一个纵向体层域。下颌磨牙位近颌骨舌侧面、而切牙向前倾斜，颌骨多是向唇侧倾斜，磨牙却位于颌骨的偏舌侧，上颌切牙向唇侧倾斜32°，自切缘起至根端向后上倾斜，与向上的垂直体层域逐渐增高，显然与纵向体层域不能完整契合在一条垂直线上（图11-42）切牙区纵向体层域15mm。随牙列两端的弧形线向远中延伸，牙列线（图11-43a）前区与纵向体层域基本匹配重合一致，但下颌骨

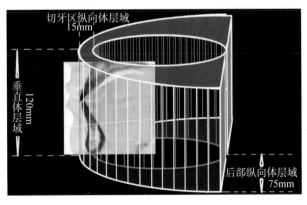

图11-42 曲面体层纵向体层域、垂直体层域图

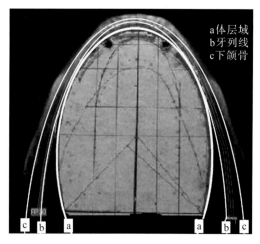

a体层域
b牙列线
c下颌骨

c b a　　　a b c

图11-43　成年人下颌牙列根尖平面体层域及牙列颌骨弧线匹配图

注：a.纵向体层域；b.牙弓形态弧线；c.下颌骨弧线

升支部却向远中颊侧呈放射状、逐步离开纵向体层域曲线（图11-43c），向两颊侧呈放射状。试验证明曲面体层纵向断层域清晰层、模糊层的显示特性不同于平面体层（图11-44a＝b），平面体层清晰层位于层厚中心，模糊层位于探测器和光源端的两侧，随离体层域厚度的距离变化而逐渐模糊。曲面体层纵向体层域却不同，清晰层至探测器一侧的模糊层模糊度，在纵向体层域随距离增加逐渐模糊变化小而慢，见（图11-44a≠b），而且只是在时相上有所渐小的变化，致影像拥挤重叠变形而失真，区别于平面体层影像放大模糊（图11-44a＝b）。向光源侧模糊层如同平面体层影像基本一致。正是有区别于平面体层体层域影像的特殊性，即便不是针对性摆位，或者是错误的摆位，大多时候、医师面对错误的影像还是似乎能够对影像结构有所辨识。而有针对选择性的曲面体层影像检查，是按照主观意识选择性位点显示清晰的影像，这是全景片曲面体层片位、与有针对性选择位置曲面体层片影像检查的关键，也是二者区别所在（图11-44；a＝b/a≠b）。

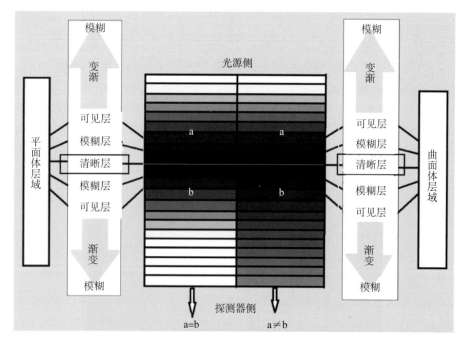

图11-44　平面体层与曲面体层纵向体层域渐变区别

注：a＝b.平面体层纵向体层域清晰层，近焦点侧与近探测器端两侧变模糊一致图示；a≠b.曲面体层纵向体层域清晰层，近焦点侧与近探测器端两侧变模糊不一致图示

第12章

曲面体层影像检查的临床应用

第一节　颞下颌关节曲面体层影像检查技术

结合人体解剖学知识得出结论，拍摄颞下颌关节时、使用低颏托，因为曲面体层最佳垂直体层域位于照射野底部区域，让下颌骨及颞下颌关节接近最佳垂直体层域，避开照射野内X线斜射角的区域。保证颞下颌关节上部影像避开距照射野画面上限20mm、既画面上1/5部分，参见曲面体层偏心状中心线半扇形X线束图（图12-1）。

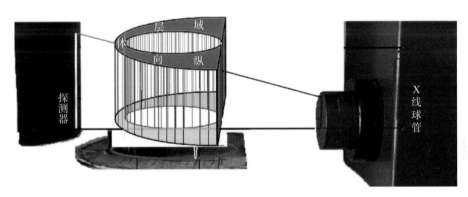

图12-1　无形的曲面体层纵向体层域位于颏托位置

在对颞下颌关节行曲面体层影像检查前，首先对颞下颌关节在体位上有标准正确的定标定位，体表位置上确定眶下缘与外耳道的连线（图12-2B），作为水平基准轴，此体位也同样是适应于CBCT对颞下颌关节检查成像测量时采用的同一个定位标准，以听眶线作为水平轴的基准平面（图12-2）。此位保证了咬合平面磨牙区略高体位。颞下颌关节凹前后结节与地面平行，髁突小头顶部最高点在上方中心。调整体层域深度选层标志线与外耳孔中心距离为90mm。因为深度标志线向后至100mm处是体层影像左右信息采集区的边界线，90mm是保证颞下颌关节影像完整而且不丢失在耳孔后缘影像位置，有完整的外耳道硬组织影像，才能够保证颞下颌关节周围结构影像，有完整的关节周围影像，能够对关节影像有正确的评价。在离体骨颅底观察测量，发现双侧髁颈后缘与寰椎前弓前缘距离仅2mm，闭口位时髁突后缘与枕骨髁前缘在一条平线上，髁突后缘额断面时与枕骨髁互不重合，此时的投射角度最佳，见图12-2。

通过对曲面体层机纵向及垂直体层域投照试验证明，对双侧髁突旋转投照而言，

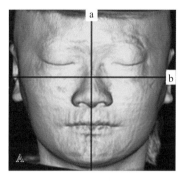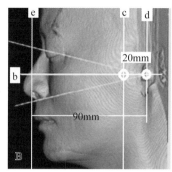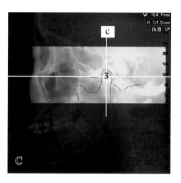

图12-2 颞下颌关节曲面体层摆位定标

注：A. 正面定标 CBCT 影像；B. 侧位定标 CBCT 立体重建影像；C. 头影侧位平片影像。a. 中线；b. 听眶线水平轴体表标志；c 与 b 相交为髁突位于外耳道前 20mm；d.CBCT 立体重建外耳道影像；20mm、髁突位于外耳道前体表距离；e. 纵向体层域深度线；90mm、深度线至外耳道距离

90mm 正是双侧髁突后缘保障不丢失的标志见图12-3B，是确保双侧髁突影像不受环椎与枕大孔前缘阻挡的体层轴点，当体位向前、向后，或者是左右移位时轴点后的颈椎会进入轴点空间，致颈椎影像与髁突重叠。如果摆位将颈椎向后100mm，将会导致髁突影像远离垂直体层区域之外的影像左右两侧信息采集区，冲出垂直体层域横向画面外。

一、颞下颌关节曲面体层影像投照摆位

在曲面体层影像检查室内准备木尺一把，木尺刻度100mm。当令患者下颌颏部置于颏托上，双手握住把柄，调整头颅矢状面与地面垂直，左右对称，水平标志线与听眶线平行（图12-3）后，使用刻度尺测量确定，颏托平面至听眶线平面高度100mm，侧面观纵向体层域深度标志线向枕部90mm（图12-3）。

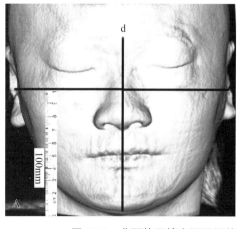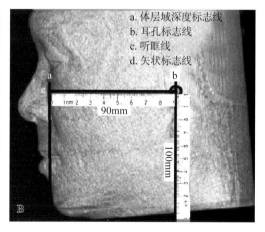

图12-3 曲面体层检查颞下颌关节摆位定标定位CBCT立体重建影像

注：a. 纵向体层域深度标志线；b. 耳孔标志线；c. 听眶线；d. 矢状线标志；90mm、体层域深度标志线至外耳道距离；100mm、外耳道至颏托平面距离

二、颞下颌关节开闭口曲面体层影像检查一片显示投照法

这是 KD9000 曲面体层机，标配的一种附加功能，可以将颞下颌关节开闭口二次扫描投照影像显示在一张影像上。

1. 第一次摆位投照　启动进入开闭口专用程序，为患者更换颞下颌关节开闭口投照专用支托。令患者鼻小柱下顶住鼻托，双手握住手柄，颈椎略向后拉，矢状标志线对准画面中线，左右对称。令患者自然错切咬合。调整适当 X 线剂量，启动程序行第一次闭口位扫描投照。

2. 第二次摆位投照　令患者体位保持不动，做张大口姿态，进行第二次曲面体层影像扫描，扫描程序重复过程一次，扫描结束。曲面体层机将自动将开闭口二次四幅影像，分左右排序显示。颞下颌关节开闭口二次投照、一次显示影像将在一张胶片打印出来（图 12-4）。

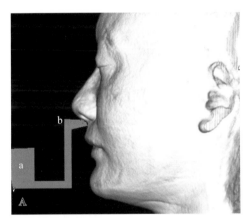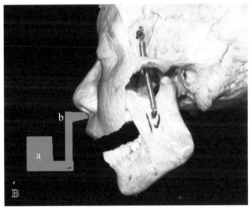

图 12-4　颞下颌关节开闭口二次投照一次显示摆位

注：A. 闭口位摆位 CBCT 立体重建影像；B. 开口位摆位 CBCT 立体重建影像（a. 支托座；b. 支托）

3. 颞下颌关节开闭口检查一片显示影像　见图 12-5。

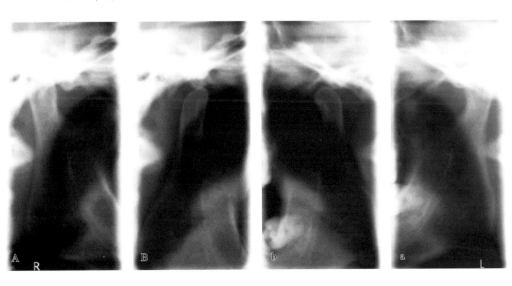

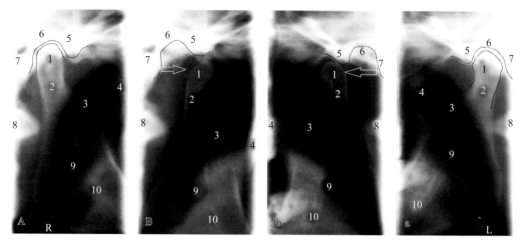

图12-5　颞下颌关节开闭口曲面体层一片显示影像

注：1. 髁突；2. 髁颈；3. 乙状切迹；4. 喙突；5. 关节凹前结节；6. 关节凹；7. 关节凹后结节；8. 环椎前弓；9. 下颌骨升支；10. 下颌神经管

第二节　全口牙曲面体层投照技术

一、解剖与体位

因为切牙冠根长轴有一定的生理倾斜角度，上下牙与地面不在一条垂直线上。上下颌骨也有一定的生理倾斜，与地面有一定的垂直角度差。正是因为生理倾斜角和所在体位上的生理发育误差，在纵向体层域与垂直体层域上（照射野高度）存在内外关系，这都直接影响着切牙区牙齿及颌骨影像的清晰度（图12-6）。因此在做全口牙曲面体层时应该注意让其上下切牙冠缘对切，并依据牙齿的咬合线摆位，获取清晰且具诊断价值的曲面体层影像。遇有因为生理或是病理原因，切牙不能够上下对切，或上下牙不能够同时进入一个前后与上下层面时，应做上下颌半口，分2次扫描成像的补救方法，见图12-6E、F。

图12-6A～D是随机取得上下切牙各种不同咬合关系的CBCT牙齿影像。E图是在做全口牙曲面体层影像投照时最理想的咬合关系位置，但这是不可能的，因为这种切对关系的患者太少见，上牙和下牙做对切时，牙齿冠根长轴相对呈直线在体层域内，做曲面体层影像检查时，这种面对患者做上下切牙位于垂直体层域的直线上是很少见的。大部分患者都如同图12-6A～D一样，都有一定的生理倾斜角。像D图上下牙的生理倾斜角是最大的一例，且a～b之距离最大，上牙冠根倾斜角与咬合平面大于45°，见图12-7A、32°上下颌全口牙生理倾斜角统计示意图。使用什么办法也不能让其上下牙冠根长轴成为在一条垂直体层域的平行直线上，它们所产生的影像，却要被叠加整合在一个体层影像内（图12-6E、G、F）。假如D在曲面体层检查，是下牙向前移动与上牙切对，那么也是改变不了上牙与F垂直线平行的＞45°的存在，获取的影像结果，是牙体中部、位于体层域的清晰层，而根端与冠缘、却分别位于清晰层近胶片侧和近焦点的腭侧，影像自然将是相对模糊层面。所以说这是决不能以曲面体层影像来代替根尖片的理由。

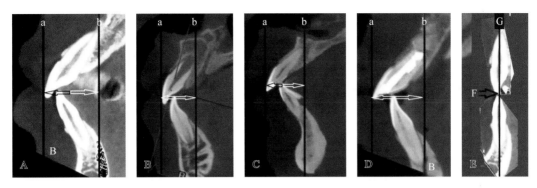

图12-6 全口牙曲面体层摆位状态举例影像图示

注：A～D.各种不同咬合状态的切牙影像（a.冠缘深度线；b.根端深度线）；G.纵向体层域深度线正确位置；EF.中切牙对切咬合是全口牙曲面体层影像摆位状态

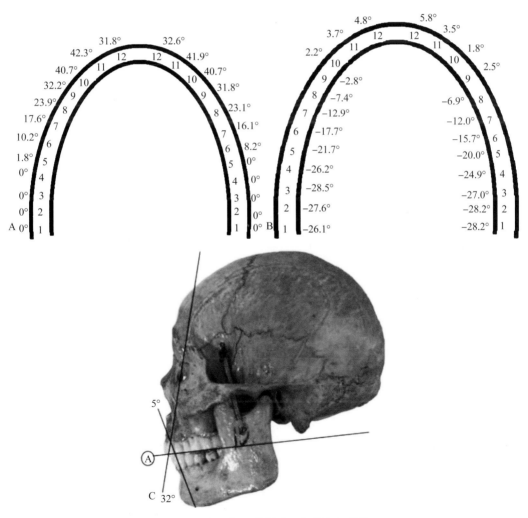

图12-7 上下颌牙槽骨生理倾斜角平均值

注：A.上颌牙槽骨生理倾斜角统计学均值；B.下颌牙槽骨生理倾斜角统计学均值；C.颅骨正常咬合状态下切牙生理倾斜角测量图像（咬合平线；5°，下颌牙槽骨生理倾斜角；32°，上颌生理倾斜角）

二、全口牙曲面体层投照摆位

全口牙曲面体层检查摆位，患者下颌颏部置于颏托上，做收颌、挺胸、颈椎挺直收颌，上下切牙做切对咬合状态（图12-8A）。此时调整纵向体层域深度线（图12-8B a），纵向体层域深度线与上下切牙冠根中点连线重合（图12-8B b、a、c，图12-9）。

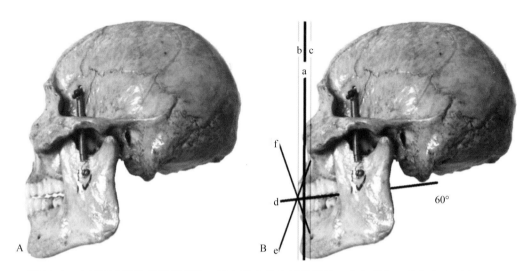

图12-8　全口牙曲面体层投照摆位，纵向深度体层域位置的正中矢状切面及解剖与俯视影像

注：A. 切牙对切状态影像；B.b、a、c纵向断层域咬合状态切牙冠根及中点连线标志。a.纵向体层域选层标志线；b.冠缘端点；c.根尖端点；d.牙列咬合平线；e.上颌切牙长轴线；f.下颌切牙长轴线

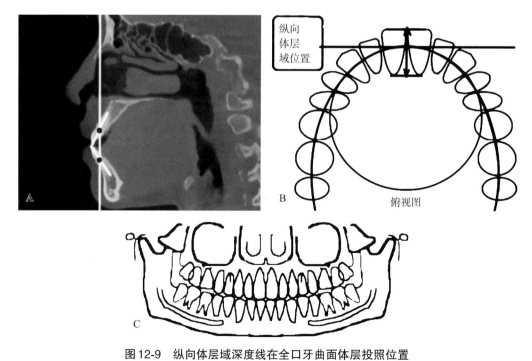

图12-9　纵向体层域深度线在全口牙曲面体层投照位置

注：A.纵向体层域置于冠根连线中点；B.中切牙冠根连线中点俯视图；C.全口牙曲面体层影像

标准的全口牙曲面体层检查（图12-10）影像显示，上下颌牙齿咬合平面呈两端略上翘的平线，近中切牙对切咬合线略低，磨牙咬合线略高，上下颌牙齿影像左右等大对称，牙齿间邻接面清晰、无拥挤、无拉宽放大。

三、全口牙曲面体层影像

图12-10中画出了上下牙咬合平线形态。是在一般大多数的生理形态下，咬合关系的影像平线，是两端略向上翘，正中切牙区略低，在保持这个平线关系时，只要纵向体层域深度选择正确，牙齿影像都会显示比较清楚。上下全口牙排列开来，牙与牙间不拥挤、且保持牙齿的原有形态。但多数时候有显示双侧前磨牙略有拥挤。

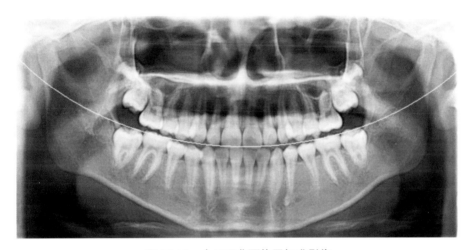

图12-10　全口牙曲面体层标准影像

第三节　上颌骨曲面体层影像检查技术

上颌骨是解剖结构比较复杂的骨性结构，在普通的曲面体层影像上表现很简单，如牙齿、鼻腔、上颌窦，但是在专门为上颌骨拍摄的曲面体层影像上，可以清楚地分辨出上颌窦分隔、上颌窦腔内容物、上颌结节、翼外板、颧骨的影像结构。因此在有目的的、观察上颌骨时，应该采用特殊的摆位方法。

一、上颌骨曲面体层投照摆位

患者颏部置于颏托就位，矢状标志线（图12-11A）置于面部正中线，并左右对称。此时令患者低头姿态（图12-11B），让其切牙区牙槽骨（上颌骨前区）生理倾斜角与地面垂直，侧位观察纵向体层域深度标志线于上颌上牙座点（图12-11 B），皮肤表面最低点向腭侧15mm深度，因为软组织一般厚度约为10mm，再加5mm牙槽骨深度即为15mm。此时在俯视图上（图12-11C）纵向体层域标志线与切牙长轴及上颌切牙区牙槽骨板平行。

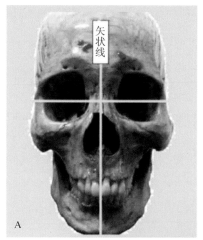
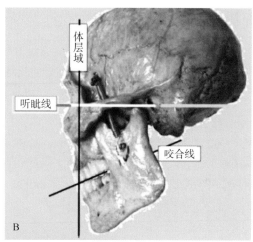
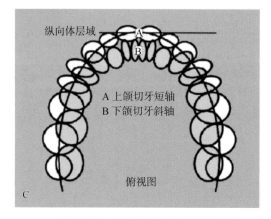

图 12-11　上颌骨曲面体层投照部位三视图

注：A. 上颌骨正中标志线；B. 上颌骨侧位观纵向体层域深度线；C. 纵向体层域 A 与上颌切牙长轴线平行的俯视位置线图

二、上颌骨曲面体层影像

影像显示上颌骨影像位于整个曲面体层影像中心上大部，切牙区缺牙、平整的牙槽骨上部有鼻小柱及鼻尖的软组织与牙槽骨影像重叠。上方是鼻腔影像，鼻腔底部一条高密度白线是硬腭前部转折线，为左右对称两侧上翘的放射状平线。此线与硬腭上翘平线相交，穿过的有上颌窦影像，被生理性分隔成三个密度不同的区域，分隔前部（图 12-12，4）为前腔，后部（图 12-12，8）为后腔，在分隔线后上方是呈喇叭口状的上颌窦腔颧突三角区。因为颧突三角内腔是位于上颌窦两侧且向后转折的区域，与窦腔及咽腔两者重叠，为低密度影像。与呈喇叭口状的颧突三角内腔相对应，向后上方呈三角形的是颧突部骨组织，形成因为转折形成的较短颧骨连接。颧弓体积较薄，位于体表外侧，影像显示亮度较弱。后上方连接颞下颌关节前结节（图 12-12，11）位于亮度显示较弱的颧弓上，密度较高较宽的是颅底骨组织影像。

对称的颞下颌关节腔内有髁突，髁突向下连接着下颌骨升支、下颌骨体及下颌牙齿影像。颞下颌关节后上方是骨组织围成的耳道。眼眶位于影像上方（图 12-12，10）。两

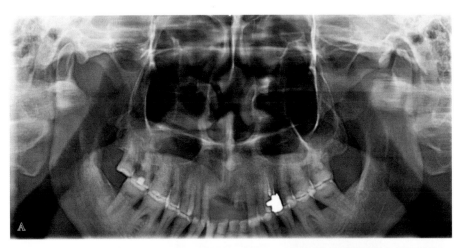

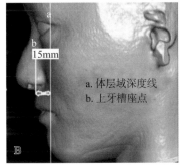
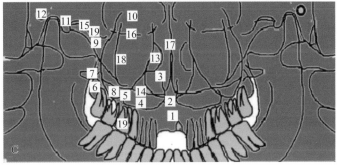

图12-12 上颌骨及上颌窦曲面体层部位及影像和线释图

注：A. 上颌骨及上颌窦曲面体层影像；B. 摆位侧面观标志线位置；C. 上颌骨影像线释图（1. 上切牙区牙槽骨；2. 鼻尖及鼻小柱；3. 鼻腔；4. 上颌窦前腔；5. 上颌窦骨性分隔；6. 上颌结节；7. 翼外板；8. 上颌窦分隔后腔；9. 颧突部；10. 眼眶；11. 颞下颌关节前结节；12. 骨性耳道；13. 鼻甲；14. 硬腭板；15. 颅底；16. 眶下缘；17. 鼻中隔；18. 上颌窦腔颧突三角；19. 颧弓）

侧影像正常情况下应是左右对称，如有不对称情况一定要与因体位不正导致变形或是病变影像相鉴别。

第四节 下颌骨曲面体层影像检查技术

下颌骨是一个形态对称、结构较简单的骨性解剖组织，投照下颌骨曲面体层影像最关键的是能够保持下颌骨的生理形态，使其结构完整，影像清晰。

一、下颌骨曲面体层投照摆位

患者颏部置于颏托上，矢状线标志（图12-13A）置于面部正中矢状线，左右对称。此时患者颏部位置（图12-13B）、下切牙根端（牙槽骨）即下牙槽座点、至颌骨体骨板中心（图12-13C），CBCT下颌骨下牙根端轴平面影像、坐标交叉点。实际操作时，因为软组织覆盖，不能直观，一般软组织从皮肤表面至舌侧向10mm计算，再加10mm硬组织厚度的1/2，距皮肤最低点向舌侧15mm（图12-13 B、C）。此时在俯视图上（图12-13C）纵向体层域标志线、与下切牙长轴及下颌切牙区牙槽骨板平行。

CBCT重建影像示意图（图12-14A、B、C），以图释便于观察软组织及解剖切面的距离关系。

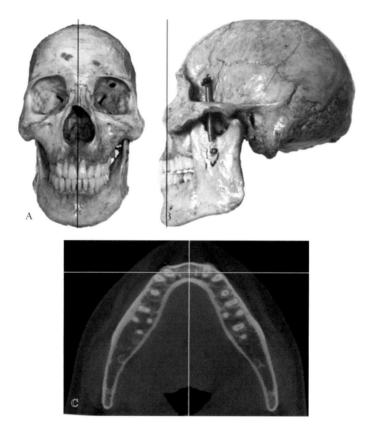

图 12-13　下颌骨曲面体层检查摆位三视图

注：A.下颌骨曲面体层检查摆位正面图示；B.曲面体层侧位观纵向体层域深度标志线定标位置；C.纵向断层域深度线应该定在下切牙根端（颌骨板纵向中心）的 CBCT 轴位影像

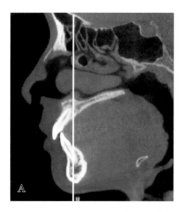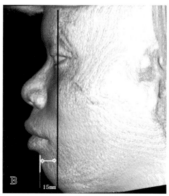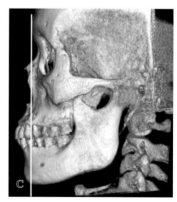

图 12-14　体层域纵向深度线下颌骨曲面体层投照位置

注：A.CBCT 平面三维重建矢状切体层域纵向深度线位置；B.CBCT 立体三维重建外观侧位、曲面体层纵向深度线坐标标定位置图像；C.CBCT 立体三维重建骨骼外观侧位、曲面体层纵向深度线坐标标定位置图像

二、下颌骨曲面体层影像

图12-15下颌骨曲面体层影像显示完整的下颌骨，其中最突出的有下颌颏骨板、下颌升支后缘、双侧髁状小头影像，均完整清晰显示。下颌牙列基本完整显示，下颌切牙是相对拥挤影像，区别于全口牙曲面体层影像。全口牙曲面体层摆位纵向体层域深度标志点位于下颌中切牙冠根连线中点，而下颌骨曲面体层摆位，是下颌牙根尖部的下颌骨体部中心层面，图12-13C，图12-14A、B、C分别说明纵向深度体层域的差别问题。

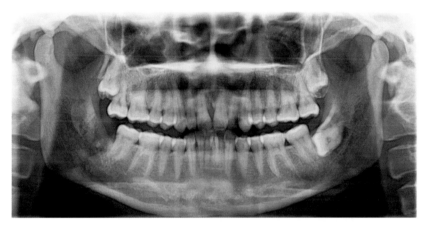

图12-15 下颌骨曲面断层影像完整显示下颌骨解剖结构的曲面体层影像

三、纵向体层域深度线位置在全口牙与下颌骨曲面体层摆位时的区别

进行下颌骨曲面体层影像检查时（图12-16），牙齿相当于向前接近胶片，切牙变得拥挤。对于体层域深度标志线，相当于向体内侧移位，接近于焦点正是下颌骨体层，使得下颌骨影像更真实。因为下颌骨颏部是一个较厚而转折体位，在进行牙齿体层扫描时，下颌骨厚而有转折的影像就不能够得以展开。下颌骨曲面体层影像检查，显示下颌颏部硬组织结构，且能将下颌颏在较小距离而又弯曲的骨组织充分展开影像。这是全口牙曲面体层与下颌骨曲面体层影像获取影像不同的区别所在。

图12-16 A正中矢状位CBCT剖面图显示观察，a点是全口牙摆位使用的下切牙冠根连续中点纵向体层域深度线位置。b点是下颌骨曲面体层摆位使用的下切牙根端，即是下颌骨板中心、纵向体层域深度线位置。图12-16 B离体骨组织侧面观全口牙a、b下颌骨对应两种不同位置纵向体层域标志线。图12-16 C CBCT根端轴位影像，显示在下中切牙根端软组织至颌骨表面c，又从c至d的组织距离差别关系图。

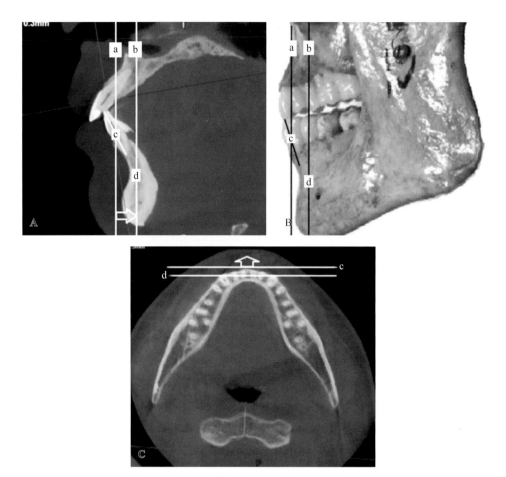

图12-16 下切牙在下颌骨曲面体层摆位时，与纵向深度体层域深度线关系图

注：A.CBCT 矢状面刨面图显示，纵向体层域深度线在全口牙与下颌骨两种体位定标位置的不同；B. 离体骨侧位观，纵向体层域深度线在全口牙与下颌骨两种体位定标位置的不同图；C.CBCT 轴位影像显示，纵向体层域深度线在全口牙与下颌骨两种体位定标位置的不同图。a. 下颌切牙冠根连续点；b. 下颌骨曲面体层时体层域深度标志线；c. 下切牙冠根连续中心点；d. 下颌骨体颏部骨板中心点

第五节 颌面部全景曲面体层影像检查技术

　　全景曲面体层影像检查，是在面对体查患者时使用的一项对全颌面部、且无具体位点的曲面体层影像检查。目的是对颌面部进行全面的曲面体层扫描检查，如人群体检、颌面部外伤、肿物扩散等。获取影像后，若发现其某结构位点影像解剖异常，再对其可疑的影像解剖部位行进一步针对性检查，其中包括用曲面体层检查手段的其他指定位点检查项目，如上、下颌骨曲面体层检查，颞下颌关节曲面体层检查等，或是建议选择其他临床检查手段。总之，全景曲面体层影像检查，不可能完全代替任何解剖部位的针对性影像检查，也不是临床检查手段的最终选择。

　　所谓全景曲面体层影像，是全颌面解剖结构的全貌观察片位，此影像上颌面部解剖结构均显示于其中，因选层目的为不丢失颌面部的整体解剖结构，所以此片位的颌面部解剖结构影像位置、形态、清晰度均不是最好的层面。更通俗的讲，全景曲面体层影像检查的目的是在未明确病灶位点时的盲查手段。

一、颌面部全景曲面体层投照摆位

患者双手紧握扶柄，下颌颏部置于颏托上，做中切牙对切咬𬌗（图12-17深覆𬌗）、挺胸、收颌、颈椎前移姿态。矢状标志线对准正中矢状面（图12-17A），观察面部两侧左右对称。

下颌部外伤或肿物影响颏部进入颏托时，如患者神志可以有自主固位能力，可摘去

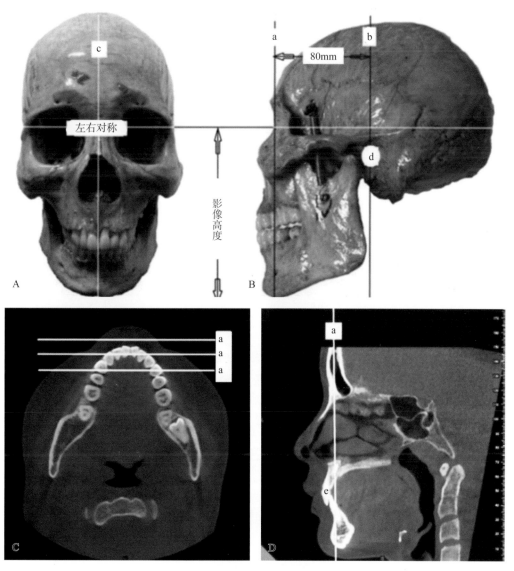

图12-17 颌面部全景曲面体层投照摆位

注：A. 颅骨正位；B. 颅骨侧位；C.CBCT 牙列层面轴位；D.CBCT 正中矢状位剖面图。a. 纵向体层域标志线；b. 外耳道标志线；c. 矢状位标志线；d. 外耳道；e. 深覆𬌗位

颏托，以便颏部进入纵向及垂直体层域的视野范围（图12-17B、C、D），防止因受体位限制丢失下颌骨颏部及切牙区骨组织影像而影响影像质量。

二、颌面全景曲面体层影像（图12-18）

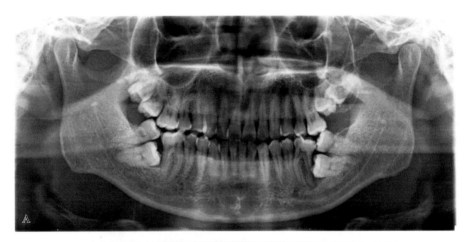

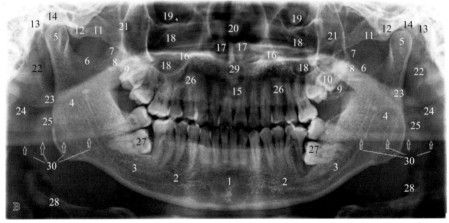

图12-18 标准的颌面全景曲面体层影像解剖阅读图

注：A.颌面全景曲面体层原始影像；B.颌面全景曲面体层影像解剖位置阅读图［1.颏棘；2.颏孔；3.下颌神经管；4.下颌升支；5.髁状小头；6.乙状切迹；7.喙突；8.翼外板；9.上颌结节；10.牙胚近中倾斜阻生；11.颧弓；12.关节凹前结节；13.关节凹后结节；14.关节凹；15.切牙管；16.硬腭部；17.鼻腔；18.上颌窦腔；19.眼眶；20.鼻中隔；21.颧骨；22.茎突；23.软腭末端；24.咽腔；25.舌根；26.舌面；27.双侧磨牙近中水平阻生牙；28.舌骨；29.前鼻棘；30.对侧下颌骨角部下缘骨皮质可见层（非伪影）影像］

第六节　茎突曲面体层影像检查技术

一、茎突在CBCT影像上的解剖位置

茎突位置起源于颅底（图12-19A箭头示），双髁突内极向后约10mm，乳突内侧与

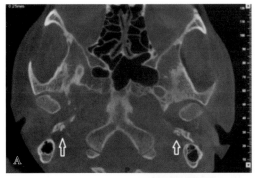
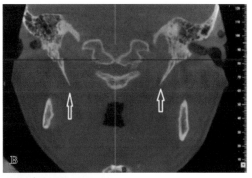
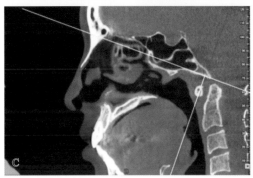

图 12-19　听眶线轴位 CBCT 茎突解剖位置与方向

注：A. 以听眶线为水平轴位显示茎突根部位置 CBCT 影像；B. 自根延茎突长轴向下前重建 CBCB 平面三维重建影像解剖图；C. 沿着茎突向前下走行方向重建的 CBCT 平面三维重建矢状位影像

颈静脉窝之间的茎乳孔内，见图 12-19AB 箭头指处。尖部向前内下走行，沿咽腔两侧肌间隙向下可达下颌骨体下缘，有长者达口底部至皮下甚至造成瘘管。笔者所见 90mm，尖端呈节段状，长短粗细不一，临床常有咽部不适申请曲面体层影像检查者，但据多年临床经验，咽部不适与茎突长短无直接关联性。

图 12-20 参照纵向体层域试验结果，借鉴在颞下颌关节测量摆位法基础上，从纵向体层域深度线向后 90mm，是显示关节最好的影像位置。再结合茎突位于髁突内极，处在纵向体层域深层，是接近于光源侧，且向远中约 10mm。

此位置经试验证明，正巧处于磨牙区纵向体层域的大圆弧冠状中分切割半径顶点处，也是焦点的大圆弧轴心冠状平分位，自此向左右两侧纵向体层域间最宽距离的后方照射处。参见图 12-20A、B，从图示可以看出照射方向 B 点、与 G 探测器（胶片）交叉成像末端处，为成像边缘，也正是在横向垂直体层域上画面的两末端。临床经验证明，茎突在临床上成像困难，仅偶尔可捕捉清晰成像。因为在探测器成像末端，如果摆位远离纵向体层域深度线，会导致影像溢出画面两侧，若过于接近纵向体层域深度线，会使得颈椎影像与之重叠，造成影像质量降低。

茎突所在位置既是磨牙区后部纵向体层域最宽处，又是接近光源侧，还是处在左右两侧后部纵向体层域最宽处，这个点是 X 线中心线成像的起始位（图 12-20 L），也是左右两侧后部纵向体层域最宽处成像终止点。此处轨迹位置与扫描起始点，都取决于纵向体层域深度选择的位置。扫描成像初始时焦点位于中心点前，中心线自对侧前方向后方

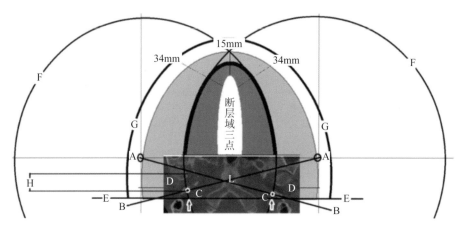

图 12-20 茎突位置与曲面体层体层域关系

注：A.X 线光源；B.X 线方向；C. 茎突位置；D. 髁突；E. 成像起始与终止点；F. 磨牙区及远中侧体层域；G. 探测器旋转轨迹线；H. 髁突与茎突距离；L. 成像起始点

照射，瞬间过左右两侧后部纵向体层域最宽处，过起始点后，中心线转为从后向前方向照射。如果纵向体层域选择较深时，茎突位置则向前，成像就会与颈椎影像重合。反之选择纵向体层域较浅时，茎突位置则向后，此时 X 线中心线扫描至此，会使得茎突影像移位冲出画面边缘，造成影像丢失，见图 12-20、A、L、C、B 演示。

要将茎突影像完整显示在曲面体层影像画面两侧，就必须使其进入横向垂直体层域深度线内位置，借助颞下颌关节影像摆位法，在纵向体层域深度线起，向后至外耳道 80mm。80mm 较颞下颌关节 90mm 少 10mm，是因为茎突在颅底较髁突向后 10mm，为确保茎突影像不会在横向垂直体层域（曲面体层影像）画面两侧溢出，所以较关节影像体位向前 10mm（图 12-20 H）。

二、茎突曲面体层投照摆位

茎突曲面体层摆位，患者双手紧握扶柄，下颌颏部置于颏托上，下颌前伸，颈椎后拉，矢状线与地面垂直，两侧左右对称（图 12-21A a）。取听鼻线与地面平行（图 12-

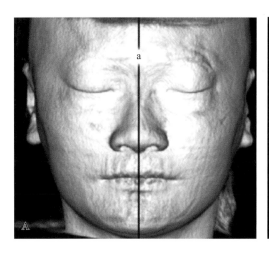

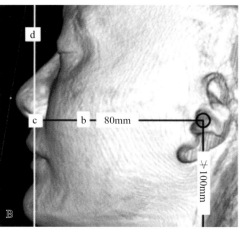

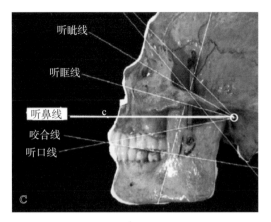

图12-21　茎突曲面体层影像摆位

注：A. 正面矢状线标志图；B. 侧位纵向体层域深度标志线与外耳道距离，及外耳道距颏托平面高度标志距离图；C. 颅骨侧面标志线（a. 矢状线标志；b. 听鼻线标志；c. 鼻翼点；○. 外耳道；d. 纵向体层域深度线）

21B b）。侧面观纵向体层域向后至外耳道80mm（图12-21B、c～o）。从颏托平面至外耳道高度≯100mm（图12-21B），但是也≮80mm。

三、茎突曲面体层影像（图12-22）

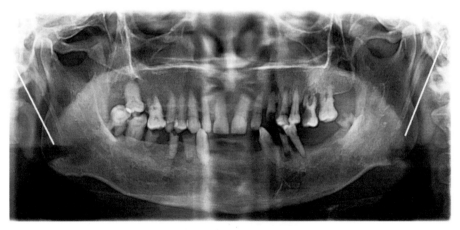

图12-22　茎突曲面体层影像

注：影像显示两侧茎突起自髁突后方颅底外耳道下，长度达40mm

第七节　唾液腺曲面体层影像投照技术

一、唾液腺的解剖位置

1.腮腺位于下颌骨升支后部外耳道下方软组织内，从CBCT重建影像的解剖关系图可以看出（图12-23 A、B、C），曲面体层影像成像过程中，位于颞下颌关节后下。此处在坐标模型试验中证实，在扫描成像初期阶段由于焦点位于对侧前方，中心线斜射向被检侧体位后方。当纵向体层域深度线大于100mm时，此位置影像会溢出垂直体层域宽度线外，使得腮腺腺体影像部分丢失。因此一般采用颌面全景摆位投照法。

2.下颌下腺位于两侧下颌骨体后部下缘，下颌角前下区。在上述腮腺投照体位，使用听鼻线水平轴体位投照时，颌下腺体及双侧导管阳性结石影像一般都能够进入曲面体层影像画面。因此采用腮腺投照一致的体位即可。

二、唾液腺曲面体层摆位

患者双手紧握扶柄，下颌颏部置于颏托上，做中切牙对切咬合（图12-23）、挺胸、颈椎后移姿态。矢状标志线对准正中矢状面（图12-23 C），面部左右对称，听鼻线距颏托平行110mm。侧面观纵向断层域深度坐标至外耳道80mm（图12-23B）。

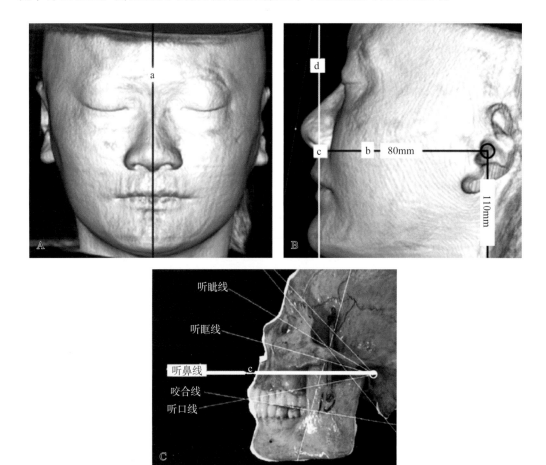

图12-23　唾液腺曲面体层投照标志位置

注：A.正面矢状线；B.侧位纵向体层域深度线距外耳道距离，外耳道距颏托平面高度；C.颅骨侧面观听鼻标志线位置（a.矢状标志线；b.听鼻线；c.鼻翼标志点；○.外耳道；d.纵向体层域深度标志线）

三、腮腺造影曲面体层影像（图12-24）

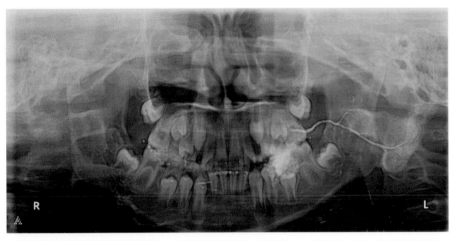

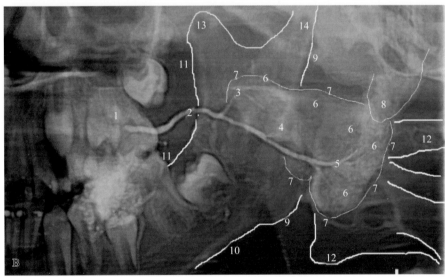

图12-24　腮腺造影曲面体层影像

注：A. 腮腺造影曲面体层原始影像；B. 左侧腮腺造影曲面体层释读图像（1. 腮腺导管入口；2. 总导管；3. 第一分叶导管；4. 第二分叶导管；5. 主腺体分支；6. 腮腺小叶；7. 腺体外周影像；8. 耳垂；9. 下颌升支后缘；10. 下颌骨体下缘；11. 下颌骨升支前缘；12. 颈椎；13. 喙突；14. 髁颈）

第13章

临床常用体位曲面体层检查标准影像

第一节 颞下颌关节曲面体层标准影像

一、颞下颌关节闭口位曲面体层标准影像（图13-1）

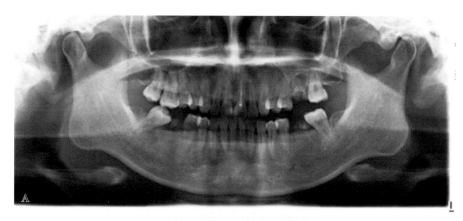

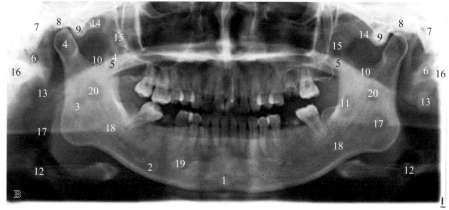

图13-1 标准颞下颌关节闭口位曲面体层影像

注：A. 标准的颞下颌关节闭口位曲面体层原始影像；B. 标准的颞下颌关节闭口位曲面体层影像图释[1. 下颌颏；2. 下颌骨体；3. 下颌骨升支；4. 髁突；5. 翼外板；6. 茎突；7. 外耳道；8. 关节凹；9. 关节凹前结节；10. 乙状切迹；11. 外斜线；12. 舌骨；13. 耳郭；14. 颧骨颞突；15. 颞骨颧突；16. 寰枢关节；17. 对侧下颌角可见层（非伪影）影像；18. 下颌神经管；19. 颏孔；20. 下颌神经管入口]

二、颞下颌关节开闭口曲面体层检查标准影像（图13-2）

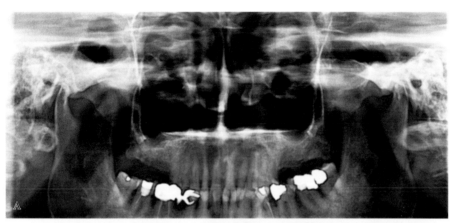

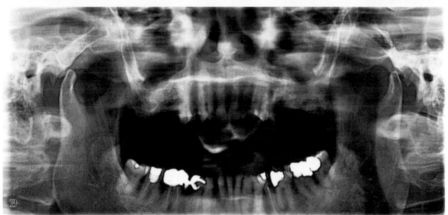

图13-2　使用低颏托投照颞下颌关节曲面体层标准影像

注：A.闭口位，采用低颏托，垂直体层域高度100mm。纵向体层域深度标记线向后90mm至外耳道。影像显示双侧颞下颌关节影像位于耳孔前，上颌结节后的关节凹内，虽有局部颅底骨组织影像重叠，显示关节小头形态及骨质影像清晰。B.开口位，采用低颏托，垂直体层域高度100mm。纵向体层域深度标记线向后90mm至外耳道。影像显示颞下颌关节影像位于耳孔前上颌结节下前区，开口后髁突影像不受任何骨组织影像遮挡，影像显示清晰

三、标准的曲面体层颞下颌关节开闭口二次扫描一片显示投照影像（图13-3）

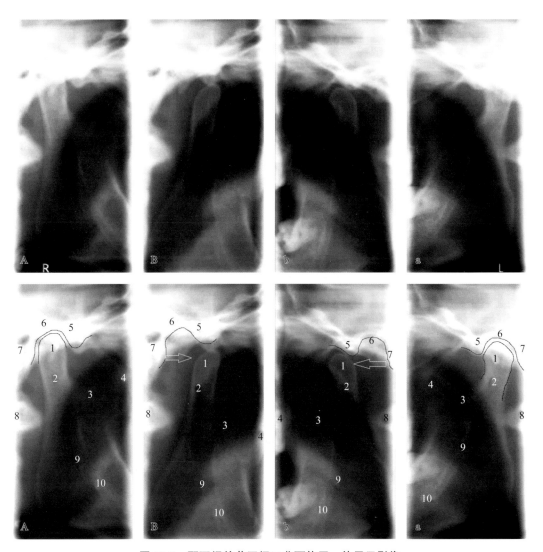

图13-3 颞下颌关节开闭口曲面体层一片显示影像

注：A.上A右侧闭口位原始影像，下A右侧闭口位原始图释读影像；B.上B右侧开口位原始影像，下B右侧开口位原始图释读影像。a.上a左侧闭口位原始影像，下a左侧闭口位原始图释读影像；b.上b左侧开口位原始影像，下b左侧开口位原始图释读影像（1.髁突；2.髁颈；3.乙状切迹；4.喙突；5.关节凹前结节；6.关节凹；7.关节凹后结节；8.寰枢关节；9.下颌骨升支；10.下颌神经管）

第二节　全口牙曲面体层标准影像

标准的全口牙曲面体层检查（图13-4）上下颌牙齿咬合平面呈两端略上翘的平线，近中切牙对切咬合线略低，磨牙咬合线略高，上下颌牙齿影像左、右等大对称，牙齿间邻接面清晰、无拥挤、无拉宽放大影像。

图13-4标出了上下牙咬合平线形态，是在一般大多数的生理形态下，咬合关系的影像平线，两端略向上翘，正中切牙区略低。在保持这个平线关系时，只要纵向体层域深度选择正确，牙齿影像都会显示比较清楚。上下全口牙排列开来，牙与牙间不拥挤，且保持牙齿的原有形态。多数时候有显示双侧前磨牙略有拥挤（图13-4 15、14、24、25），这种拥挤现象并非是全口牙曲面体层影像投照摆位不当所致，它是生理上的前磨牙转位造成，是属于生理解剖结构变异，会在后面的专题论述中加以解释说明。

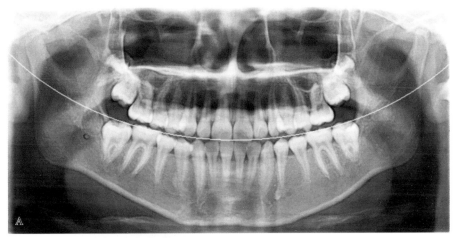

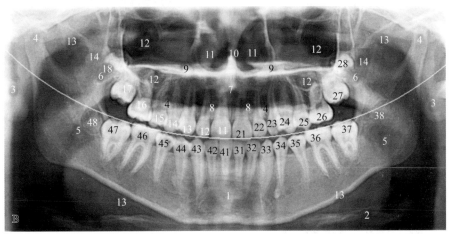

图13-4　全口牙曲面体层标准影像

注：A. 全口牙曲面体层标准原始影像；B. 全口牙曲面体层标准影像释读图（1. 颏棘；2. 舌骨；3. 耳郭；4. 髁突；5. 舌根；6. 翼外板；7. 中缝；8. 寰枢关节间隙；9. 硬腭部；10. 鼻中隔；11. 鼻腔；12. 上颌窦；13. 曲面体层机面部夹杆影像；14. 喙突）

牙位：11右上中切牙；12右上侧切牙；13右上尖牙；14右上第一前磨牙；15右上第二前磨牙；16右上第一磨牙；17右上第二磨牙；18右上第三磨牙（牙胚）。

21左上中切牙；22左上侧切牙；23左上尖牙；24左上第一前磨牙；25左上第二前磨牙；26左上第一磨牙；27左上第二磨牙；28左上第三磨牙（牙胚）。

31左下中切牙；32左下侧切牙；33左下尖牙；34左下第一前磨牙；35左下第二前磨牙；36左下第一磨牙；37左下第二磨牙；38左下第三磨牙（牙胚）。

41右下中切牙；42右下侧切牙；43右下尖牙；44右下第一前磨牙；45右下第二前磨牙；46右下第一磨牙；47右下第二磨牙；48右下第三磨牙（牙胚）。

第三节　上颌骨曲面体层标准影像

图13-5显示上颌骨影像位于整个曲面体层影像中心上大部，切牙区缺牙但平整的牙槽骨上部有鼻小柱及鼻尖的软组织与牙槽骨影像重叠。上方是鼻腔影像，鼻腔底部一条高密度白线是硬腭前部转折线，左右对称两侧上翘的放射状平线。与硬腭上翘平线相交穿过的有上颌窦影像，被生理性分隔分成三个密度不同的区域。分隔前部（图13-5，4）

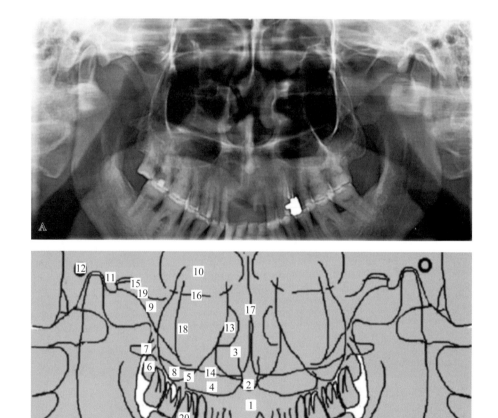

图13-5　上颌骨曲面体层标准影像

注：A. 上颌骨及上颌窦曲面体层检查标准原始影像；B. 上颌骨及上颌窦曲面体层检查标准影像释读图（1. 上颌切牙区牙槽骨；2. 鼻尖及鼻小柱；3. 鼻腔；4. 上颌窦前腔；5. 上颌窦骨性分隔；6. 上颌结节；7. 翼外板；8. 上颌窦分隔后腔；9. 颧突部；10. 眼眶；11. 颞下颌关节前结节；12. 骨性耳道；13. 鼻甲；14. 硬腭板；15. 颅底；16. 眶下缘；17. 鼻中隔；18. 上颌窦腔颧突三角；19. 颧弓；20. 牙齿）

是前腔、后部（图13-4，8）是后腔，在分隔线后上方是呈喇叭口状上颌窦腔颧突三角区，因为颧突三角内腔是位于上颌窦两侧且向后转折的角度，与窦腔及咽腔两者重叠，显示呈密度极低的影像区。与呈喇叭状的颧突三角内腔相对应，向后上方呈三角形的是颧突部高密度骨组织，形成与因为在面部眶下转折，因转折在垂直体层域横轴上拥挤变形呈较短的颧骨影像连接。这是因为颧弓体积较薄、位于骨结构最外侧缘，影像显示亮度低，后上方连接颞下颌关节前结节（图13-5，19～11），前端呈喇叭状与亮度弱的颧弓三角部，与密度较高的是颅底骨影像重叠，此处因为清晰层与模糊层纵向体层域较厚，所以颅底结构重叠多层影像，极难分辨清楚。

对称的颞下颌关节腔内有髁突，髁突向下连接着下颌骨升支、下颌骨体及下颌牙齿影像。颞下颌关节后上方是骨组织围成的骨性耳道。眼眶位于影像上方（图13-8，10）。两侧影像正常情况下应是左右对称，如有不对称情况一定要与因体位不正造成变形或是病变影像相鉴别。

第四节　下颌骨曲面体层标准影像

图13-6下颌骨曲面体层影像，显示完整的下颌骨，其中最突出的有下颌颏骨板、下颌升支后缘、双侧髁突影像，均完整清晰显示。此时，下颌牙列也能够基本完整显示出来，但呈相对拥挤影像。这有区别于全口牙曲面体层影像，与进行全口牙曲面体层影像检查摆位的纵向体层域深度不同，全口牙曲面体层摆位纵向体层域深度标志点，位于下颌中切牙冠根连线中点。下颌骨曲面体层摆位，是下颌牙根尖部的下颌骨体部中心层面（图12-13）。见图12-16 A a、b，足以说明这个纵向深度体层域的差别问题。图12-16A正中矢状位CBCT剖面图显示观察，a点是全口牙摆位使用的下切牙冠根连续中点，纵向体层域深度线位置。b点是下颌骨曲面体层摆位使用的下切牙根端，即是下颌骨板中心、纵向体层域深度线位置。图12-16 B离体骨组织侧面观全口牙a/b下颌骨，两种不同位置纵向体层域标志线。图12-16 C CBCT根端轴位影像，看到在下中切牙根端软组织至颌骨表面c，又从c至d的组织距离差别关系图。

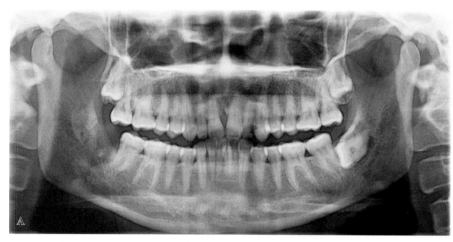

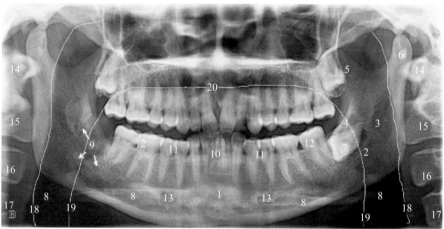

图13-6 下颌骨曲面体层标准影像

注：A.下颌骨曲面体层原始影像；B.下颌骨曲面体层原始影像释读图（1.颏棘；2.下颌神经管；3.下颌骨升支；4.外斜线；5.喙突；6.髁突；7.38近中阻生；8.舌骨；9.48拔出后的牙槽窝；10.下颌切牙；11.前磨牙；12.磨牙；13.颏孔；14.环椎；15.枢椎；16.第三颈椎；17.第四颈椎；18.咽后壁；19.咽腔前壁；20.舌面）

第五节　颌面全景曲面体层标准影像

颌面全景曲面体层标准影像，见图13-7。

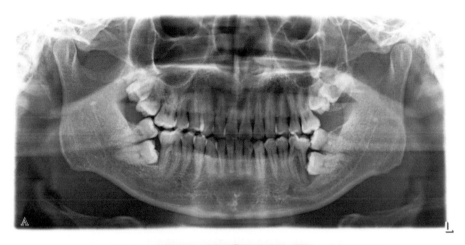

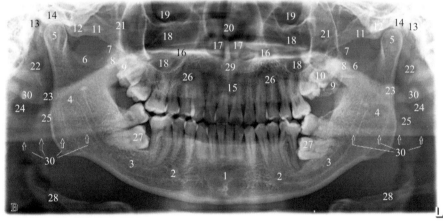

图13-7　标准的颌面部全景曲面体层影像

注：A. 标准的颌面部全景曲面体层原始影像；B. 标准的颌面部全景曲面体层影像释读图（1. 颏棘；2. 颏孔；3. 下颌神经管；4. 下颌升支；5. 髁状小头；6. 乙状切迹；7. 喙突；8. 翼外板；9. 上颌结节；10.28 近中倾斜阻生牙胚；11. 颧弓；12. 关节凹前结节；13. 关节凹后结节；14. 关节凹；15. 切牙孔；16. 硬腭板；17. 鼻腔；18. 上颌窦腔；19. 眼眶；20. 鼻中隔；21. 颧骨；22. 茎突；23. 软腭末端；24. 咽腔；25. 舌根；26. 舌面；27. 双侧磨牙近中阻生；28. 舌骨；29. 鼻前棘；30. 耳垂）

第六节　茎突曲面体层标准影像

茎突曲面体层标准影像，见图13-8。

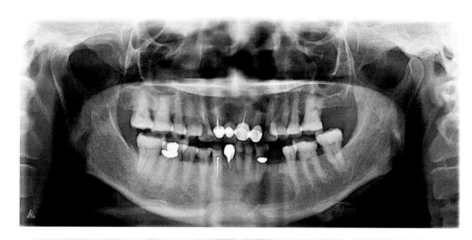

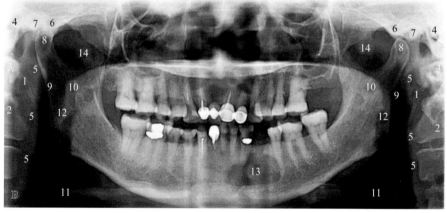

图13-8　标准的茎突曲面体层影像

注：A.茎突曲面体层标准原始影像；B.茎突曲面体层标准原始影像释图（1.茎突；2.枢椎；3.环椎；4.耳孔；5.咽后壁；6.颞下颌关节前结节；7.关节凹；8.髁突；9.鼻咽腔；10.舌根；11.舌骨；12.软腭末端；13.下颌骨囊性病灶区；14.固位夹杆）

第七节 唾液腺造影曲面体层标准影像

唾液腺造影曲面体层影像，见图13-9。

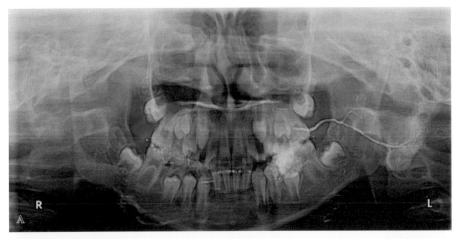

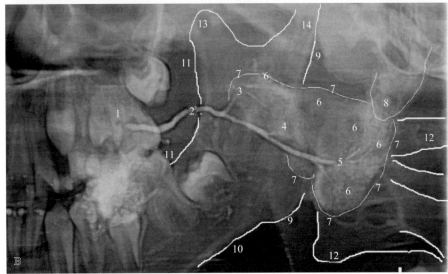

图13-9 曲面体层唾液腺造影标准影像

注：A. 曲面体层唾液腺造影标准原始影像；B. 曲面体层唾液腺造影标准影像释读图（1. 腮腺导管口；2. 总导管；3. 第一分叶导管；4. 第二分叶导管；5. 主腺体分支；6. 腮腺小叶；7. 腺体外周影像；8. 耳垂影像；9. 下颌骨升支后缘；10. 下颌骨体下缘；11. 下颌骨升支前缘；12. 颈椎；13. 喙突；14. 髁颈）

第14章

口腔颌面部多种体位投照摆位及错误

第一节 颞下颌关节曲面体层影像错误原因

一、颞下颌关节曲面体层影像髁突溢出垂直体层域宽度边缘（图14-1）

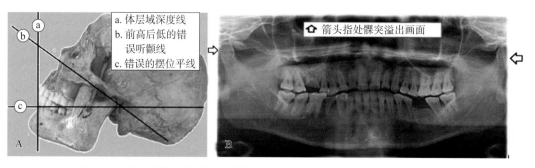

图14-1 颞下颌关节曲面体层影像髁突溢出垂直体层域两侧宽度边缘影像

注：A.颞下颌关节摆位标志线；B.颞下颌关节两侧溢出垂直体层域宽度影像

　　当开口受限者摆位时除按照我们在前述中颞下颌关节影像技术摆位外，应该采用高颏托投照，因为受限者关节凹内外斜面对髁突遮挡，不能获取完全无骨组织重叠的影像。虽然，体层域上部影像可有变形、失真、模糊的现象，但为取得较为完整而无重叠的髁突影像，采用高颏托避开颅底其他骨组织的阻射，也是相对的折中之举。

　　无论患者头颅前后径大小、颌骨形态如何，直观的将耳孔放在由侧位观纵向体层域深度线向后90mm处，即可保证有完整的颞下颌关节解剖结构（不能＜80mm），而且不会溢出画面也不会造成影像因缩小而变形（图14-2）。

　　不能按照传统的由简单的体层深度线对准下颌骨或是中切牙根尖"3"或是其他位置。这是因为有的患者头颅前后径较小或缩颌畸形患者，当以往其他摆位法，对准切牙根或下颌骨某个位置，可因头径大或是小，导致体位过于向前或向后，即使是颈椎前伸后拉也无济于事。相对的，此时焦点与片盒间的轴点必然后移，这时射线就会受到颈椎及颅底骨组织阻挡而发生重叠影像。

　　当遇到张口受限的患者时可采用高颏托，但要保证髁突的上部一定要放在上限的100mm以下。因为开口受限，所以要确保髁突进入照射野斜射线区，就是垂直体层域的范围内。由于髁突受关节凹内外斜面的覆盖，在斜射区尽可能充分利用斜射角，避开关节凹内外斜面的重叠遮挡，以获取较好的影像。

当使用的曲面体层机垂直断层域高度较窄者（影像画面高度小于110mm），可采用摘去颏托，以降低双侧颞下颌关节高度，防止关节髁状突影像溢出画面的上限（图14-3）。

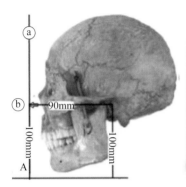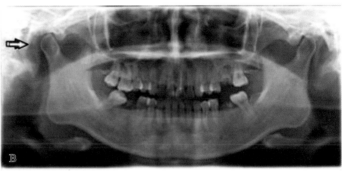

图14-2 正常的颞下颌关节投照摆位侧位观体位标志图

注：A.颞下颌关节摆位标志线 a.纵向体层域深度线；b.听眶线；B.颞下颌关节曲面体层影像 ⇧.影像显示完整的颞下颌关节

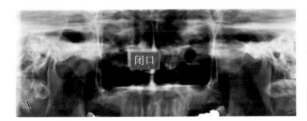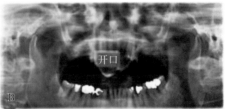

图14-3 开闭口位均按此方法摆位即可获取清晰的颞下颌关节完整影像

注：A.颞下颌关节闭口位曲面体层影像；B.颞下颌关节开口位曲面体层影像

二、颞下颌关节曲面体层影像髁突溢出垂直体层域高度边缘

自颏托平面至听眶线超过100mm时，超的越多，髁突小头溢出画面的概率就越大（图14-4B）。

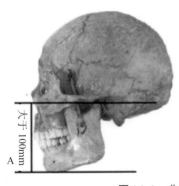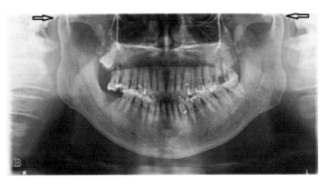

图14-4 曲面体层双髁突溢出垂直体层域高度影像

注：A.关节曲面体层摆位侧位观颏托平面至听眶线距离大于100mm；B.髁突影像溢出曲面体层画面上界影像

因为在垂直体层域外耳道垂直于颏托平面＞100mm，影像显示髁突顶部冲出画面外。

当听眶线与地面不平行时，前低后高，外耳道与颏托平面垂直高度＞100mm。纵向体层域深度线向后，与外耳道间直径＜80mm时，这个数值越小关节影像会越向画面内拥挤。垂直体层域＞100mm，数值越大髁突影像越是向画面上方移动，见图14-4中箭头指向位置，且因向前拥挤与向上移动导致髁状突影像变形，或是模糊及影像丢失。

三、颞下颌关节曲面体层摆位纵向体层域至外耳道小于80mm

当纵向体层域深度标志线向后小于80mm，髁状突影像被推向画面中心，离画面两侧边缘的距离增大。又因为（图14-5A a）c-b外耳道高度大于100mm，导致髁突影像接近于画面上缘，完整的颞下颌关节结构影像部分丢失，影响影像阅读诊断见图14-5B⇧。

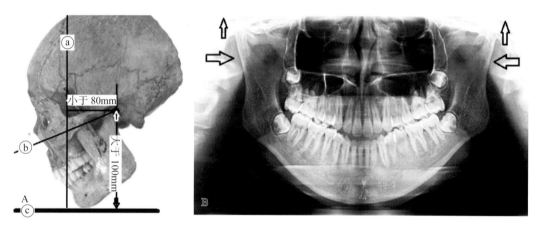

图14-5　颞下颌关节曲面体层摆位纵向体层域至外耳道＜80mm，颏托至耳孔＞100mm影像

注：A.纵向体层域深度标志线向后小于80mm的错误体位；B.错误体位获取曲面体层影像显示髁突冲出垂直体层域（a.纵向体层域深度线；b.听眶线；c.髁托平线；⇧.显示两侧下颌骨升支向画面内拥挤，上至垂直体层域上限）

四、颞下颌关节曲面体层摆位纵向体层域至外耳道距离大于90mm（图14-6）

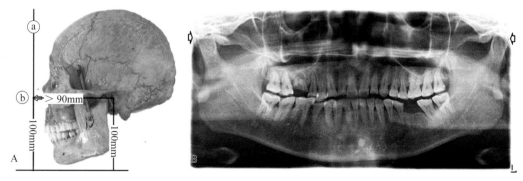

图14-6　颞下颌关节曲面体层检查摆位，纵向体层域深度线至外耳道＞90mm的影像

注：A.关节曲面体层摆位层面坐标标志；B.髁突横向溢出横向垂直体层域影像；⇧为两侧髁突横向溢出画面；（a.纵向体层域深度线；b听眶线，纵向体层域深度线至外耳道距离＞90mm；100mm为外耳道至颏托平面距离）

纵向体层域深度线至外耳道＞90mm，此时髁突形态看似完整，但因过于向后靠近影像边缘，至颞下颌关节周围解剖结构影像不全，在阅读诊断中无法使用。

虽然摆位基本正确，由于颏部距颏托距离过大，导致颅底软硬组织的高X线阻射影响，使得关节顶部影像模糊不清，也是影像阅读诊断的重要原因。图14-7黑色箭头指向髁突接近影像上方画面边缘，白色箭头指处下颌颏部距底线距离大（图14-7），使得下颌骨体影像上移。

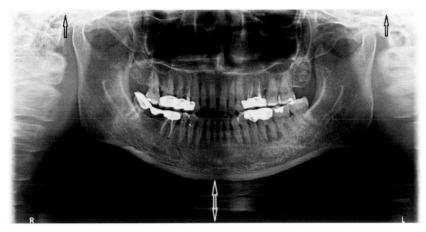

图14-7 下颌颏部距颏托过高致髁突影像接近影像垂直体层域上边缘

第二节　全口牙曲面体层影像错误原因

一、全口牙曲面体层前磨牙影像拥挤分析

在（图13-7）标准的全口牙曲面体层影像中，上下颌牙齿排列既不拥挤、也不拉宽，保持了各个牙齿的原有形态影像。在此影像上唯独双侧上下前磨牙牙冠显示略有拥挤，在影像中可见上颌前磨牙拥挤，右下前磨牙略有拥挤。在临床中有时单侧、有时双侧、有时上颌、有时下颌前磨牙影像拥挤。这是因解剖生理学变化所致。前磨牙与尖牙之间，是牙弓直线的转折点（图14-8a、b），向远中与磨牙排列基本呈直线，近中却是向前内转折，呈类圆形的切牙区。在曲面体层成像弧线转折中，切牙区的纵向体层域选择位于上下切牙，生理倾斜角的冠根连线的中点，而且切牙与单尖牙牙体形态、在牙体长轴横截面，基本成圆柱状（图14-8 c1、2、3），中切牙因为略呈椭圆形，其横截面在断层弧线上、唇腭向半径值小于近远中向半径值，这在垂直体层域画面横向上占的面积较宽，假如在转位时，只要不是解剖位置拥挤，获取影像上的牙与牙邻接面也是不会拥挤的。由于切牙冠缘到根尖的生理倾斜角度关系，在影像纵向体层域与垂直体层域的每个交点上，与冠缘到根尖间每个层截面影像虽受倾斜角影响，但对其牙体横截面、在体积上来说变化不大，若在中切牙转位时反而占空间更小些。

图14-8 b、c是平面和俯视图，切牙与尖牙都有一定的倾斜角度，中切牙倾斜角最

大，侧切牙次之，尖牙倾斜角略小（图14-8 Ab）所示，纵向体层域中心点在冠根连线中的相交点上。13—23牙齿截面示意图（图14-8C），见前磨牙（图14-8 c、b）位于磨牙区末端转折区，与尖牙区相交，牙体长轴线已经与纵向体层域线垂直，生理倾斜角基本消失，远中的磨牙均处在较大的圆弧形线上（图14-9），前磨牙牙体本身并不是圆柱状（图14-8c4、c5），牙体轴截面是呈颊舌向大半径与近远中小椭圆状，在曲面体层成像时，颊舌半径大的椭圆形前磨牙，在纵向断层域上、如果颊舌向椭圆长半经，恰恰与曲面纵向体层域椭圆线垂直相交，此时牙体成像占画面是最小空间（图14-8 C1区4、1区5），如果此时前磨牙转位（图14-8 C2区4、2区5），牙体短轴截面长半径位于近远中向的纵向体层域，24；25长半径占了垂直体层域的空间。

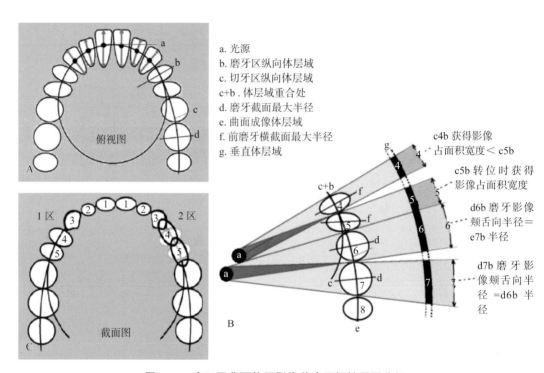

图14-8　全口牙曲面体层影像前磨牙拥挤原因分析

注：A.曲面体层域与全口牙俯视图关系（a.纵向体层域深度线；b.第一前磨牙半径值；c.磨牙区体层域；d.磨牙半径值）；B.转位前磨牙在曲面体层域中占垂直体层域空间变化（a.光源；b.磨牙区纵向体层域；c.切牙区纵向体层域；d.磨牙截面最大半径；c + b.体层域重合线；e.曲面成像体层域；f.前磨牙横截面最大半径；g.牙体截面半径占垂直体层域长度；4c4b.获得影像占面积宽度 < c5b；5c5b.转位时获得影像占面积宽度值；6d6b.磨牙影像颊舌向半径 = e6b 半径）；C.全口牙截面积在曲面体层域中占位置空间（1—3切牙区与尖牙体域重合；3—5尖牙与前磨牙区体层域重合）

　　本来呈颊腭向的长径值，转位成了近远中向，发生生理性转位（图14-9），成像的牙体影像将会在垂直体层域上增加其宽度、占较大的画面横向垂直位置，但曲面体层影像扫描的垂直体层域却是不变的，这是前磨牙影像拥挤的重要原因。

　　前磨牙曲面体层影像拥挤的原因有两个，一是曲面体层从切牙区的小半径圆弧轨迹，进入磨牙区大半径圆弧轨迹交界（图14-8C 24、25）。二是前磨牙牙体横截面的形态学原因及生理转位特别是生理上的转位是最主要原因，这种生理上的转位目前在曲面

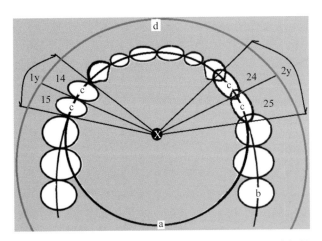

图14-9　前磨牙转位致影像垂直体层域空间增大牙齿拥挤

注：X. 中心线；a. 切牙区纵向体层域圆弧；b. 磨牙区纵向体层域圆弧；c.14 15/24 25 前磨牙转位示意图；d.影像画面垂直体层域空间；1y. 前磨牙不转位；2y. 前磨牙转位占垂直体层域空间

体层影像检查中是无法纠正的。图14-8牙体短轴截面图演示了24 25前磨牙转位造成影像拥挤现象。当然生理转位有大小之分，也不一定都像（图14-8C）横截面演示，左侧前磨牙转位。这种转位现象前面已经分析，可能是上下左右都有转位，也可能是偶发的现象，出现前磨牙拥挤影像不是绝对的，应结合临床具体分析。总之，前磨牙影像拥挤现象的出现，过去学者们解释为体层域切牙区小圆、与磨牙区大圆变轨原因并非唯一原因。

二、全口牙曲面体层切牙影像放大与体层域关系分析

当全口牙曲面体层检查摆位时，操作者应该令其患者做出中切牙对刃合，操作者观察纵向体层域深度线位于患者旁侧，对准上下牙对刃合的中切牙冠根连线中点（图14-10Aa、b交点）。

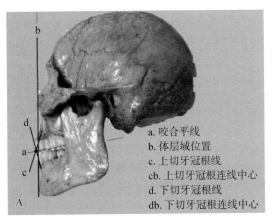
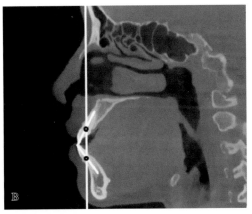

a. 咬合平线
b. 体层域位置
c. 上切牙冠根线
cb. 上切牙冠根连线中心
d. 下切牙冠根线
db. 下切牙冠根连线中心

图14-10　全口牙曲面体层纵向体层域标志线位置

注：A. 颅骨侧面观纵向体层域深度线位置；B. 正中矢状剖面 CBCT 影像深度线位置图（a. 咬合平线；b. 纵向体层域位置；c. 上切牙冠根连线；d. 下切牙冠根连线；cd. 上切牙冠根连线中点；db. 下切牙冠根连线中点）

三、体位正确、纵向体层域标志线置于冠端的错误影像

当中切牙对刃合且位于正确的体位时，纵向体层域深度线错误摆位于冠端，也就是近胶片侧，致切牙区影像放大模糊（图14-11）。

由于纵向体层域深度线错误的置于切牙冠端，此时上下牙体完全处在纵向体层域近焦点侧，依据物像离光源越近影像越是放大原理，导致获得切牙区影像放大模糊（图14-11 C）。

全口牙咬合平面与地面平行时的俯视示意图（图14-11 B）。显示切牙区牙体影像，因受倾斜角度影响，牙体横截面影像变成较短的切牙形态，这是因为冠端向唇侧、根端向腭侧影像缘故所致。从中切牙向左右两侧至尖牙，因生理倾斜角依次变小，至牙体影像依次变短，至前磨牙影像，因为倾斜角基本接近于0°，牙体影像变小，显示呈牙体短轴横截面影像。

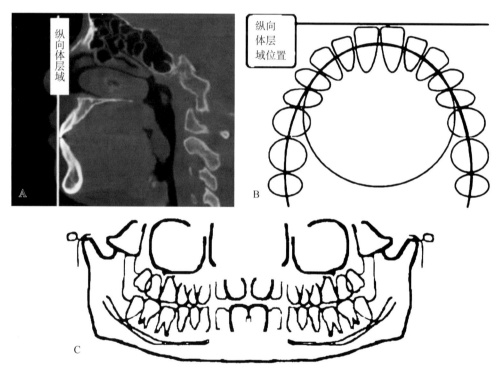

图14-11　体位正确纵向体层域标志线置于冠端的错误影像

注：A.CBCT正中矢状平面重建影像显示错误标志位置图；B.纵向体层域标志线错误地位于中切牙冠缘；C.AB导致影像切牙区影像放大

四、体位正确，纵向体层域标志线位于根端的错误影像

中切牙对刃合体位预备正确，纵向体层域深度线标志线置于切牙根端（图14-12A、B），是物体远离光源侧，影像变小，致切牙区影像拥挤（图14-12C）。

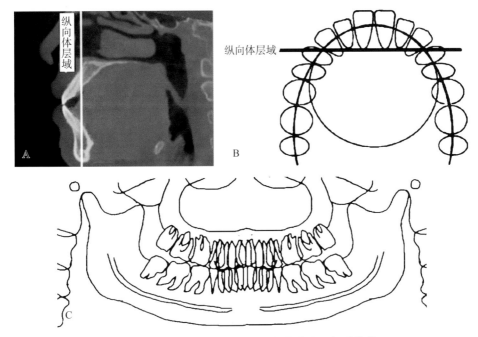

图 14-12 体位正确，纵向体层域标志线位于根端的错误

注：A.正中矢状位 CBCT 影像示纵向体层域标志线位于根端影像；B.纵向体层域标志线位于上下切牙根端的俯视；C.由于 A、B 错误的纵向体层域位置导致切牙拥挤影像

五、体位不正确，深覆合及纵向体层域标志线位于冠端的错误影像

当中切牙没有做对刃合预备体位时，纵向体层域深度标志线摆位于上颌切牙冠端（图 14-13 A），是物体接近光源侧，致切牙区影像极度的放大模糊（图 14-13 C）。因为深覆殆、下颌中切牙远离纵向体层域标志线（图 14-13A）箭头指处。咬合位置错误加选层错误导致（图 14-13 C ↑）箭头指处，下颌切牙影像明显放大模糊。上颌中切牙距纵向体层域仅差半个牙位距离，影像放大、且根端明显。

原因是本身选层深度标志线错误，且中切牙未做对刃合体位预备。双重错误导致上方中切牙影像放大相对模糊，下中切牙影像极度模糊。

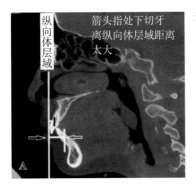

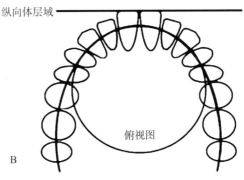

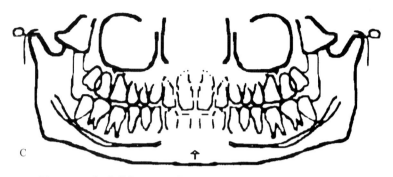

图14-13 标志线加牙位预备双重错误致中切牙影像放大模糊

注:A.牙位未做对刃合预备加纵向体层域标志错误影像;B.纵向体层域标志线位于切牙切缘的俯视;C.由于A、B双重错误导致切牙区影像模糊

六、体位不正确,反颌及纵向体层域深度标志线对准下切牙的双重错误影像

反颌病例,患者没有做对刃合并低头体位(图14-14),致上颌中切牙近光源、远离纵向体层域,上中切牙影像放大模糊(图14-14C)。由于按照下中切牙冠根连线中点摆位,纵向体层域深度标志线只对准下中切牙冠根连续中点,牙体影像清楚排列,却没有注意反颌,上中切牙位置后缩远离纵向体层域因素,对上颌中切牙而言,冠根连线中点远离纵向体层域深度标志线,接近光源导致影像放大。

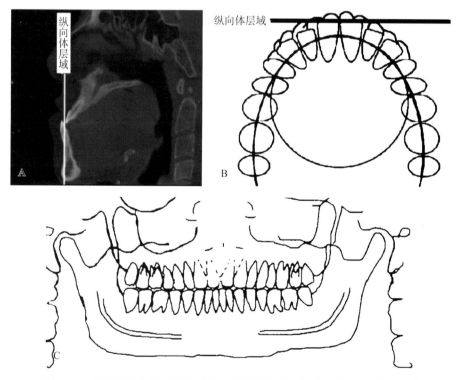

图14-14 反颌及纵向体层域深度标志线错误的置于下切牙的双重错误影像

注:A.未做反颌体位矫正,只按照下切牙摆位时的双重错误体位矢状面CBCT影像;B.纵向体层域位于下切牙冠根连线中点及反颌的上切牙冠缘俯视图;C.由于A、B的双重错误体位导致上切牙影像模糊

七、纠正反颌咬合关系的全口牙曲面体层影像

图14-15A同图14-14A为同一案例。一般反颌患者很难以做出上下颌前牙对刃，所以就很难以完全符合全口牙投照摆位的要求。因此，其一、选择使用曲面体层牙齿咬合板（图14-15A），咬合板一般在购进曲面体层机的配件中都有提供。方法是将曲面体层牙齿咬合板支杆插入颏托前区的插孔中，令患者上下切牙咬在咬合板的沟槽里，适当调整为低头位置，咬合平线达到两侧磨牙区略上翘。此时观察纵向体层域深度标志线取上下中切牙冠根连线中点（图14-15A调整为B）。

图14-15B是一个轻度反颌案例，在未做中切牙对刃情况下，令患者低头，远中磨牙区咬合平面更上翘些，此时纵向体层域深度标志线置于上下中切牙、冠根连线中点（图14-15C俯视图），全口牙咬合平线两侧上翘明显，但上下牙齿影像明显清楚（图14-15D）。

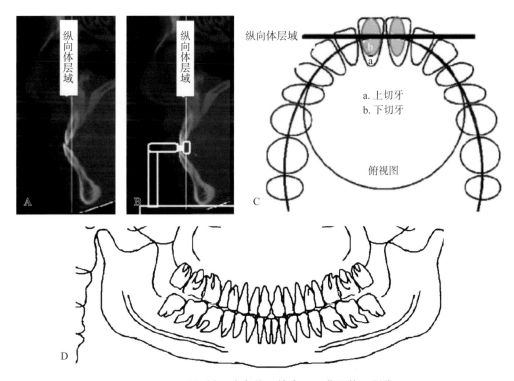

图14-15 反颌纠正咬合关系的全口牙曲面体层影像

注：A. 纠正反颌前的纵向体层域侧位图；B. 反颌案例采取低头并加咬合板摆位示意影像图；C. 加咬合板调整后上下颌切牙纵向体层域位置俯视图 D. 加咬合板调整后全口牙影像清楚，咬合线有两端上翘变化

八、低头过度导致磨牙区过高且影像咬合平线呈"V"形错误影像

因为过于低头，导致咬合平线磨牙区抬高（图14-16A）。低头过度获取影像咬合线远中抬高（图14-16C），整个咬合平线呈"V"字形。又因纵向体层域深度标志线接近根端，也是牙齿远离光源侧（图14-16B），上下颌切牙越过体层域标志线，致全口牙拥挤影像（图14-16C）。

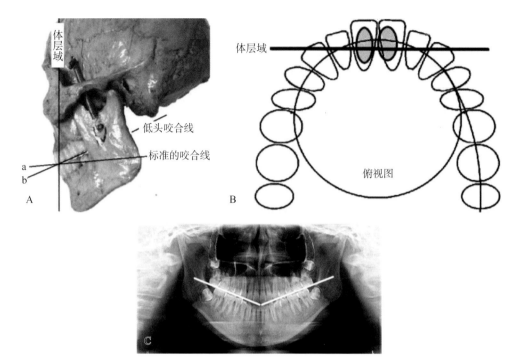

图14-16 低头过度致磨牙区抬高、影像咬合平线呈"V"形错误影像

注：A.低头过度磨牙区抬高颅骨影像；B.体层域近根端俯视示意图；C.全口牙曲面体层牙齿咬合平线呈"V"形错误影像

九、仰头过度导致磨牙区过低影像咬合平线呈"W"形错误影像

尽管做出中切牙对刃姿态，由于仰头所致咬合平线磨牙区低于切牙区（图14-17Aa），导致上切牙离开纵向体层域深度标志线，上前牙位于接近光源侧（图14-17B）俯视图，获得影像切牙影像放大（图14-17C），上颌前牙区明显。此时全口牙影像显示咬合平线呈"W"形（图14-17C，图14-18）。

仰头过大导致咬合平线磨牙区低于切牙区、导致咬合平线呈W形影像（图14-18）。

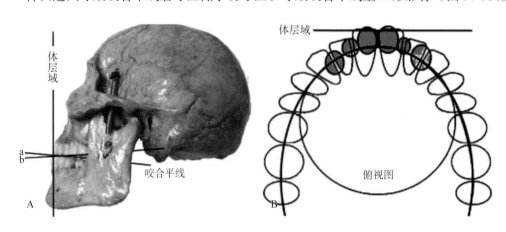

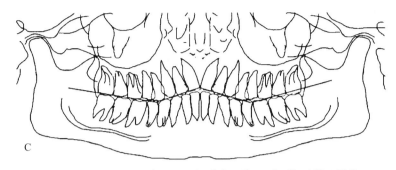

图 14-17　仰头过度磨牙区降低咬合平线呈"W"形错误影像

注：A. 仰头体位错误使得磨牙端咬合平线降低颅骨图；B. 纵向体层域标志线位于切牙唇侧俯视图；C. 由于 A、B 错误标志导致影像咬合平线呈"W"形错误影像

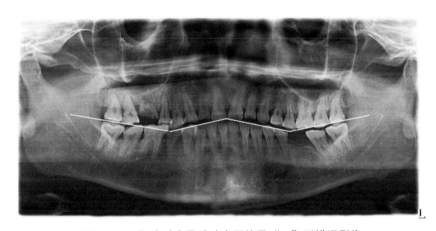

图 14-18　仰头过大导致咬合平线呈"W"形错误影像

十、正中矢状标志线右偏致右侧颌骨影像放大错误影像

在进行曲面体层影像检查摆位时，操作者面对患者如（图 14-19），矢状标志线应该位于面部正中、且观察面部上下端正、左右对称（图 14-19a）。矢状线如位于正中线右侧（图 14-19b），这是在切牙区纵向体层域已经确定之后，矢状线关系到头颅左右两侧体位对称与否，实际是磨牙区两侧纵向体层域的位置是否对称问题。矢状线 + 偏右，体位却等于偏左。

假若与以上错误情况反之，矢状标志线位于正中线左侧（图 14-19A），获得影像则与之相反（图 14-19C），将右侧磨牙及下颌骨升支影像放大，改换成左侧表现则反之。

头位左偏，正中矢状标志线则是偏右侧，获得右侧磨牙及升支影像放大（图 14-20）。

体位偏左相当于将左侧面部靠近光源，此时相当于投照左侧体位时左侧颌骨接近胶片侧，反过来考虑是左侧颌骨远离光源，获得影像相对变小。当曲面体层机焦点旋转到左侧发射 X 线投照右侧时，右侧颌骨则是远离胶片，接近光源侧，因为投照右侧时的球管在左侧，胶片则是在右侧接收信息，探测器是固定的不会跟随体位移动，所

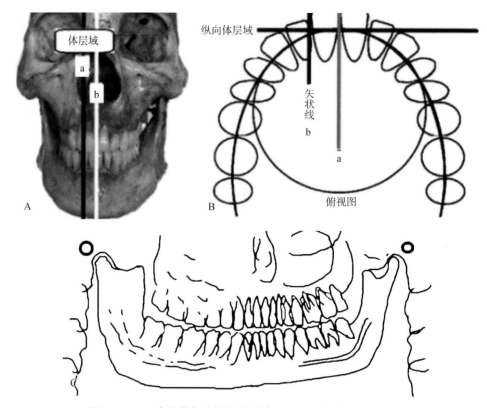

图14-19 正中矢状标志线右偏致右侧颌骨影像放大错误影像

注：A.矢状标志线右偏颅骨正面像；B.矢状标志线右偏俯视示意图；C.标志线右偏致曲面体层右侧结构形态影像放大错误影像（a.正确的矢状线位置；b.错误的矢状线位置）

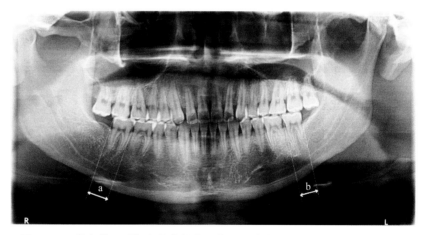

图14-20 纵向体层域标志线右偏曲面体层影像出现右侧结构影像放大错误

以当体位偏左时是右侧颌骨远离了探测器，远离探测器就是接近了光源，近光源物像放大，就是这个道理。这个放大与缩小的关系，经常迷惑影像工作者对反方向的认识（图14-21）。

在这里还要特别阐述一个影像表现问题，在临床影像阅读时，遇到有一侧解剖结构影像放大或缩小现象时，阅片者首先会发现为何影像左侧的下颌升支变的宽大或变小，

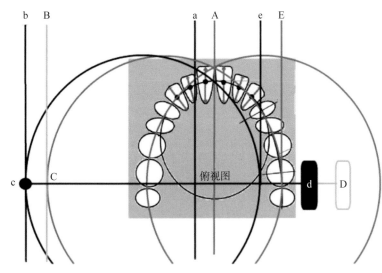

A. 正中矢状标志线
a. 体位纵向体层域
B. 矢状标志线偏右
b. 移位纵向体层域
C. 体位需要光源位置
c. 移位的光源位置
D. 体位需要探测器位置
d. 移位的探测器位置
E. 接近光源距离线
e. 实际磨牙位置线
e-E. 磨牙接近光源距离
a-A. 矢状标志线移位距离
b-B. 探测器移位距离
d-D. 光源移位距离

图14-21 矢状标志线右偏致体位左偏俯视

不明确这个道理，将会误认为有病变存在，如下颌升支肥大症或是功能性原因影响颌面部形态大小。在阅片时往往是患者已经离开现场，不能及时与临床体征相结合。

在这种现象时，要找出依据证实影像变化的原因，观察其他解剖结构表现来对比判别，到底是病理变化还是因为影像投照技术所造成的。因为人体生理发育磨牙的大小两侧应该是一致的，不会有左侧大、右侧小或是右侧小、左侧大的现象，所以要观察两侧磨牙影像是否一样大小，发现右侧下颌磨牙变大时，看左侧磨牙是否变小，相同体位在因为病理性改变时，磨牙牙体的大小一般会是对称的。用对比观察磨牙大小现象来判断，到底是因为投照的原因还是确有病变存在（图14-20A、B）。

第三节 特体患者全口牙曲面体层投照解决办法

一、下颌后缩畸形患者全口牙曲面体层分解投照方法

1. 下颌后缩畸形患者全口牙曲面体层上颌骨及牙齿投照法 面对一位下颌后缩畸形患者，因为下颌骨发育问题，难以同时使用一张曲面体层影像显示其上下颌骨及全口牙。这是因为上下颌骨不在一个纵向体层域上的缘故。上下颌两者距纵向体层域的前后距离差较远，是不能采用一般的咬合位调整可以解决的咬合关系（图14-22A、B）。

针对这种畸形颌位，可以采用两次投照的办法弥补畸形误差。投照上颌时、令患者做大低头（如图14-22A），至上颌中切牙长轴进入纵向体层域，矢状线上下高度适当（同时注意高度），左右对称。图14-22A、B俯视图a示为上颌牙列位于纵向体层域上，从人体正中矢状剖面看（图14-22C），见低头投照上颌骨的纵向体层域深度标志线，与地面垂直、与上颌骨生理倾斜角基本一致，此时后缩的下颌切牙列却远远地被拉向舌侧，（图14-22 B）也就是接近于光源侧，由于近光源所致下颌切牙影像极度的放大模糊虚化（图14-23）。

图14-23下颌后缩畸形患者分解投照上颌骨及牙齿影像（图14-23），显示下颌后缩畸形的

下颌骨摆位时远离纵向体层域标志线（图14-22A、B），下颌切牙近光源侧影像放大模糊（图14-22B），模糊虚化后的影像尤法辨认成为可见层影像双箭头之间影像区（图14-23）。

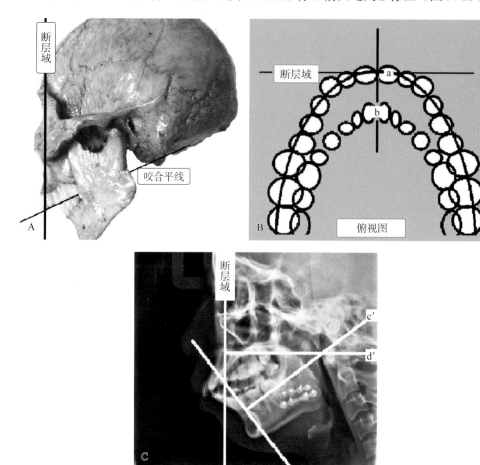

图14-22　下颌后缩畸形患者全口牙曲面体层上颌骨及牙齿投照法

注：A.颅骨侧位观低头上颌骨及上颌牙齿进入纵向体层域影像；B.体层域标志线位于上颌牙弓俯视示意图；C.CBCT正中矢状切面观下颌后缩畸形上颌投照摆位位置影像（a.上颌切牙；b.下颌切牙；c′.仰头投照下颌骨平线；d′.低头投照上颌骨平线）

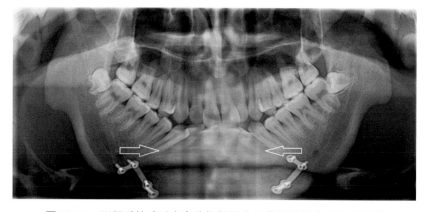

图14-23　下颌后缩畸形患者分解投照上颌骨及牙齿曲面体层影像

2.下颌后缩畸形患者全口牙曲面体层下颌骨及牙齿投照法　图14-24下颌后缩畸形患者仰头使其下颌骨及牙列进入纵向体层域。此时的咬合平线磨牙区远远低于切牙区（呈前高后低位），因为仰头状态，下颌后缩畸形的上切牙牙体长轴线几乎与地面平行，与纵向体层域几乎呈垂直向，牙体呈短轴位于纵向体层域远离光源侧，影像横向缩小拥挤难以识别其结构。此体位时，从俯视（图14-24Bb）纵向体层域标志线与后缩的下颌切牙长轴线相切。此时上颌牙齿（图14-24A）呈短轴并位于体层域的胶片一侧，所以导致影像拥挤模糊，因在前面的曲面体层体层域试验影像分析中曾经仔细分析过，曲面体层纵向体层域宽度的特点，是近光源侧影像层厚较近胶片侧薄。因为曲面体层体层域受较慢的扫描时间影响，起自体层域中心向胶片侧影像的模糊度，基本是在垂直体层域的时相上被压缩变小而已，它不会像近光源侧在较小的距离内变得拥挤变形模糊消失。

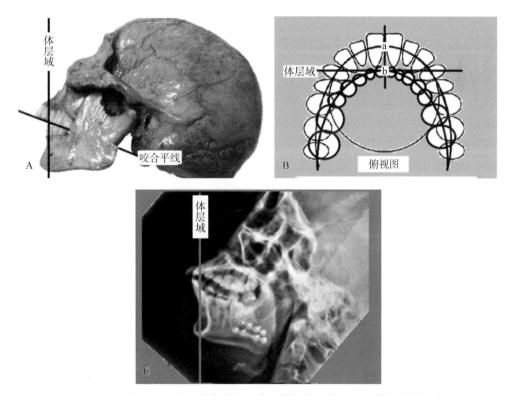

图14-24　下颌后缩畸形患者全口牙曲面体层分解投照下颌骨及牙齿影像

注：A.下颌后缩畸形患者仰头时下颌骨及牙齿进入纵向体层域；B.下颌后缩畸形患者仰头曲面体层投照下颌骨及牙齿俯视（a.上颌切牙列；b.下颌切牙列）C.下颌后缩畸形患者仰头曲面体层下颌骨及牙齿投照CBCT正中矢状面标志位置影像

下颌后缩畸形患者曲面体层分解投照下颌及牙获得影像（图14-25），显示小且畸形的下颌骨及牙齿基本清楚，经体位较大调整后，也能够获取较为清楚下半口牙齿及比较清晰的颌骨影像。此时可以看到位于清晰下颌影像上，上颌骨及牙齿影像因为畸形，所以整个影像拥挤压缩位于影像偏右侧。压缩拥挤虽然也是影像模糊的一种形式，但此表现与投照上颌颌骨及牙齿是有区别的，这种区别是当投照上颌骨及牙齿时，下颌骨区别于上颌骨的是近光源侧，而非上颌是近胶片侧，导致牙齿及颌骨影像放大且极度虚化模糊，是有着本质性不同的。此时投照下颌骨及牙齿获得影像，上颌骨及牙齿是拥挤压缩，且不是虚化模糊表现形式，是在垂直体层域的时相画面上变小，但仍能够辨识出颌骨及牙齿变形的模糊影像，原因参见（图11-13 a ≠ b）。

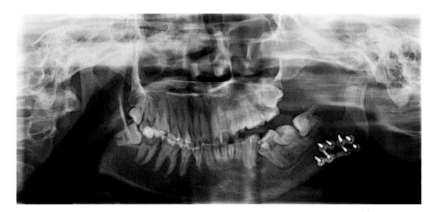

图14-25　下颌后缩畸形患者曲面体层分解投照下颌骨及牙齿影像

二、反颌患者全景曲面体层分解投照方法

1.反颌患者全景曲面体层影像检查技术　图14-24a侧位观察纵向体层域深度标志线至（图14-24b）100mm。因为只有满足100mm，才能将完整的下颌骨进入影像横向宽度视野内的（图14-26a～b）。当然如果是较小的颅颌面形态一般不会有影像横向溢出现象，但在下颌骨体较长，重度反颌等，有可能出现纵向体层域标志线向远中至外耳道距离＞100mm。在＞100mm时，出现下颌骨升支后缘及髁突部分溢出影像视野以外，造成解剖结构的影像丢失，影响临床需要的观察诊断（图14-26a～b）。

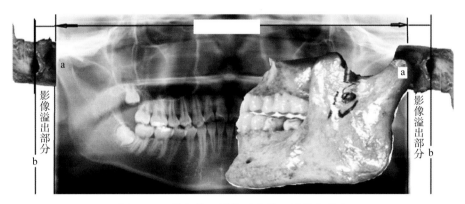

图14-26　曲面体层影像垂直体层域横向溢出
注：a.颞下颌关节髁突；b.外耳道

　　在关注下颌骨升支后缘、髁突与画面远中距离的同时，还要注意颌面部结构高度，及颞下颌关节的完整影像，也可能从曲面体层影像画面垂直体层域的高度溢出。溢出画面之外的原因，主要是个别患者下颌骨及升支大而长或是下颌升支肥大症者，也有可

能是因为患者病灶障碍造成（图14-27）。由于患者下颌骨的生理特殊性及颏托与头颅摆位空间关系，髁突影像溢出画面不能避免时，应该采取二次针对目标性做重心补偿影像扫描。

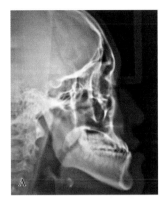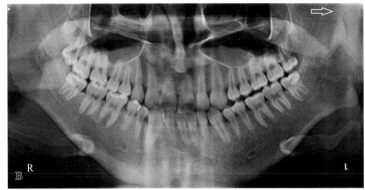

图14-27　反颌患者下颌骨体及升支较大 致双侧髁状突在垂直体层域横向及高度溢出影像
注：A.戴颏托未做仰头体位投照；B.未经调整体位前曲面体层髁状突溢出影像高度

曲面体层影像检查操作者，在这种情况下，一定要了解曲面体层机器，不但有纵向体层域问题的存在，且还有垂直体层域宽度限制问题。纵向体层域限制了解剖结构的影像清晰度，垂直体层域则是限制了颌面部解剖结构的显示范围，如曲面体层影像纵向体层域与垂直体层域的构成所示（图11-34）。

垂直体层域是画面高度与宽度的显示空间范围。在前面的章节中已有表述，试验证明曲面体层机画面高度值，各有不同，有高低之分，见图11-21，颏托平面至外耳道高度限制在100mm内。经试验三台不同型号的曲面体层机，影像高度垂直体层域上分别为120mm、130mm、133mm宽度不等，有厂家生产的机器画面高度仅110mm（图11-21）。因此，操作者应了解其面对的机器画面高度，这关系到临床检查时的成功率，以及为临床提供的影像资料质量，也就是直接影响临床诊断的问题（图14-27）。

2.反颌及下颌骨肥大颌面部全景曲面体层影像二次分解投照方法　图14-27影像是一个典型反颌患者，因曲面体层机影像高度仅为110mm，在第一次投照时忽略了这个问题，造成双髁突不但溢出画面上方，也造成左侧画面溢出致颞下颌关节影像不完整。另有摆位枕部右偏所致，造成左侧髁突在后上两处的垂直体层域上溢出画面。

后经测量后，调整体位弥补因忽略影像画面高度导致髁突影像溢出，经二次投照获得一个完整的颌面部影像（图14-28）。因为（图14-27）已经获得下颌骨下部骨结构影像，然后将高的颏托更换底颏托，使得颞下颌关节体位降低小于110mm高垂直体层域中部，测量纵向体层域至外耳道100mm。经二次计算部位分阶段投照，获得颌面上部影像（图14-27），颌面下部影像（图14-28）。2张曲面体层影像综合评价阅读诊断法，灵活运用现有设备，解决临床诊断的需要。

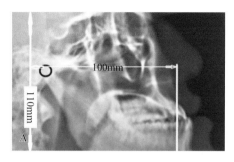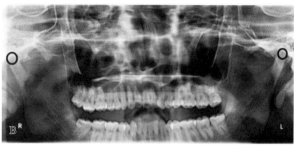

图14-28　与图14-27反颌大下颌骨同一个患者，经调整后弥补上方髁突溢出画面影像

注：A.摘取颏托做仰头体位投照；B.调整体位后曲面体层髁突进入影像内。A100mm.纵向体层域深度线距外耳道距离；A110mm.画面垂直体层域高度；O.髁突位置

3.重度反颌颌面部全景曲面体层影像测量一次投照方法　图14-29一个下颌骨严重前突至反颌患者，图14-29A第一次投照双髁突在画面上方影像溢出，经体位调整后（图14-29B），下颌骨基本完整显示在一个全景曲面体层影像里（图14-29D）。

经调整后（图14-29C）下颌骨角度斜线，较（图14-29c）C斜线变平，但是（图14-29D）影像内箭头指处，双髁突及下颌骨基本完整显示在一张全景曲面体层影像内。

图14-27至图14-29是两例下颌骨较大患者，图14-27、图14-28使用了先照下部颌骨部分，后照上部髁状突弥补影像丢失的办法，完成一次全景曲面体层影像的检查过

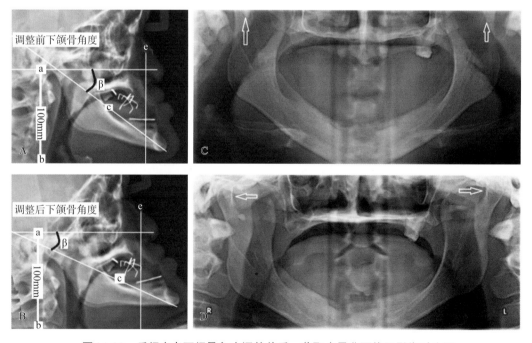

图14-29　反颌患者下颌骨角度调整前后，获取全景曲面体层影像对比图

注：A.体位以听眶线与地面平行定标投照影像；B.仰头至听鼻线与地面平行定标投照体位（Aa～e.听眶线；Ba～e.听鼻线；Ac.与a～e～c成夹角β＞Ba～e～cβ；Bcβ.与a～e～c成夹角β＜Ac～a～eβ（仰头后）；C.髁突高度溢出画面）D.髁突高度进入画面（仰头后）↔指处

程。图14-29d则是在弥补过程中，第二次选择了（图14-29D）投照全景曲面体层影像摆位法，完成全景曲面体层检查。

有了这两个检查摆位失败到弥补失误的经验，我们总结以上步骤，在遇同样患者时应该采取正确的全景曲面体层影像检查摆位法。使得投照技术提高，在较短的时间里，借鉴以往临床检查经验，掌握曲面体层机的性能，纵向体层域、垂直体层域尺度，合理选择机器条件，仔细观察患者面型，准确摆放体位，尽一切可能达到一次摆位投照成功，做到有准确的目标投照检查，为临床诊断提供高质量的全景曲面体层影像。

三、全口牙曲面体层影像上颌牙根端横向低密度条状影解决办法

全口牙曲面体层影像是目前口腔放射临床常规投照片位，投照摆位方法有机器厂商提供理论与操作手册培训，也有众多放射工作的前辈做了总结性报道。尽管这些方法多年在临床普及应用，本作者在日常工作中，偶见有约占10%受检者的全口牙曲面体层影像，上颌牙列或在根尖或牙体上部出现左右横向低密条状度影像，将整个上牙列前区以15—25多见，与牙体的影像重叠。此现象严重影响上颌牙影像的观察效果。这一现象的原因分析与解决办法目前尚未见报道，为此笔者进行了观察研究，并找出了解决方法，在此做一介绍。

1. 摆位方法　使用牙齿投照专用颏托，患者立于机前，双手紧握手柄，颏部抵住颏托，并做收颏、挺胸姿态，肩部自然下垂，矢状面与地面垂直，左右对称，上下颌中切牙对刃，令患者大低头、上下颌切牙的长轴中点连线，置于纵向体层域深度线上（图12-9），同时嘱患者舌体上提，顶住上腭，X线投照条件不变。

2. 原因分析　曲面体层成像方式原理是X线从球管发射后经特殊的光线修整后，仅使用了中份及上部半扇形片状射线，下部直射，上部逐渐变成自下向上的斜射角度（图11-37），X线源自颅后枕骨底射入，避开颅底骨组织的遮挡，利用斜射线部分照射颌面上部组织获得影像。从被检者侧位观（图14-30），曲面体层X线环射至颌面中部的15—25牙之间时，射线从颅骨后方底部、先穿过颈后部软组织，经颈椎、咽腔后壁、咽腔和舌体至牙齿，到达片盒或探测器（图14-31）。

图14-30是全口牙曲面体层影像，显示上颌牙根部自17—27成大片状黑色低密度条状

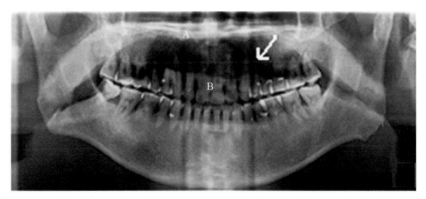

图14-30　全口牙曲面体层影像上颌牙根变黑病例
注：A.硬腭板；B.舌体；↑、横向低密度条状影像

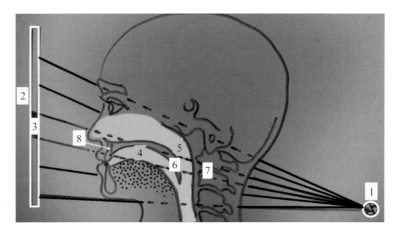

图14-31　上颌切牙根端低密度长条状影像形成

注：1.光源；2.片盒；3.上牙列低密度长条状影像；4.口腔；5.鼻腔；6.软腭及口鼻咽腔；7.颈椎；8.上颌牙体

影像。低密度影像将15—25间牙根几乎全部遮挡。可见影像（图14-30A）是硬腭板高密度长条状白色影像位于低密度影像上方，图14-30B是舌面影像位于中切牙体中份。

图14-31显示X线中心线穿过7-6-4-8-3，构成低密度长条状影像，除去颈椎及门齿根部，其他基本为气腔，X线低阻射影像区，是构成低密度长条状影像的原因。

图14-31为上颌牙根端变黑色长条低密度影像形成图，从射线经路分析，当患者舌体较低时，X线经颅底枕骨下穿过颈椎（图14-31，7）至片盒（图14-31，2）形成影像，之间有鼻咽腔、软腭、然后是较大路径的舌体上方的口腔（图14-31，4）。鼻咽腔和口腔的空气降低了对X线的阻射剂量，这些被节省下来强X线将本来承受较低X线剂量的切牙根部穿透，导致上颌牙列根部影像消失或变黑，这是产生根部变黑的主要原因。

图14-32头颅侧位影像显示X线在全口牙曲面体层的切牙区时，X线经路分析，上颌牙列影像大多与舌体影像重叠，而重叠时的牙影像却是清晰的。当上颌牙列被长条状

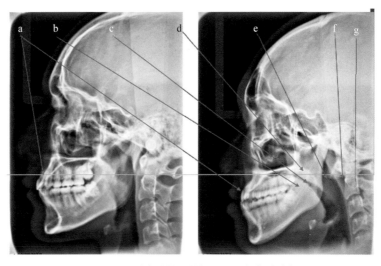

图14-32　头颅侧位影像显示X线穿过路径

注：a.中切牙；b.舌体；c.口咽腔；d.软腭；e.鼻咽腔；f.咽后壁；g.颈椎

大片低密度影像遮挡时，舌体影像位于低密度影下方（图14-30，图14-31），硬腭板影像却位于低密度像的上方（图14-30），上下方两者间是口咽腔（图14-31）的低阻射影像区即是空气，上颌牙根端影像就在其中，被高阻射X线所穿透变黑。

综上所述，正是低阻射黑色大片横向长条状影与牙体影像重叠，而影响了正常牙齿影像的清晰显示。为什么大多数受检者上颌牙影像不出现、在临床只有约10%患者出现这种现象，在工作中注意观察发现，凡是这类病例出现大多为偏瘦体形，颈周半径不大，软腭较薄，舌体处于后下位状态时，致口咽腔不能填充，咽腔后部空间容积较大。而体形肥胖者，颈短周半径大，舌体后部上移，充满口咽腔，所以从未见此现象低密度长条状影像。为此特将出现长条状低密度影者做了侧位影像投照，观察证实了这个分析（图14-33）。

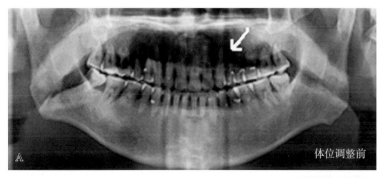

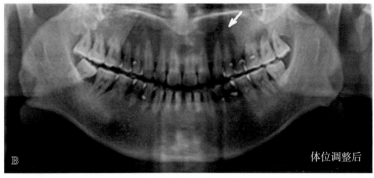

图14-33　同一个患者经体位调整前后上颌根端低密度长条状影像对比图

注：A.调整体位前曲面体层影像；B.调整体位后曲面体层影像

3.影像阅读分析　临床所见有大片长条状低密度影出现时，加大低头角度，侧位观察上下中切牙切对合长轴冠根连续中点置于纵向体层域深度线，同时嘱患者口内做舌体上提动作，就是舌体顶住硬腭不动。改变体位投照，上颌牙体根端低密度黑色长条状影像消失，经临床抽样检查发现，上颌牙体根端水平状低密度影的检出率约占申请检查总人数的10%。经体位纠正后，上颌根端长条状低密度影消失，提高了全口牙曲面体层影像质量。

四、颈椎关节障碍患者颞下颌关节曲面体层影像的解决办法

全身性关节强直患者（图14-34 A、B），颈椎强直不能抬头，关节强直不能开口，

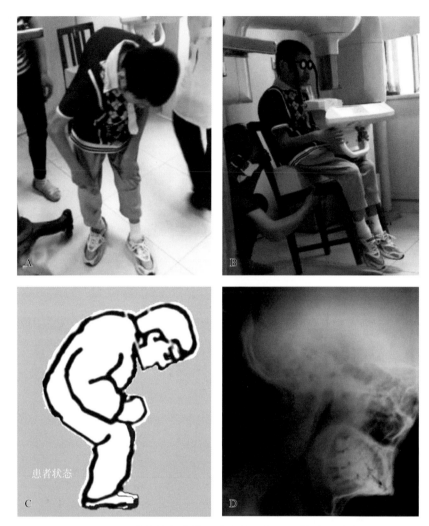

图14-34 全身性骨关节强直患者形体及颈椎侧位影像

注：A.患者自然体态影像；B.患者体态及投照操作现场；C.全身性骨关节强直患者侧位体态；D.颈椎自然体态侧位影像

腰椎强直不能挺胸，下肢强直不能直立行走，使用传统的曲面投照法，在过去是无法完成投照的。

1.投照方法 令患者端坐于一把木椅子上（图14-34 A），患者家属将木椅子向后搬起保持固定，让患者头后仰至颏部置于颏托上为止。双手握住把柄，调整矢状线与正中矢状面对正，观察左右对称。侧面使用尺子测量（图12-3）曲面体层检查颞下颌关节摆位定标定位影像，面部侧位观察自纵向体层域标志线起至外耳道90mm。垂直体层域上限，自颏托平面向上至外耳道100mm。调整常规投照X线剂量投照，相当于将影像旋转（图14-35）。

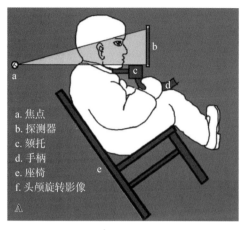
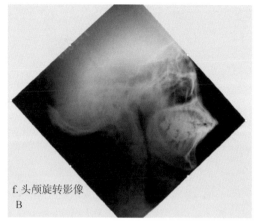

a. 焦点
b. 探测器
c. 颏托
d. 手柄
e. 座椅
f. 头颅旋转影像

f. 头颅旋转影像

图14-35 全身性骨关节强直患者曲面体层检查摆位

注：A. 体位调整；B. 侧位显示颈椎关节影像体位

2. 获取影像 图14-36 A是体位调整之前影像，显示双侧颞下颌关节影像区与颈椎影像重叠，影像模糊形态及位置均不能辨识。这是因为受颈椎及关节结构融合强直所致，颈椎与颞下颌关节之间制动，不能前伸，颈椎与颞下颌关节间夹角小所致影像重叠。另外颞下颌关节受体位限制、不能够按照需要进入曲面体层垂直体层域范围所致，所以使得颞下颌关节影像溢出画面边缘。

图14-36 B1、图14-36 B2经体位调整后，虽然融合的颈椎和颞下颌关节不能够改变病理性的结构，但是能够使得两者进入纵向及垂直体层域，再加准确的尺度测量，确保两者结构进入纵向及垂直体层域范围，因此颞下颌关节影像能够清晰显示出它病理变化的形态影像。

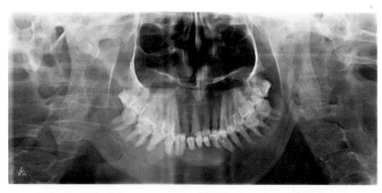

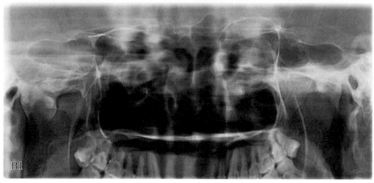

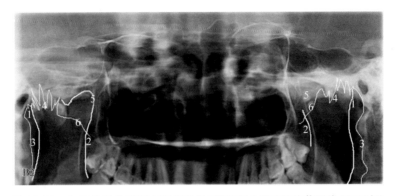

图14-36　全身性骨关节强直患者体位调整前后颞下颌关节影像显示对比

注：A. 未调整体位前曲面体层颞下颌关节融合影像；B1.调整体位后曲面体层颞下颌关节融合原始影像；B2.调整体位后曲面体层颞下颌关节融合原始影像释图（1.髁颈后缘线；2.下颌升支前缘线；3.颈椎前缘；4.颞下颌关节融合处；5.喙突融合；6.颧突颧弓下线）

五、较小下颌骨曲面体层影像成像障碍的解决办法

一般是过小颌（儿童）的颌面部畸形，下颌骨周径与垂直体层域不适配。摆位时，按常规摆位，（磨牙区）下颌骨升支左右半径小，影像大多与颈椎重叠。为解决此问题，可使用测距选层摆位法（图14-37）。在常规摆位法投照影像显示下颌骨升支，被颈椎影像覆盖时（14-37C），结合采用颞下颌关节摆位、后部两侧垂直体层域的高度与宽度的测量摆位（图12-3）。

1.摆位方法　患者手握把柄，下颌颏部置于颏托上，矢状标志线与颌面正中矢状面对齐，左右对称，咬合平面磨牙区略高于切牙区。侧位观察，使用摆位尺，无论下颌切牙在何位置、暂且忽略，看纵向体层域深度标志线起（图14-37Ba）、向后至外耳道90mm处（图14-37Bb），其他步骤同常规摆位一样，固定头颊、保持体位。

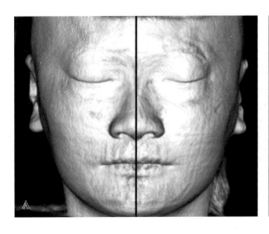
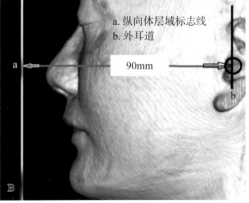

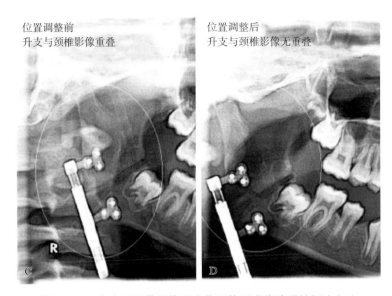

图14-37　儿童下颌骨因体积小曲面体层成像障碍的解决办法

注：A.矢状面坐标；B.侧位显示纵向体层域深度线至外耳道90mm；C.体位调整前颈椎遮挡牵引术处；D.体位调整后颈椎后移对牵引术处无遮挡影像

2.影像分析　图14-38A箭头指处，显示右侧下颌升支下颌角部外科截骨术后影像，并加有金属生长牵引器，但因颈椎靠前，与下颌升支手术部影像重叠，影响影像阅读。图14-38B箭头指处，显示采用后部两侧垂直体层域的高度与宽度测量摆位调整后（图12-3），获得影像，颈椎影像后移，下颌升支手术部影像暴露完整清楚。

儿童较小下颌骨与颈椎曲面体层影像重叠关系分析：

图14-39由于儿童颌面部骨结构与成人比较前后径小（图14-39L），当曲面体层扫描至磨牙向后区域时，成年人（图14-39E～c）颈椎位于中心线穿过的体位后方。但是儿童由于下颌骨切牙区至下颌角距离值小（图14-39E～C），成人与儿童两者相差距离（图14-39L），此时颈椎位于曲面体层中心线上（图14-39C），穿过颈椎后又是下颌升支，导致两者影像重叠。

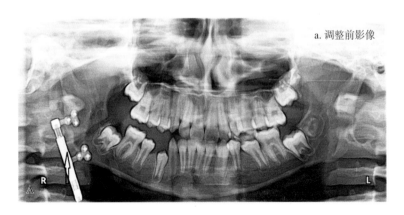

a.调整前影像

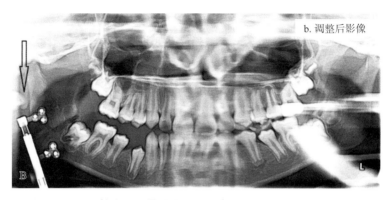

图14-38 较小下颌骨升支位置距离测量调整前后影像对比

注：A.体位调整前影像，右侧下颌角牵引术处与颈椎重叠；B.体位调整后影像，显示颈椎向后移位牵引术处无颈椎遮挡

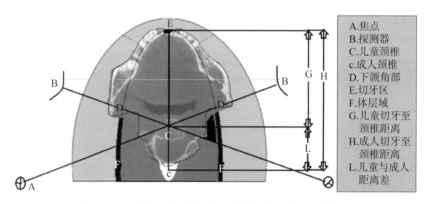

A.焦点
B.探测器
C.儿童颈椎
c.成人颈椎
D.下颌角部
E.切牙区
F.体层域
G.儿童切牙至颈椎距离
H.成人切牙至颈椎距离
L.儿童与成人距离差

图14-39 儿童下颌骨升支、颈椎与纵向体层域关系

图14-40说明，当成年人曲面体层在磨牙的体位后部时，焦点穿过颈椎前到达下颌升支部成像，因此常规情况下颈椎与下颌骨升支不会重叠。从图14-39C～c显示，儿童与成人自切牙至颈椎的前后距离差，这个距离差致儿童颈椎位置前移。图14-40A～B/c为成人在曲面体层成像时，中心线恰于颈椎位置前通过。

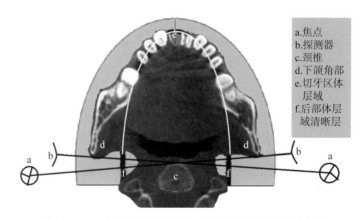

a.焦点
b.探测器
c.颈椎
d.下颌角部
e.切牙区体层域
f.后部体层域清晰层

图14-40 成年人下颌骨升支、颈椎与纵向体层域关系

第15章

相关病例曲面体层影像

第一节　颞下颌关节曲面体层相关病例影像

关注点：在听眶线轴位上，颞下颌关节位于寰枢关节前上方位置（15-2A、c/b）。当矢状中线一定，侧面观纵向体层域深度标志线至外耳道间距离，80mm与90mm两种深度前后差仅10mm，双髁突在曲面体层片上成像，前后差距离却较大。此位置是磨牙区纵向体层域最宽区域，平均约75mm，位于中线的寰枢关节、处在纵向体层域模糊层近焦点侧，因为髁突后缘与寰椎前弓前缘，二者位处一个冠状平线（图15-2A，c-d-b），且有重合。来自活体影像导航测量在这条冠状平线上，双髁突后缘与其平行的枕骨髁之间仅2mm，在颅骨上测量二者是平行、且界线重合。曲面体层扫描至此，焦点与探测器也正处于这个冠状线上，在此将清晰层的颞下颌关节影像与焦点侧模糊层的寰枢关节影像重叠在一起。此处也正是纵向体层域周径以内左右两侧最宽部位，二者左右距离100mm（图15-1C）。

经对人体颅骨测量，并与（图15-1C）纵向体层域线对照（图15-1A），发现二者几乎一致的相适配，见图15-1A7/C100mm，又见图15-1Cc-100mm/A7-9间距离都是70mm，从横轴位看对照这些数值与颅骨侧位听眶线平面的前后与上下关系（图15-1B，10颅骨侧位听眶平线下颌骨升支及髁突后缘至下颌颊距离），与图15-1A、B、C三图结合呈一个各方位数据非常契合的立体结构体层域架构模块。

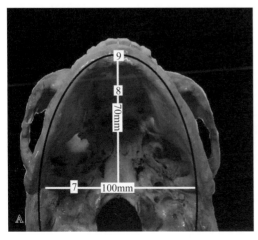

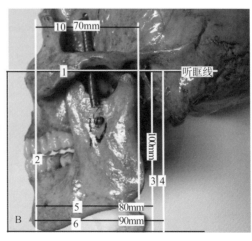

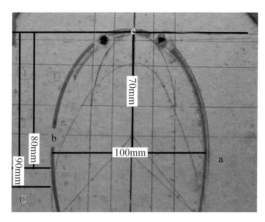

图 15-1 颅骨颌面部及纵向体层域间距离和宽度值

注：A. 颅底位；B. 颅骨侧位；C. 曲面体层纵向体层域坐标线［a. 纵向体层域描记板；b. 纵向体层域线；c. 纵向体层域深度线位置；100mm. 纵向体层域后部两侧距离；70mm. 纵向体层域深度标志至后部最宽点距离；80/90（mm）. 颞下颌关节纵向深度线至外耳道距离。1. 听眶线；2. 纵向深度线；3. 听眶线以下高度＝100mm；4.90mm 距离听眶线下距离＝100mm；5/6. 颞下颌关节至外耳道摆位距离；7. 两髁状突中心线之间距离约值；8. 纵向体层域深度线至双髁突冠状连线的距离；9. 颅骨下颌骨与纵向体层域线匹配示意图。10. 颅骨侧位听眶平线位置的下颌骨升支及髁突后缘至下颌距离］

纵向体层域深度线至外耳道距离80mm，此时焦点与探测器之间，经寰枢关节前缘后至颞下颌关节，在冠状线上（图15-2，AC，x～b～d～c），显示颈椎（Agf）、寰枢关节（Ae＝gf）、下颌升支后缘（Ad）寰椎弓前，此时（x～b～d～c）结构成像在一条线上（图15-2，B，p～m）纵向体层域深度线至外耳道80mm影像重合，影响阅读诊断。而当纵向体层域深度线至外耳道距离90mm时（图15-2，B，o～m），此时X线是自前向后位，可将体位向后推移10mm，体位后移相当于焦点前移10mm（图15-2B，o～m），曲面体层处在扫描初始阶段，焦点位于对侧偏前，中心线射向被检侧远中向，焦点侧的寰枢关节影像被推至颞下颌关节影像后面（也就是横向垂直体层域两侧的边缘）。将寰枢关节与颞下颌关节影像分开，髁突无颈椎影像遮挡，是临床影像诊断的需求（图15-2B，o～m），纵向体层域深度线至外耳道90mm。

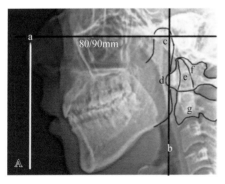

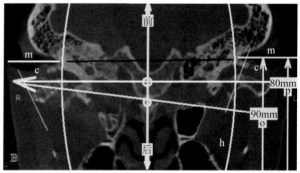

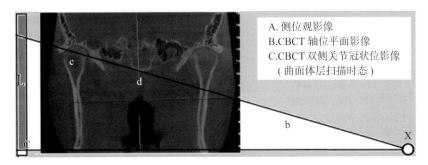

图15-2 曲面体层颞下颌关节摆位时的平面三维关系

注：a.听眶线/纵向体层域深度线；b.髁突及升支后缘；c.髁突；d.环椎前弓；e.寰枢关节；f.寰椎；g.枢椎；h.纵向体层域；o.标准的关节摆位距离90mm；p.错误的关节摆位距离80mm；m.外耳道

1.两个不同距离体位获得颞下颌关节曲面体层影像对比图像 见图15-3。

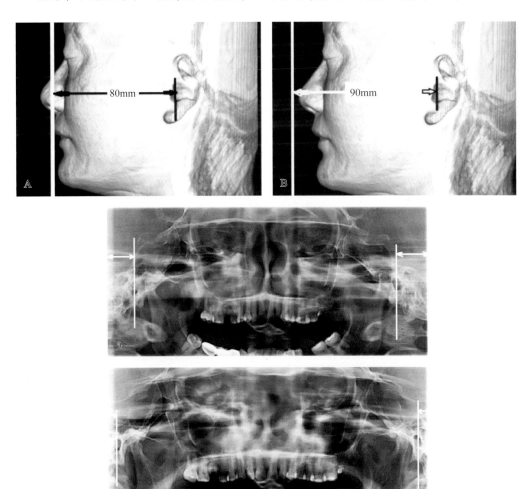

图15-3 Aa，Bb.80/90（mm）两个不同距离体位获得颞下颌关节曲面体层影像对比图像

注：A.纵向体层域深度线至外耳道80mm，影像显示颈椎及颅底枕骨髁影像重叠；B.纵向体层域深度线至外耳道90mm，影像显示颈椎及颅底枕骨髁不重叠影像

2.两个相同距离不同体位的颞下颌关节开闭口曲面体层对比图像　见图15-4。

影像阅读：开闭口位置的区别在于图中β角的不同。也就是说开口时下颌骨保持原来位置α，只做仰头状态。

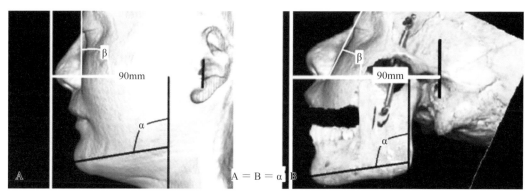

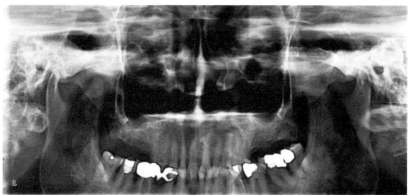

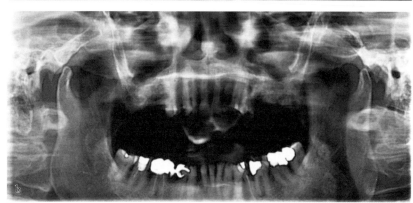

图15-4　Aa，Bb.8/90（mm）两个相同距离体位获得颞下颌关节开闭口曲面体层对比图像

注：A.纵向体层域深度线至外耳道90mm，闭口位影像显示颈椎及颅底枕骨髁影像基本不重叠；B.纵向体层域深度线至外耳道90mm，开口位影像显示颈椎及颅底枕骨髁不重叠影像（90mm.纵向体层域深度线至外耳道距离；β.颞下颌关节开闭口上颌骨不同角度；α.颞下颌关节开闭口下颌骨位置相同）

3.下颌后缩畸形患者颞下颌关节曲面体层测量摆位技术规避颈椎影像　见图15-5。

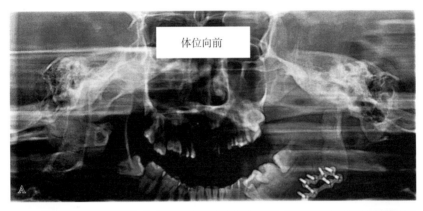

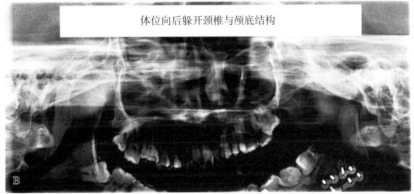

图15-5　下颌后缩畸形患者颞下颌关节曲面体层测量摆位技术规避颈椎遮挡获得影像

注：A.下颌后缩畸形手术患者，因为下颌畸形很小，按照正常摆位，下颌骨影像压挤在影像中心，双侧下颌骨影像，被颈椎及颅底骨组织遮挡重叠；B.选择侧位时纵向体层域深度标志线向远中至外耳道 90mm，垂直体层域高度自颏托平面至外耳道在 100mm，开口位时，双侧颞下颌关节影像均避开了颈椎及颅底骨组织的遮挡，颞下颌关节影像显示清晰

4.两个相同距离不同体位的颞下颌关节开闭口曲面体层影像对比图像　见图15-6。

影像阅读：开口时保持下颌骨原位置不变，患者大张口，做向后仰头姿势（图15-6B），可见开口位时上颌牙齿向上移位。

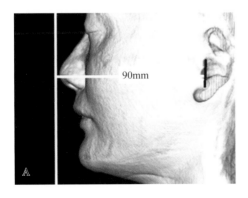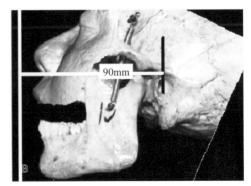

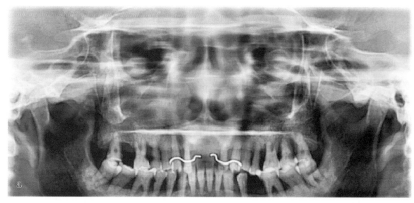

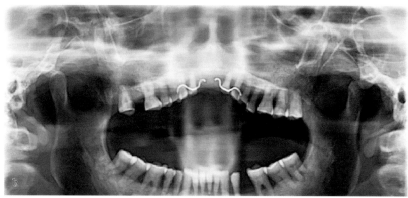

图15-6 颞下颌关节开闭口曲面体层影像

注：A.闭口位影像，显示颞下颌关节位置于关节凹内，有部分骨组织影像重叠；B.开口位影像，显示在开口位时，颞下颌关节前移至前结节下方，此时颞下颌关节影像无任何重叠

5.颞下颌关节开口位曲面体层影像 见图15-7。

影像阅读：右侧髁突前下至髁颈，有向前凸起、边缘不规则、与髁突融为一体的高密度影像。髁突与关节凹之间，有三角形高密度骨性结构及周围不均匀影像嵌于其中。关节凹面及前结节均有密度增高的强阻射影。关节凹内高密度影像填充（箭头指处）。髁颈高度降低，髁突形态异常。

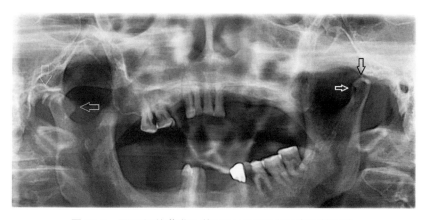

图15-7 颞下颌关节曲面体层显示双髁突异常病灶影像

左侧髁状突形态大致正常。上前方骨皮质密度增高，边缘线增宽，且不光滑。前下近髁颈部近皮质内异常低密度影像。

6.外伤患者全景曲面体层检查显示双髁突骨折影像 见图15-8。

影像阅读：显示双髁状突自颈部压缩性骨折，髁突骨折前移位。

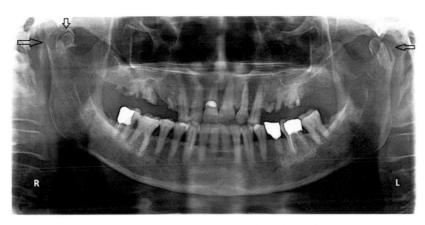

图15-8 外伤患者全景曲面体层检查影像

7.外伤术后全景曲面体层显示下颌骨多处骨折影像 见图15-9。

影像阅读：全景曲面体层影像，显示双髁突骨折，髁突折后前下移位至颈下乙状切迹处。下颌骨体自45—37修复固位金属夹板及固位钉影像。骨折线起自下颌颏向后上至36近中牙槽骨隐约可见。

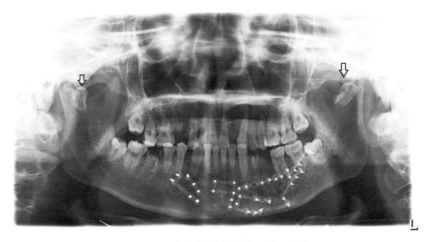

图15-9 外伤术后全景曲面体层影像

第二节 曲面体层影像解剖阅读

1.双侧髁状突形态异常曲面体层影像 见图15-10。

影像阅读：右侧髁突低平，密度降低，边缘骨皮质线影像消失。左侧髁突形态异

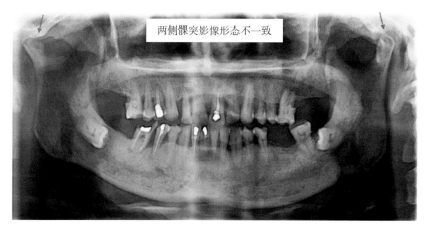

两侧髁突影像形态不一致

图15-10 双侧髁突形态不对称曲面体层影像

常，边缘不圆滑，底部呈尖状。牙齿多颗龋坏，牙槽骨吸收，上下磨牙多颗缺失，左右双下第三磨牙近中埋伏阻生。

2.曲面体层显示左侧颞下颌关节骨瘤影像　见图15-11。

影像阅读：左侧颞下颌关节形态异常，左侧颞下颌关节髁突骨瘤影像。显示左侧髁突受骨瘤压挤向前下移位。髁突形态较右侧粗大，前上方界线模糊、与骨性瘤体影像连续，瘤体自关节凹内向前下移位，充满颞下凹及翼腭裂空间。其质密均匀影像，向前压挤左侧上颌窦腔后部影像。

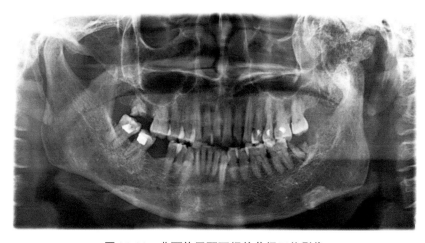

图15-11　曲面体层颞下颌关节闭口位影像

3.硬腭板在曲面体层影像的表现　见图15-12。

影像阅读：①影像显示，双下颌升支后，起自影像横向垂直体层域两端边缘中上部，向前下走行较细状、根部无影像的茎突尖部影像（见两侧箭头指处）。②来自两侧上颌窦底部之间，硬腭部影像，平行于鼻底成直线状大片高密度影像。③双侧第三磨牙近中水平阻生。

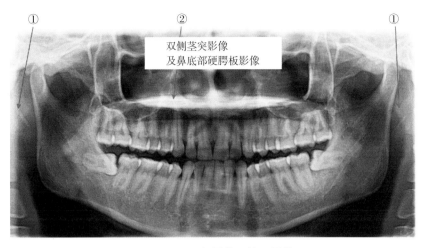

图15-12 下颌骨曲面体层影像

第三节 寰枢关节在曲面体层影像表现

1.曲面体层影像寰枢关节所在位置 见图15-13。

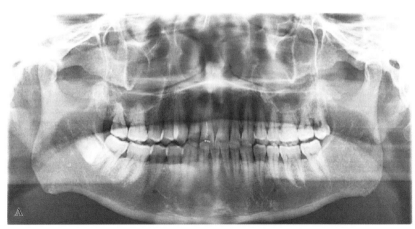

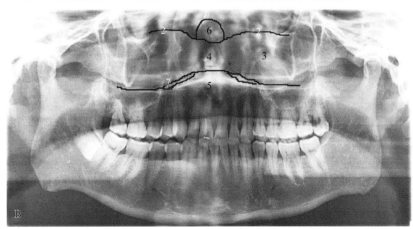

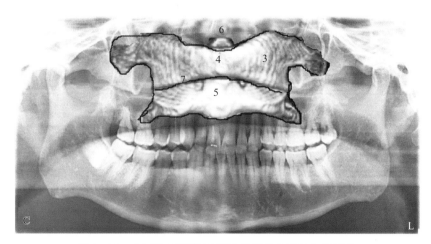

图 15-13 曲面体层影像显示的寰枢关节形态表现影像

注：A. 显示呈两个横向对称位于与硬腭板及两侧眶下、两侧上颌窦影像内、有线性低密度影像环绕的对称影像；B. 用黑色线图标出的界线，寰枢关节齿突形态影像，此也是寰枢关节齿突形态影像；C. 黑色线标出的线图范围，寰椎椎体前弓与枢椎齿突形成关节结合影像（2. 枕髁；3. 寰椎体；4. 寰椎前弓；5. 枢椎体；6. 枢椎齿突部；7. 寰枢关节间隙）

2. **寰枢关节的解剖结构** 见图 15-14。

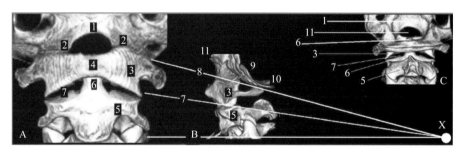

图 15-14 从 CBCT 寰枢关节平面三维立体重建影像 / 解释曲面体层寰枢关节影像

注：A. CBCT 立体寰枢关节正面；B. CBCT 立体寰枢关节侧面；C. CBCT 立体寰枢关节背面影像（1. 颅大孔前缘斜坡；2. 枕骨髁；3. 寰椎体；4. 寰椎前弓；5. 枢椎体；6. 枢椎齿突；7. 寰枢关节间隙；8. 寰椎枕骨髁间隙；9. 颅腔；10. 枕骨颅底部；11. 寰椎与枕骨大孔前间隙）

图 15-13，图 15-14，图 15-15 综合阅读，见图 15-14B 侧位 CBCT 立体三维重建影像，显示 X 线来自图 15-14C，曲面体层 X 射线从后方穿过寰枢关节，见图 15-14A7 形成寰枢关节影像位于（图 15-13A）曲面体层影像与硬腭板影像重叠。在图 15-14A 正面 CBCT 立体三维重建影像，显示寰枢关节间隙影像极宽，如图 15-16 箭头指处。但是在图 15-13A 曲面体层影像中形成很细的两条低密度平弧线性体层影像位于鼻底部鼻中隔与硬腭板重合。这是因为颈椎寰枢关节随体位变化而改变了寰枢关节间隙的距离。当仰头时寰枢关节间隙与中心线平行穿过的距离变宽，而低头时与中心线平行穿过的间隙距离变窄。

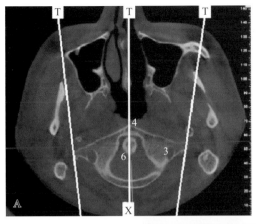
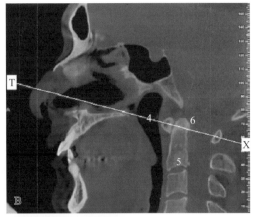
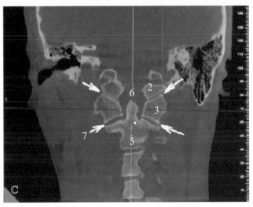

图15-15　寰枢关节CBCT平面三维重建影像

注：A图为寰枢关节轴位影像；B图为寰枢关节矢状位重建影像；C图为寰枢关节冠状位重建影像；X.X线穿过方向；T.探测器位置；3.枢椎椎体；4.寰椎前弓；5.枢椎椎体；6.齿突

　　寰枢关节上方的寰髁关节间隙是低头仰头的功能关节，所以间隙窄而呈前高后低倾斜，只有做出较大的低头位时方能够显影，一旦寰髁关节显影时，寰枢关节影像一定是变窄的（图15-13）。反之当仰头时寰枢关节间隙宽大（图15-16）影像，上方的环髁间隙却不显影（图15-16A、B）。

　　3.寰枢关节在曲面体层影像表现　见图15-16。

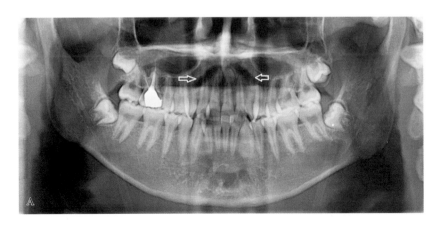

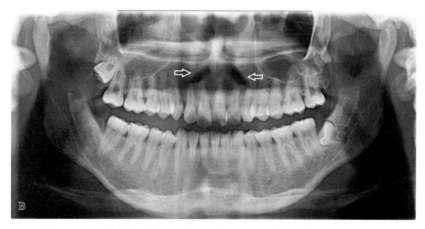

图15-16 2例在曲面体层影像显影较明显的寰枢关节间隙增宽影像

影像阅读：A、B两图均显示上颌切牙区根端区环枢关节间隙呈八字形低密度影像。

4.寰枢关节在曲面体层影像表现　见图15-17。

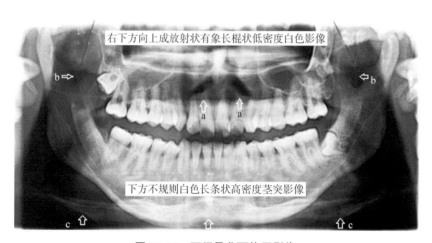

右下方向上成放射状有象长棍状低密度白色影像

下方不规则白色长条状高密度茎突影像

图15-17 下颌骨曲面体层影像

影像阅读：a为寰枢关节齿突两侧下间隙；b为头位夹杆；c为舌骨显示，箭头指处有外上向内下倾斜的长棒状略有增高的对称影像，直达两侧下颌骨体前下，是曲面体层机本身的两侧头位夹杆影像。舌骨体影像位于影像下边缘内、呈大波浪状光滑且不规则的高密度曲线状。

5.外伤左侧髁突骨折曲面体层影像　见图15-18。

影像阅读：a为左侧髁突骨折；b为体位移动导致影像横向拉宽模糊左侧前磨牙区箭头指处，显示上颌与下颌前磨牙纵向呈变形模糊，其下颌骨下缘向上移位并模糊影像。此影像表现是在曲面体层扫描过程中患者体位移动所致。

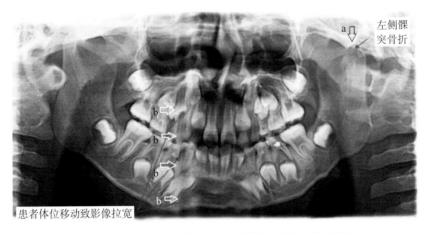

图15-18 曲面体层影像显示左侧髁突骨折并前下移位

6.下颌骨神经管颏孔开口方向解剖分析 见图15-19。

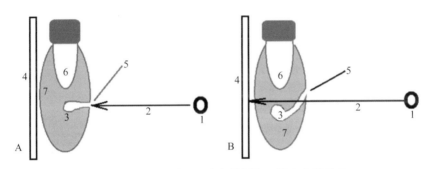

图15-19 下颌颏孔开口方向位置与X线中心线关系

影像阅读：A图为颏孔开口方向与X线中心线平行；B图为颏孔开口方向与X线中心线不平行（1.X线焦点；2.中心线方向；3.下颌神经管；4.探测器；5.颏孔位置；6.前磨牙；7.下颌骨）。

影像分析：当中心线与颏孔开口方向平行时曲面体层影像上显示清楚。当中心线与颏孔开口方向不平行时曲面体层影像上影像消失，将无法观察颏孔影像。

7.下颌颏孔影像在曲面体层影像的位置表现 见图15-20。

影像阅读：a为颏孔（下颌神经管开口）；b为两侧耳坠金属可见层影像（伪影）全口牙曲面体层影像，显示双上颌结节处高密度模糊影像，是患者耳坠产生的伪影。右侧结节伪影来源于左侧的耳坠。左侧结节的影像来源于右侧的耳坠产生的伪影（传统称呼是伪影。实际影像来源于体层域可见层影像，关于可见层影像的解释，在本著作第一篇第1章内的术语中有解释，是体层域显的物像，但无法辨识其形态结构的影像称其为可见层影像，他不是伪影（假）的影像，是真实的物体产生的与清晰层、模糊层外的一个层面）。显示于左侧中部下颌骨升支前（箭头指处）白色高密度影是右侧耳坠可见层，因摆右侧耳郭位置比较向后，耳坠未显示在画面里。

位于下颌骨两侧前磨牙根端下方有2个圆形低密度影像，是清晰的颏孔影像。在曲面体层影像中，颏孔影像有的清晰显示，有的却是模糊或是未见显示。不显示并不等于颏孔就不存在，因为颏孔来自于下颌骨两颗前磨牙根端下方的颌骨体内骨松质的中下

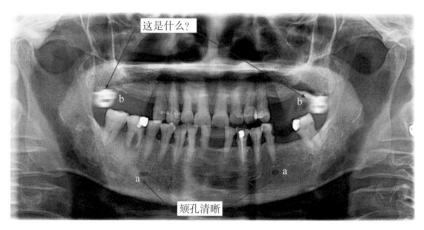

图 15-20 下颌颏孔影像在曲面体层影像的位置

部，开口于下颌骨体颊侧骨板中部外侧面。在下颌神经管自下颌骨升支前下走行至双前下磨牙根端时，有的转而直行（与下颌骨体骨板平面垂直）出骨皮质层开口（图15-19 A）下颌颏孔开口方向位置与X线中心线关系示意图。有的却不直行（不与下颌骨体骨板平面垂直）出骨皮质层开口（图15-19 B）颏孔开口方向示意图。

图15-19 A直行出口，是与曲面体层中心线平行者，颏孔影像显示清晰。而图15-19 B不直行（不与下颌骨体骨板平面垂直）出骨皮质层开口（图15-19 B），而是离开下颌神经管走行的原来路线，转而向颊侧骨板外上方，或是外上后方反折开口，因为开口的方向与中心线不平行，此时下颌骨颏孔影像在曲面体层影像上就模糊或不显示。

了解这一影像与解剖的关系，就不会再一味地在曲面体层影像上下多少功夫寻找它。

8.下颌骨外斜线曲面体层影像表现 见图15-21。

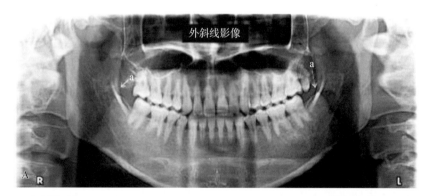

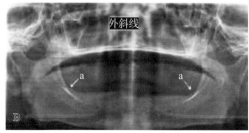

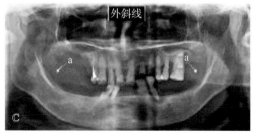

图 15-21 下颌骨曲面体层检查外斜线影像（A、B、C图a、箭头指处下颌骨外斜线影像）

影像阅读：在有的曲面体层影像上，显示下颌骨升支下前方转折为下颌骨体，进而生成磨牙区牙槽骨的转折处，因为磨牙区牙槽骨是一个基本与咬合面平行的面，所以生成一个平面的外侧肩台。这个肩台是受生理上咬合力的影像形成厚而致密的骨皮质，致密的骨皮质肩台形成较高的阻射，在曲面体层影像上的表现形式。

9.下颌骨外伤骨折曲面体层影像表现　见图15-22。

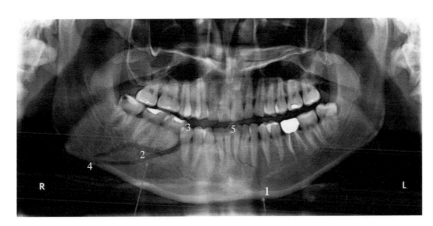

图15-22　外伤全景曲面体层影像

影像阅读：髁突平行于外耳道口高度大于100mm，双髁突影像不全，受外伤体位活动受限原因。①起自下颌中切牙向左下至尖牙根尖，向后下走行骨折线性影像。②并不常见的似蠕虫状低密度线性骨折线影，这是因为骨折的舌颊向骨板不是横截面性骨折，而是沿着下颌骨体牙齿根端呈外高内低形斜折断面，且移位距离较大而出现的蠕虫样线状影。③可见46、45间牙齿移位，牙列有台阶影像。④下颌骨下缘折线处台阶影像。⑤根尖部折断影像。

10.下颌骨折修复固定可吸收固定板固定钉曲面体层影像表现　见图15-23。

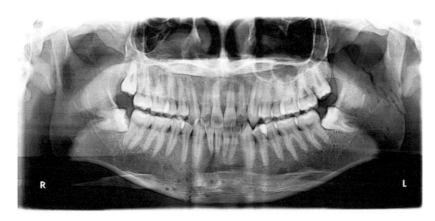

图15-23　下颌骨曲面体层影像

影像阅读：影像显示下颌骨颏部骨折线，起自42、41之间，止于颏部下缘43尖端下方。左侧升支起自乙状切迹向后下延伸的线性骨折线，复位良好。两条骨折线周围均有修复使用的可吸收固位钉孔。固位钉及固位板均不显影。

11. 曲面体层影像的真假骨折线辨识方法　见图15-24。

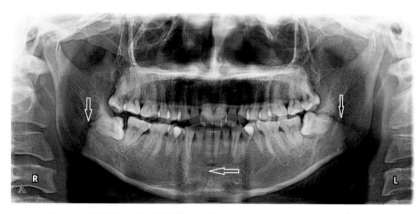

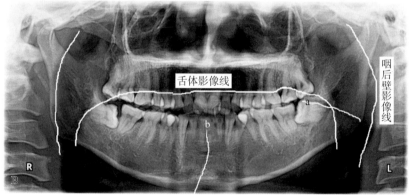

图15-24　曲面体层域影像上对骨折线的真伪判断影像

影像阅读：A图为是一张外伤后全景曲面体层体检影像，临床见有面部软组织挫伤，影像显示双侧下颌角部分别有近中阻生牙上缘并向两侧延伸的低密度线性影像。B图为如何判断哪条是真正的骨折线，先看舌面与舌根部轮廓影像，都与舌根影像呈线性重叠，仔细分析观察，见右侧舌根线经近中阻生牙48影像上缘向后至根尖部后向下转折，与咽后壁对应形成咽腔影像。左侧舌根线经近中阻生牙38根端，与一条线性低密度影交叉向下颌角方向，达下颌角处止，这条交叉线就是骨折线。因为它并不只是形成舌根影像。

12. 曲面体层影像的鼻小柱与多生牙相鉴别　见图15-25。

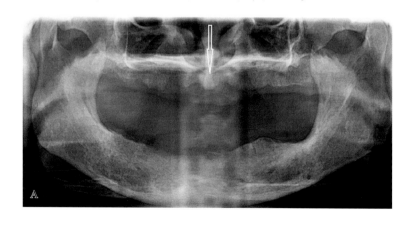

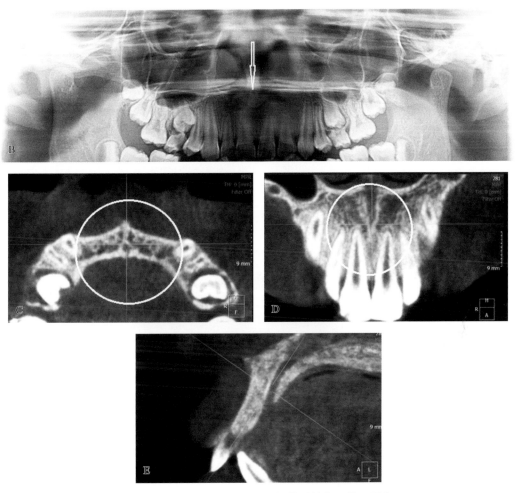

图15-25 鼻尖与埋伏多生牙相鉴别的曲面体层影像

影像阅读：A图为临床怀疑上颌切牙根尖区（箭头指处）是鼻尖软组织影像。显示鼻尖两侧鼻翼影像，因没有牙齿及其他结构影像所以极易识别。B图为全口牙曲面体层影像鼻尖影像（箭头指处）临床怀疑为埋伏多生牙，经CBCT影像检查确认。C图为CBCT、11、21双切牙根端轴位影像，显示切牙孔大小形态如常。D图为双上切牙至鼻底和切牙孔影像正常。C为CBCT正中矢状面重建影像，显示牙槽骨、切牙孔至鼻底影像无异常结构显示。

结论：曲面体层影像有时软组织鼻尖及鼻翼影像显示清晰，但不能与埋伏多生牙影像相混淆。其一要熟悉和了解正常的曲面体层影像解剖形态，其二是了解异常的埋伏多生牙与该处正常影像解剖结构的埋伏位置的巧合重叠的可能性。其三是要理解多生牙的组织结构与X线的高阻射影像对比关系。因为牙齿是密度极高阻射的牙体，而软组织构成的鼻尖虽然与鼻小柱及前鼻棘三者重叠，有时影像也有类似牙形，但其密度与X线阻射程度、影像周围形态边缘锐利程度与牙体影像是有区别的。

13. 曲面体层影像中软组织影像及其他表现　见图 15-26。

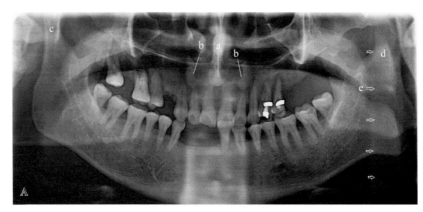

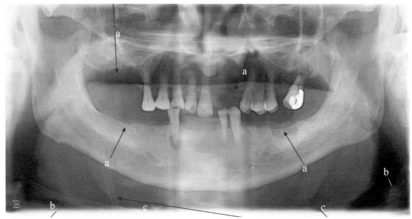

图 15-26　曲面体层影像

　　影像阅读：A 图为全口牙曲面体层影像，显示 a 鼻尖影像；b 为两鼻翼影像；c、d 分别是两侧下颌骨升支髁颈影像；因为此影像是以全口牙曲面体层摆位的，所以两侧髁突影像冲出垂直体层域上方影像边缘线。但见右侧 b 髁突颈部影像比左侧 c 髁突影像较宽且模糊，此为机器在扫描至升支髁颈部时患者体位移动，导致髁颈部向下下颌骨升支影像向右侧拉宽，见 e 多个箭头指处影像。B 图为此为全口曲面体层影像，因此髁突影像冲出垂直体层域高度画面。在此影像上显示有：a. 多处包括磨牙区、尖牙区、双侧下磨牙区缺牙处牙槽骨上的软组织（牙龈）影像显示清晰。b 为两侧的舌骨体影像位于左右下角。但左侧舌骨影像模糊，是因为与左侧咽部外侧淋巴结硬化影像重叠所影响。

　　影像诊断：上下颌多处牙齿缺失。

14.耳垂与茎突及寰枢关节前弓在曲面体层影像的表现 见图15-27。

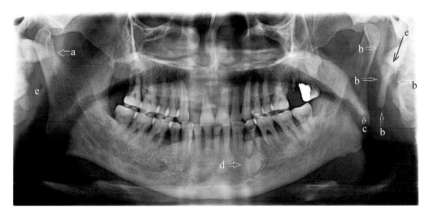

图15-27 下颌骨曲面体层影像

影像阅读：a为寰枢关节前突与髁颈影像重叠；b为多个箭头围成的不规则形、边缘光滑高密度区域影像是耳郭，线性箭头指处贯穿于耳郭中心的，上粗下细成高密度长棒状影像，是茎突影像自后上向前下贯穿耳郭重叠影像。c为软腭末端影像；d为左下前磨牙根端颌骨内高密度影为颏孔部骨结构不良影像；e为茎突影像。

分析：为何右侧茎突没有与耳郭影像重叠，而是左侧茎突与耳郭影像重叠？因为，从这个曲面体层影像观察显示下颌骨连接的双侧髁突影像并不位于影像中心。右侧髁突距影像左侧边缘仅12.3mm，而左侧髁突影像距左侧影像边缘足有25mm，这说明体位左偏，导致右侧髁突同时向后内移位，耳郭位于体位的最外侧，自然向远中的移位更远，导致影像向后移位，同时颈椎寰枢关节影像相对前移，与髁突影像重叠。

影像诊断：34、35根端骨结构不良。

15.外耳蜗助听器在曲面体层影像表现 见图15-28。

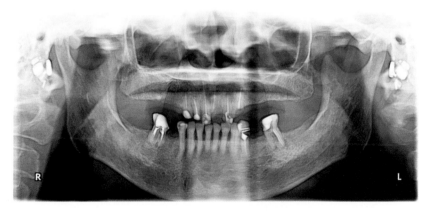

图15-28 全颌曲面体层影像中异常

影像阅读：①位于两侧耳孔下方的两组形态大小不一的几何形状高密度影像，是电子助听器影像。②与电子助听器影像相重叠的，来自后上向前下走行，上粗下细的细长锥形高密度影为茎突。

16.耳垂与耳钉在曲面体层影像的表现　见图15-29。

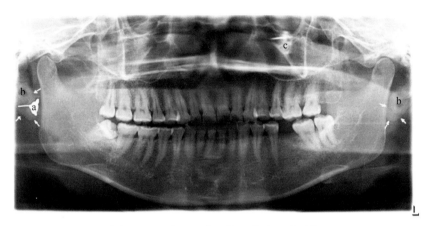

图15-29　全口牙曲面体层检查异常影像

影像阅读：a为在右侧耳垂影像的前下与之重叠的不规则高密度影像是金属耳钉影像；b为多箭头围成左右两侧耳垂影像；c为位于左侧上颌窦腔内的模糊且高密度影像是来自右侧耳钉形成的（伪影）可见层影像。

因为X线焦点是来自于体位对侧，在左侧体位经曲面体层扫描成像时，右侧是近焦点侧，中心线自下而上的斜射线，将金属耳钉从右侧下方随相对斜射线推向左侧影像的上部区域。当然与金属耳钉投影于左侧影像上部区域的组织结构影像还有其他结构，如右侧的耳郭，颞骨及颞下颌关节等，但是由于这些组织结构密度较耳钉阻射较低，且显影就没有耳钉影像的亮度，因为在前述中分析曲面体层体层域的章节里，讲述过磨牙区后部体层域较厚，均值约76mm，个别机器的纵向体层域厚度可达90mm，这只是清晰层，加再模糊侧和可见层，其厚度是可想而知的。第一，其他结构密度低阻射小，影像虽为可见层也很难看清。第二，因为可见层进入对侧区域的下部，与耳钉一样被斜射推（图15-30B）向对侧与颅底组织结构影像重叠，就难以识别啦，所以说自近焦点的金属物体可见层影像，自然就显示在对侧的上方影像里，因为亮度高而清晰但形态模糊（图15-30）。

17.耳钉在曲面体层影像清晰层与可见层的影像表现　见图15-30。

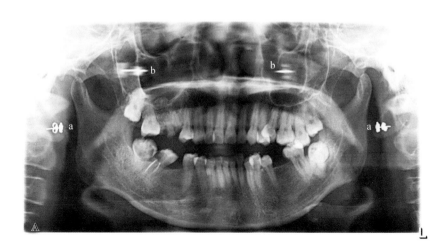

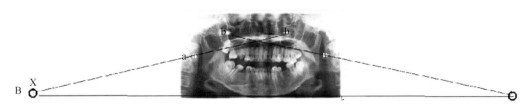

图15-30　曲面体层影像上的耳钉影像形成双影解释

注:A.未摘金属耳钉投照的全景曲面体层影像;B.中心线与耳钉及伪影的关系图〔X.焦点;a.耳钉;b.可见层(伪影)〕

18.曲面体层数字化影像伪影表现　见图15-31。

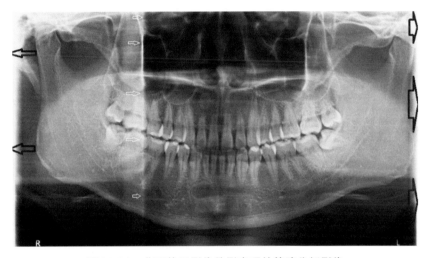

图15-31　曲面体层影像伪影出现的故障分析影像

在右侧第一磨牙前有一条上下呈纵形线性箭头指处影像,向左影像黑度变化明显。这是由于机器扫描过程中在时相上的变化所致。

这种时相上的伪影出现,有的是探测器接收系统故障,也有的是X线放线异常出现。有的是机器硬件的传动系统故障。如果是探测器故障,影像表现一般应该是在影像的时相上没有变化,比如会有突然的影像变黑变白出现或是影像在时相上信号丢失。如在X线源故障时,同探测器信息接收故障很难识别,会突然发生影像变化。

但如果是在时相上发生整齐的影像变黑或是变白,其影像表现是出现影像的突然变短或是变得影像拉长。图15-31影像从伪影出现处仔细观察,右侧下颌第一磨牙远中段,1/3处似影像结构变短或是畸形,如果纵观上面这个画面的表现,此伪影的出现可以诊断为畸形,但是出现在此种情况下的伪影,就不应该是生理解剖异常问题,它一定是机器故障,而且从影像被压缩分析,是机器的传动系统故障所致。而且明显的是在运动中突然速度减慢,造成影像的压挤。显示自整齐的白色伪影之后向左,影像变得较右侧影像更黑,而且到达的左侧影像边缘、接近于左侧下颌骨升支后缘就提前结束信号接收(图15-31)见左侧箭头指处,影像扫描并未完成。影像扫描未完成表现是左侧下颌骨升支后缘的咽腔位置的影像区域消失,这一现象实际是时间上的变化。

真正原因是数字化曲面体层机,运动系统在 X 、Y 两轴出现滑轨所致。

第四节　全口牙曲面体层相关病例影像

1.上颌牙根变黑的曲面体层影像　见图15-32。

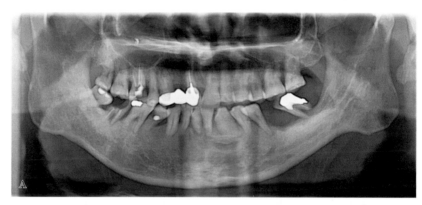

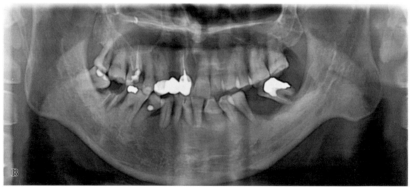

图15-32　全口牙曲面体层影像上颌骨牙根变黑病例（一）

影像阅读：A图为上颌牙根端横向低密度变黑；B图为经投照体位纠正后横向变黑低密度影像消失。

2.上颌牙根变黑的曲面体层影像的解决办法　见图15-33。

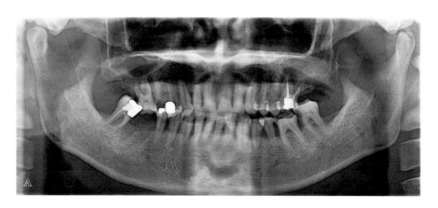

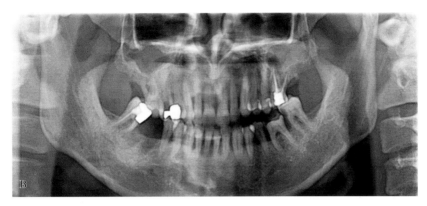

图15-33　全口牙曲面体层影像上颌骨牙根变黑病例（二）

　　影像阅读：A图为上颌牙根端横向低密度变黑；B图为经投照体位纠正后横向变黑低密度影像消失。

　　3.上颌牙根变黑的曲面体层影像的解决办法　见图15-34。

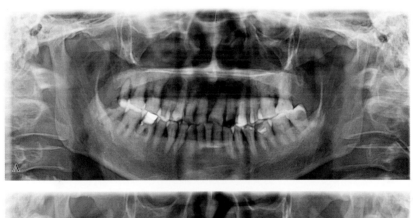

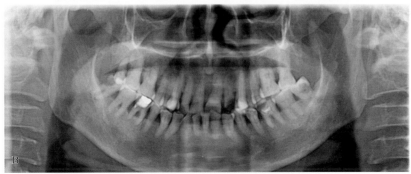

图15-34　全口牙曲面体层影像上颌骨牙根变黑病例（三）

　　影像阅读：A图为上颌牙根端横向低密度变黑；B图为经投照体位纠正后横向变黑低密度影像消失。

4.上颌牙根变黑的曲面体层影像的解决办法　见图15-35。

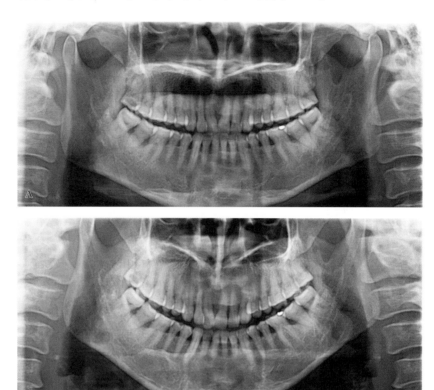

图15-35　全口牙曲面体层影像上颌骨牙根变黑病例（四）

影像阅读：A图为上颌牙根端横向低密度变黑；B图为经投照体位纠正后横向变黑低密度影像消失。

5.上颌牙根变黑的曲面体层影像的解决办法　见图15-36。

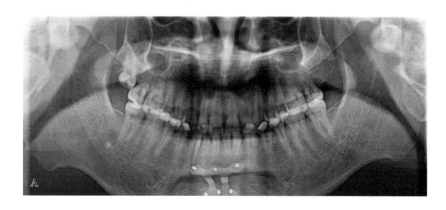

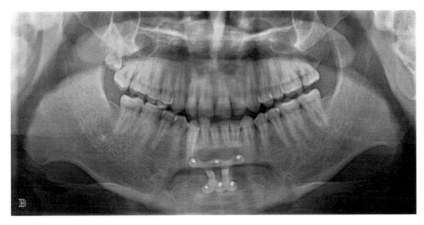

图15-36 全口牙曲面体层影像上颌骨牙根变黑病例（五）

影像阅读：A图为上颌牙根端横向低密度变黑；B图为经投照体位纠正后横向变黑低密度影像消失。

6.上颌牙根变黑的曲面体层影像的解决办法 见图15-37。

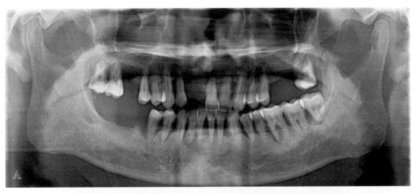

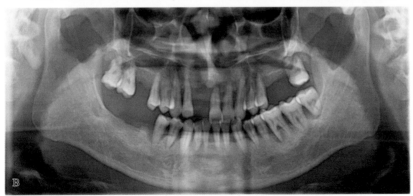

图15-37 全口牙曲面体层影像上颌骨牙根变黑病例（六）

影像阅读：A图为上颌牙根端横向低密度变黑；B图为经投照体位纠正后横向变黑低密度影像消失。

7.上颌牙根变黑的曲面体层影像的解决办法　见图15-38。

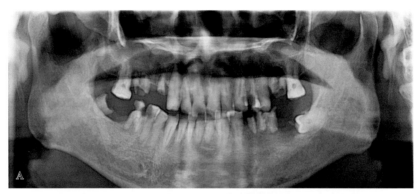

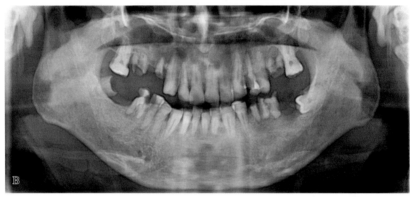

图15-38　全口牙曲面体层影像上颌骨牙根变黑病例（七）

影像阅读：A图为上颌牙根端横向低密度变黑；B图为经投照体位纠正后横向变黑低密度影像消失。

8.上颌牙根变黑的曲面体层影像的解决办法　见图15-39。

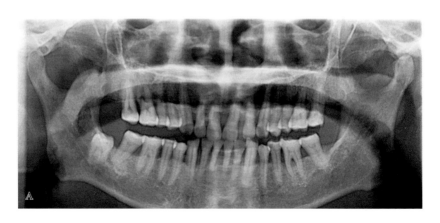

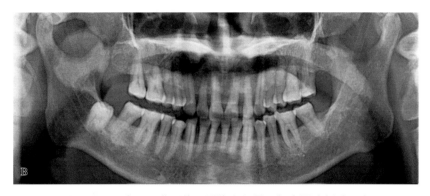

图15-39 全口牙曲面体层影像上颌骨牙根变黑病例（八）

影像阅读：A图为上颌牙根端横向低密度变黑；B图为经投照体位纠正后横向变黑低密度影像消失。

9.重度牙周病曲面体层影像表现 见图15-40。

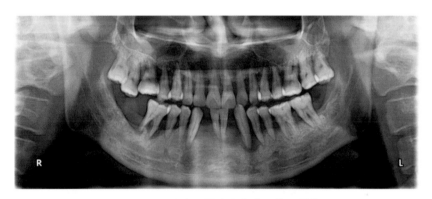

图15-40 重度牙周病患者曲面体层影像

影像阅读：影像显示，上颌全部牙齿牙槽骨吸收只剩余根尖部部分牙槽骨。下颌47 48 38缺失，46 33牙槽骨吸收至根尖端影像。

影像诊断：上下颌重度牙周病影像。

10.青少年不明原因疾病致上下颌全口牙胚排列无序曲面体层影像 见图15-41。

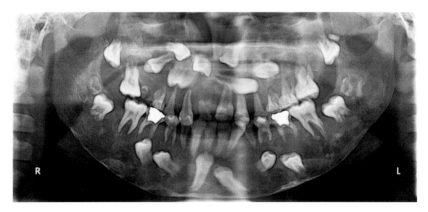

图15-41 青少年全口牙曲面体层影像

影像阅读：显示下颌骨密度不均匀，骨皮质变薄，上下颌乳牙滞留，除六龄牙外所有恒牙杂乱无序移位埋伏。

影像诊断：建议结合临床行相关性检查。

11. 全口牙曲面体层显示多牙楔缺修复后影像　见图 15-42。

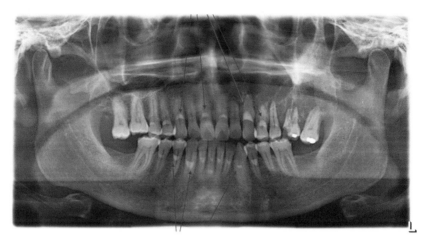

图 15-42　全口牙曲面体层影像

影像阅读：显示上下颌左右前磨牙、尖牙、切牙，牙颈部有大小不等且形态不一致的高密度影像。此为牙颈部楔缺充填物影像。

12. 重度磨耗曲面体层影像表现　见图 15-43。

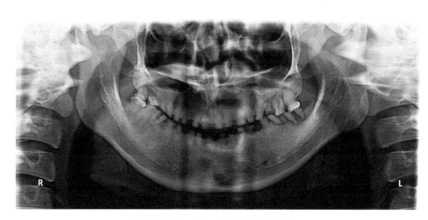

图 15-43　全口牙曲面体层影像

影像阅读：显示全口牙重度磨耗影像。

13.枕部左偏的曲面体层影像表现 见图15-44。

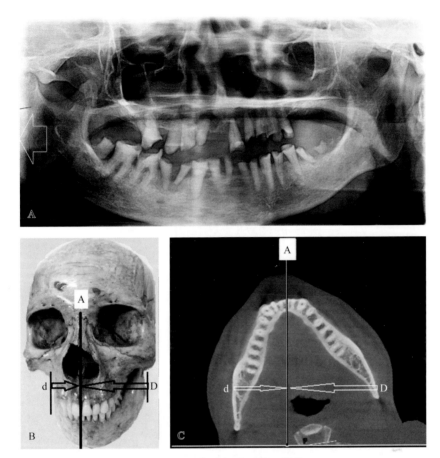

图15-44 全口牙曲面体层影像

影像阅读：显示右侧下颌骨升支溢出影像右侧边线（图15-44A）箭头指处。原因是摆位时中线只对准面部中心（图15-44，d≠D），枕部却是左偏，右侧下颌骨升支接近焦点，影像放大。

第五节 2～6岁儿童全景曲面体层影像

在曲面体层影像临床扫描检查中，一般6岁以下儿童很难以接受并配合完成曲面体层影像检查，特别是3岁以下，更是难得。过去虽在临床工作多年，真正获取一张1～6岁儿童全景曲面体层影像却是较不容易见到的，到底6岁以下儿童乳牙及恒牙的生长发育过程中是什么影像表现，是难得一见的。在此将多年积累偶尔成功影像保存下来，与同行共赏。

1. 2 岁儿童全景曲面体层影像表现　见图 15-45。

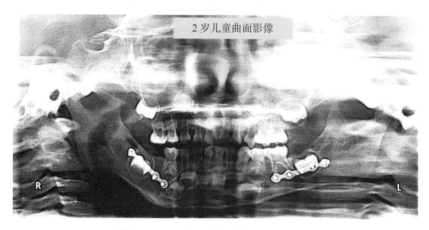

图 15-45　2 岁儿童全景曲面体层影像

2. 3 岁儿童全景曲面体层影像表现　见图 15-46。

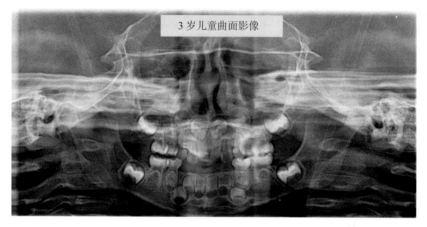

图 15-46　3 岁儿童全景曲面体层影像

3. 4 岁儿童全景曲面体层影像表现　见图 15-47。

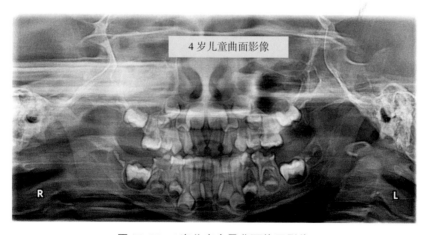

图 15-47　4 岁儿童全景曲面体层影像

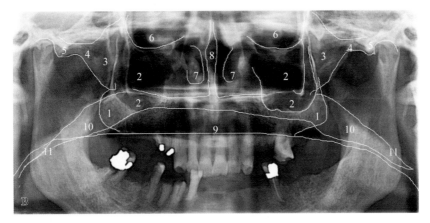

图15-51　上颌骨曲面体层影像AB对比图解

影像阅读：A图为全口牙投照位置；B图为降低颏托收颌低头位投照位置。

1.上颌结节；2.上颌窦及底部；3.颧骨；4.颧弓；5.关节凹前结节；6.眼眶；7.鼻腔；8.鼻中隔；9.切牙孔；10.软腭；11.软腭末端

第七节　下颌骨曲面体层相关病例影像

1.下颌骨周围多颗淋巴结钙化的曲面体层影像表现　见图15-52。

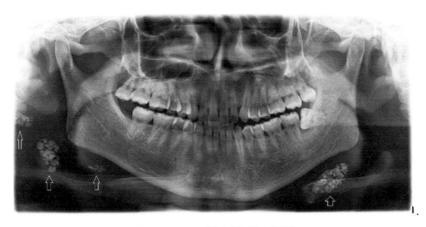

图15-52　下颌骨曲面体层影像

影像阅读：显示双侧颈部及下颌骨下方软组织内，高密度质似碎石团块状组合影像。

影像诊断：淋巴结钙化灶。

2.颈部多处淋巴结钙化曲面体层影像表现　见图15-53。

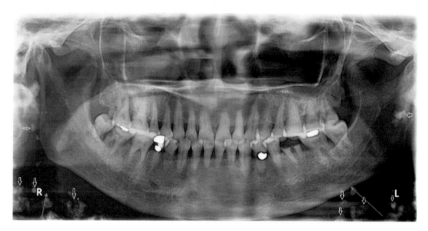

图15-53　下颌骨曲面体层影像

影像阅读：显示下颌骨两侧后下部，多个呈不规则颗粒状高密度影像。

影像诊断：淋巴结钙化影像。

3.面部肿瘤术后放射粒子植入曲面体层影像表现　见图15-54。

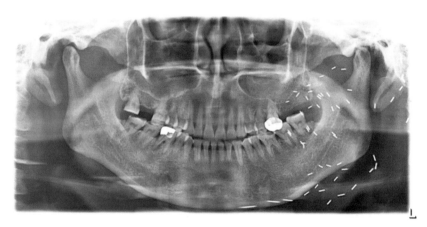

图15-54　下颌骨曲面体层影像

影像阅读：显示左侧下颌面部恶性肿瘤术后，病灶区植入放射粒子影像。

影像诊断：影像未见骨结构异常显示，放射粒子均匀分布于左侧面部。

4.下颌骨囊性病变曲面体层影像表现　见图15-55。

影像阅读：显示左侧下颌骨磨牙区，沿下颌骨体后部，近中起自第二前磨牙根端，远中止于下颌角，大范围有骨白线环绕的囊性灶区影像，后上方有倒置的埋伏牙，冠端不全进入囊区。

影像诊断：左侧下颌骨体35—38囊性病变。

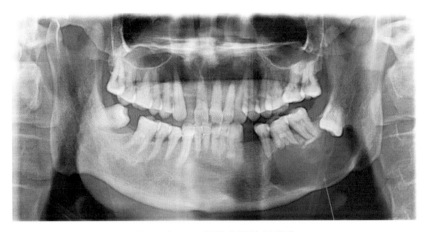

图 15-55　下颌骨曲面体层影像

5. 与下颌骨相关的其他层面结构曲面体层影像表现　见图 15-56。

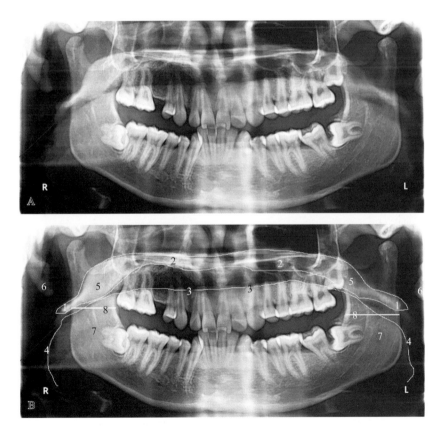

图 15-56　下颌骨曲面体层影像

注：A. 下颌骨曲面体层原始影像；B. 勾画显示阅读软腭末端影像（1. 软腭末端；2. 硬腭；3. 舌面；4. 舌根；5. 软腭；6. 耳垂；7. 两侧下颌骨升支；8. 双侧下颌骨升支宽度）

　　影像阅读：左侧下颌骨升支影像较右侧下颌骨升支影像前后径宽（图 15-56B，8）。右侧软腭末端影像较左侧清晰，原因是摆位时颌面部中线没有对正，但是枕骨右偏所致左侧升支远离探测器，接近焦点，导致左侧下颌骨升支及软腭、软腭末端、舌根影像模糊。

6.下颌骨成釉细胞瘤的曲面体层影像表现　见图15-57。

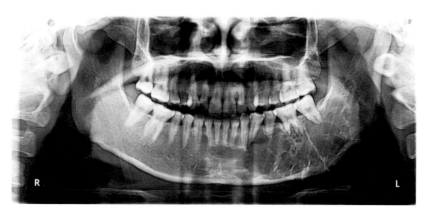

图15-57　下颌骨曲面体层影像

影像阅读：显示左侧下颌骨病灶区，起自左侧尖牙根端向后至下颌升支中段，下颌骨体略有膨隆其内部骨质结构异常，与对侧比较，骨质密度减低且不均匀，成蜂窝状不规则形囊状分隔，骨皮质吸收。33—37牙根不同程度吸收影像。

影像诊断：成釉细胞瘤。

7.多发形颈部淋巴结钙化曲面体层影像表现　见图15-58。

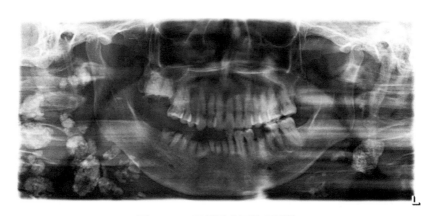

图15-58　下颌骨曲面体层影像

临床表现：女，70岁。体表两侧面颊无明显异常，触诊皮下软组织质感不均匀。

影像阅读：两侧颌面颈部多个团块状、不规则、大小不一，密度呈絮状高密度影，以右侧为著。

影像诊断：颈部淋巴结钙化。

8.下颌颏部囊性变曲面体层影像表现　见图15-59。

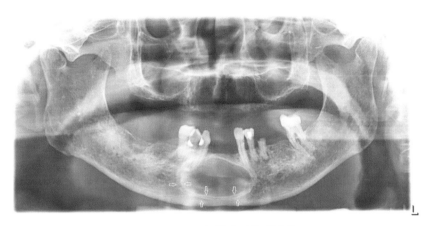

图15-59　下颌骨曲面体层影像

影像阅读：显示下颌颏部切牙区颌骨内，有双白线环绕的圆形低密度囊性病灶区，相邻尖牙根无病变显示。在这里特别说明的是：颌骨囊肿为何在下颌颏部显示其周围成双白线环绕（箭头指处），这是因为颌骨体是颊舌向较厚的骨板，而较厚的骨板又是由舌侧和颊侧两层密度较高的骨皮质，中间是骨松质相隔的组织结构，当囊性灶发生于颌骨板内不断生长膨胀向近远中及舌颊向，进而将舌颊向两侧骨皮质压迫，在两侧的骨皮质各形成一个圆形压挤轮廓，这两个位于舌颊向被囊性病灶挤压形成的圆，在曲面体层影像上，形成两个有骨白线的圆环状，重合与下颌颏部的影像上。

影像诊断：颌骨囊肿。

9.左侧上颌窦底部囊肿曲面体层影像表现　见图15-60。

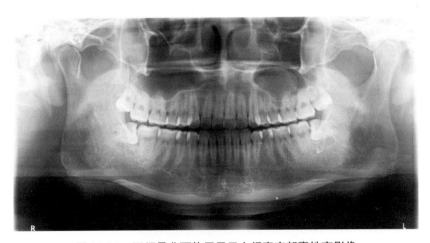

图15-60　下颌骨曲面体层显示上颌窦底部囊性变影像

影像阅读：显示左侧上颌窦腔底部充满一个起自上颌窦底，向上方腔内隆起的，有周边圆滑内部均匀、较对侧密度明显增高的致密影像。

影像诊断：左侧上颌窦囊肿。

10.放射性损伤病变曲面体层影像表现　见图15-61。

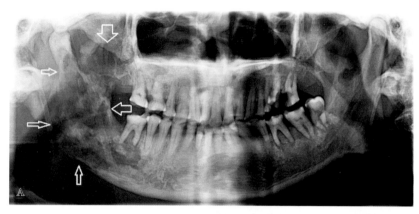

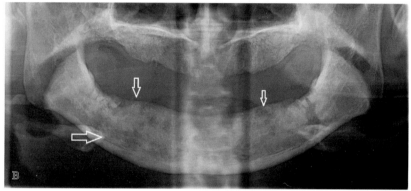

图15-61　下颌骨曲面体层影像

影像阅读：A、B图均显示下颌骨骨质密度不均匀呈絮状表现（箭头指处）。A图显示右侧颌骨升支及下颌骨体远中部，骨皮质影像消失。

影像诊断：放射病（放射病一般会有放射史）。

11.颌面骨肥大原因不明曲面体层影像表现　见图15-62。

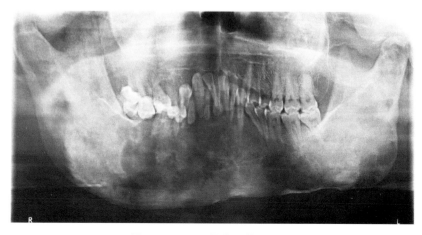

图15-62　下颌骨曲面体层影像

影像阅读：显示上下颌骨均有骨质异常表现。上颌骨窦腔影像消失，两侧颧部向两侧膨隆。内部结构密度增高，鼻腔间隙变窄小。下颌骨自两侧髁突及喙突起整体膨大，骨质密度结构异常，骨松质、骨皮质影像无密度差界线。部分关节凹前结节显示也有相同影像表现。上下颌牙齿呈上下交错状排列尤为显著。

影像诊断：提示结合临床做进一步有关检查。

12.颌面骨吸收原因不明曲面体层影像表现　见图15-63。

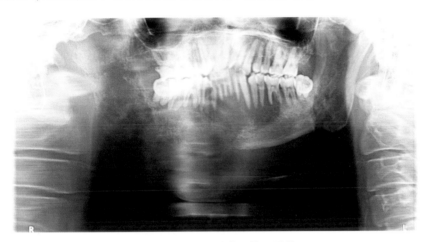

图15-63　下颌骨曲面体层影像

影像阅读：以右侧下颌骨为著的骨质密度结构异常，骨松质、骨皮质影像无界线密度较低。上下颌牙列拥挤排列影像。此影像显示颏部距影像底边线远，颌骨影像向中心压缩，是检查摆位时受体表软组织病变巨大影响了空间位置所致。

影像诊断：提示结合临床做进一步有关检查。

第八节　颌面全景曲面体层相关病例影像

1.外伤下颌骨骨折全景曲面体层影像表现　见图15-64。

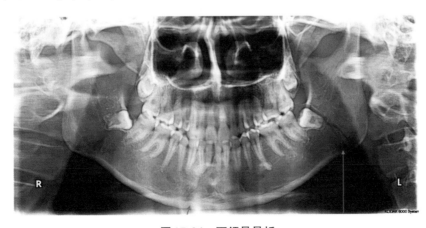

图15-64　下颌骨骨折

影像阅读：箭头指处显示，下颌颏41、31间折线至43尖端下骨折线。38近中倾斜阻生磨牙远中牙体长轴至下颌角骨折线明显。

影像诊断：下颌骨颏及左侧下颌角部骨折。

2.下颌角部高密度影全景曲面体层影像表现　见图15-65。

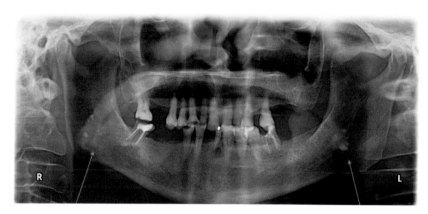

图15-65　下颌角部高密度影

影像阅读：显示双侧下颌骨角部有不规则形，多块状高密度影像。对于此影像表现有两种可能性判断，一是老年人多见，考虑为临床淋巴结钙化。二是此处腮腺前叶分叶结石。

影像诊断：提示结合临床做进一步有关检查。

3.牙根尖周牙槽骨吸收全景曲面体层影像表现　见图15-66。

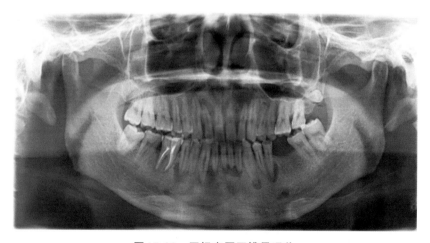

图15-66　牙根尖周牙槽骨吸收

影像阅读：下颌多颗前磨牙及尖牙根尖周牙槽骨吸收。

影像诊断：创伤性根尖周牙槽骨吸收。

4.下颌骨升支肥大曲面体层影像表现　见图15-67。

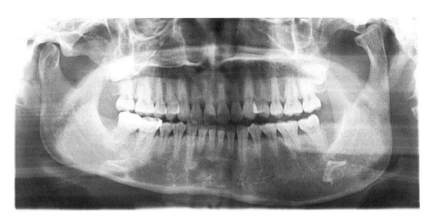

图15-67　下颌骨曲面体层影像

　　影像阅读：左侧下颌骨体且升支为主较对侧升支明显肥大影像。并见髁颈增长，髁突呈较大的平顶形，且略有凹陷，与前结节相接触影像。

　　影像诊断：左侧下颌升支肥大症。

5.下颌骨骨折（真假骨折线的确认）曲面体层影像表现　见图15-68。

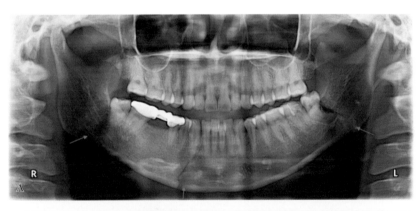

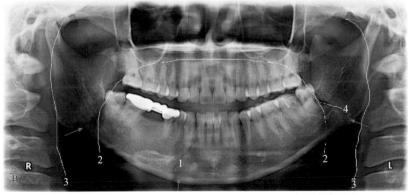

图15-68　外伤全景曲面体层骨折线与解剖结构性辨识影像

　　注：A.全景曲面体层原始影像；B.阅读影像（1.右侧侧切牙与尖牙间向外下走行骨折线性影像；2.舌根影像；3.咽后壁影像；4.左侧第三磨牙远中至根端向后下至下颌角线性骨折影像）

影像阅读：骨折线沿下颌角第三磨牙长轴走行是临床常见的好发部位，此类骨折线判定的难点，在外伤骨折后往往骨折线起于第三磨牙远中，经常伴随第三磨牙长轴，折线影像向后下至下颌角部走行。第三磨牙远中影像，又常与舌根影像重叠，两种原因给临床诊断造成困难。关键是在阅读此影像时一定要仔细观察，真正的骨折线一般沿着第三磨牙远中长轴走行，但至牙根端结束后，骨折影像线一般会向远中方继续，并与舌根影像（2）交（4）分开。

影像诊断：下颌颏右侧及左侧下颌骨角部骨折。

6.假囊性变曲面体层影像表现　见图15-69。

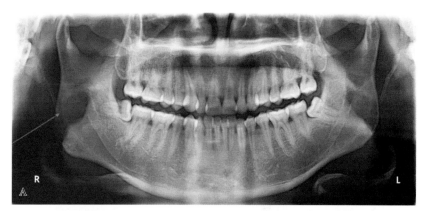

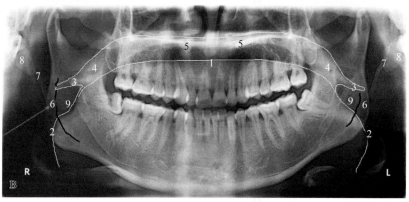

图15-69　假性肿物下颌骨曲面体层影像

注：A.下颌骨曲面体层原始影像；B.曲面体层阅读影像（1.舌面；2.舌根；3.软腭末端；4.软腭；5.硬腭；6.下颌升支骨皮质；7.茎突；8.耳垂；9.低密度影像区）

影像阅读：低密度影像区（9），位于舌根部，软腭闭合时的一个凹陷（口咽腔部），在扫描过程中患者处于口呼吸方式，软腭向后上打开，长时间保持口咽腔空间，造成口咽腔低阻射状态，此处没有其他任何解剖结构，只有下颌骨升支骨松质的低密度区域影像，软腭末端上翘打开，形成的影像正好与下颌骨升支骨皮质影像（3～6～2）围成一个低密度区，颌骨低密度影像区别于骨囊肿影像。

第九节　茎突曲面体层相关病例影像

1.茎突曲面体层影像表现　见图15-70。

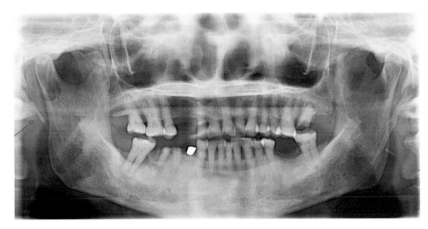

图15-70　茎突曲面体层影像

影像阅读：两茎突影像显示于下颌骨升支与颈椎影像之间，起自后上向前下（箭头指处）。

2.茎突曲面体层影像表现　见图15-71。

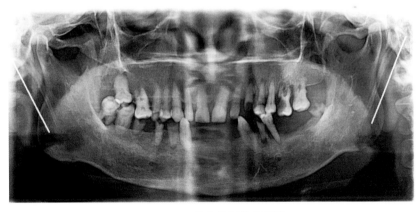

图15-71　茎突曲面体层影像

影像阅读：两茎突影像显示于下颌骨升支与颈椎影像之间，起自后上向前下（白线标志前）。

3.茎突曲面体层影像表现　见图15-72。

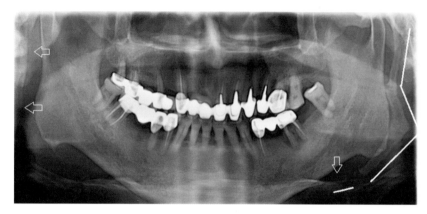

图15-72　全口牙曲面体层影像

影像阅读：曲面体层影像表现，两侧箭头指处显示茎突巨大，左侧突出呈节段状弯曲，尖端节段形状断开弯曲。

第十节　唾液腺造影曲面体层相关病例影像

1.腮腺曲面体层影像表现　见图15-73。

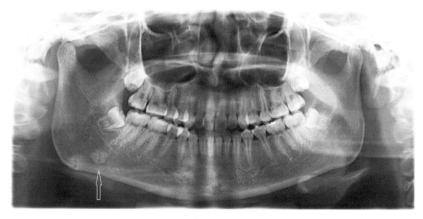

图15-73　全景曲面体层影像

影像阅读：显示右侧下颌角（箭头指处）部圆球状不均匀高密度影像。
影像诊断：颌下腺颈部结石。

2.右侧腮腺造影曲面体层影像表现　见图15-74。

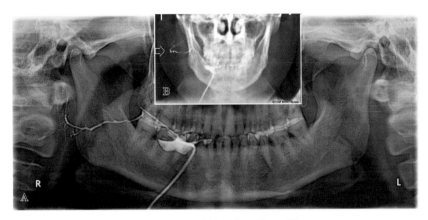

图15-74　腮腺造影曲面体层影像

影像阅读：A图为曲面体层影像，右侧下颌骨升支中部，造影针影像位于17磨牙区，与较细导管影像连接，向远中后下走行，并有连续不断大小分支，达升支后缘与颈椎之间，显示众多腺体细弱分支导管。B图为腮腺造影正位影像，箭头指处，显示右侧腮腺导管口位于升支中部与造影针连接影像，向外上走行达升支中部分成较细弱多个腺体小管影像。

影像诊断：影像造影未见明显造影剂异常影像，建议结合临床。

3.右侧腮腺造影曲面体层及腮腺造影正位影像表现　见图15-75。

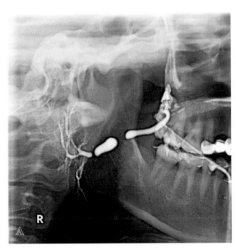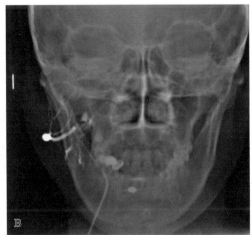

图15-75　腮腺造影曲面体层影像/头颅正位腮腺造影影像

影像阅读：A图显示，导管起于17根部，向后下走行至升支后下部影像。导管口至腮腺体颈部影像呈节段状影像，腺体小管分支未见异常影像。B图为头颅正位腮腺造影，显示腮腺导管起于右侧升支中部内侧，向外下走行，呈一较大而圆密度较高的球形影像后，转而向内、上下呈众多细小管体分支。

影像诊断：右侧腮腺导管截断性阻断性病变（又称隐性结石）。

4. 左侧腮腺造影曲面体层影像表现　见图15-76。

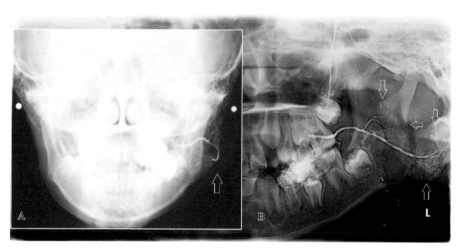

图15-76　唾液腺造影曲面体层影像/头颅正位唾液腺造影影像

影像阅读：A图为头颅正位腮腺造影像，显示主导管先向左侧升支外上、后转而外下走行其间线条不圆滑影像。其间见小体分支位于主腺体上方影像。B图为唾液腺影像显示，左侧腮腺导管起于26冠部，向后上弯曲走行，至下颌骨升支前缘中部，有两个较大分支并直达其所连接的腺体分叶小导管影像。主导管走行至下颌骨升支中部后缘连接唾液腺分叶小导管间，有轻度粗细变化影像。

影像诊断：腮腺主导管弯曲不圆滑及分支导管影像未见明显节段性缩窄影像。

5. 双侧腮腺造影曲面体层影像表现　见图15-77。

影像阅读：A图为左右两侧腮腺同时造影曲面体层影像，显示两侧腺体主导管起于17/27磨牙区，转而向后下倾斜走行，两侧末梢导管呈大小不等圆颗粒状形态影像。B图为颌骨正位腮腺造影影像，显示两侧腮腺造影影像。显示两侧腮腺位于下颌骨升支部外侧，腺体末梢导管呈大小不等、形态多样、圆颗粒状影像。

影像诊断：双侧腮腺炎症影像（结合临床最后诊断）。

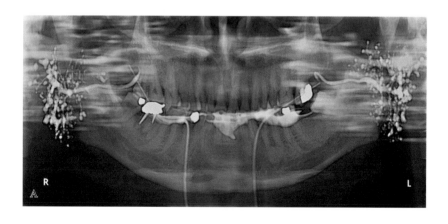

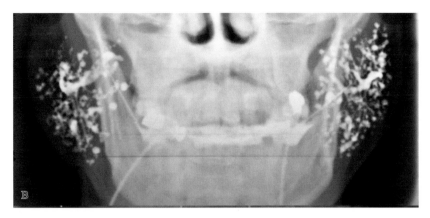

图15-77 腮腺造影曲面体层影像/腮腺造影头颅正位影像

6.颌下腺造影曲面体层影像表现 见图15-78。

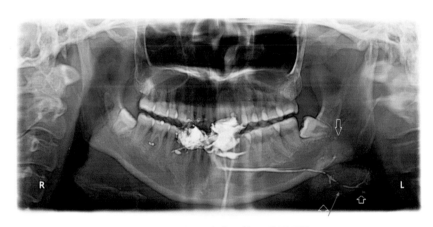

图15-78 颌下腺曲面体层造影影像

影像阅读：显示左侧颌下腺造影影像，造影剂影像起自舌下向左走行，至36根端，其间第一分支导管至腺体分叶间有末端影像消失。第二分支导管分叉前后2处影像缩窄或消失。主导管二次分支后，向后下呈节段状走行至下颌角前下方，并部分连接细弱分支末梢导管。

影像诊断：左侧颌下腺导管多处阻塞形影像（结合临床最终诊断）。

7.左侧腮腺炎性阻塞形曲面体层影像表现 见图15-79。

影像阅读：影像显示，腮腺导管开口位于左侧磨牙区，造影剂显示主导管呈节段状扩张，后部至升支后缘间和极少分支导管显影，均有大小不等圆形隐性病灶压迫，使其主导管及所有分支导管及腺体造影剂影像消失。从原始影像观察（图15-79A），特别是主导管末端位于软组织段（箭头指处），可见圆形阻断压迫影像呈圆形低密度影像区，这在图15-79B中以白色环线圈出多个囊性灶影像。

影像诊断：腮腺导管炎，建议结合临床行相关检查性质待定。

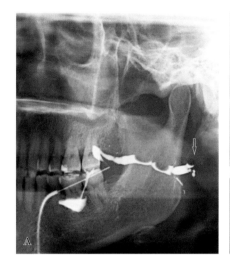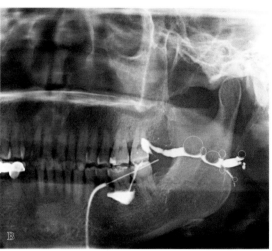

图15-79 左侧腮腺造影曲面体层影像

注：A. 左侧腮腺造影曲面体层影像；B. 腮腺造影阅读影像

第四篇

CBCT 影像技术与诊断

第16章

CBCT影像分辨率与临床应用

CBCT分辨率问题有两个，一是空间分辨率，二是密度分辨率。分辨率问题是CBCT影像工作者应该掌握的重要的理论基础，它关系到对申请CBCT检查者做CBCT扫描检查技术操作前对病灶解剖性质、形态和部位，以及病程长短、选择CBCT机型、照射野大小、影像质量分析等众多关键问题。CBCT影像分辨率理论基础掌握与否，关系到如何对待分析影像显示质量与特征，能否在众多影像显示下，能够做出准确的诊断。

第一节　CBCT空间分辨率

一、什么是空间分辨率

空间分辨率是指CBCT影像将被扫描的容积体空间内的两个物体分开的、最小距离的能力，叫空间分辨率。CBCT机空间分辨能力，直接影响到临床CBCT影像检查病患的诊断准确率。能够充分了解CBCT影像的空间分辨率，对影像技术与诊断工作者是至关重要的。

目前对口腔颌面医学影像初学者有一个极易和分辨率混淆的概念，就是工程设计分辨率和医学临床影像分辨率的两个概念。所谓的设计分辨率，是在CBCT机器工程设计上，应用的硬件和与计算机软件协同运算中的计算公式得出的参数。我们所讲的临床影像分辨率的两个概念，是在临床三维重建影像上，经影像工作者对原始影像进行亮度灰度对比度调整为最佳后，肉眼能够分辨观察的影像中，两个物体分开的最小距离或间质性质的能力。

二、空间分辨率的检测

检测CBCT空间分辨率的工具采用美国体模实验室制造的CT性能检测体Cat Phan 600（图16-1）。

我们采用Cat Phan 600体模，对北京市部分口腔医疗单位临床使用的10种CBCT机，逐一进行大、中、小20个视野的检测，发现视野越大空间分辨率越低。其中最小的CBCT空间分辨率为0.83mm。最大的CBCT空间分辨率为0.25mm。

为了解传统CT的临床影像空间分辨率数值，笔者对美国GE公司生产的GE660-64排螺旋CT一并进行了空间分辨率测试。

采用头部轴位：120 kV，200 mA；重建：标准算法，骨增强；FOV 23cm层厚1.0mm；检测工程设计线对数；10个线对；临床影像分辨率参数为 $5 \div 10 = 0.5mm$。

影像线对表读数（图16-2），近似于检测眼睛的视力表。共有21组线对读数，图16-3影像显示GE660-64排螺旋CT分辨率达到10个线对，用公式换算后我们得出其空间分辨率约达0.5mm。0.5mm即半个毫米的分辨能力，并非像经销商们按照说明书介绍的是0.25mm。这就说明0.25mm只是工程设计在数学计算上得出的参数而已。在临床影像上的分辨率却是0.5mm，也就是在临床上肉眼可以分辨的物体之间界线，最小的距离或是大小为0.5mm。小于0.5mm的物体与物体间的距离是无法用肉眼分辨出来的。

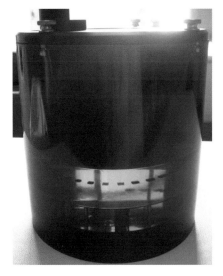

图16-1　Cat Phan 600

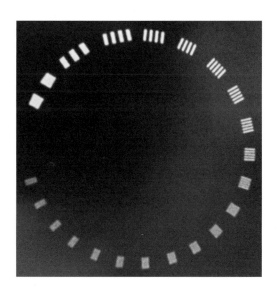

图16-2　模体影像线对标尺

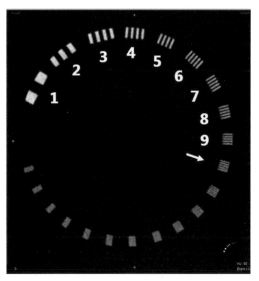

图16-3　GE660-64排螺旋CT模体影像10
个线对

　　另有一个对分辨率的误解，就是把影像重建的最小层厚当成最大分辨率来理解。CBCT分辨能力的大小是机器固有的，不是随人为进行影像重建可以改变的。

　　图16-4（1）是胡萝卜本身的体内固有的年轮状肉质；（2）、（3）是经切开较厚的片状与（1）看到的年轮状肉质感是一样的，但似乎较（1）体内纹理清晰些。（4）是一侧切的较厚另一侧较薄，（c）由薄到破碎的边缘。（a）（b）（c）影像是（4）经放大后的、破碎边缘部分影像，从（a）（b）（c）3个图像中可以清晰看出（b）是较清晰的层厚影像，（c）是破碎边缘。这是对影像重建的层厚进行形象化的举例分析，层厚对能否影响影像的清晰程度有一定的帮助，但是对提高分辨率是无效的。

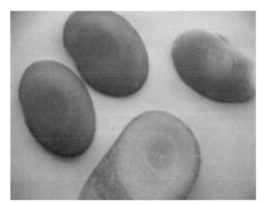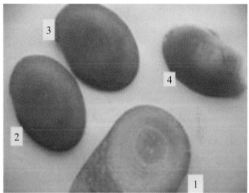

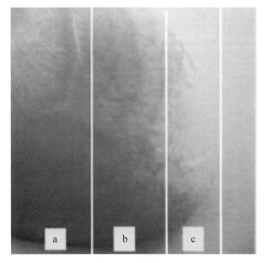

图16-4　胡萝卜在切为不同厚度情况下来看的影像

　　从刀切胡萝卜原理来看，重建影像的层厚对提高影像清晰度有效，对提高分辨率是无效的。对图16-5 Cat Phan 600体模、GE 660-64CT影像加以分析，对同一台机器，使用5mm和0.625mm不同层厚的重建影像显示物体的原始形态没有改变，但是清晰度却有区别。

　　从目前对应用于临床的多种型号CBCT的分辨率质量检测来看，分辨率一般在0.83～0.25mm。其中2002年最早引进的单视野（145 mm×80 mm）CBCT机，最高分辨率0.83mm。现在市场上所有CBCT机器，除三合一机器外，大多设有大、中、小多

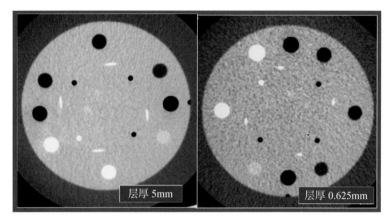

图 16-5　Cat Phan 600 体模、GE 660-64CT 影像

个尺寸的视野（FOV）。在进行扫描检查前，针对病灶结构的性质及范围的大小，选择视野非常重要，视野越大分辨率越低，反之视野越小则分辨率越高。如进行颌骨及颞下颌关节扫描检查时，选择较大视野足以满足诊断所需的影像分辨率。而在对牙体牙髓病进行检查时，就一定要选择小视野，因为视野越小分辨率自然越高，从而可以使用较高的分辨率观察细小根管，以及判断牙根折裂等情况。

　　那么为什么视野大分辨率低，而视野小分辨率高呢？首先，在一台 CBCT 机上，不管视野大小，均使用同一个影像接收器（也称探测器，在旧时也就是一张同等大小的底片）。在一个影像接收器上，接收一个较大的容积数据和接收一个较小的容积数据，当然是不一样的。假设一个大视野相对应的探测器面积是 1∶1，那么一个小视野相对应的探测器面积相当于增大了。就像用一台照相机给同一个人拍照，从远距离拍摄的照片里取出来的一个大头像，和近距离拍一个大特写照片是一个道理。较小的容积数据，采用较大的像素板面，影像自然清晰的多。其次，在使用小视野时，还有一个视野圆周率关系问题。当使用较大视野时，在较大的圆周边缘上要分割出 CBCT 扫描曝光的360°/次数，也就是说如果 CBCT 进行一个周期的扫描，需要 360°，那么就是 360°/曝光次数，如果视野的周长是 360mm，那就是等于 1°＝1mm/次。如果视野是周边长度小于360mm 的小视野，在 360°/次扫描中，获取的影像数据，就一个圆的周边距离来讲，影像数据自然就大于 360°/次的视野。因为在同样一次的扫描周期中获取的数据，相对视野来讲，大的视野数据量就小，反之较小的视野的数据量就大。在一个同等大小的影像接收系统的计算机运算的数据量，自然影像分辨率就高。再一点，就是越接近视野中心影像就越清晰。对于断层域内的每一个物像，都是有众多次的平片曝光获取。在扫描的周期中，CBCT 机始终围绕一个圆点旋转，接收器与焦点对应在圆点的中心两侧，在扫描中，中心的物像始终保持位置的不变，而越是远离中心的物像，在每一次的曝光中、随曝光的时间距离不断地移动着自己的位置，这些移动的位置距离的多个影像，再由 CBCT 计算机运算重建，组成一个三维立体影像。当然是扫描曝光中越靠近周边的位置移动越大，分辨率就越低。以上说明强调了要在 CBCT 扫描检查前选择视野的原因。

　　表 16-1 是使用 Cat Phan 600 体模检测十几种型号、不同视野 CBCT 影像分辨率表。

表16-1 Cat Phan 600体模检测各种不同品牌、不同视野CBCT 影像分辨率

品牌	视野大小（cm）		线对数	分辨率（mm）
GE	230	●	10	0.50
A	200×100	●	6	0.83
B	140×80	●	6	0.83
C	140×80	●	9	0.56
D	150×90	●	9	0.56
E	180×160	●	12	0.42
F	150×80	●	12	0.42
G	140×80	●	12	0.41
A	100×100	●	14	0.357
H	80×50	●	14	0.357
F	150×80（放置中心）	●	15	0.33
G	80×70	●	15	0.33
A	80×80	●	16	0.294
A	40×80	●	18	0.277
A	40×80	●	18	0.277
A	40×80	●	18	0.277
H	50×50	●	18	0.277
F	80×80	●	18	0.277
F	50×50	●	18	0.277
E	80×80	●	19	0.26
E	60×60	●	21	0.238

表中上方较大的圆饼，象征着较大的视野，越向下圆饼越小，象征着视野越小，但是最后的分辨率表中却显示，视野越小分辨率越高。这是对十几台不同品牌CBCT机，20个视野实际扫描获取的影像分辨率数据表格。

三、CBCT空间分辨率的临床应用

图16-6 36牙体舌颊向纵裂病例。此病例表明在牙根上即使存在着的纵形裂痕，在CBCT影像扫描后，裂痕的长短和宽窄，在影像上也不一定全部显示出来（图16-6ac）。诊断36近中根即自根端向冠方纵向劈裂理由如下：①这个劈裂根端宽、冠方变窄且变细，至牙颈部裂隙消失。②劈裂间隙舌侧较宽（图16-6bc），颊侧较窄。近根端因其裂痕较宽，舌侧还有部分根管壁组织吸收缺损，因此裂痕间隙远远大于CBCT分辨率，所

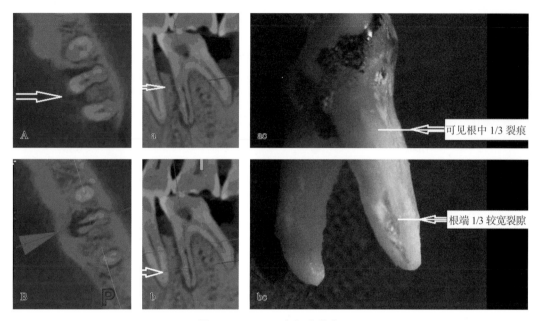

图16-6　CBCT空间分辨率

注：A.36根端轴位，在a影像片标示了根中1/3处的高度位置。A轴位影像，近中根舌侧根管壁未见侧穿位点，牙槽骨吸收。从影像ac见牙体颈下根管壁裂隙确实存在。此处裂隙小于CBCT分辨率，影像未能显示。B.根端1/3，b图标示B的轴位层面在根端1/3处。近中根舌颊向贯通纵折影像，根管壁舌侧开放明显，牙周组织有吸收。说明此处的根管壁侧穿，是颊舌向贯通裂影像，舌侧裂痕较宽。此处说明裂隙大于CBCT分辨率，影像能够显示

以图B影像清楚显示裂隙。近牙颈部的劈裂间隙在离体牙上可见（图16-6ac），但在图A影像上却不显示裂隙，这是因为当裂隙小于CBCT影像分辨率时，根管壁裂隙在影像上无法显示出来。

这说明一个现象，当间隙小于CBCT分辨率时，就不能在影像上显示。因此临床检查诊断时，就不能因影像上不显示就否定病灶的存在，特别是在牙体牙髓疾病检查中常遇到这种现象。面对此种现象如何解决？影像工作者需要掌握影像诊断所需的客观影像表现。

这个客观影像表现是作者在多年CBCT影像临床检查与诊断中发现的，当牙体发生根折（横折、纵折、斜折）、根裂（牙体两端封闭中端裂）、劈裂（冠端劈裂或根端劈裂）、根管壁成针孔状侧穿、窄缝状侧穿、病患的正常生理根管口、病患感染的侧支根管口、髓底穿、髓腔轴壁穿等以上众多折、裂、劈、穿四种形式中任一种，只要是感染根管（在解剖结构上，不管是正常的或非正常的与牙周组织交通，当然也有因牙髓管壁受到感染导致脱矿，造成病菌渗透性感染），甚至已经感染至牙周、硬板及牙槽骨。牙周组织的影像模糊、吸收表现，是牙髓管侧穿的、最早的、普遍的影像表现。

这就为我们在不能直观看到髓管壁侧穿通道时，根据髓管壁侧穿存在的牙根外组织结构变性而导致影像模糊和吸收的现象，为进一步结合临床做出牙髓管壁侧穿的准确诊断提供可靠依据。

［病例1］图16-6从36近中根舌颊向纵裂的一条宽窄不一致的线上看，分析CBCT分辨率影像对实际裂痕宽窄能力的显示。刚拔出的A离体牙根中1/3在CT影像A中不能

分辨出裂痕。但CT图像中36的舌侧面牙槽骨吸收，且图16-6ac离体牙影像照片显示牙体的裂痕仔细观察是存在的。说明CT未显示裂痕不一定牙体的裂痕就不存在。在根端1/3处，影像B显示牙根舌颊向分开明确，图16-6bc实际牙体的裂痕也能清楚看到的！

[病例2]　图16-7A图是23畸形舌侧窝患牙，因为畸形导致近中根管壁旁侧，有牙槽骨内低密度囊性变区。临床经10号探针插入拔除后，B行60mm×60mm（最小视野）CBCT影像扫描，影像重建后，在影像上不能显示探针插入的通道。后经对照探针深度、锥度换算得出以下数据。

图16-7B左侧数据依次根端为穿出深度/右侧为粗度数据0.1698mm；左侧根中数据为根管壁内找不到探针深度影像区/右侧是经换算探针粗度数据0.2458mm；左侧冠方数据为能够找到探针深度通道的影像区/右侧是经换算探针粗度数据为0.2748mm，再向冠

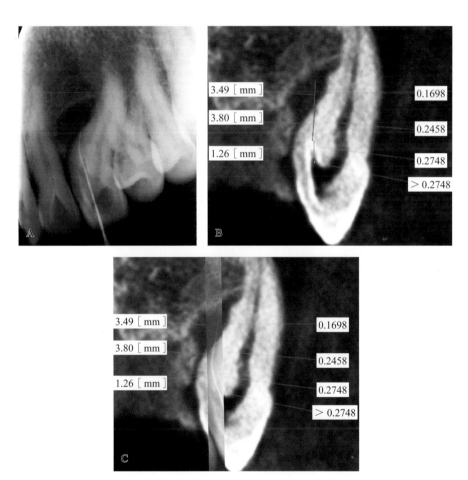

图16-7　畸形舌侧窝患牙

注：A.插入探针的根尖平片影像，显示10针经髓腔旁侧插入，有经根管壁旁侧穿出针尖达低密度牙槽骨吸收区影像。B.行60mm×60mm（最小视野）CBCT影像扫描，影像重建后，在影像上不能显示探针插入的通道影像。在影像左侧根端是探针穿出根管壁的深度区影像，中段是不能显示探针走过的通道区影像。冠方数据是刚好显示探针插入痕迹的影像。右侧4个数据是经探针深度、锥度换算出来的粗度数据四组。最下方是冠方一组数据，是清晰显示探针插入的通道影像。C.是B影像上将插入探针的根尖片，探针影像覆盖合成的一幅影像，它可以形象地看到插入CBCT影像的影像位置

方最底下的数据＞0.2748mm，通道明显显示。

根据测得数据分析，扫描使用的CBCT机最大分辨率应该在0.3mm左右。又经使用60mm×60mm最小视野，行Cat Phan 600体模扫描，检测验证了使用的CBCT机器在60mm×60mm、最小视野的最大分辨能力是在0.33mm。

这台CBCT机的设计参数报告它的分辨率为0.175mm。

这是一个典型的临床影像分辨率与工程设计分辨率不相符的案例。工程设计CBCT分辨率是0.175mm，其实在临床上是达不到的。就此分辨率不相符现象，我们因为应该分别称其为工程设计分辨率和临床影像分辨率两种称法。即工程设计分辨率是在公式运算上的数据值，而临床影像分辨率是在影像上能够可见的分辨率水平。

第二节　CBCT密度分辨率

一、什么是密度分辨率

密度分辨率过去基本被认为是与CBCT影像技术和诊断无关的。普遍认知是CBCT有别于线性多排传统CT。CBCT是锥形束，而MDCT是多排线性螺旋式扫描成像的。CBCT影像工作者对CBCT普遍认知是主要用于口腔颌面硬组织结构的扫描诊断，忽略了CBCT不同于MDCT的扫描形式且具备软组织窗和硬组织窗两种功能，可以对软组织及体内低密度解剖结构的观察诊断。CBCT在我国口腔颌面临床应用已经近20年，在国际上的时间更长。2002年我科引入的new tom 9000空间分辨率仅0.83mm，无法利用密度分辨率进行相关工作。在经过近20年的临床实践经验，CBCT制造厂家由最初的一家发展到十几家。最早的CBCT机已经更新制造到第五代机，机器的硬件和软件均有改观。在完善硬组织影像扫描重建的同时，影像分辨率的不断提高，软组织的分辨能力也有了较大的提高。

二、密度分辨率的检测

近些年来随着机器分辨率的不断提高，临床工作中常发现口腔颌面部影像中，分辨率最高的CBCT影像，在咀嚼肌群和唾液腺及其导管、窦腔内液体、骨骼内的骨松质，以及牙周组织等密度较低的组织内具备分辨能力，在许多的临床病例影像中，均具有一定的诊断价值。为了让CBCT影像在软组织结构的临床应用有较明了的概念性的转变，作者参考工程研究方面专家学者，对影像资料进行密度分辨率研究，供大家参考，转变观念以便提高CBCT影像在临床诊断的使用价值。

图16-8A、B图是CBCT和MDCT对同一类的体模检查测试影像，可以看出，图16-8B是MDCT体模影像内有密度不同种类的材料影像，图16-8A是CBCT的另一个同类模体进行扫描测试的影像，因此CBCT扫描的影像，也具备了对密度不同质感的分辨能力。表明CBCT具备一定程度上密度分辨率诊断功能，可以在临床诊断中使用。

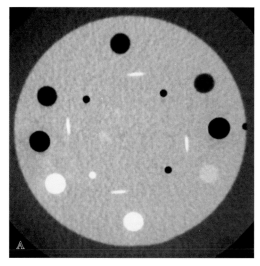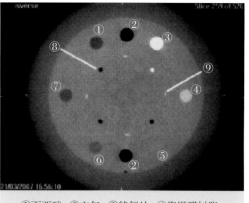

①丙西酸；②空气；③特氟纶；④聚甲醛树脂；
⑤亚胺硫磷；⑥聚苯乙烯；⑦LDPE；⑧5cm
长的特氟纶线；⑨白色的一列点

图16-8 A图是Cat Phan 600体模、GE 660-64CT影像；B图是参考其他专家使用标准体模、使用MDCT、对9种不同密度材料的检查影像

三、密度分辨率的临床试验分析

为进一步证实CBCT具备密度分辨诊断能力的事实，作者将煮熟的鸡蛋放置于水槽中用以模拟人体内阻射环境的情况，对其进行CBCT影像扫描重建。

图16-9A、B、C、D、E五幅影像，C图是鸡蛋最中间层，可见影像中心箭头之处有鸡蛋黄中心生命胚芽较其周围蛋黄（胆固醇）影像密度较高些。依次向外有蛋黄影像密度略低于其周围蛋白密度影像，下方是鸡蛋的气腔部影像，最外层有较高密度蛋壳影像环绕。从这个实验看一个鸡蛋内的胆固醇、蛋白质和生命中枢胚芽的密度差可以使用CBCT能够分辨的清楚，这就充分说明CBCT具有密度分辨的能力，对人体口腔颌面部的软组织结构有一定的诊断价值。

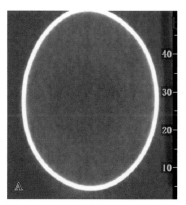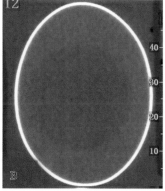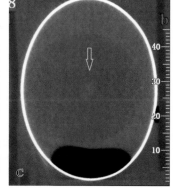

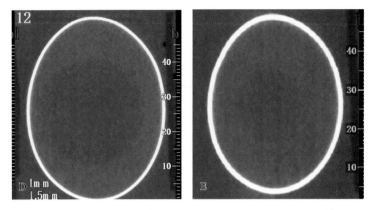

图16-9　New tom5G分辨率达0.25mm，对煮熟鸡蛋的CBCT扫描重建影像

四、CBCT与MDCT密度分辨率区别

以上实验表明CBCT对软组织结构具备一定诊断价值，但并不能与MDCT相媲美。MDCT可以对口腔颌面部软组织进行影像诊断，是因为MDCT影像重建的运算模式与CBCT有着本质上的不同。原因如下：

其一，MDCT在运算上，使用的是以水密度为0标准作为人体内组织间质密度的基础对照值，高于水的CT值就高，如血液、肌肉、筋膜、骨骼等。而低于水0标准的有各种结缔组织类，最低的是空气影像。

其二，CBCT影像，是以锥形束平片拍摄为基础的。在影像的拍摄时，骨骼、肌肉、内脏、肺脏内空气等解剖结构，均能够在影像上一一显示。计算机将几百张连续拍摄的平片进行三维立体影像重建，重建后的影像依然具备低密度分辨能力。

上述MDCT影像和CBCT影像，虽然都有低密度软组织的分辨能力，但是完全不同，MDCT影像重建基础是建立在CT值上的，而CBCT影像迄今为止，由于制造工艺上的难度，没有这个运算功能。因此说在软组织分辨率问题上，CBCT影像是无法与MDCT影像相比拟。但是这不能全部否定CBCT影像在软组织影像的诊断价值。

五、CBCT密度分辨率的临床应用

［病例3］　这个病例是由17冠面龋病所致根尖周炎，由于牙根尖位于上颌窦底牙槽骨很薄，牙根约有1/4突入窦腔内，根尖周组织只是非薄一层，在根尖孔与尖周组织间形成尖周囊肿囊腔，囊腔壁受压且感染，引起窦底黏膜感染增厚。根尖周囊性体部覆盖在窦底增厚的黏膜层内。病程发展至根尖周囊性变的囊壁破溃，破溃的囊壁见图16-10B、C、D中箭头指处。

因为窦底增厚的黏膜组织与根尖周囊性区之间，存在着破碎的囊壁层，因为囊壁层的破裂显得囊性区影像失去它固有的光滑的圆球形态，箭头指处亦能辨认出根尖囊性区的囊壁从完整到破裂吸收消失的渐变过渡影像，这种从清晰到模糊消失的影像变化过程，就是非薄的囊壁本身较低密度因受到感染后发生变化的影像。从这一病变影像看出本身密度较低的囊壁，处在因感染增厚的窦底黏膜组织内，即使它们之间的密度差极小，但在CBCT影像上还是隐约能够分辨出尖周囊壁纤维层影像，这影像特征充分证

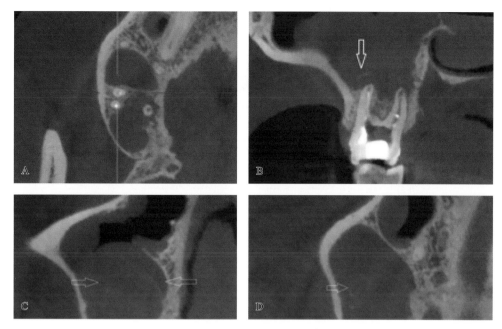

图16-10　上颌窦腔底根尖部低密度不均匀影像

明，CBCT影像虽然没有像MDCT那样有CT值的运算基础，但是经过平片影像重建运算得出的分辨率，在一定程度上，对于一些密度较低组织病变也具有一定的诊断价值。

A图.17根端轴位影像。显示坐标线定在近颊根，三根均在窦底腔内。

B图.近颊根颊腭向重建影像。显示近颊根尖上方，箭头指处位于增厚的窦底黏膜影像中，根尖颊侧半个隐约可见的根尖囊性壁影像。

C图.双颊根近远中向影像。显示双根尖均位于窦底腔内，箭头指处根尖部有较清晰的圆形囊性变影像，囊壁影像可见。

B、C图分别是牙根端窦底不同层面的轴位影像。见箭头指处，在增厚的窦底黏膜影像内，分别隐约显示有圆形、类圆形、完整的、不完整的囊壁影像。

［病例4］　图16-11右侧颞部近眶外侧软组织肿物。

临床扪诊病灶部位隆起、质软、活动度差。

A图见右侧眶外软组织较右侧隆起明显，表皮组织内近远中向皮下脂肪层呈条索状致密影像区，内侧与颞部肌肉组织连续、但界线清晰。

B图冠状位见右侧颞部软组织隆起影像，深度约在皮下脂肪层呈椭圆形致密影像，

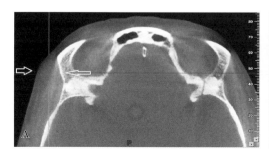
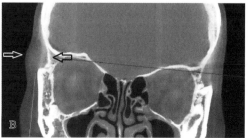

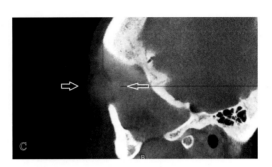

图16-11 右侧颞部软组织内结构影像

与骨组织不连续。

　　C图近远中向影像见形态似椭圆形，与骨膜外肌肉组织影像连续（箭头指处）。

第17章

CBCT多种伪影与临床应用

CBCT影像产生的伪影在临床中常见的有四大类：金属伪影、自体伪影、环形伪影、帽状伪影，其中最常见的是金属伪影和自体伪影。

金属伪影：是颌面部类金属物质产生，主要来自类金属物被X线照射时产生的硬化效应和空洞效应所致形成的伪影，称为金属伪影。

自体伪影：是由体内密度较高的骨骼与其他高低密度不均，或是高低密度异物、牙体及体位移动导致产生。

环状伪影：是基于高密度物质的硬化效应与空洞效应，在扫描过程中全程时相内连续不断形成，并被记录下来的一种特殊伪影现象。

帽状伪影：是属于CBCT机器射线功率与接收器之间产生不匹配、而发生的一种伪影，帽状伪影影像在临床也时有遇见，当被扫描对象的容积体积位于视野内处于偏心位置，或者是容积体积内的某个轴平面，在扫描时与中心线平行线上，出现多或大面积或体积的密度差时，帽状伪影就有出现的可能。也可能在新引进安装验收中检测被发现，新安装检测中发现帽状伪影，多是因为锥形束内X线分布不均匀，或是探测器成像出现故障所致。

四大类伪影的产生均具有相同的规律性。这些规律性在过去的试验研究与临床对照中已被发现和印证。本章将分节段结合临床实例，为同仁列举并以试验结果对照为佐证，给予详尽的叙述。

第一节　CBCT金属伪影产生规律研究分析

口腔颌面CBCT影像检查，临床常见各种金属伪影，如异物、种植体、矫治固位器、桩钉冠、补料、牙胶等充填物，均是构成伪影物质，严重影响影像阅读诊断，甚至误诊。要规避金属伪影对解剖影像的干扰，必须弄清金属伪影在CBCT影像中的产生特征及规律。掌握金属伪影的产生规律特征，才能在临床诊断遇到复杂影像信息时，做出正确判断。对此，作者模拟体内多根多点、成系列的金属模型扫描试验，对多个金属体圆柱，六棱螺母，分别扫描重建分析，从中找出伪影形成规律，作为临床诊断中的对照参考依据。现将实验结果呈现给CBCT影像检查诊断工作者，供参考，加深和掌握金属伪影规律认识。

一、实验目的与方法

1.目的　研究CBCT金属伪影产生的规律及特征，指导临床检查操作诊断，规避伪影对影像质量的影响，提高诊断水平。

2.方法　将7根7mm直径一端是螺母的金属圆柱，长轴与X射线方向垂直，置于底部蜡板、下方40mm水、上方30mm空气的储槽中。使用Scanora 3D CBCT扫描重建。结果：观察伪影产生的相互关系及圆柱与六棱螺母伪影的区别。

3.分析　依据伪影产生大多是X线硬化、容积、空洞效应和衍射散射现象。发现伪影具有九大规律：①圆形金属个体伪影呈X形放射状；②多根金属体间产生空洞效应的低密度伪影；③不同方向伪影相互叠加，重叠越多越强烈；④不同位点的金属体伪影相互呈直线产生；⑤伪影产生以平行于射线方向为主；⑥伪影极少产生在空气中；⑦金属体间低密度伪影边缘有相对增高的容积效应和散射伪影相伴；⑧金属体间的位点，决定X形放射状伪影方向；⑨产生伪影多少取决于金属体表形态及相邻金属体个数和位置。

临床常见牙冠、桩钉、牙胶等受形态位置影响，各种散射伪影并存。伪影散射方向随牙弓弧线角度变化，又与相邻高密度物体（包括牙体）组合位点有关。结论：试验发现在CBCT检查时，任何物质都会产生伪影，并具有九大规律。找到这些规律性，有助于CBCT检查时，指导影像工作者对存在有金属物体位的调整，规避伪影影响。并在影像阅读诊断中，充分认识伪影与正常解剖或是病理影像产生的区别，提高影像诊断水平。

二、实验材料、结果与分析

1.材料与方法　采用7根7mm直径纯铁金属圆柱，长轴与地面（射线）垂直，分别置于蜡板上，将蜡板水平置于储槽底部，下方40mm水、上方30mm无水区的、60mm×60mm圆形储槽内（以下简称储槽），储槽置于Scanora 3D CBCT扫描台上扫描重建。为进一步研究不同类型CBCT，伪影产生的一致性，分别在new tom 5G和朗视三种机型，做相同扫描重建试验，发现伪影产生的规律相同。因此本文取Scanora 3D立式CBCT影像作为典型论证依据。

2.结果

（1）一根金属体扫描重建影像伪影分析：一根金属体的有水区轴位影像图17-1A，金属体影像位于中心，水密度均匀。隐约可见有密度略高于水，并与上下左右十字成45°，放射状伪影，以金属体为中心的X状，此为射线的硬化效应伪影，硬化效应是射线和金属相遇时射线变硬的散射现象。另有以金属体中心近柱表面（见箭头）上下中份重建影像、显示略低密度伪影，左右中份重建却没有，说明伪影形成在无任何干扰情况下，与方向性有关。

一根金属体扫描重建矢状位影像伪影分析见图17-1B，垂直于轴位的矢状位重建影像（图像左右中份），金属体位于中心、储槽下部水呈均匀低密度影像，水面呈不光滑并模糊界面，模糊界线与水之间有一条高密度线带，此为折射和衍射效应的综合结果（衍射效应是光线传播过程两侧产生的噪声）。水面上方的空气中，可见极少的伪影（箭

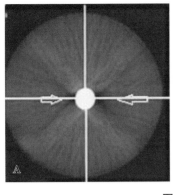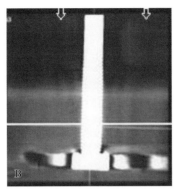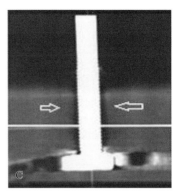

图 17-1 一根金属体扫描重建伪影影像

头），此处伪影符合轴位影像左右中份重建密度略高现象。

一根金属体扫描重建冠状位影像伪影分析见图17-1C，垂直于轴位的冠状位重建影像（图像上下中份重建），下部水中金属体两侧近柱表面低密度伪影（箭头），上部空气中无伪影产生。水位线表面影像及底部影像同图17-1B相同。

（2）两根金属体位于储槽内有水区的轴位影像见图17-2A：两根金属体间有低密度伪影，此为空洞效应（来自不同方向的两根金属体之间，在摄影方向上给X射线穿过造成投影值的缺失）。空洞影像边缘密度增强，此为容积效应及衍射效应所致（容积效应是CT影像分辨率的一个长度单位距离，骑跨于金属体表与相邻物体之间，不能将两个物体分开的现象）。同时有两个以金属体为中心上下呈X状、线性、放射状硬化效应的高密度伪影，对称位于影像冠状分割呈上下两等份，伪影像震动的蜜蜂翅膀。

垂直于轴位的左右中份重建影像见图17-2B，中心是两根金属体间空洞伪影区。有水区内呈纵形条索状伪影，此为图17-2A两个伸展的扇面形伪影的交叉成像。上方空气中见较少的硬化伪影。水面显示模糊影像，是射线穿过水的界面、产生的散射伪影。

垂直于轴位的上下中份重建影像见图17-2C，两根金属圆柱位于两侧。此重建层面恰是穿过两根圆柱间空洞伪影区，显示有水区隐约可见部分衍射伪影。

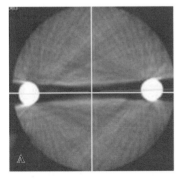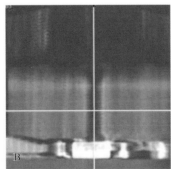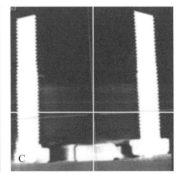

图 17-2 两根金属体扫描重建伪影影像

（3）三根金属体位于储槽轴位影像见图17-3A：金属体呈直线排列逆时针旋转45°，假设将其位置正旋45°，影像与图17-2A相同，只是每根金属体同样形成的X形硬化伪影相互交叉重叠，显得比较杂乱。影像亮度较图17-2A明显强烈了许多，而空洞低密度

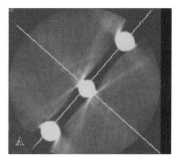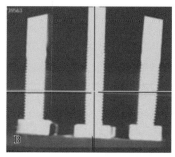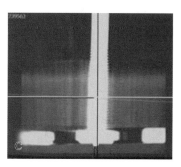

图17-3　三根金属体扫描重建伪影影像

伪影亮度更低，高密度更亮。3根金属体间的空洞低密度伪影相互叠加于一条线上，伪影边缘形态如图17-2A相同，更加明显的衍射伪影。

金属圆柱三点一线重建影像见图17-3B，三根金属体一线排列，穿过相互直线所产生的空洞伪影区。因为穿过三根金属体的有水区，空洞伪影重叠，亮度更低（黑），衍射影像几乎消失，肉眼难以识别。

垂直于三点一线重建影像见图17-3C，垂直穿过中心一根金属体，两侧是水中硬化伪影的纵向条状白线，较图17-2C亮度更强（亮）。水面界线消失处如图17-2C相同，更加模糊。

（4）四根金属体分别位于储槽内的4个方位的轴位影像（图17-4A）：四根金属体的空洞伪影相互呈直线产生成口字形，另有起自四角的空洞伪影交叉其中，可以证明圆柱间伪影呈直线生成。空洞伪影的边缘上，线性高密度影是容积效应与衍射效应的综合，线性高密度伪影的边缘线，如前试验中影像相同，只是更加强烈。

四根金属体轴位影像上做左右中份重建成像见图17-4B，重建影像穿过口字形同时也穿过X形空洞伪影中心，可见空洞伪影边缘的衍射伪影更加明显。上方是无水区影像中见少许纵向线性硬化伪影。水面影像显示中心部位略高，边缘处较低，此为水面的衍射所致。

四根金属体垂直于轴位影像的上下中份重建成像见图17-4C，图中份口字形和X形空洞伪影中心，三个空洞伪影区，空洞伪影边缘的衍射伪影更加明显。上方是空气影像中见极少纵向线性硬化伪影。水面伪影显示中心略高，边缘低，此为水面的衍射所致。此影像与图17-4B相比，只是空洞伪影距离变化，其余现象基本一致。

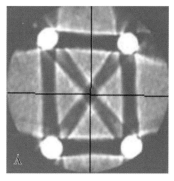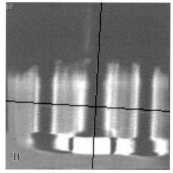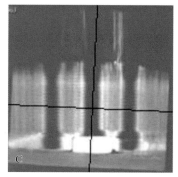

图17-4　四根金属体扫描重建伪影影像

（5）四根金属体位于储槽轴位影像几乎相同（图 17-5A）：在四根金属体中心增加一根，五根圆柱体分别产生的硬化伪影、空洞伪影，相互交织呈网状于内。此轴位影像因为金属体摆位如同图 17-4A，增加一根金属体于其中心，恰于 X 形空洞伪影的交叉处，影像形态如图 17-4A 相同，似乎没有什么区别，但中心一根金属体的占位，填充了（图 17-4A）空洞伪影的中心，致低密度伪影中心宽度增加，并致低密度伪影内，空洞伪影边缘线更加强烈。整个影像显得亮度及对比度增加。金属体个数增加致整个画面更亮，假如临床检查，可见金属体直径小于等于周围金属体及其伪影内时，其自身伪影将被其他金属体伪影遮盖，但能加强其周围伪影的亮度，这将更加影响对正常解剖结构影像。

上左下右斜垂直于轴位的圆形（图 17-5B），穿过中心一根金属体，与相互交织成 X 形低密度伪影区，所以显示左右两侧空洞伪影的边缘线亮度更强，无水区无伪影显示。

上右下左斜垂直于轴位（图 17-5C），穿过三根金属圆柱的重建影像，其间穿过 4 个空洞伪影区，因此除隐约显示衍射伪影外，另有左右两侧的金属体边纵向线状硬化伪影。金属体一侧因为硬化效应影响，柱体影像略有增宽，但只在一侧出现，此是周围四根金属体位点距离不等所致。这也说明金属体位置改变组合，可以影响其本身的影像体积变化。

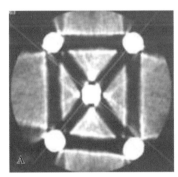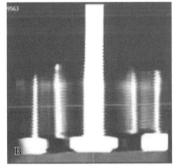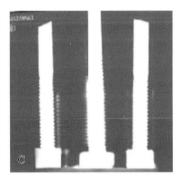

图 17-5　五根金属体扫描重建伪影影像

（6）六根金属体有水区储槽重建影像（图 17-6A）：水均匀低密度影被 6 根金属体直线交叉分割，相互交错重叠的放射状硬化效应、空洞效应、衍射效应的伪影填充，形成有规律的多种成分的伪影、分割呈若干块几何形影像。影像中看不见水的影像存在，并形成内外两个六角形相互错角排列，中心是一个低密度圆心，圆心有六条空洞伪影、放射状与六根圆柱相连。每个金属体间直线产生空洞伪影，且每条空洞伪影的边线，都有较强的硬化、容积、衍射伪影混合形成。多条空洞伪影分隔，强化了空洞伪影边缘成为多个不规则形状个体，且随六根金属体围成圆形方位、旋转的方向改变、而改变各自不同的方向。

有水区未与金属体相切的左右中份纵切影像见图 17-6B，穿过多条由硬化、空洞、容积、衍射形成的高低密度伪影线围成的影像区，显得高低密度对比强烈。此影像中最强的除金属体外，多是不规则的硬化效应伪影。

矢状切中份重建影像见图 17-6C，穿过多条由低密度伪影区，两端的两根金属圆柱影像。上部是无水区无伪影。

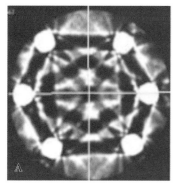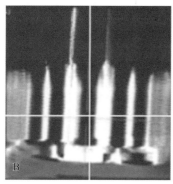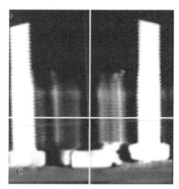

图 17-6　六根金属体扫描重建伪影影像

（7）有水区七根金属体储槽影像（图17-7A）：伪影形态与图17-6A基本一致，金属体放射状伪影规律的分割相同，只是中心多一根金属体，显示七根圆柱及产生伪影的规律性更加复杂，与六根以下金属体的伪影重建时，都能显示各自呈X形的影像消失，显得看似既规律又"杂乱无章"。实际上具备与试验六相同的所有特征，且除硬化及空洞投影效应伪影更加强烈外，中心的金属体产生的大部分规律伪影，被淹没在前六根金属体产生的空洞伪影中，这些伪影间的容积及衍射现象造成影像的强化。

有水区上下中份重建影像见图17-7B，穿过多条由高密度伪影线围成的低密度区，三根金属体影像间有规律的高低密度对比强烈影像。上部水平面影像显示中心高，两侧边缘伪影渐低，此因锥形束容积成像扇面形状的散射角所致影像。

有水区左右中份重建影像见图17-7C，穿过中心一根金属体，多条由硬化及空洞投影效应、衍射效应以及散射等各种噪声组成的高低密度伪影位于两侧。上部水面影像依然显示中心高，两侧边缘伪影渐低。无水区另见近中心部位少许强硬化效应伪影，此为锥形束容积成像的散射角致金属体在空气中的伪影特征。

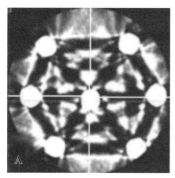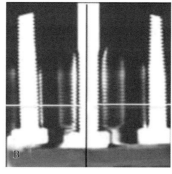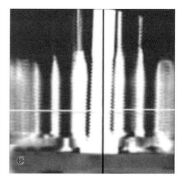

图 17-7　七根金属体扫描重建伪影影像

（8）六棱螺母端轴位影像（图17-8A）：显示六棱体影像既规则又"凌乱"影像，影像的来源于金属圆柱体一端的六棱螺母。因为60mm×60mm小空间，六棱体间X线直接射过的夹缝更窄，致影像出现看似"凌乱"但富有规律性，线性低密度影像区域的影像构成是蜡板与空洞投影伪影的综合。

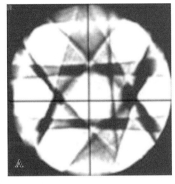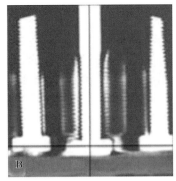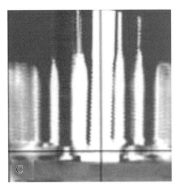

图17-8　八根金属体扫描重建伪影影像

　　垂直于轴位的上下等份线重建影像见图17-8B，穿过三根六棱螺母，三根螺母影像形态清楚，相互空间区域被空洞伪影充填，仅见右侧两螺母距离略宽，其间产生部分较强的硬化伪影。上方是有水区和无水区成像，其产生的伪影现象同图17-8A、图17-7A试验中伪影相同。

　　垂直于轴位的矢状中份线重建影像见图17-8C，穿过只一根六棱螺母，除金属六棱体影像外，两侧均有"凌乱"的空洞伪影、硬化伪影相互交织充填。其上方是六根金属圆柱的有水区、无水区影像。

　　（9）25金属桩钉轴位影像（图17-9A）：桩钉影像呈圆形，相邻近中是24正常牙，远中是金属义齿冠。金属桩钉周围显示上左下右倾斜的X形伪影。X形伪影近远中向与24和26相邻处，分别有较大的空洞伪影区，颊腭向较少的空洞伪影，X形四条硬化伪影明显。

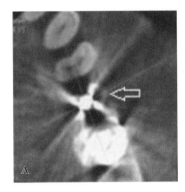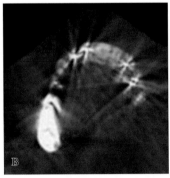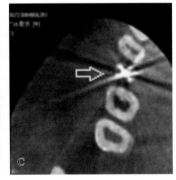

图17-9　临床所见典型伪影图像

　　（10）上颌牙列轴位影像（图17-9B）：15—18连续大片高密度影像，14双牙胶充填伪影较弱。11、12、23、25桩钉伪影，每个金属钉均产生带有放射状硬化伪影，乍看放射状伪影形状各异，这些均是单根金属体，产生的X形伪影受到相邻牙冠及整个牙列，众多桩钉伪影影响，改变了各自的形态和方向。24双桩钉伪影相互干扰，致空洞伪影重、硬化伪影强，可见空洞伪影的朝向15—18多个金属冠硬化伪影影响，随牙弓弧线角度不断转位。11、12两颗桩钉的空洞伪影方向，也同样与24一样朝向15—18多个金属冠硬化伪影。说明金属伪影在牙列中、产生的方向与周围与之相邻的，牙冠及金属伪影有关，并且相互作用。

（11）15金属桩钉影像（图17-9C）：桩钉呈圆形，与14、16牙齿相邻。显示金属桩钉的X形伪影，呈上右下左顺时针方向倾斜的X形放射状伪影，此X形伪影的倾斜方向，与图17-9A中25桩钉产生的X形伪影成相反方向，方向的相反，是一区与二区牙列弧形线方向的不同所致，说明金属放射状伪影的方向，与其相邻的牙位及其他金属体位点有关。15的X形伪影近远中向与14和16相邻，分别有较颊腭向小的空洞伪影区，颊腭向的较大空洞伪影，图17-9C15颊腭向的空洞伪影加大，是受对侧牙列的金属体影响有关，虽然25区的牙列影像不在此照射野内，但牙列中金属体产生的伪影，却对此感兴趣区有着同样的干扰。

3.分析　Bruno等认为造成伪影原因应为噪声、散射、容积效应和射线硬化效应的共同结果，射线的硬化效应是金属伪影产生的主要原因。本实验中所有影像显示除硬化效应外，空洞效应的伪影产生也是极其重要特征！这是CBCT在口腔牙列多个种植体、桩钉冠、牙胶等情况下，伪影产生重要特征。因为CBCT与常规CT比较，其电压电流较后者低，较低的功率，对高密度物体来说，CBCT功率的穿透力更低。因此，CBCT探测器接收到的信息更少，空洞伪影更加明显的主要原因。使用统一的金属圆柱体1-7根，置于储槽下部是水，上部空气的储槽内，经锥形束CT扫描重建后，金属体伪影具备以下特征：

（1）圆形金属个体伪影呈X形直线放射状（图17-1A）：一根金属体位于储槽内，以金属圆柱为中心，它的硬化效应伪影，成一个X状位于影像中。金属体高密度影像呈放射状、比水密度略高，X形的每一条硬化伪影自中心的圆柱起，近金属柱强，远离金属体时像彗星样尾部渐变弱。从一根到七根金属圆柱试验轴位影像伪影相同。

（2）多根金属体间产生空洞效应的低密度伪影（图17-2A，图17-7A）：空洞效应是X线穿过金属体时，因为金属密度超过了医用X射线的阻射强度，X线投射信息丢失，致多根金属体间似空洞样低密度伪影出现。由于散射和容积效应致空洞伪影相互重叠。空洞效应，临床常见于多个长轴与X线方向垂直的金属种植体、桩钉、牙胶充填体等。空洞效应的低密度伪影宽度，随条状金属体直径而变，这种线性的、强的低密度伪影，将正常解剖影像分割，造成误诊。

（3）不同方向伪影相互叠加，重叠越多越强烈（图17-1A至图17-7A）：图17-1是一根金属圆柱，在多根金属体轴位影像上均显示，不同方向伪影相互叠加。如图17-2A两根圆柱时，二者产生的空洞效应伪影相互叠加在一条平线上，使之难以分清彼此，因为相互间产生的伪影叠加完整重合。这在临床工作中常见有多根种植体，或者是牙冠、桩钉和牙胶数目较多时，它们的伪影相互交叉。

（4）不同位点金属体的伪影相互呈直线产生：图17-4A所有的金属圆柱在同一个照射野中，相互间的伪影呈直线产生。四根圆柱伪影成口字形（图17-4A）。六根圆柱时伪影呈六角形（图17-6A），其间不管是四根或是六根均见有相互交叉联系的伪影，形成多个几何形对影像的分割。这种现象除一根金属圆柱外，所有多根金属圆柱影像中伪影表现一致。此现象在临床检查非常重要，如图17-9A、B、C中说明。在图17-9A、B、C桩钉的伪影中，X形伪影因牙弓曲线转向而转向，图17-9B是切牙和侧切牙、前磨牙的关系，产生的伪影均因相互影响，而改变伪影的形态及方向，图17-9B中23、24牙的伪影，与1

区的金属冠伪影相互影响，在临床偶尔见到单一的金属伪影与域外物体产生的伪影，这是当对侧牙金属体进行扫描时，对侧牙弓也有金属体影响产生伪影的缘故（虽然对侧金属体不在感兴趣区域范围，但在同一个照射水平面中）。这应该称之为域外伪影，关于域外伪影的产生，我们将另做试验性研究分析。

（5）伪影的产生以平行于 X 射线方向为主：图 17-1A 至图 17-8A 在以上模拟试验中，普遍存在伪影产生的方向问题，从图 17-1A 至图 17-8A 轴位显示，有水区金属体越多，伪影就越多越强。但在所有试验垂直于轴位切面影像，均显示无水区影像如图 17-1B，图 17-1C 至图 17-8B，图 17-8C 空气中极少产生伪影。冠状中份及矢状中份影像显示伪影都呈水平方向产生。这是因为 CT 机 X 线源是与金属体圆柱成长轴垂直进行旋转扫描，是这种现象反映出的规律，金属伪影的产生是以平行于 X 线方向为主。此现象提醒操作者，在摆位时，一定注意方向，将欲针对性观察的解剖位点，置于照射野内、且不与金属体和 X 线中心线平行，有效避免金属伪影干扰。特别是在牙体牙髓检查，需要观察的部位有时仅仅几个毫米，却起到检查成功与否的决定性。

（6）伪影极少产生在空气中：图 17-1A、B、C 至图 17-8A、B、C 均是有水区与无水区的影像，无水区的空气中极少有伪影产生。这个现象在临床上，将会带来极高的应用价值。如种植、义齿桩钉冠金属补料等，对其相邻的牙体牙髓影像质量有影响，应对其牙冠周围进行填充物排空，确保金属体周围为空气，再进行扫描。此时获取的影像资料，确保金属义齿桩钉冠金属补料等周围，与舌颊向软组织隔开，暴露于空气中，此时伪影基本消失。此现象的有效利用，对 CBCT 伪影规避提供了依据。因为篇幅问题这种方法的实施，将另做详细论证。

（7）金属体间空洞效应伪影边缘有相对增高的容积效应和散射伪影相伴：容积效应是因 CBCT 空间分辨能力生成，当 X 线切线穿过金属体一侧表面时，分辨率的一个长度单位，骑跨在金属体表面与表面外两者间时（这是一种物理现象），难以界定出现的一种伪影现象。在图 17-2A、图 17-3A、图 17-4A 轴位的空洞伪影上较清晰，因为没有更多的金属体伪影重叠，伪影的成分结构单一，是这种伪影现象清楚的原因。以此为例，金属体两根之间的空洞伪影区（低密度影）边缘，有相对增高的白线相伴，三根、四根到七根金属体时，所产生的伪影影像，更加明显，因为复杂的难以识别。这种现象临床常见于义齿桩钉冠、金属补料等产生的伪影，因金属体数目、形态影响，产生的伪影有低密度线、高密度线，方向不定、形态各异，越复杂时越明显。在空洞伪影的边缘都有较强烈的高密度伪影相伴。此现象体现在图 17-9B、图 17-9C 根管桩钉伪影，因为伪影是放射状，每个伪影似长着 4 个翅膀的蜜蜂，每个翅膀边缘有白线相伴，就是这种现象在临床上的表现。金属体越多越是明显和强烈。这对于临床诊断，特别是牙体牙髓影像常见较多的牙胶和桩钉时，产生的伪影会分割相邻的牙体组织影像，与牙体折裂影像相混淆。认识这一现象有助于对临床影像的阅读诊断时，面对复杂的金属伪影，从中做出正确的判断。

（8）金属体相互间的位点，决定 X 形伪影的方向：随着每根金属体安排位置的改变（图 17-3A 至图 17-7A），X 形态伪影就有相应的方向旋转。提醒我们分析伪影与解剖影像的关系时，要有足够的识别能力，用金属体伪影位点产生变化规律，去加以辨识，提高诊断能力。例如图 17-9A、图 17-9C 分别是两个上颌牙 5 的桩钉影像，它们产生了相同的X形伪影，但图17-9A的X形伪影逆时针方向旋转，相反图17-9C的X形伪影却是顺时针方向旋转。这是因为它们的方向，取决于分别位于左右不同的牙弓曲线方向上，受牙列弧形线上，牙体相对密度较高的牙体位点影响所致。因为与桩钉相邻的前后邻牙虽不是高密度的金属，但却有一字排列的多颗牙体，多颗牙的排列提高了对X射线的阻射，这对X射线阻射来说，与金属体的高阻射是一样的。因此一样起到改变伪影方向的作用。

（9）伪影多少取决于金属体表形态及所处相邻金属体个数和位置：图17-1A至图17-7A的轴位影像是圆柱体金属，而图17-8A是金属体一端的六棱体螺母轴位影像，相比金属螺母产生的伪影就复杂多了，整个影像画面似乎是杂乱无章。图17-8A六棱体，所以产生的伪影仍然是规则几何体形状，此现象常见于牙体牙髓多个根管充填物时，当多个牙胶、桩钉无序地排列一起时，伪影似是杂乱无章错综复杂。如图17-8C是23、24、25三个牙齿四根牙胶的伪影，原因一是根数多，二是位置乱，三是牙胶表面因充填时力学的影响形态变化，伪影就较金属圆柱体的复杂。此现象说明，将许多个不同的高强密度材料，模拟成种植钉或义齿冠，排列成牙弓形态来做CBCT扫描重建，依次观察不同材料产生伪影的多少，以某材料周围产生伪影条数的多少做结论。本研究结果证明，不同金属模拟牙弓形式排列扫描重建，靠数伪影条数的多少显然是错误的。

4.结论　在口腔颌面影像检查时，CBCT的金属伪影，主要来源于，与X射线平行的同一个照射区域内、密度不同的物体相互间的硬化效应、空洞效应、容积效应以及衍射、散射多种因素，分析本试验产生的9种伪影现象。在临床检查中常见，如金属异物、种植体、义齿冠、牙冠、桩钉、牙胶等受形态位点影响，各种相互产生效应的伪影并存。通过本试验对CBCT金属伪影产生规律，对9种现象与特征有了充分认识，这将提高影像工作者在临床影像阅读诊断中面对复杂的伪影影像时，能够正确地识别出正常解剖影像、病理影像与伪影影像的重要依据。

第二节　CBCT金属伪影的规律与临床应用

一、CBCT金属伪影产生的来源

CBCT金属伪影是口腔颌面影像临床检查中常见的一种伪影。金属伪影在临床大医学影像检查中常见与四肢长骨的金属钉、固定板、异物和部分肢体与脏器辅助器具，在做X线影像检查诊断时见到的一种伪影。在口腔颌面部X线影像检查中类金属物质更是多见，如金属种植体、金属义齿冠、桩钉、牙体牙髓临床常用的牙胶，正畸科使用的钢丝、托槽等金属器件等，都是医源性金属物体。除此之外因为口腔颌面部是人体暴露的体表组织，受外界异物侵袭置于体内的金属异物也是伪影产生的重要来源。本节将结合临床实例与读者讨论。

二、CBCT金属伪影的种类与特性

1.单一圆形金属物体产生伪影呈X形放射状　图17-10中D图是实验中圆形金属圆

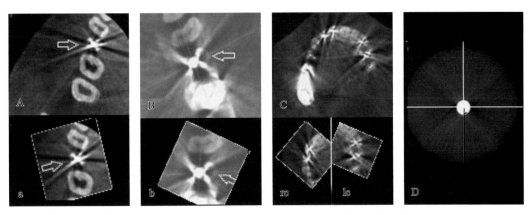

图17-10　单个圆形金属物体产生伪影呈X形放射状的临床实例

柱在进行CBCT影像扫描中重建形成的伪影形态，因为是一根金属体，不受其他物体影像影响时的原始形态，显示与十字坐标成45°交叉时的影像位置与形态，它的形态似是X交叉，近金属体伪影清晰，而后因为呈放射状发散至远距离时影像变化的范围增宽且模糊。

A图右侧磨牙区牙冠区轴位影像。显示15桩钉影像，因为桩钉基本呈圆柱形，所以除去因为受近远中牙体影像影响外，基本保持了X形的伪影形态。只是因为桩钉位置在右侧圆弧形牙列中受到影响，X形的伪影方向随牙弓顺时针方向略有旋转。a是将X形伪影逆时针方向调整后，显示它的本来形态基本与原始的X方向重合。

B图左侧磨牙区牙冠区轴位影像。显示25桩钉影像，桩钉清晰显示呈圆柱形，因为桩钉体积较粗，受近远中牙体影像影响不明显，保持了X伪影形态。与A图15桩钉位置相反，受圆弧形牙列影响，X形伪影方向随牙弓逆时针旋转。B图将X形伪影逆时针调整，显示本来形态与原始的X方向一致。

C图在12、11与23、24、25在一个图像里同时产生5个桩钉形成的X伪影，其中24双尖牙内两个桩钉，所以又产生颊腭向两个X伪影。12、11伪影X方向形态及方向受切牙牙列圆弧线影响，变形大转位角度多。但在rc调整方向后还能够辨认出略有变形的X伪影形态。23、24三个桩钉伪影基本保持X伪影形态，受牙列圆弧线影像影响，方向逆时针旋转。在lc图经调整后X伪影位置端正如原始影像一样。

C图内的14、15与25出现奇特的伪影现象，其一，14、25双尖牙根管内是较细的牙胶影像，其二，它所处的位置是在15、16与12、11两个桩钉间的空洞伪影范围内，它的原始信息被掩盖。被空洞效应伪影掩盖的伪影现象在后面另举例说明。

2.多根金属体间产生空洞效应的低密度伪影　所谓的空洞效应，实际是在CBCT机X线发射的照射功率达不到穿透被照物体时，CBCT机接收器上接收不到信息数据，重建运算时计算机记录为影像信息缺失区域（也就是无信息区）的影像。这个无信息区影像的反应，在视屏上如同体腔内空气影像相似，都是低密度影像区，但它们有着本质上的区别。空洞效应伪影是无信息影像。而体腔内空气影像是低密度影像。二者有本质的区别，这一点是概念性问题，一定要区分清楚。

图17-11A图，实验2根金属圆柱体时，金属体间出现的低密度条状影像区，见箭头

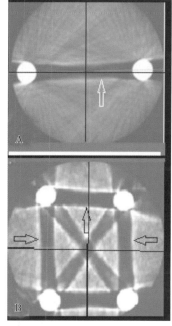
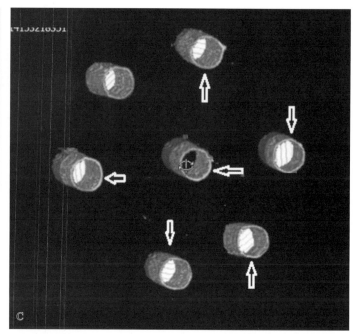

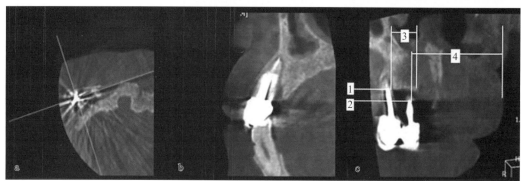

图17-11　多根金属体间产生空洞效应的低密度伪影临床实例

指处，有参考资料称其为条状伪影。确实就是在两根圆柱体间阻挡了CBCT机X线信息所致。因为是放射状，所以细细观察见低密度条状伪影，越近金属体越宽且越是清晰，反之伪影变窄且模糊。

B图，研究实验4根金属圆柱体影像，每一根金属圆柱间均有条状低密度无信息区影像。它们之间相互影响，此规律现象在后面的节段里专门分析。

C图，金属伪影的立体重建影像，显示7根金属圆柱体、均被使用切割软件切割重建影像，见中间一根是中空通透地。其余6根只是将近端修剪重建，所以能够看见中空但不通透影像。但是7根金属圆柱体均显示中空影像。此现象，显示因为金属体致密，X线的阻射率极高，因为医学影像X线的功率太低，不能够穿透圆柱形金属体，所以影像重建被计算机以无信息区记录下来的一种伪影现象。

a、b、c图影像是临床遇到的一种金属伪影常见现象。

a图是13、12桩钉空洞伪影形成的典型影像。显示13桩钉受各种因素影响，伪影较强，而12伪影略弱些，但二者均属金属个体，它们间产生空洞效应明显。见十字坐标一条与13、12两个金属体之间平线相切，这一相切线上、见两个桩钉间，产生的空洞伪影、除将它们二者连接外，还延续至两个桩钉的近远中方向。另一条垂直于13桩钉影像上，此处因为牙列影像弧线转弯，没有在颊腭向上相互成排列的金属体，桩钉的颊腭向并没有空洞伪影的形成，见b图显示颊腭向牙槽骨影像完整。

c图12、13两个桩钉近远中连线平切影像。显示12、13间空洞伪影明显。近中侧因为转弯伪影显示减弱。远中侧因为是直线影像，空洞效应呈放射状延续至较远。还有一个现象值得注意，见图像左侧12桩钉影像在体位上较高（c1），13桩钉影像显示体位较低（c2），一高一低的空洞影像（c3、c4），显示12桩钉根尖1/3产生的伪影向远中侧延伸，达到13根尖上方逐渐消失（c3）。而13近中与12产生空洞伪影，远中的伪影拖得很远（c4），长度超过12远中侧的伪影（c3）。13远中侧产生的伪影（c4）、向远中向延长有（c3）几倍的距离。这是因为13与12在体位上的高度有差别，（c3）是单根12桩钉产生伪影，是12一个桩钉的阻射率生成。而（c4）伪影较长，是12和13二者的综合阻射所致。所以（c3）是一个桩钉阻射率、较（c4）两个桩钉阻射率低，空洞伪影就短。这种现象在临床影像诊断时经常遇到。应该掌握其因由，在多变的伪影现象中去观察分析判断，去伪存真做出正确的影像诊断。

3.不同方向伪影相互叠加，重叠越多越强烈　见图17-12。

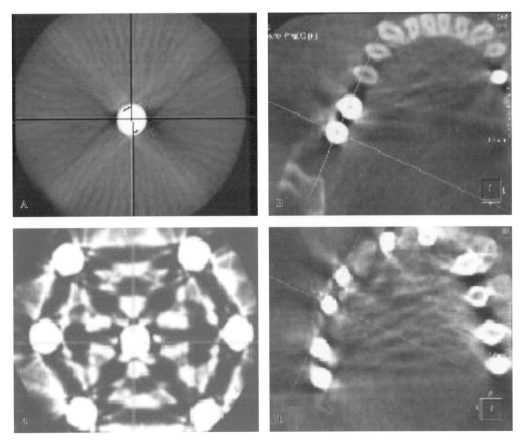

图17-12　不同方向伪影

A图，1根金属体伪影使用影像。显示呈X形伪影亮度低、线条宽、边缘齐、45°旋转。

a图，7根金属体伪影影像。显示X形伪影亮度强、线条窄、形态乱、角度乱。

B图，是下颌3颗植体的轴位影像，其中位于47、46、35三颗。

b图，是上颌10颗植体的轴位影像，它们分布于18、17、15、14、12、21、23、24、26、27的牙槽骨组成上颌牙列影像。

综上A、a图与B、b 4个影像的对比，A图是实验的金属体影像，有1个金属圆柱伪影的影像规律，a图是7根金属伪影影像，a的根数是A的7倍，二者产生的伪影有强烈的对比，这种现象证实了金属体个数越多产生的伪影越强烈的规律。

B图是临床植体影像资料。有3个分布不同位置的植体。B也是临床植体影像，分布在牙槽骨牙列内共有10个，从3根与10个植体、数据基本呈1：3的倍数。二者产生的伪影影像，显示植体越多伪影影像就乱、亮、模糊。临床影像也证实了金属体个数越多产生的伪影越强烈的规律。

4.不同位点的金属体伪影相互呈直线产生　见图17-13。

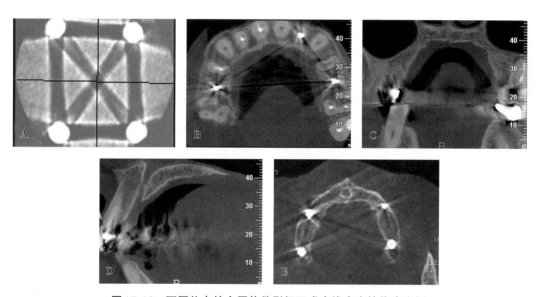

图17-13　不同位点的金属体伪影相互成直线产生的临床实例

A图，4根金属体伪影试验影像。影像显示4根金属体圆柱分布于CBCT扫描视野的4个角上，4根金属体之间，产生的伪影是每一根都发生关系。

B图，是临床影像，上颌牙槽骨内有3颗金属桩钉、3个根管牙胶充填影像。因为3个牙胶根管充填的阻射率较低，所产生的伪影极弱，在此影像上可以忽略。而位于15、22、25的3个金属桩钉伪影明显，而且相互间产生的空洞伪影呈直线形交叉的三角形。

E图，上颌牙槽骨内有4颗金属种植体影像。因为4个种植体均为钛合金阻射率较低，所产生的伪影较弱。分布于16、14、23、26区位，种植体伪影也较明显，而且相互间产生的空洞伪影虽然因为非对称略显不规整，但也能看得出相互呈直线形交叉的四角形。且与A试验4根金属体所产生的伪影形态极其相似。

综合图17-13A、B、E试验模体影像和临床桩钉影像所产生的伪影。可见临床金属伪影的规律符合在金属伪影研究分析中的结论第四条,不同位点的金属体伪影相互呈直线产生。

除此轴位影像显示金属伪影、相互呈直线产生外,在一组伪影形成三维影像的另两维度影像上,与B图相对应的C、D图均显示在牙体的义齿冠及桩钉、与中心线平行的影像层,显示同样支持不同位点的、金属体伪影相互呈直线产生。

不过在A、B、E图试验与临床两种资料的CBCT影像显示,前面分析的圆柱形金属体伪影形成的X形消失了,那是因为多个个体的位置、个数的改变,影响了伪影X基本形态的形成,使其发生了变化。前述空洞伪影为金属体个数相互重叠、越多越强烈的影像规律具体体现。

5.伪影产生以平行于射线方向为主

[图例1] 见图17-14。

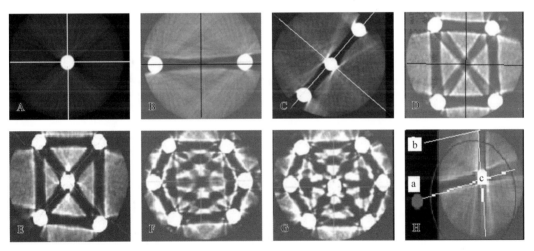

图17-14 实验图像

图17-14中图A至H的试验影像中显示:除A之外均属多个圆柱体的金属伪影,分析发现从2根到7根金属体圆柱,所产生的影像无一不是相互呈直线产生的,空洞伪影和硬化伪影都相互干扰相互影响。唯有图H是域外伪影实验影像,显示只有一个金属体c位于十字交叉的空洞伪影的中心,因为将另2根金属体分别放置于照射野的左侧和上方,因此出现了空洞伪影穿出影像外面,但其直线也是与视野外金属体呈直线产生的伪影。符合伪影产生以平行于射线方向为主的规律。

[图例2] 环状伪影的产生,A、B、C图显示伪影在与X中心线平行面上(图17-15)。

A图显示一个与设备及物体有关的形环状伪影,位于一个与CBCT中心线平行的轴位平面。环状伪影在下颌骨的层面,近中有极少牙根尖,组成以口底为中圆心的多个同心圆环状伪影。

B图显示位于双侧下颌骨中部口底为中心的一个平面上的冠状切面,出现伪影平面,显示十字坐标点定在与伪影平面中心垂直。

C图显示环状伪影层面,呈水平状位于下颌口底的矢状位影像。十字坐标定在伪

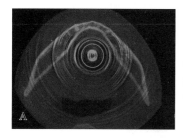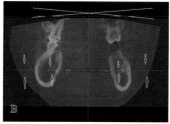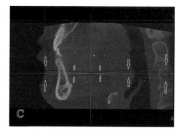

图17-15　环状伪影

影中心，显示颌骨唇侧与颈侧的平面上，伪影层呈现（箭头指处，如图B上剪刀叉图样标志）。

图A、B、C显示伪影产生于平行射线方向为主的规律。周围似剪刀叉状形态，是因为，锥形束射线在做圆周形扫描时，近焦点锥形束直径小，远离焦点是锥形束直径大。做360°旋转后，圆心自然是最平的中心点，这也是计算机重建运算的物像放大回归的起点。

［图例3］　下图是临床种植金属体伪影产生影像（图17-16）。

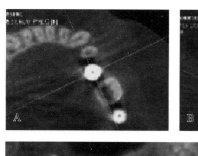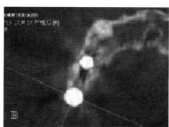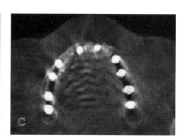
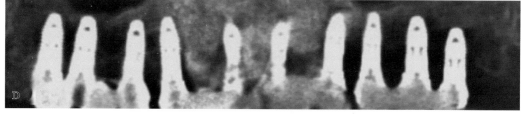

图17-16　种植体金属伪影

A图25与27两个金属体，所产生的空洞伪影越过26牙冠，将26高密度的牙冠影像被区的空洞影像所覆盖，因此26牙冠影像，变得偏腭侧一大半冠体影像，在两颗植体间呈直线呈较低密度的影像。

B图16、14根端两颗植体影像。此时显示16与14间的空洞伪影偏向14金属柱的一侧，同时在14金属柱与13牙体间也有靠近14金属圆柱体的空洞伪影。14远中和近中均出现空洞伪影靠近现象，是17、14金属体、13牙体，三者呈直线，虽然13并非金属，但牙体也是骨骼中的密度较高的组织，牙体同样具有高阻射特性。所以14近远中两侧同时接受来自于近中13和远中17的高阻射率。符合伪影产生以平行于射线方向为主的规律。

C图有10个种植体13至17和23至27两侧磨牙区的种植体伪影产生，是因为两侧基本分布于近远中呈直线位置上，所以相互间有空洞伪影产生。而切牙区13至23间的种植体因为受圆弧形牙弓形态影响，金属体各自的位置不成直线，所以相对空洞伪影就较弱。这个图例再次符合伪影产生以平行于射线方向为主的规律。

D图10个种植体的曲面重建的影像，显示两侧磨牙区种植体空洞伪影形成。而切牙区的种植体空洞伪影因受牙弓弧线影响相对较弱。

［图例4］　图17-17A、B、C图是一个典型寻找和辨识空洞伪影来源的过程。看此病例要举一反三，以此类推，解读临床金属伪影现象的真伪，给影像诊断带来的困扰。

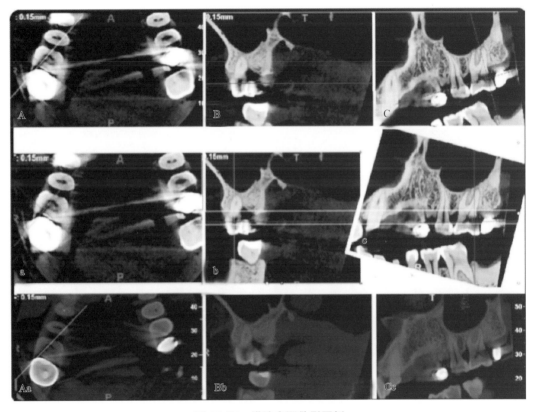

图17-17　辨认空洞伪影图例

A图显示16牙冠的远中是金属义齿冠17的高密度影像。16远中颊侧冠邻接处有局部低密度影像，向前穿过髓腔至近中轴壁的中心部（见白线）。这个低密度影像是远中义齿冠造成的吗？那为什么轴壁的其他位置怎么没有，所以很难判定。在B显示16颊腭向重建影像远中轴壁正是轴壁影像消失。在C图显示近远中向16斜近远中邻接面轴壁影像消失，自此向前至16近中15的牙冠至颈部影像密度减低。此时显示C的CBCT扫描后的初始化层面已经打破，斜近远中影像远中高近中低，此时应该进行影像层面初始调整，然后再观察空洞伪影是否受17义齿冠影像影响。

a图十字坐标线，一条穿过16远中颊侧、冠邻接处、局部低密度影像，向前穿过髓腔至近中轴壁的中心部的线性低密度影像（见白线），另一条与之垂直，交叉点位于16

轴壁消失处。此时观察b、c两影像牙冠及牙颈部低密度影像均在一个平面上，见b、c二图牙颈部两条细白线位置平行，c图较C图位置有了旋转调整。

Aa、Bb、Cc三图，是将影像亮度降低，对比度降低后的，因此Aa显示义齿冠影像的冠和桩钉影像显示出来，更清晰地显示了顺16远中颊侧冠邻接处局部，线性低密度影像，向前穿过髓腔至近中轴壁的、中心部（见白线）影像，有对应的是17义齿冠、冠颊侧近中转接处冠壁影像。因为冠是高密度金属，又恰巧在转折处，阻射明显剧增，导致16远中颊侧冠邻接处有局部空洞形低密度伪影影像。又是临床病例符合伪影产生以平行于射线方向为主规律。

6.伪影极少产生在空气中

［图例1］ 图17-18中实验模体影像，4、5、6个金属体的影像显示，伪影极少在空气中传播。在第一节的金属伪影产生规律研究，分析1至7根金属体经CBCT扫描，水槽模体内，上方2mm空气（黑色箭头位置）、下部4mm水（箭头指处白线以下），模体的显示影像的显示水的白色影像，空气显示无色。唯有金属体能够穿越水与空气，显示其圆柱状高密度影像。

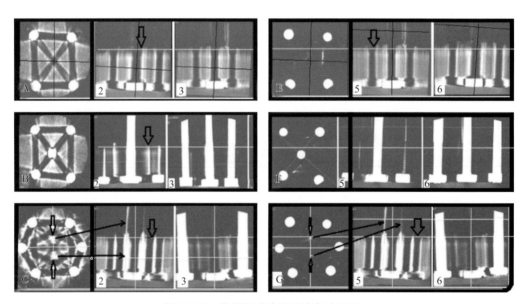

图17-18　伪影极少产生在空气中图示

在空气影像内虽然有少许条索状较高密度线性影，如C中箭头指处纵向中心切割重建影像，见高亮度的亮点（黑色长箭头）至C2，上方空气内高密度纵向伪影，G图空气中的轴位，显示6条金属体外，基本无伪影，唯有位于中心纵向切割线箭头指处，显示亮点星状伪影。此现象是6根金属体时，使用模体中根数最多，伪影最强点、线上，空气中显示少许伪影。

［图例2］ 将临床修复科拆卸三个不同大小形态、离体义齿冠用蜡板，分三层固定在口杯中，验证伪影极少在空气中产生（图17-19）。

图A1、2、3将口杯内加满水，进行CBCT扫描重建，显示在三个大小形态不同的义齿冠影像，在与轴位垂直的与中心线平行的平面上，出现较强的金属伪影。同时C1、

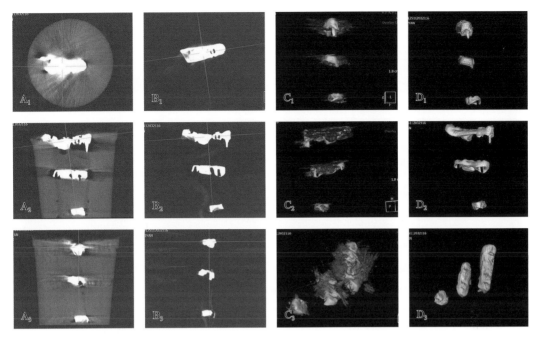

图17-19　伪影极少在空气中产生实验结果图

2、3给予立体重建观察，显示从各个角度看，大小形态各异的三个义齿冠，在平行于中心线上均出现较强的金属伪影。

图B1、2、3去除口杯内水做CBCT扫描重建后，显示的金属伪影，与有水状态恰恰相反，三个大小形态各异的义齿冠，在各个不同角度均没有伪影的产生。同时D1、2、3给予立体重建观察，显示三个大小形态各异的义齿冠，在不同角度均无伪影产生。

这一临床离体义齿冠CBCT扫描实验，验证金属伪影在空气中极少产生伪影。

［图例3］　同一个上颌多颗义齿冠影像金属伪影，施行唇侧干纱布排空处理扫描影像，显示排空前后金属伪影明显减少（图17-20）。

综合评估A、B图影像，相同的一个解剖位置，因为金属伪影影响而影像模糊，采用干的医用纱布填充后，纱布松软密度较低是低阻射物质，只要在较短的时间内，不被患者分泌唾液浸湿，相当于空气填充隔离软组织与义齿冠的接触，阻断了部分金属伪影的正常传播途径，提高了影像质量。

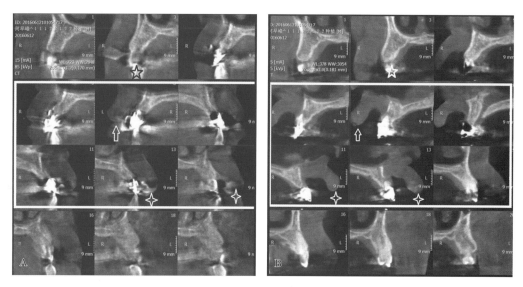

图17-20　排空减少金属伪影图例

注：A.上颌多颗义齿冠CBCT扫描，显示金属伪影影响牙槽骨影像的清晰度。B.与A图相同一个病例，在CBCT扫描前，将上颌义齿冠与颊侧软组织之间塞入干燥医用纱布，将颊侧软组织与义齿冠面隔离，进行扫描，获取影像的金属伪影明显减少。见A与B影像中箭头指处影像对比观察，颊侧嘴唇轮廓影像清晰，牙槽骨界线清楚

［图例4］　验证伪影极少产生在空气中的规律（图17-21）。

图17-21A_1、B_1、C_1图显示24、25两颗双尖牙，24双根管充填，25单根管充填。

A_1图轴位显示，24、25牙胶充填硬化伪影在一个平面上，影响影像的观察诊断，B_1C_1显示在义齿冠平面产生的硬化伪影显著。

A_2图轴位显示，与A_1图相同，经在牙槽骨24、25颊腭向牙冠与颊侧及腭侧加入医用干纱布填充，将义齿冠与颊腭向软组织隔开，断开伪影传播的路径。显示24、25牙列颊腭向软组织影像消失，呈现低密度空气影像区，牙胶伪影基本消失。B_2、C_2图明确

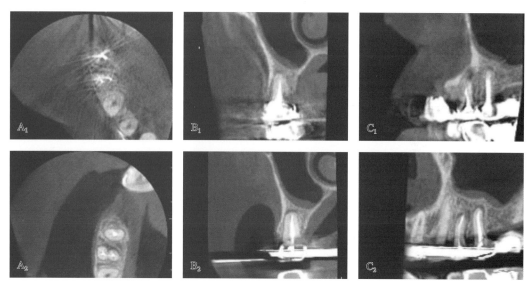

图17-21　排空减少金属伪影图例

看到24、25牙冠影像较B₁、C₁图义齿冠伪影消失，冠端金属伪影呈与射线平行的层面。验证了伪影极少产生在空气中的理论规律。

[图例5]　正常摆位时，上颌切牙区受多颗金属义齿冠修复体影响，在准备即拔即种牙槽骨测量时，导致位于义齿冠上方牙槽骨无法观察测量。经唇腭向排空技术操作处理后，牙槽骨显示清晰可见，并准确完成牙槽骨测量（图17-22）。

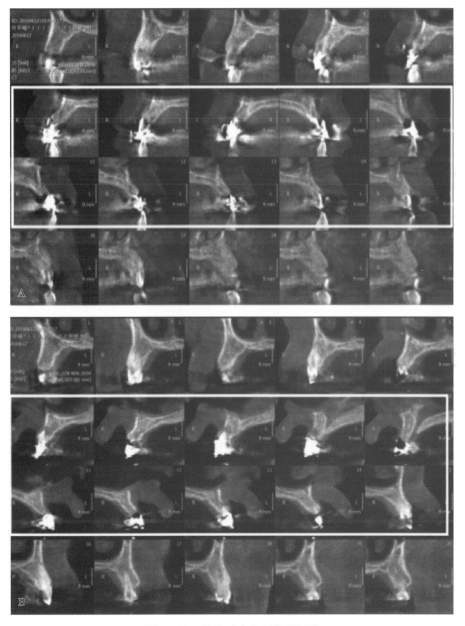

图17-22　排空减少金属伪影图例

注：A. 上颌1、2两区双尖牙间，切牙区受多颗义齿冠影响（图中方形白线内），上方牙槽骨无法观察测量。B. 经过唇腭向塞入干的医用纱布，进行排空处理后（图中方形白线内），可见切牙区上方牙槽骨影像清晰，可以完成测量任务

7.金属体间低密度伪影边缘有相对增高的容积效应和散射伪影相伴

［图例1］ 空洞伪影边缘的容积效应伪影分析（图17-23）。

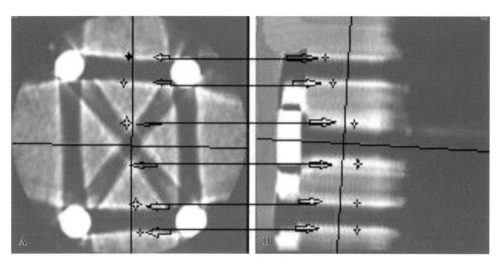

图17-23 空洞伪影

A图四根金属圆柱模体扫描轴位影像。显示每根与每根金属体间均有相连接的空洞伪影。每一条空洞伪影的两侧都有一条相对亮度较强的高密度白边影像。这个白边影像就是与空洞伪影相伴的容积效应伪影。

容积效应伪影的形成，是CBCT机最小的 分辨能力的个体、在发射过程中穿过金属体表面时，一部分在表面外经过、而另一部分与金属体相切，与金属体相切的部分高阻射影像伙同表面外穿过的部分射线，混合成高于金属体外、低于金属体密度阻射的混合射线，被影像探测器接收组成的影像，称其为容积效应伪影。

B图是四根圆柱模体扫描轴位，将其影像做正中切割重建影像，如果将其影像向左侧分开剖面观察，显示B左侧是模体底部影像，对应的空洞伪影A中、中线的空洞伪影边缘星号标志的点，用黑线连接至B的空洞边缘星号标出的高密度影像，就是容积效应伪影的形成。

容积效应伪影在临床影像诊断中经常遇见。向种植体之间空洞的边缘，以及桩钉空洞伪影边缘，牙胶空洞边缘均常见，应该在这些常见的似乎相识影像中仔细辨识其真伪。

［图例2］ 临床桩钉形成空洞边缘容积效应伪影（图17-24）。

A图显示白色细线箭头指处，见桩钉与桩钉间近远中向空洞伪影的相垂直的颊腭向，白线与远中的桩钉近中侧，垂直交叉，重建影像是C图，C图影像显示牙体影像模糊，乍一看似是两根平行的牙胶影像，见尖端白色箭头指处，其实这是空洞边缘的容积效应伪影，在此可以理解为硬化伪影，也可以理解为容积伪影，这种现象在较细小的金属体形成的较窄的空洞伪影边上和较宽的空洞伪影边缘，形成的原理是基本一致的。影像的表现也是基本一致的。二者的不同点在于，硬化伪影边上没有空洞伪影形成，而形成在空洞伪影边上的称之为容积效应伪影。

此现象临床常有，应该多加分析辨识，且不可将其容积效应伪影误认为是牙根纵裂

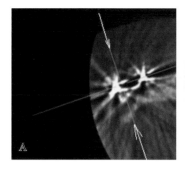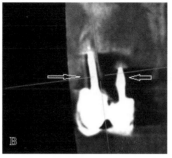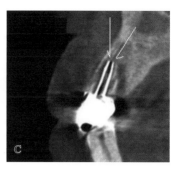

图17-24　容积效应伪影

或是充填双牙胶影像。C图是A图中沿着两根金属体之间产生的空洞伪影平行切割重建影像。见桩钉间以及近远中两侧均是牙槽骨消失的黑洞般的无信息影像。

[图例3]　与图例二坐标重建点不同的方法，显示效果恰恰是空洞伪影（图17-25）。

将坐标线标定点位于桩钉中心，十字交叉与X伪影的间隙，正是与X形四条硬化伪影间隙相切。

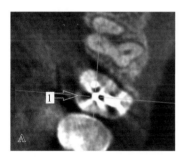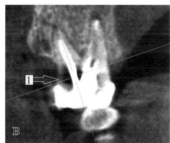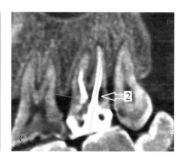

图17-25　重建点不同的方法，显示空洞伪影

注：A.17轴位显示远颊根与腭根桩钉影像，显示均有X形硬化伪影生成。近颊根牙胶伪影不明显。远颊根颊侧（箭头指处）空洞形成，腭侧与腭根间空洞伪影生成，近中与近颊根间空洞伪影生成。十字坐标伪影颊根桩钉中心。B.是颊腭向影像，显示颊侧（箭头指处）冠下与牙槽骨之间桩钉外空洞伪影将颈部牙体影像掩盖，桩钉腭侧与腭根间空洞伪影形成，将部分髓腔底部牙体影像掩盖，注意桩钉颊腭向两侧牙体是存在的，并非是牙体吸收。C.显示双颊根近远中影像，近颊根牙胶伪影较弱，远颊根桩钉远中空洞伪影明显，双颊根间髓底壁处受桩钉空洞伪影影响，掩盖了部分髓底组织影像

此例是一个与病例二、十字坐标相切位点的差别，病例二切在空洞伪影无影像区。此例切在桩钉中心，显示的是硬化伪影（也是空洞伪影两侧边上的常称其为容积效应伪影）。这一点一定要区别开来，不要混淆造成误诊误判。

8.金属体间的位点，决定X形放射状伪影方向

[图例1]　图17-26A、B、C、D是从一根到四根金属圆柱的研究模体影像，A图显示水槽中心一根金属圆柱体，它的硬化伪影形态呈X状。两根直线交叉呈X形的四个放射状支端，分别与12点6点差45°，朝向10：30、1：30、4：30、7：30方向。

A图是一根金属圆柱体的X形金属伪影。

B图是两根金属圆柱体的金属伪影，显示两根金属圆柱、分别位于圆形视野的左右两侧，之间有空洞伪影连接。以空洞伪影水平中分，上下两个半圆、密度较高的影像，

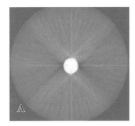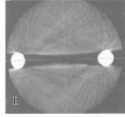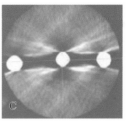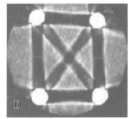

图17-26　金属体间的位点决定X线伪影形态和方法（一）

上下相互对应，对应的连接点是金属圆柱影像，每个金属圆柱的上下方，均有硬化伪影呈放射状散射于相对应的上下半圆视野中，值得分析的是两侧金属圆柱硬化伪影散射形状，乍看似是杂乱，其实金属圆柱在上下任一侧的硬化伪影，与影像A图中X形相似，它的变形是因为在一个视野中两个伪影在平面上相互影响所致，但仍保持了X形的基本形态。

C图是三根金属圆柱金属伪影影像，三根金属圆柱成一字形排列于平面的中分线上，又相互间产生的空洞伪影相隔，每根金属圆柱上方所产生的硬化伪影，依然保持了上下对应的X形伪影的交叉形态。由于金属圆柱根数的增加，使得X形的伪影呈圆形，较两根时X形硬化伪影更加难以辨识，仔细看仍能够看得出每根金属体上下的一侧硬化伪影呈扇面状。这是三根相互影响伪影变性所致。

D图是四根金属体硬化伪影，因为它们根数增加，位置分布的变化，使得X形最基本形态完全失去，无法辨识出来。金属体根数的增加如试验中5根6根7根以此类推，生成的伪影更加复杂多变，位置的变化又是增加了伪影形态变化的形式。

总之从实验影像中分析发现，金属体的根数及位点，决定着X形放射状伪影形态与方向。

［图例2］　见图17-27。

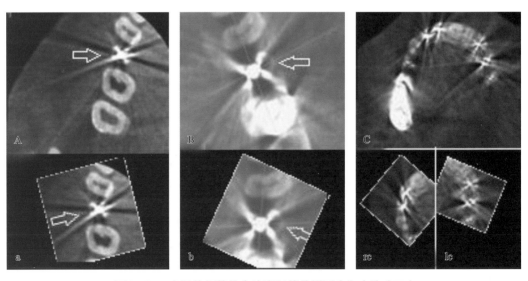

图17-27　金属体间的位点决定X线伪影形态和方法（二）

A图是15桩钉伪影影像，由于近远中牙体本身密度较金属低，对15桩钉虽有影响但是不大。所以桩钉伪影基本保持了X形态。但因位于右侧向前方内弯曲的牙列内，受前后牙体影响，X形方向有略呈顺时针向转位。而B则是位于25位置的桩钉，如15的位置所产生的伪影形态一致，但产生的X伪影形态却是顺左侧牙列略按逆时针方向转向。如果把A图与B图两个桩钉伪影，分别向左右两侧牙列弯曲相反方向做一调整，如图a、b中、两个桩钉伪影不但形态不变，而且方向也是原始位置。

C图是位于上颌牙列中左右两侧都有的一个病例，多个桩钉产生的伪影都基本保持了X形态的原始形态，它们的变化受同一个视野内的影响有一定的改变，但是只要将其牙弓弯曲形态加以调整，如rc和lc中见基本恢复X形伪影的形态和方向。

综上所述，从实验到临床这些现象，均能说明金属体间的位点，决定X形放射状伪影方向。所以众多的临床病例中，所遇伪影形态变化众多，了解这一规律，可以通过分析辨识它的真假现象，从而帮助临床诊断。

9.产生伪影多少取决于金属体表形态及相邻金属体个数和位置

[图例1] 图17-28A、B、C图是一根金属体的研究模体所产生的伪影。显示伪影单一，整个图像画面清楚。a、b、c图为试验模体6根金属圆柱所产生的伪影，且轴位层面是重建在六棱螺母上的。显示伪影凌乱，图像亮度很强。a图轴位凌乱中能够辨识出是螺母的形态，在b、c两维重建影像中显示螺母与螺母间产生较强的金属伪影。在螺母上方的水中伪影较多。充分验证了产生伪影多少取决于金属体表形态，以及相邻金属体个数和位置。

1、2、3图是临床常见的桩钉金属伪影。1图是15桩钉位于一区顺时针方向弯曲的牙列里面，牙根桩钉保持了单颗桩钉的基本形态，伪影保持了原始的X形。2图是与1

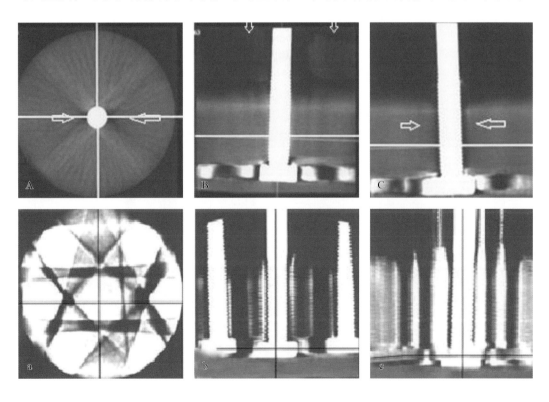

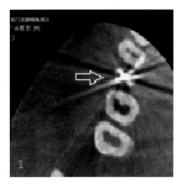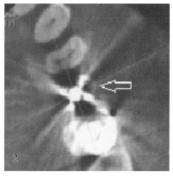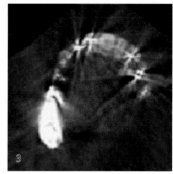

图17-28　金属体的研究模体产生的伪影

图相对应的25单根桩钉，产生的伪影基本保持了单根金属体原始的X形形态。3图显示一个层面（与中心线平面）多颗桩钉，此时虽是伪影强度增加，但因每根金属桩钉的形态是圆形的，所以每根桩钉影像形态仍然保持着X形的原始形态。

　　从实验模体到临床金属体，从单一到多颗，验证了产生伪影多少取决于金属体表形态及相邻金属体个数和位置。

　　［图例2］　种植体的CBCT金属伪影，见图17-29。

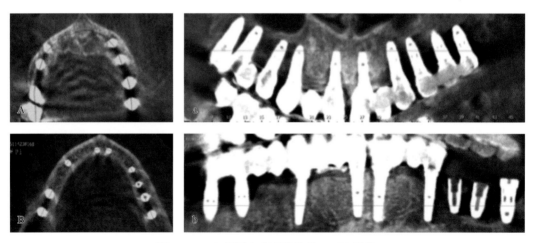

图17-29　上颌骨内多颗种植体CBCT影像

　　图A是上颌牙槽骨种植体中段轴位影像，可见多颗种植体延上颌牙弓弧形线组成牙列影像。其中种植体之间特别是两侧磨牙区种植体与种植体之间，呈牙槽骨缺失区影像，在金属伪影试验研究中证实这是金属体之间的空洞伪影影像。这些空洞伪影影像，在a图中显示两侧磨牙区植体间更加清晰，种植体间似乎是没有牙槽骨一样的空洞区影像。但是在切牙区牙槽骨内的种植体间金属伪影影像并不明显。这在金属伪影的规律研究分析一文中证实，是由于切牙区牙列呈圆弧形，种植体之间不能够组成直线，空洞伪影现象的规律被打破，所以以圆弧形的切牙区金属伪影的显示较差。

　　图B是下颌的牙槽骨轴位影像中，植体间产生金属伪影的影像与图A上颌牙槽骨内种植体一样有十多颗排列，伪影影像形成规律是一样的，在下颌骨两侧磨牙区因为呈直线排列，植体间形成空洞效应伪影，可见于B图与b图影像同A图上颌骨多可种植体在圆弧形的牙列是一样的规律。在切牙区空洞效应伪影的形成、因为相互间不成直线而基本消失。

A、B图两侧磨牙区，空洞效应伪影的形成，与CBCT金属伪影产生规律研究分析中，第二条多根金属体间产生空洞效应的低密度伪影相符。在切牙区空洞伪影难以形成的现象，符合第五条伪影产生以平行于射线方向为主的规律。

［病例3］ 种植体空洞伪影的分析，见图17-30。

当种植体空洞伪影B、C图产生时，要分析种植体位于牙槽骨内的位置，或是生长如何，可以不去观察种植体间的骨组织影像如何。可以仔细观察每颗种植体，舌颊向牙槽骨影像是否完整，见图rA和lA显示，每颗种植体间虽然在曲面断层影像上显示牙槽骨似乎是不存在，或是牙槽骨显示不清楚影像，但在颊腭向影像显示，牙槽骨影像基本完整。

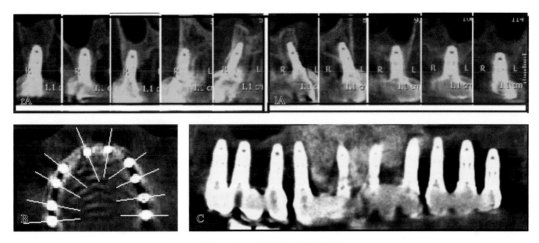

图17-30 种植体空洞伪影

注：B.多颗种植体中段轴位影像，显示磨牙区近远中向有空洞伪影。c.在多颗种植体中段轴位影像上做曲面重建的影像，显示两侧磨牙区植体间牙槽骨不清晰影像。rA.右侧牙列种植体颊腭向重建影像，显示种植体颊腭向牙槽骨影像结合完整。lA.左侧牙列种植体颊腭向重建影像，显示种植体颊腭向牙槽骨影像结合完整

［图例4］ 伪影影响相邻正常结构现象的辨识，见图17-31。

在牙体牙髓影像检查与诊断上经常遇到的问题，重点观察的目标影像，自身受到高阻射伪影影响，也有诊断目标受相邻高阻射伪影影响。导致解剖结构影像异常，有强信号、也有低信号两种！遇到这种现象时，如果不明伪影来源，应该恢复到影像资料原始画面状态，将坐标调制到视屏影像水平与垂直状态，将坐标移至强阻射源的中心（只是位点移动，而不是水平线移动），观察强阻射源周围，特别是与目标位点的关系，是否在一条平行线上？以免因伪影影响诊断！

图17-31As 36近中根轴位的根尖层面影像；Bs近中根舌颊向；在Cs显示36金属义齿冠近中4、5及远中7三颗牙牙冠影像密度明显减低，见箭头指处。同时在冠下根分叉和近中及远中牙槽骨影像均有极低密度影像。

此时将轴位调整至伪影显示层面，可见显示36近中和远中两个金属桩钉伪影，显示呈现两个X形的高强的硬化伪影，随3区牙弓牙列线排列，造成磨牙区牙列间形成强

烈的空洞伪影。将十字坐标一条线与牙列直线平行，另一条线垂直于其中近中根桩钉中心。此时调整Bz舌颊向影像十字坐标线与牙根内的桩钉长轴平行，同时调整水平坐标测线在水平轴上，与金属义齿冠形成的伪影平行（见Bz牙冠伪影上下两端所画出的白线）。这时观察36Cz近远中向影像，Cz显示金属义齿冠上下水平白线范围内，近中和远中的4、5、7牙冠显示的低密度影像区域，均与36高密度金属义齿冠影像平行，此时对照金属伪影形成研究，符合第五条；伪影产生以平行于射线方向为主。充分证明34、35、37三颗牙冠的密度减低均属金属伪影。

34、35、37牙冠是受36金属义齿冠伪影影响，见Az轴位影像显示两个桩钉近远中的空洞效应伪影，再看Cz牙根分叉近远中义齿冠消失处影像，正是高密度的桩钉形成的空洞效应伪影影像。

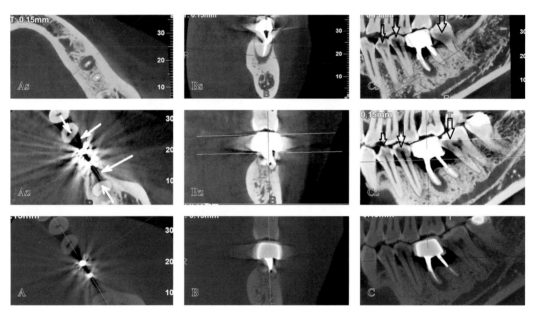

图17-31　伪影影响相邻正常组织

注：As.36近中根尖牙槽骨吸收，Bs.36近中根尖颊向显示，牙槽骨吸收。Cs.36近中根近远中向，见除根尖牙槽骨吸收外！义齿冠近中34、35与远中36牙冠影像密度减低（箭头）？Az.图像归位至原始层面，显示义齿冠牙颈层面。坐标线调至近远中向及舌颊向交叉。Bz.在36近中根冠下，坐标线调至水平及与视屏垂直位，此显示义齿冠舌颊向强伪影，呈似彗星状向左右两侧放射。Cz.显示与高亮度义齿冠影像前后34、35及37牙冠影像，呈水平状部位（双白线间），均密度较低。此为高阻义齿加近远中向成排牙冠高阻射影像，影响正常牙冠影像信息接收所致！降低了正常牙冠信号的接收显示。A.将Az轴位图像调整降低亮度，提高灰度，见双桩钉影像清晰！近远中有信息缺失的线样空洞，舌颊向有放射状高亮度伪影。B.图像调整降低亮度，提高灰度后的36近中根舌颊向影像显示清楚的义齿冠与桩钉形态与冠平行的冠舌颊向强伪影的强度降低。C.Cz.降低亮度，提高灰度后，义齿冠及桩钉影像结构清楚。近远中34、35、37受强阻射影像的正常牙冠部分影像，密度减低的反差现象基本消除

第三节　CBCT自体伪影的临床应用

一、什么是CBCT自体伪影

CBCT自体伪影是在口腔颌面影像临床检查时较常遇见的伪影现象。自体伪影是有被扫描体内自身生理及解剖结构密度集聚，或扫描中位置发生改变而产生的伪影，我们称它为自身伪影。

从解剖结构上有钙化程度高达99%的牙釉质及钙化程度略低的牙本质、骨皮质，因为密度较高的这些结构存在，在临床CBCT扫描时，多种因素集合于一个与X线中心线平行的轴平面上时，构成自体伪影生成的条件，导致伪影产生。另一种较常见自体伪影是移动伪影，移动伪影是在患者做CBCT扫描过程中，体位移动造成的伪影，称其为移动伪影。移动伪影产生因素很多，患者肢体有意识活动造成移动、肌肉的无意识抖动、较强幅度的呼吸运动、头颈枕部大血管随脉搏跳动等，都会导致伪影产生。

总之移动伪影和结构及密度位置伪影，均属于患者自身因素所构成的伪影，在本节将结合临床分析与讨论。

二、CBCT自体伪影的种类

1.自体伪影的产生　属于自体结构与密度原因所致而产生的伪影称作自体伪影。

［图例］　图17-32圆形伪影影像属于环状伪影，但也是自体组织产生的，所以是自体伪影。它的产生是由于下颌骨根端轴平面高密度的牙体组织，与颌骨骨皮质在与X线中心线相处于一个平面时，这些组织在这个平面里，与工程制造技术上、对中心线穿透人体颌面部组织的功率阈值设定、发生矛盾时产生的一种伪影现象（箭头指处）。图A是自体伪影中心点层面影像，图B是离中心层较近的层面，箭头指处显示环状伪影影像。

临床使用的CBCT，是按照人体颌面部组织结构所能承受的，恰好能够使得CBCT

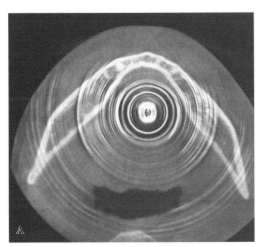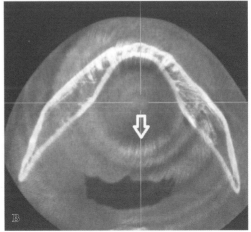

图17-32　自体环状伪影

机X线穿透的阻射率设计制造的，人体组织颌面部穿透功率，是有电压即千伏（kV）、与电流毫安（mA），通过X线发光管发射出来的。组织密度、电压、电流三个因素，每一个因素都很重要，正常情况下电压电流恒定，人体组织基本恒定，所以临床影像扫描过程中，一般会完成一个扫描周期，也就是说正常时影像都会符合临床诊断需要。

反之人体高密度组织众多，恰好集合于一个平面，这个平面又与中心线平行，这样就相当于提高了组织的阻射率，也就等于降低了CBCT机的穿透力，导致自体伪影产生。或是CBCT机X线发射的一个瞬间，构成穿透能力的kV、mA发射发生异常，造成机器发射的X功率降低，穿透率下降，自体伪影现象即产生。

2.移动（运动）伪影　移动伪影是由于被扫描体在扫描过程中发生了位置移动，位置的变动被影像探测器记录下来，在重建影像上出现一个、或多个真实物体影像之外的影像现象，称其为移动伪影，移动伪影因为没有其他因素参与而发生，所以是自体伪影。

［图例1］　CBCT在做牙体牙髓扫描过程中，患者做出轻度错合运动，导致被扫描检查区结构影像，在轴位上出现舌颊向双重伪影（见b冠根舌颊向双重边线伪影），但在近远中向上却并不明显（C箭头指处牙体边线未见明显双重边线伪影），实际上影像也是相对模糊的（图17-33）。

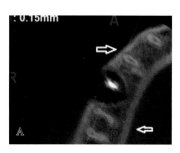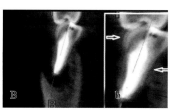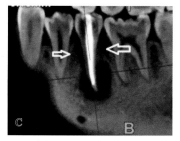

图17-33　移动伪影

注：A.44CT轴位影像，可见坐标测线呈近远中与舌颊向标记在44根端横截面上。位于44颊侧箭头指处，隐约可见骨皮质外双线伪影。暂且不去观察根端病变影像。B.44舌颊向重建影像，b是44局部放大影像，是为影像清楚并在牙冠颊侧及舌侧做出箭头标记的影像。放大的牙体可见冠端颊侧双边缘线影像，根端却是在舌侧面双影线明显。C.44近远中向重建影像，此图像基看不出双影

［图例2］　44、46种植体移动伪影（图17-34）。

A.46 CBCT植体轴位影像，A显示坐标测线呈近远中向位于46植体轴位。坐标测线标在种植体中心，没有按照顺时针方向的下颌骨体长轴位平行，而是呈斜舌颊向与植体运动方向平行。

B.显示纵向坐标测线与植体上下长轴平行，说明一定是A图中坐标测线的近远中向重建影像。因为坐标测线的近远中向相切方向上是与植体运动方向垂直的，所以显示植体两侧没有任何伪影影像生成。

C.46植体斜舌颊向影像。箭头指处显示左侧一个较实的植体影像，向右略有抬高、几乎平移的一个明显是个整体的植体影像。左侧实的和右侧较虚的影像二者间，有连续的密度较高的模糊影像。

a.43植体CBCT轴位影像。箭头指处显示坐标测线标定在植体中心，十字线没有按

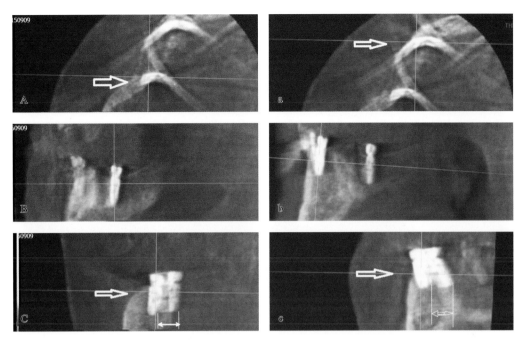

图17-34　在扫描过程中患者不自主咀嚼运动造成伪影

照顺时针方向的下颌骨体长轴位平行（牙列平行），而是呈斜舌颊向与植体运动方向平行。显示植体影像似是在下颌骨体轴位上做了向前的圆弧移动，颊侧与舌侧均有渐成虚化的伪影影像。

　　b.显示纵向坐标测线与植体上下长轴平行，说明一定是a图中坐标测线的接近近远中向重建影像。因为坐标测线的近远中向、相切方向上是与植体伪影移动方向垂直的，所以显示植体两侧没有任何伪影影像生成。

　　c.43植体斜舌颊向影像。箭头指处显示左侧一个较实的植体影像，向右略有抬高、几乎平移的一个明显是个整体的植体影像。左侧实的和右侧较虚的影像二者间，有连续的密度较高的模糊影像。根尖端白线标出植体伪影，向舌侧略前移动约10mm距离。

　　［图例3］　24双尖牙颊根尖斜折影像（图17-35）。

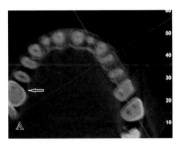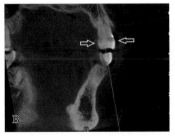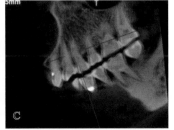

图17-35　24双尖牙颊根尖斜折

　　注：A.24双尖牙根中段轴位影像。见箭头指处24双尖融合影像。牙根形态似是不规整，近中与远中形态不对称。另见近中与远中所以牙体轴位影像均有近中与远中双影，此为扫描时牙位移动造成双影。B.颊腭向影像。见24双根尖影像、箭头指处，颊侧根端1/3处有明显的颊侧尖斜形线影像。C.24磨牙区近远中重建影像见近远中所有牙体影像均有近远中向的双影征象。此为扫描中患者头位移动伪影。见24根尖部1/3处明确的横折线影像

[图例4] 混合伪影，有因为金属伪影引起导致自体组织参与伪影形成称其为混合伪影（图17-36）。

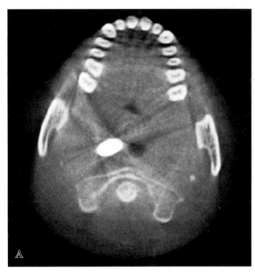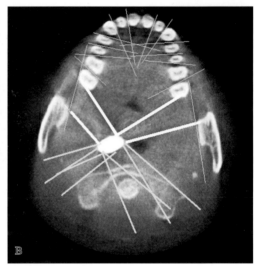

图17-36 混合伪影

A图颅底位于后鼻咽腔平上颌牙冠轴平面影像。显示上下颌升支间后鼻咽腔略偏右侧，有一个密度较高的椭圆状金属体影像，此为金属土枪子弹影像，因为金属体在此平面是一个斜面重建影像，所以影像呈圆弧状形态。

图像显示与椭圆状金属体之间有许多的略低于周围组织的线状影像，这些线状影像均是金属伪影影像。有空洞伪影、有硬化伪影。这些伪影与普通的金属伪影不同，低密度伪影多高密度硬化伪影少，只有一个金属体。这就是与第一节金属伪影产生规律不同。金属伪影产生规律是两个金属体间产生空洞伪影，而在此轴位影像上，只有一个金属体，空洞伪影的生成是什么物体与之合成的空洞伪影呢？

B图是A图影像上做出许多标志。看椭圆状金属体左上和右上均有两条较粗的线段，它们一端发自金属体，另一端的一个与左右的第二磨牙相切，另一条分别于左右的下颌骨升支前缘骨皮质相切，这样找到了，除去两根金属体间产生空洞伪影的现象外，那么一个金属和一端是较高密度的牙体或是骨皮质也能产生空洞伪影。这二者间产生的空洞伪影分别与椭圆状金属体相切后，仍有较弱且放射状的线性伪影，向颅底后方发散。充分说明金属体在一个轴位空间里，同时可以与所在同一个层面的众多组织产生伪影影像。

位于B图牙列区域，在各个牙体间用较细的白线，标出了牙体与牙体间产生的自体伪影影像，在白线标志的地方，再回到A图，观察每根牙体与牙体因为都是高密度物体，都有不同程度的低密度的空洞伪影。另有较明显的磨牙区呈直线与同侧的下颌骨内侧骨皮质产生较清楚地空洞伪影影像。

从此[图例4]看出，金属伪影与自体伪影可以独立产生，也可以相互混合产生伪影。

第四节　环形伪影的种类与临床应用

环形伪影是在CBCT机扫描过程中偶尔所见的一种伪影现象，是X线在体内透射过程中，遇到的达到与CBCT机X线穿透功率（能力）的最大阈值（极限）时出现的一种伪影现象。

假若体内的金属体个体［一定是X线照射范围中的某个体，在做（环身体）环状扫描时，能够在各个角度连续达到阻射极限状态］阻射量，正巧达到CBCT机功率极限时，CT影像探测器接收到的信息、从X线电信号转化为数字化影像信号的过程中，达到接收器接收后，产生的较强信号、信号强到接受、运算、处理、显示范围的饱和状态，既是CT机的最大显示能力时，这个饱和状态，假若在扫描中的瞬间几帧影像出现，随后的影像帧频却不能满足信息显示饱和状态，此时将出现从起于一个角度、到停止于一个角度的硬化效应伪影（图17-37A）、或是空洞效应伪影（图17-37B）。如果恰恰相反出现的硬化效应伪影、或是空洞效应伪影，一帧接一帧连续不断，直至一个扫描周期过程结束，此时探测器接受的都是强信号，强信号处于饱和状态，扫描中不断地连续出现，达到信息处理与显示极限，此时环形伪影就产生了。

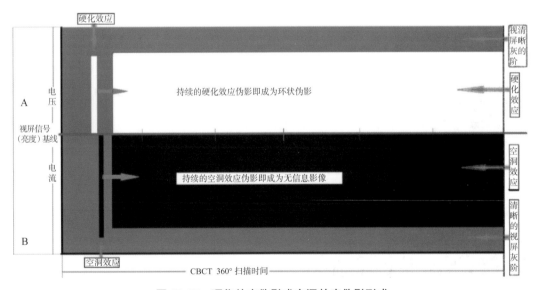

图17-37　硬化效应伪影或空洞效应伪影形成

举例说明，假如用眼睛观察可见光，眼睛看到太阳时，瞬间使得眼睛失明，俗称花眼，在随后的一段时间里，眼睛会呈现暂时的失明状态，之后不再接触直射的强光，眼睛得以休息调整后，视力会逐渐恢复，此时如果在时向上将其记录下这个过程，将是常见的硬化效应和空洞效应伪影过程。假如眼睛一直看着太阳，得不到休息调整与恢复，那么眼睛的视觉状态、则在长时间里持续处于失明状态，将此过程在时向上记录下来，此时环形伪影就产生了。这也就类似于CBCT环形伪影产生过程的简单分析。

临床常见环形伪影均是此种现象，举例如下。

［图例1］　图17-38A、B、C三个图像，可以见得环形伪影是产生在X线中心线平面的，因为是坐位扫描，所以可见环形伪影产生在轴位上，并且以中心轴为轴点（也就是同心圆的中心），随锥形束散射的方向及距离，呈放射状、从中心向周边呈内窄外宽形状（见B、C图箭头指处，即右上角局部放大的伪影以下，B同心圆轴心、C同心圆周边较宽影像部分）。

轴心窄、周边渐宽的伪影表现，是符合金属伪影研究证实：①金属伪影的产生是与X线中心线平行产生的；②金属伪影固有形态是呈放射状的。

环形伪影同心圆伪影形成的过程需要满足的条件较多，在口腔颌面部影像检查中、经常遇到的，但是能够真正形成环形伪影的案例并不多。因为颌面部检查的解剖体位内容本身、包含着骨组织和结缔组织。在医用CBCT机的工程设计中是针对恰好满足、穿透这些组织厚度形成阻射的，口腔颌面的骨组织里有比其他部位阻射率更高的牙体组织，牙冠的阻射就更高，一旦遇有牙胶、金属桩钉冠或其他异物时，如域外伪影也是形成环形伪影的巧合条件之一。

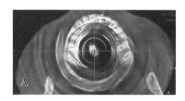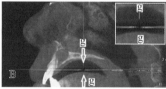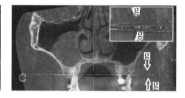

图17-38　环形伪影

注：A.CBCT轴位影像显示在上颌根端水平，位于以口腔硬腭中部略偏右侧为中心圆点，成环状硬化伪影。细看伪影呈环状但并不与上颌牙弓重合，但将牙弓高密度影像呈圆形延长至牙弓影像外。B.位于环形伪影中心的矢状切重建影像。显示箭头指处是环形伪影同心圆的中心，中心是伪影产生在与X线平线垂直面上最窄的一个轴点，自此向任何一个方向都会变得伪影渐远渐宽。C.同心圆伪影的另一个重建切面，在箭头指处显示在远离同心圆轴心的边上可见右上角局部放大，伪影距同心圆心越远受中心线散射影响，在与X线扫描平面垂直面上就会变得越宽

［图例2］　图17-39A、B、C为环状伪影，发生在下颌牙根尖端，是由于较高密度的排成列牙根端，与下颌骨体此处体积大、骨皮质厚、牙根根数多，形成的环状伪影。因为没有异体物质参与的伪影，也称其为自体伪影。

A图处于根尖端下颌骨体完整层面，以下颌骨口底部为中心的环状伪影。此环状伪影的中心位于口底，硬化伪影组成的圆形基本为同心圆，但仔细观察左右两侧圆环并非

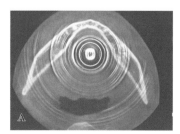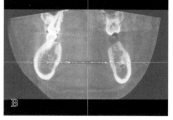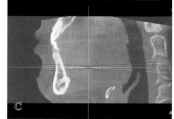

图17-39　下颌牙根尖端

对称。

B 图以环状伪影中心做的冠状位重建影像。显示环状伪影中心伪影两侧下颌骨中部，两侧各将下颌骨体中段做上下平分。最重要的一点，显示这个环状伪影生成于 CBCT 视野的中心层面，这与前面分析是符合的。虽然环状伪影生成需要被检体、电压、电流三个必备的条件，但是还有一个必需的条件，是以上具备形成环状伪影条件必备的情况下，这个具备条件的层面必须是处在与 CBCT、X 线中心线平行时，环状伪影才能形成。

C 图是以环状伪影中心点做的左右平分矢状切重建影像。显示伪影下颌骨颏部从牙冠切缘至颏部底缘的视野中心点，环状伪影中点位于口腔舌下区，前面有颌骨颏部、后面有颈椎骨组织。软组织是颏部下唇肌肉、口腔内有舌体、再向后是咽腔及后壁软组织，再向后是颈椎影像。这是在视野内的前后位上参与成像的组织结构。其实在颈椎骨组织向后还会有很厚的颈后颅底软组织参与对环状伪影成像的过程。

［图例 3］　环状伪影。将下颌骨中部的自体环状伪影，从中心向上单极（向下单极也是相同）做以解析（图 17-40）。

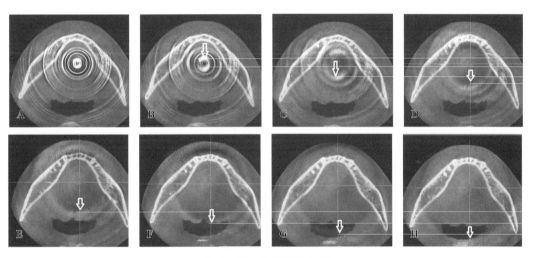

图 17-40　自体环状伪影

图 A 中心层面，向上依次为 B ～ H 层，图内箭头指处，显示自中心起，伪影的环状一步步向周边扩大，见箭头指处细的白线。环状伪影在向上下两极的成像层面上，由于是在做环状扫描运动中成像，此时成像的第一个条件被检体内的能够构成环状伪影的结构，不一定是在一个同心圆的层面里，它们虽然构成环状伪影条件，但是却不能保证在一个圆环上，所以在环周扫描时，投照出的锥形束平片影像上的那些构成环状伪影的结构做不断地位置改变。因此这个环状伪影重建后，出现的环状伪影就一定成螺旋状旋转环状影像。

［图例 4］　这个环状伪影是由于下颌牙列的 33、34 间牙槽骨的种植支抗与一颗排列不齐的 23 冠体产生的环状伪影影像。种植支抗打破了的阻射率加上下颌牙列的阻射率，打破了 CBCT 扫描阻射率成像的平衡，造成环状伪影的产生。

图 17-41A、B、C 三个图像，可以见得环形伪影是产生在 X 线中心线平面，与中心

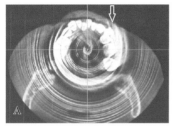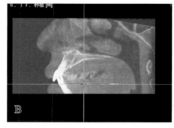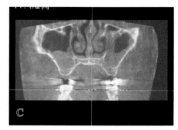

图 17-41　X 线中心线平面环形伪影

线平行，因为是坐位扫描，所以可见环形伪影产生在轴位上，并且以中心轴为轴点（也就是同心圆的中心），随锥形束散射的方向及距离，呈放射状、从中心向周边呈内窄外宽形状。

遵循了金属伪影的产生是与 X 线中心线平行产生的研究规律。

A 图环形伪影同心圆伪影形成中心，位于下颌口腔中心，与下颌牙冠层面平行。显示整个下颌牙列的牙冠成为环状伪影主体。位于 33、34 间牙列外侧有种植支抗高密度影像，整个高密度影像是整个环状伪影密度最高的一个点。因为这个支抗是环状伪影的起源点，这个起源点距离环状的中心有一定的距离，所以此环状伪影的所以环状影像的圆环，都不是同心圆形。

B 图是位于环形伪影中心的矢状切重建影像。显示坐标测线标定在环状伪影层面的中心点，是伪影产生在与 X 线平线垂直面上最窄的一个轴点，在一个平面上，自此点向任何一个方向都会伪影在高度上变得渐远渐宽。

C 图是环状伪影的冠状面重建切面，在牙冠平面上远离轴心的边上，显示伪影距圆心点越远受中心线散射影响，在与 X 线扫描平面垂直面上就会变得越宽。

［图例 5］　环状伪影。将下颌骨中部的自体环状伪影，从中心向上单极（向下单极也是相同）作以解析（图 17-42）。

图 A 中心层面，向下依次为 B ～ F 层，图内箭头指处，显示自中心起，伪影的环状一层层向周边扩大，见箭头指处细的白色线条。环状伪影在向上下两极的成像层面上，由于是在做环状扫描运动中成像，此时成像的第一个条件被检体内的能够构成环状伪影的结构，这个一定是肯定不在一个同心圆的层面里，它们虽然构成环状伪影条件，但是却因为源发点是偏心的 33、34 间支抗所导致的，所以在环周扫描时，投照出的锥形束平片影像上的那些构成环状伪影的结构做不断地位置改变。因此这个环状伪影重建后，出现的环状伪影就一定成螺旋状旋转环状影像。

这个环状伪影与［图例 3、4］相同，因为打破阻射与照射率平衡条件的是被检体的支抗导致的。

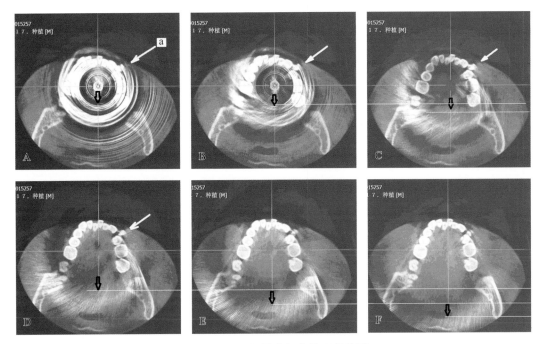

图17-42　下颌骨中部自体环状伪影

第五节　CBCT帽状伪影的临床应用

一、什么是CBCT帽状伪影

CBCT帽状伪影也是口腔颌面影像临床检查中极少见到的一种伪影。帽状伪影的形态是呈圆形（也有称其为杯状伪影）类似同心圆的影像形态，有周边密度高近中心处渐渐变成低密度，也有的与前者相反，周边密度减低越接近中心密度变得渐渐增高。帽状伪影的生成主要来源于三个条件：一是被检体阻射中心偏离锥形束照射中心过大距离；二是CBCT探测器影像接收板系统故障，例如数字接受单元损坏、老化或是传导路的线路连接信号分布不均等；三是X线发射靶板偏移，或者X线发射窗对限线装置发生问题。这三点任一点出现问题均会导致帽状伪影的出现。本节将结合影像实例进行分析讨论。

二、CBCT帽状伪影的种类与特性

1.黑顶帽状伪影　黑顶帽状伪影，顾名思义，它的形态呈圆形黑色帽顶状，从白色周边向内呈渐变黑色成影像。黑顶帽状伪影的生成，多来源于CBCT机的安装检测，或使用已久CBCT机X线发射、接收、限线装置三种因素的任何一种。或是被检体的轴心结构存在密度极低现象时黑顶帽状伪影生成，但临床少见，此种条件下生成的形式，是类似于空洞效应伪影的原理。

图17-43A，是借用了中国医学科学院李明辉2008年发表于放射质控杂志关于帽状伪影的一个示意影像。影像中心低密度，从周边向心呈均匀渐变状至轴心影像。从影像周边白色到向心渐变黑的影像表现分析，轴心接近区域是低密度区，周边是渐变高密度区影像。中心密度渐低在临床上是少见的，但也难免在不同条件下恰巧会满足这个条件，少见的影像也会出现。所以说这样的影像是少见的，是影像工作者少见的，也是影像工作者跟很难识别的影像。

我们从此黑顶帽状伪影的特征，分析它的特性，利用伪影产生规律理论，去推理这个少见伪影影像。

B图显示中心用两根木棒夹着部分牙根影像，影像是使用CR数字化根尖片成像，在投照这个影像时，没有使用避光的黑色胶套保护，只是将受光面盖上报纸以防止标本对IP板的污染，X线投照后迅速放入影像读取器中，获取影像显示左右两边渐白色，接近中心渐变黑影像，当然此影像对观察标本牙根端的影像并无大碍，但它破坏了影像画面质量，在影像工作者的对待工作态度来说是不够严谨的。但是它又为今天的帽状伪影分析提供了素材。

看B图，左右两侧渐白，中心渐成黑色，两侧的白边成像是在没有严格包装避光，导致影像板跑光造成的，这个跑光影像效果，很像是从中心向两边，被检体密度渐变增加是一样的影像效果。如果将这张根尖片变为上百的数量，将其导入CBCT影像重建程序，待影像重建后，是否符合图像A，这个只是我们的假设而已，当然这个假设并非是无中生有。因为我们的分析是依据影像重建理论基础的。

这种伪影影像的生成，与下面要与大家讲述的另一种，与黑顶帽状伪影相反的白顶帽状伪影现象，关于白顶帽状伪影在后面另作叙述。

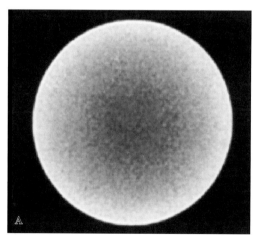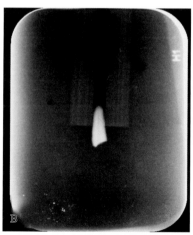

图17-43　帽状伪影示意影像

［图例］　黑顶帽状伪影（图17-44）

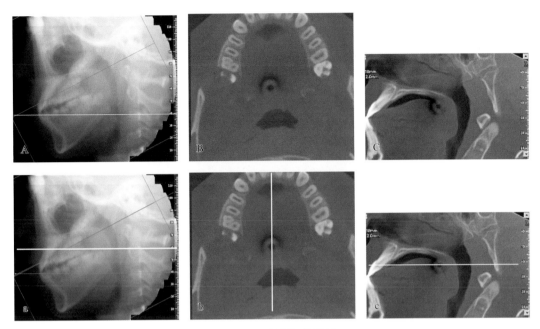

图17-44　黑顶帽状伪影

图17-44A、B、C图为CBCT影像，显示A侧位定标影像，从A影像下方的a图内中心水平状做一平线，是CBCT扫描时患者做仰卧位姿态，中心线的扫描平线。分析，在这一平线上，最前边是切牙根尖部，根尖部腭侧是舌体与硬腭间的空腔B位置，在B的影像中心切根部做矢状面b中分线。

中分线从前向后依次穿过第一个空腔气体存在的地方，至中心点圆的黑洞状圆孔，圆孔前有半圆的界线不明显清楚的低密度伪影影像，在向后至咽腔较大的气体影像。这一平线穿过途径，在c图中显示前后平行线穿过的途径，显示三个有气体的腔体位置。

分析，这一影像极为少见，在口腔的舌体与软腭根部成像有半圆形界线模糊的低密度伪影。这一伪影的出现，恰好位于影像前后左右的中心，也是CBCT扫描水平轴与X线中心线平面的中心。前述轴位上前后中心穿过有三个空气存在区，左右也正是位于咽腔两侧上颌结节后方，两下颌骨升支前区，此位置没有骨组织，也就是密度较低的软组织区。这样看来前后和左右都是一个密度较低，且在仰卧位是可能有口水存在，因为扫描时间较长，口水得不到及时吞咽，舌体处于微微抖动状态，由于口水的抖动对前后左右低密度的低阻射信息，构成了半月形的伪影，此伪影属于黑顶帽状伪影。

2. 白顶帽状伪影　白顶帽状伪影，顾名思义它的形态呈圆形帽顶状，且在顶部似较白色的材料制成影像。白顶帽状伪影的生成多来源于CBCT机的安装检测，或使用已久CBCT机X线发射、接收、限线装置三种因素的任何一种出现，或是被检体的轴心结构存在密度极低现象时白顶帽状伪影生成。见图17-45，显示中心高密度，呈渐变状扩散至周边影像。

图17-45是白顶帽状伪影影像。其实在这个白顶帽状伪影内还有环状伪影的形态。

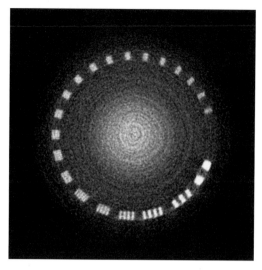

图17-45　白顶帽状伪影

此影像是在对CBCT机的检测时获取的，这CBCT存在着两种伪影现象，环状伪影形成原因早在本章第四节已有解析，这里不做描述。

白顶帽状伪影的生成原理，是有多种因素的联合生成，其一是因为被检体与锥形束投照中心偏离所致，这里是使用检测体模扫描时出现的，这一因素可以排除。

其次的原因就是存在于CBCT探测器、传导路及X线发生器三种因素。

［图例1］　白顶帽状伪影（图17-46）。

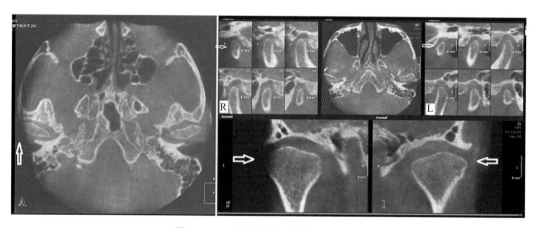

图17-46　白顶帽状伪影的影像生成

注：A.双侧颞下颌关节髁突轴位影像。显示右侧髁突外极以及外极前面的前结节和后面的外耳道骨结构密度减低、形态消失影像。R.箭头指处是髁突外极的与髁突长轴垂直切影像，显示外极密度较L图箭头指处，左侧髁突垂直切影像密度明显减低。r.右侧颞下颌关节髁突长轴切影像。显示与图l左侧髁突外极相比较，形态不完整，密度极低影像

影像原因分析：见轴位A图影像箭头指处显示，右侧颞下颌关节髁突外极明显靠近CBCT扫描视野周边，左侧髁突轴位外极明显远离扫描视野的边界线影像。这是因为被扫描的颞下颌关节在颅底轴位位置，是向右侧偏离扫描照射野中心的。当髁突位置偏离

中心处在右侧视野边缘时，锥形束照射野做环形照射，照射野中心穿过的是整个头颅，中心的阻射率就高，而位于锥形束边缘的髁状突外极，此时是因为处在边缘，它的阻射率就低，低阻射的髁突外极承受着与中心相等的高照射，所以外极被高阻射X线呈多倍数穿透，导致骨组织影像信息减少。

这种现象的出现，导致探测器上记录下多倍的X线被照信息，计算机重建影像时是按照阻射率现象成像的，所以重建出为白顶帽状伪影影像。

图17-47中可以看出，当双侧颞下颌关节髁突处于偏离照射野右侧时，见图示黑色区代表着阻射率明显降低。当接近扫描视野中心时，颞下颌关节接受的阻射率升高。阻射率高是重建影像显示白色。阻射率低时重建影像显示黑色。此时白顶帽状伪影影像生成。

[图例2] 白顶帽状伪影。

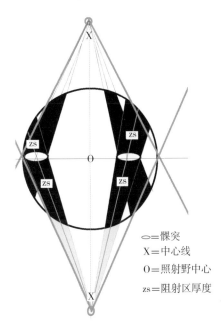

○=髁突
X=中心线
O=照射野中心
zs=阻射区厚度

图17-47 伪影生成示意图

在颞下颌关节CBCT影像扫描的临床工作中，因为CBCT视野不能够满足双侧颞下颌关节两外极宽度时，影像显示视野小，髁突外极位于视野两侧的边缘时，常显示现象一外极影像部分缺失，一种是将就切在边缘，此时常伴出现靠边的髁突外极极易出现密度极低、甚至影像缺失影像，也就是白顶帽状伪影出现。

图17-48图例与上一例恰恰相反，伪影出现的髁突外极在左侧。

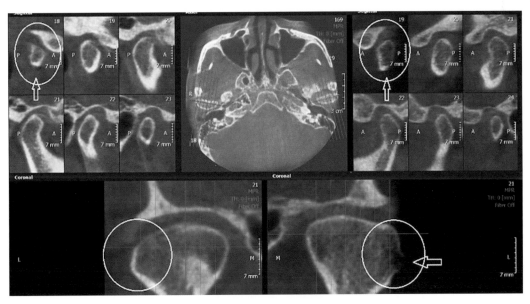

图17-48 髁突外极左侧伪影

［图例3］　白顶帽状伪影，这一例伪影发生在种植牙时下颌骨切牙区（图17-49）。

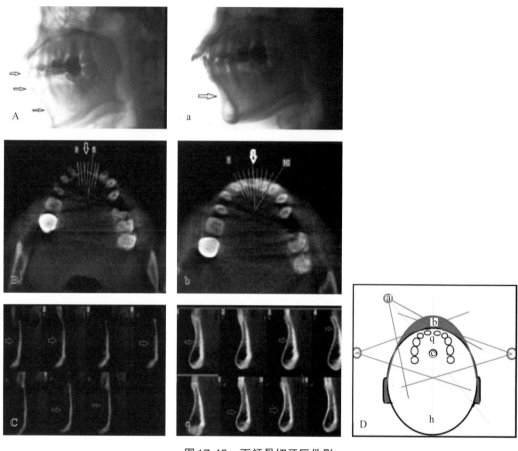

图17-49　下颌骨切牙区伪影

　　A图侧位的下颌骨切牙区牙齿及唇侧，箭头指处下颌骨骨板影像部分显示。

　　B图轴位的下颌骨切牙区牙齿，箭头指处牙齿及下颌骨骨板影像部分显示。

　　C图下颌切牙区舌颊向层切重建，显示唇侧的牙齿及颌骨骨板影像消失。

　　a图使用器具对阻射率进行补偿后，侧位的下颌骨切牙区牙齿及唇侧，箭头指处A图中，消失的下颌骨骨板影像恢复正常。

　　b图使用器具对阻射率进行补偿后，轴位的下颌骨切牙区牙齿及唇侧，箭头指处A图中，消失的下颌骨骨板影像恢复正常。

　　c图使用器具对阻射率进行补偿后，切牙区唇舌向层切重建影像，显示箭头指处A图中，消失的下颌骨骨板影像恢复正常。

　　D图解决白顶帽状伪影办法示意图。知道白顶帽状伪影生成是因为周边密度较低所致，这个病例是下颌切牙区影像阻射率减低，将切牙区加入增加阻射率的b铝板，提高q切牙区组织对X线阻射率的强度，使其消失的切牙及唇侧骨板影像显示出来。

　　经过器具加入增加阻射率后，使其a、b、c图影像显示清晰。

　　Da图X线三个位置代表，当X线以C为轴心点，旋转至任何位置时均不会将q切牙区的影像消失。

Db图在q切牙区覆盖提高前区阻射率的铅板影像。

Dq图切牙区，伪影扫描轴心点的前区。

Dh图是头颅组织影像。

第六节 CBCT伪影临床规避方法

一、CBCT金属伪影消除软件的应用（朗视）

［图例1］ 朗视CBCT影像软件，伪影处理前后对比（Q为处理前 H为处理后），见图17-50。

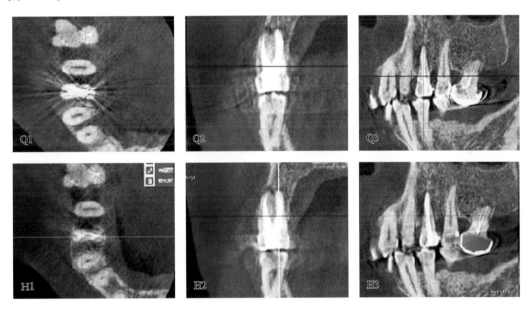

图17-50 伪影处理前后对比

注：Q1.14CBTC 轴位重建影像，根管内高密度牙胶伪影明显，呈放射状。Q2.14CBCT 舌颊向重建影像，牙胶及冠方伪影明显。Q3.14、15、16CBCT 近远中向重建影像，冠方高亮度伪影明显。H1. 伪影软件处理后 14 轴位重建影像，根管内牙胶影像清楚，伪影减少。H2.14 舌颊向重建影像，牙胶及冠方伪影较明显少。H3.14、15、16 近远中向重建影像，冠方伪影明显减少，16 冠内有明显的人为补偿影像

［图例2］ 朗视伪影处理前后影像效果对比，见图17-51。

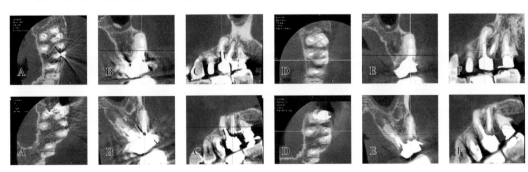

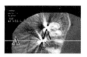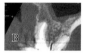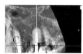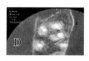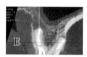

图 17-51　处理前后影像效果对比

注：A、B、C 图分别是 26 三根的轴位、颊腭向及近远中向重建影像，可见因受义齿冠及根管充填物伪影影响，图像中伪影杂乱，其中有硬化伪影、空洞伪影，呈放射状相互重叠交叉，严重影响图像质量。D、E、F 图为在 A、B、C 图三个原始影像基础上，使用伪影消除软件进行伪影处理后的影像。显示伪影消除明显，其中的硬化效应与空洞效应伪影基本去除，特别是在伪影处理前呈模糊一片的牙冠及牙颈部均显现出基本形态，影像质量有所提高

二、CBCT 金属伪影消除排空法

　　［图例 3］　CBCT 影像软件加排空法伪影处理前后对比（PC ＝只排空，PK ＝软件加排空），见图 17-52。

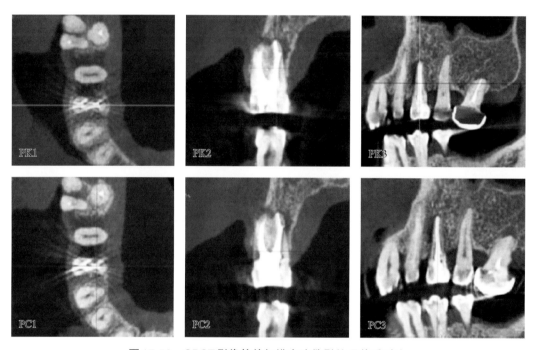

图 17-52　CBCT 影像软件加排空法伪影处理前后对比

注：PK1、PK2、PK3 分别是在 PC1、PC2、PC3 影像的基础上，使用伪影消除软件处理后所得图像。轴位影像显示双根管内牙胶伪影消失，PK3.14、15、16 冠部影像明显较 PC3 清晰。PC1、PC2、PC3 均为在进行 CBCT 扫描前，将 14、15、16 牙冠周围做了排空处理所得图像

　　［图例 4］　目标牙体周围排空前后影像质量对比（图 17-53）。

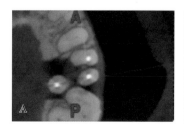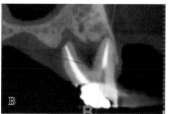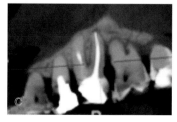

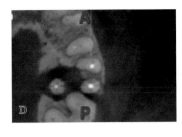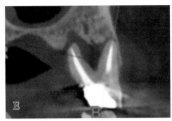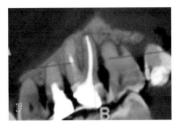

图17-53　牙体周围排空前后影像

注：A、B、C图分别为作为目标检查的26牙轴位、颊腭向和双颊根近远中向重建影像，A、B、C图三个图像整体观察，较D、E、F图未做**排空处理**的同样三个影像质量清晰，在根尖区（BC/EF）比较，显示高密度充填物伪影明显减少。D、E、F图为作为目标检查未做排空处理的26牙轴位、颊腭向和双颊根近远中向重建影像，比较看没有A、B、C图三个排空处理后的影像显示清晰，特别是冠方高密度充填物伪影更加严重

三、CBCT金属伪影消除体位法

［图例5］　CBCT金属伪影产生规律研究分析第五条，伪影产生以平行于射线方向为主。利用其规律，通过体位调整规避，获取上颌双侧多种植体间，切牙区多义齿冠及桩钉情况下牙槽骨测量（图17-54）。

1.临床申请　临床申请对13—23间义齿冠及桩钉下牙槽骨分析测量以备种植。

2.CBCT检查　第一次扫描按照申请提示有多颗种植钉及义齿冠，为规避种植体伪影对牙槽骨影像影响，首先对上颌龈颊沟和口腔内硬腭部加入了干纱布排空处理。影像显示17—14，24—27种植体影像，13—23间义齿冠及桩钉影像（图17-54）。

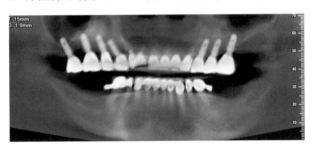

图17-54　CBCT曲面体层成像

对其龈颊沟内及腭侧口腔内给予纱布排空。正位定位将全口牙置于视屏纵向及横向中心（图17-55）。

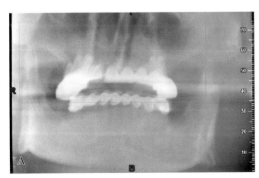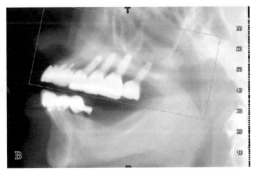

图17-55　龈颊沟内及腭侧口腔内给予纱布排空

测量影像重建失败（图17-56）。经种植重建影像显示，唇侧因为排空后影像界线清楚，但是腭侧界线受金属伪影严重影响。

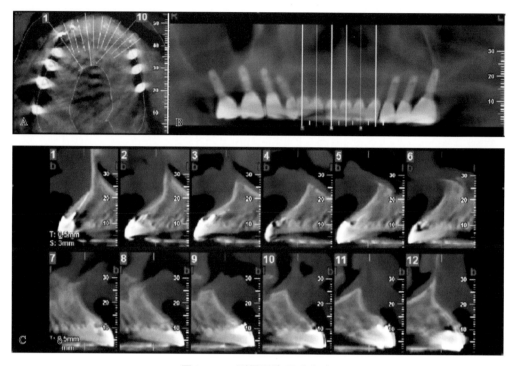

图17-56　测量影像重建失败

3.调整规避方法　进行第二次排空并另改换体位扫描，对其龈颊沟内及腭侧口腔内加大纱布量排空处理。

4.设计理念　正面定位D，将上颌种植体牙列根端置于视屏纵向及横向中心以下（图17-57）。这样摆位的目的是，充分利用锥形束X射线形态与散射方向，使其多颗种植体均位于中心线的下方一侧图Es，将其金属硬化伪影及空洞伪影的散射方向最大限度的，偏离中心轴向两侧发散，如17-57锥形束方向，X-S穿过中轴线下方位置，并从两侧磨牙区金属植体间穿过切牙区Do-S。

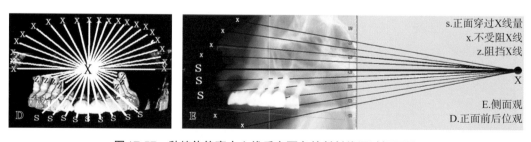

图17-57　种植体偏离中心线后有更多的斜射线通过切牙区

5.伪影排空规避　又因加入最大限度的纱布排空，使其做开口时，上颌牙列周围不受邻近的金属体伪影干扰成像，见图17-58口腔内加入大量干纱布，将下颌推开只有上颌半口牙齿显示D正位、E侧位。

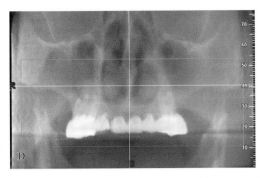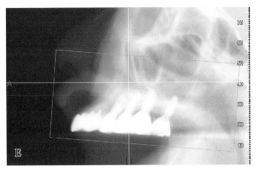

图17-58　伪影排空规避

　　6.X线条件设计　采用快速低密度扫描。此项选择的目的是在相同视野时，New Tom 5G CBCT曝光时间与信息采集的一个选项功能。其中有 Eco scan 18 s；Regular scan 22 s；Enhan ced scan 36 s 三个选项。也就是说，在相同的视野扫描状态下，可选择36、22、18s的三个不同脉冲曝光时间。这个可理解为高信息量36；中信息量22；低信息量18。也就是说在扫描时间36s时，曝光时间仅占用6.6s产生放X线；18s时曝光时间仅是6.6s的一半，即3.3s放线。因为是脉冲式曝光，速度却不变，在同一个环周扫描距离，扫描速度的提高，同时是影像采集的减少。信息量减半就是重建影像叠加量的减半，在环周扫描范围一定的条件下，曝光时间减少1倍，降低了带有强硬化及空洞伪影的叠加1倍，就是减弱了伪影叠加的越多越强烈特性强度（图17-59）。

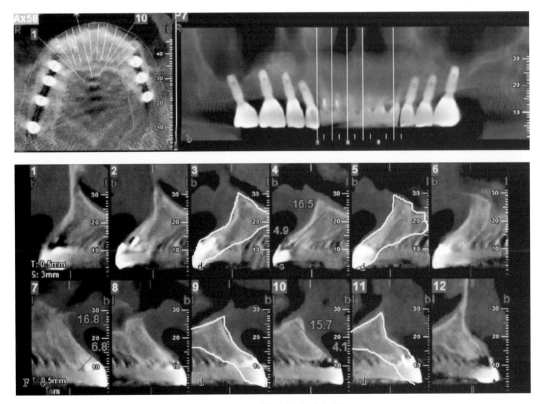

图17-59　快速低密度扫描

这样做是尽量获得较少的原始信息，同时获得较少金属伪影的干扰。当然较少获取了伪影的同时，也减少了组成牙槽骨影像的必需信息量，为什么要这样做的理由是因为在进行了排空处理、又有体位规避处理后，组成牙槽骨影像的必需信息就显然是占主要成分。

金属伪影产生研究中第三条规律，不同方向的伪影相互叠加，重叠越多越强烈。我们在临床上常见的许多较强烈的金属伪影的表现，是因为伪影的高亮度掩盖了邻近较低亮度的解剖结构影像，并非在强烈伪影中哪些个正常解剖结构影像就会消失，而是正常的解剖影像在较强的伪影影像中被掩盖了。我们在主观理论的指导下，降低了伪影叠加数，使得越多越强烈变为越少越弱的伪影目的就达到（图17-58F）。

7.成像分析　以上影像看出，F影像是采取了4种伪影处理因素，获取的完全可以使用的，13—23牙槽骨测量重建影像。Fd是每间隔一帧测量影像，勾画一幅牙槽骨界限，以便于观察分析在众多混乱伪影中识别解剖结构的界线Fc影像。

以上成功规避金属伪影的手段，总结起来一共有4种。一种是体位规避；二种是排空规避；三是提高扫描速度、减少曝光次数；四是偏离中心线、规避散乱射线干扰。

依据影像观察，分析此患者影像金属伪影的全面情况。

从三维重建影像看（图17-60），13—23所需要的牙槽骨体位，正巧被其左右两侧磨牙区种植体影像遮挡。13—23均为义齿冠，另有几个桩钉伪影干扰。

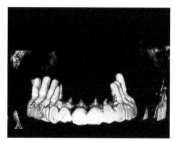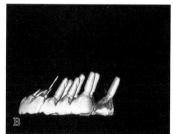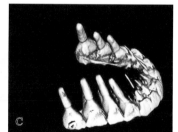

图17-60　三维重建影像

注：A.正面观；B.侧面观；C.斜面俯视影像

另一个与其常人均值不同的是，此患者硬腭穹窿较浅（图17-61A、B）。我们在来就诊同样患者人群中，简单抽样统计见（图A患者/B正常人）。做正中矢状切面重建，将硬腭自门齿切缘起向后上，沿着硬腭侧面向后上至硬腭末端，做三条直线向切分3个

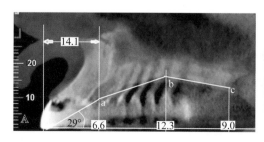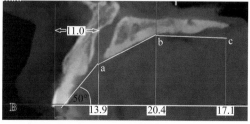

图17-61　患者与正常人硬腭弓深度比较

注：A.患者硬腭弓深度　B.正常人硬腭弓深度

交点（图abc）。从硬腭高度bcd看，高度不到常规人群的一半，如果将bcd三个数据平均对比看，患者与正常人群是9∶17，几乎是常人穹窿空间的一半容量。因为穹窿降低，门齿的生理倾斜角度较大，患者/常人比值29°∶50°。第一个转折点距门齿切缘向远中距离14∶11（mm）。

图17-60是患者立体三维重建影像图，可以见得其金属体结构的复杂性。

四、体位调整规避伪影法

［病例6］　CBCT金属伪影产生规律研究分析第五条，伪影产生以平行于射线方向为主。利用这一规律，通过侧旋体位调整，规避16—27间义齿冠及桩钉金属伪影的干扰，获取17较清楚的牙根及根管影像。

1.临床申请　临床申请对17三根根管及尖周CBCT影像解剖形态观察。临床所见17残冠且根管治疗中，近颊根管不通。

2.CBCT检查　New tom 5G CBCT扫描检查，患者仰卧位，矢状面与地面垂直，咬合面与地面平行。选择视野60mm×80mm，扫描获取影像（图17-62）。

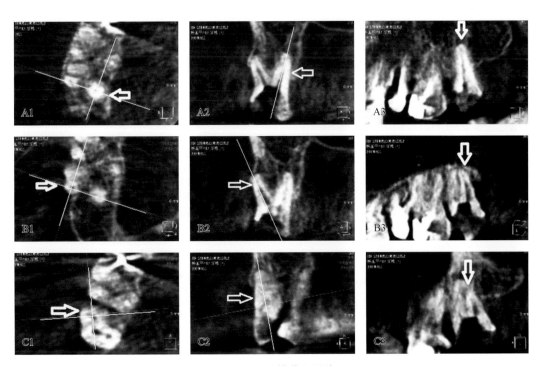

图17-62　扫描获取影像

3.影像显示

A图：A1坐标置于17腭根管中段，近远中向交叉于颊腭向。图像显示粗糙模糊。

A2颊腭向影像，标志线于腭根。影像显示粗糙模糊。

A3腭根近远中向影像。腭根管影像粗大模糊。影像整体粗糙模糊。

B图：B1坐标置于17远中颊根管中段，近远中向交叉于颊腭向。图像显示粗糙模糊。

B2颊腭向影像，标志线于远颊根。根管影像粗大且显示模糊。整体影像粗糙模糊。

B3远颊根近远中向影像。腭根管影像粗大不规整模糊。影像整体粗糙模糊。

C图：C1坐标置于17近中颊根管中段，近远中向交叉于颊腭向。图像显示粗糙模糊。

C2近颊根颊腭向影像，标志线于近颊根。根管入口粗弯曲显示不完整。整体影像粗糙模糊。

C3近颊根近远中向影像。根管近冠方影像粗大不规整模糊，根端部影像消失。影像整体粗糙模糊。

4.分析影像模糊原因　因为自16—27多个义齿冠桩钉、牙胶等形成金属伪影干扰，严重影响需要观察的目标17根部影像清晰度。

再次临床查体，见27—22区也有多颗义齿冠及桩钉和根充牙胶。

选择最高分辨率的60mm×80mm小视野，27—22虽然不在视野内，作为域外伪影照样干扰17牙根影像清晰度。

5.侧旋体位伪影规避法　进行伪影规避摆位再次扫描。矢状面与地面垂直，咬合面与地面垂直。改变选择120mm×80mm中视野，假设侧旋体位方法见（图17-63）。

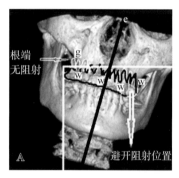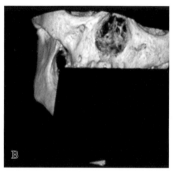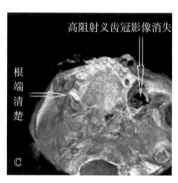

图17-63　体位侧旋规避法

注：A.矢状面向对侧倾斜e，使对侧牙根及w金属牙冠及桩钉降低，离开X线中心线方向。将17牙根g目标位置，高于有形成金属伪影w区域的高度，避开中心线方向。B.在有金属根冠与显示无金属区做一切线，切去产生金属伪影w区域。C.仰视见17根端区影像，此时27、26磨牙区根端牙槽骨影像消失，显示上颌窦底无骨组织影像区。

6.侧旋规避法示意（图17-64）　矢状面向对侧倾斜b2，降低有根端、桩钉及牙胶产生金属伪影的体位w。同时抬高17根端目标区影像b1g。

7.侧旋伪影规避法影像　显示由于采取口腔排空法加侧旋规避法，获取17牙根影像清楚（图17-65）。

8.侧旋伪影规避影像综合对比分析　图17-66A、B、C123图未行伪影规避17三根三维影像。D、E、F123侧旋伪影规避法后三根三维影像。

影像观察分析发现，A、B、C图三影像因为未做侧旋规避体位，显示A、B、C2颊腭向三影像冠根长轴是垂直于影像中心，但是D、E、F2图因为是侧旋颊腭向体位，冠根长轴根端向左侧倾斜，这是因为提高右侧17根端体位，致使左侧磨牙区下降所致。

因为A、B、C3图和D、E、F3图三根影像均为单根二次重建影像，所以从影像体位上看前后二者是相同的。但是最大的不同是D、E、F3图是经过侧旋伪影规避后影像，所以较A、B、C3影像画面清楚，影像解剖结构形态完整，整个牙体及根管影像清晰。

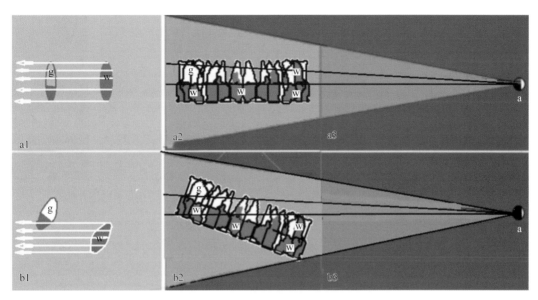

图17-64 侧旋规避法17根端g抬高/w金属伪影区w降低

注：a.X线中心线方向至a3-a2-a1。a1g目标观察区被W金属物体遮挡。b.X线中心线方向至b3-b2-b1。见17根端g目标区位置抬高，27根端W伪影产生区位置降低。b1g目标观察区位置抬高，位于W金属伪影上方

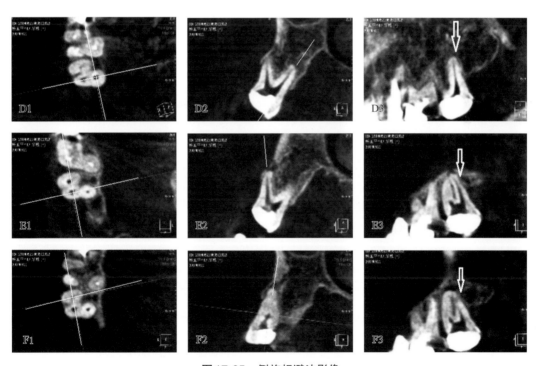

图17-65 侧旋规避法影像

注：D1腭根中段轴位影像，坐标近远中向垂直交叉与颊腭向，显示D2、D3牙根及根管影像清楚。E1远颊根中段轴位影像，坐标近远中向垂直交叉与颊腭根向，显示E2、E3远颊根及根管影像清楚。F1近颊根中段轴位影像，坐标近远中向垂直交叉与颊腭向，显示F2近颊根影像清楚，根管近冠方粗大，尖部根管影像消失。F3双颊根影像清楚，根尖部牙槽骨密度较低，近颊根管口部宽大影像，根管影像大部消失

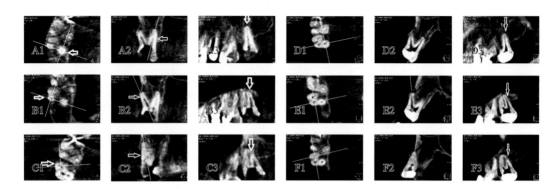

图17-66　A、B、C123图伪影规避前影像/D、E、F123图侧旋伪影规避后影像

注：A1、B2、C3图未行伪影规避三根影像重建整体模糊。D1、E2、F3图侧旋伪影规避后三根三维重建影像清晰

　　此案例是在临床经常遇到的，采用侧旋伪影规避法，解决临床疑难问题，此举典型病例，供同道举一反三，灵活运用金属伪影规避法，灵活应用关于金属伪影规律的研究分析理论。

第七节　CBCT影像黑白锐化对比调节的临床应用

　　临床上对CBCT影像阅读诊断时，影像的黑白及锐化对比度基本不需要调整。颌骨、牙槽骨图像的黑白对比及锐化的调整，CBCT机在扫描及第一次成像时就已经完成，所以重建后的影像基本不需要进行调整即可用于阅读诊断。但在对牙折裂线、侧穿点观察分析等鉴别硬组织间是否存在分开的细小裂痕时就需要阅读者随观察需要，随时对原始影像的黑白及锐化对比进行调整。

　　目前普遍认为CBCT成像功能，是以对骨组织的影像观察诊断分析为主的，关于CBCT影像密度分辨率一文中，曾做过有关这方面的分析讨论。其实CBCT成像是建立在对平片采集重建基础上的，虽然目前CBCT还没有像传统CT一样可以利用CT值功能分析重建影像，让临床灵活使用硬组织窗或软组织窗功能，来更好的为影像诊断发挥其宽泛的诊断作用。但对影像介于硬组织与软组织之间，阻射率高于软组织低于硬组织的中间密度组织影像，实际是有显像观察诊断意义的。如对骨膜增厚影像的是否存在，就显得极其重要。譬如我们知道正常的骨膜在CBCT影像上一般是不显影的，但一旦受到骨髓感染，特别有反复发作刺激，病灶周围骨膜会因此而增厚显影。如何充分利用及发挥好CBCT影像在这方面功能优势，这就需要影像工作者积极用心仔细分析情况，巧妙使用这一软件功能。

　　关于影像的黑白对比及锐化，虽然CBCT机在影像调节软件中，都有设计这一软件，但在影像阅读诊断时，往往忘记使用这一工具，即便使用啦，由于方法不当，也难以有好的效果收获。

　　真对这个问题我们将在这一节中举例说明。

　　1.以亮度增加与减低为例　图17-67此为软硬组织间影像诊断。

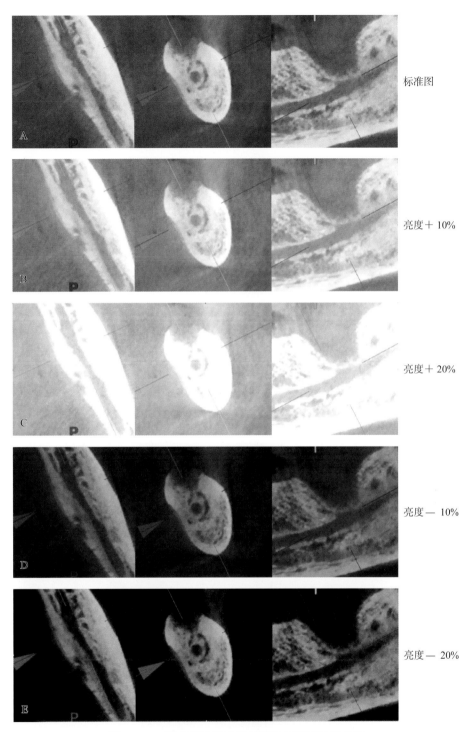

标准图

亮度＋10%

亮度＋20%

亮度— 10%

亮度— 20%

图17-67　高度增减影响对软硬组织间影像的效果

注：A. 拔牙后引起骨髓炎原始影像。清晰显示箭头指处见近牙槽窝感染区舌侧骨膜增厚影像。B. 当亮度增加10% 时，周围软组织影像亮度增加，对增厚骨膜影像影响显像。C. 当亮度增加20% 时，周围软组织影像亮度明显，增厚骨的膜影像直接消失。D. 当亮度减低10%，增厚的骨膜影像显影明显随之降低。E. 当亮度减低至20%，增厚的骨膜影像明显降低几乎消失到难以识别

2. 以影像对比度为例 图17-68此为软硬组织间影像诊断。

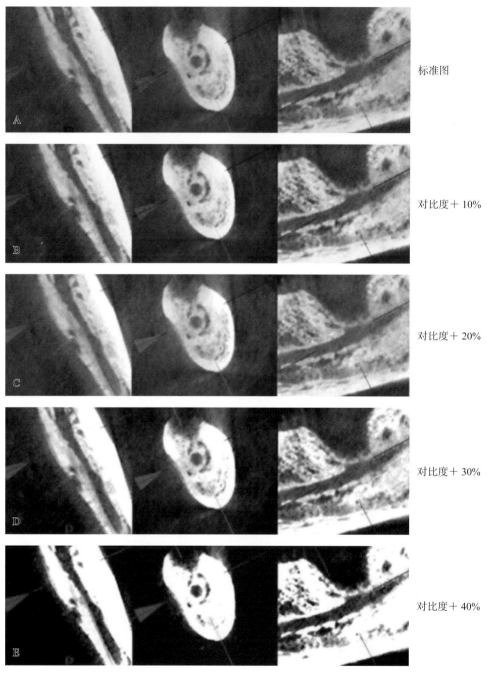

标准图

对比度＋10%

对比度＋20%

对比度＋30%

对比度＋40%

图17-68 观察对比度时软硬组织间影像效果

注：A.拔牙后引起骨髓炎原始轴位、舌颊向及近远中向三轴影像原始重建影像，显示箭头指处见近牙槽窝感染区舌侧骨膜增厚影像。B.给予图A增加对比度10%，可见箭头指处下颌骨舌侧窝处，骨膜增厚影像显示受影响不大，能够显示骨膜增厚影像。C.给予图A增加对比度20%，可见箭头指处下颌骨舌侧窝处，骨膜增厚影像显示略受影响，能够显示骨膜增厚影像。D.给予图A增加对比度30%，可见箭头指处下颌骨舌侧窝处，骨膜增厚影像显示受影响较大，但仍能显示骨膜增厚影像。E.给予图A增加对比度40%时，见箭头指处下颌骨舌侧窝处，骨组织影像亮度增高，骨膜增厚影像不连续严重影响诊断

3.以影像对比度为例　图 17-69 此为软硬组织间影像诊断。

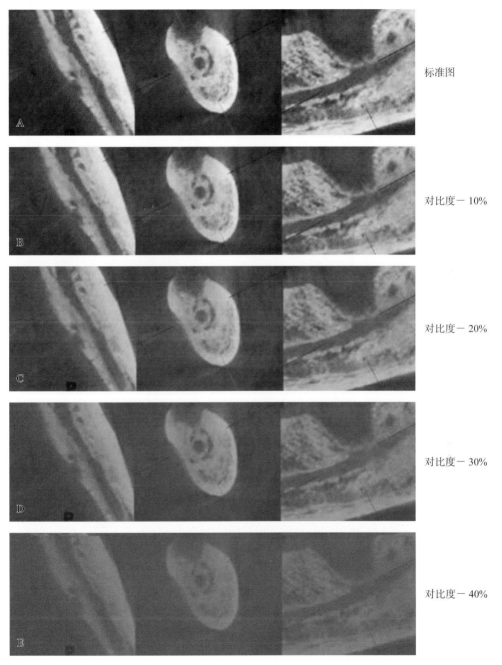

图 17-69　对比度弱时观察软硬组织间影像效果

注：A.同图 17-67A 拔牙后引起骨髓炎原始轴位、舌颊向及近远中向三轴原始重建影像，显示箭头指处见近牙槽窝感染区舌侧骨膜增厚影像。B.给予图 A 减低对比度 10%，可见箭头指处下颌骨舌侧处，骨膜增厚影像显示受到一定影响，但能显示骨膜增厚影像。C.给予图 A 减低比度 20%，骨膜影像与周围软组织影像无法分开，箭头指处骨膜影像消失。D.轴位与舌颊向影像内的骨膜增厚影像消失，无法做出诊断。E.显示骨皮质，骨皮质界线模糊，无法分清楚。骨皮质与软组织间界线不清楚，增厚的骨膜影像消失

4.以影像对比度为例　图17-70此为硬组织间病灶诊断。

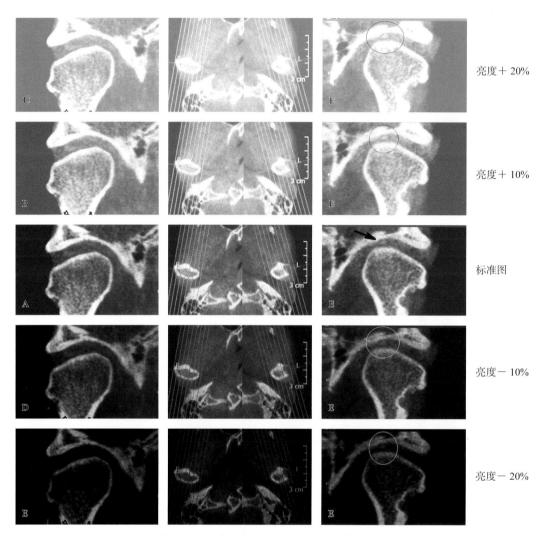

图17-70　亮度强弱对比硬组织间病灶影像

注：A.双关节髁突CBCT影像，显示左侧髁顶间隙箭头指处，有横匾团块状高密度影。B.将影像较A图亮度增加10%，显示左侧髁顶间隙箭头指处团块状高密度影受影响不大，能够诊断观察。C.将影像较A图亮度增加20%，显示左侧髁顶间隙团块状高密度影与周围圆形混为一团，严重影响诊断观察。D.将影像较A图亮度减低10%，显示左侧髁顶间隙团块状高密度影受影响不大，能够诊断观察。E.将影像较A图亮度减低20%，显示左侧髁顶间隙团块状高密度影像几乎消失，严重影响诊断观察

5.同一个影像资料（图17-71）　寻找46近中根颊侧根管远中侧侧穿位点。经亮度对比度调整，在c图中显示侧穿位点清楚。

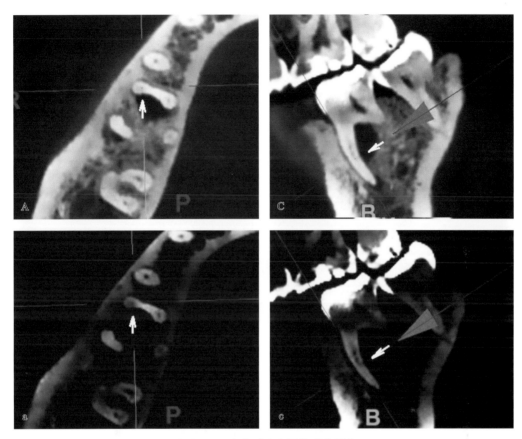

图17-71　亮度对比度调整观察影像

注：A.46根中段轴位影像，显示近中根远中侧牙槽骨吸收区。但箭头指处未能显示根管侧穿位点影像。C.是近中根远中侧近远中影像，显示根中段至分叉处牙槽骨吸收，箭头指处未显示根管侧穿点影像。a.经黑白锐化调整46根中段轴位影像，箭头指处显示近中根远中侧根管壁密度较低位点。c.经黑白锐化调整46根中段近远中影像，箭头指处显示根中段远中侧根管壁密度减低，可疑的侧穿位点

6.寻找46近中根颊侧根管侧穿位点（图17-72）　经亮度对比度调整，在a图中显示侧穿位点影像清楚。

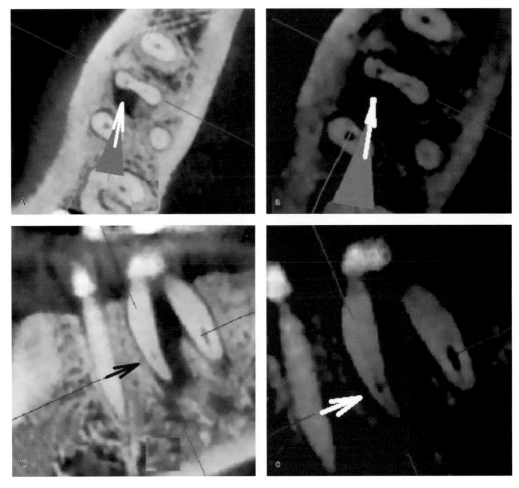

图17-72　寻找侧穿位点影像

注：A.46根中段轴位影像，显示近中根远中侧牙槽骨吸收区。但箭头指处未能显示根管壁侧穿位点影像。a.图17-71A经锐化黑白对比调整，显示箭头指处根管壁远中侧有侧穿位点影像。C.46近中根颊侧根管近远中向影像，箭头指处显示牙根以远中侧牙槽骨吸收为主，侧穿点不明确。c.同图17-71C影像，箭头指处显示经锐化黑白对比调整后，牙根中段根管扩大处向远中侧穿点明确影像

7.同一个影像资料（图17-73）　寻找36远颊根管侧穿位点。经亮度对比度调整，在A、B、C图中显示侧穿位点影像清楚。

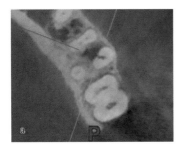 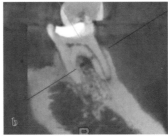 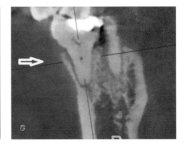

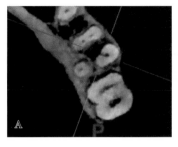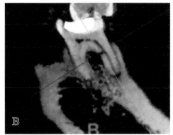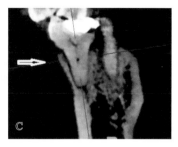

图17-73　寻找36远颊根管侧穿位点

注：a.是36根中段轴位影像，显示远中根近中侧根管壁有侧穿点，其邻近的近中侧牙槽骨吸收。b.远颊根近远中向显示，根分叉以下近中侧根管壁横向侧穿，以此为中心牙槽骨吸收。c.舌颊向显示根中段侧穿点影像模糊。A、B、C三图是经黑白锐化对比调整影像，对a、b、c图影像中根管壁侧穿位点显示更加清楚的影像

8.图像的黑与白对诊断的影响　见图17-74。

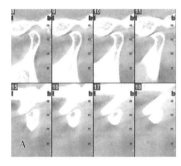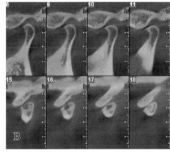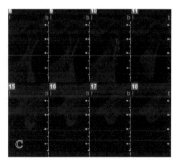

图17-74　图像的黑与白对诊断的影响

注：A.较白的垂直于髁突长轴的斜矢状位多层切影像；B.黑白适度的与A同一个影像；C.较黑的与A同一个影像

从以上黑白对比适度的B影像看，A因为影像整体过于白化，使得影像失去了对比的意义，因为高亮度掩盖了病灶点的显示，如图B15、16、17髁突骨皮质下低密度区影像的显示，甚至因为过于白髁突与关节凹间的关系也混为一起。C是因为影像过于黑化，如同A过于白一样，掩盖病灶点的影像显示，严重影响诊断。

9.图像的锐化对比对诊断的影响　见图17-75。

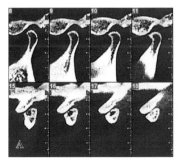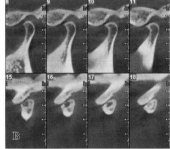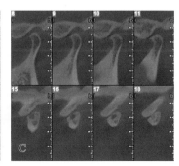

图17-75　三种不同锐化度影像对比图

注：A.强锐化垂直于髁突长轴的斜矢状位影像；B.锐化适度的与A是同一个髁突影像；C.锐化度极低与A、B同一个髁突影像

从图17-75影像锐化对比适度的B影像看，A因为影像整体极强锐化，使得影像失去了对比意义，强锐化度使得骨组织影像内的细微结构消失，高锐化使得较强亮度掩盖了病灶点的显示，如（图17-75B15、16、17）髁突骨皮质下低密度区影像的微细结构显示，甚至因为极度的锐化使得髁突与关节凹间的软组织影像消失。C是因为影像较弱的低锐化，但因为C影像没有适度的对比，使得箭头指处标志点其低密度区内周边，较高密度的骨组织和低密度影像的对比反差降低，所以从阅读诊断意义上看，如同A过度锐化一样，使得髁突骨组织与其周围的软组织影像失去了较好的对比关系，没有了强弱对比也同样掩盖了病灶点的影像显示，严重影响诊断。

10.取图17-75影像中的三个不同锐化对比条件的三个相同的局部　细化观察对比对诊断的影响下图17-76影像中，其中两个较小的局部画面，将其取出放大对比观察阅读诊断，比较同一个图像在强中弱三种条件下，病灶微细组织结构影像的变化更加清楚。因为高的锐化对比度，使病灶点的强与弱信号拉大了距离，丢失了一大部分病灶区内部结构的细微信息。而较弱的锐化C图像，因为强弱对比太小，使得病灶区域内低密度与周围骨组织的强信号之间，没有对比显像。

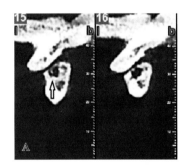 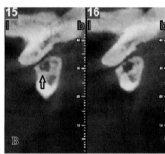 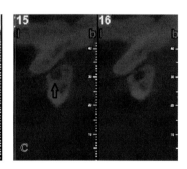

图17-76　局部放大图可见箭头指处病灶范围及组织结构显示的不同影像

第18章

CBCT在牙及牙周疾病中的应用

第一节 龋 病

龋病是以细菌为病原体，多种因素参与，发生在牙齿硬组织的慢性、进行性、破坏性的疾病。患有龋病的患牙称为龋齿，病变导致牙齿表面完整性被破坏并形成龋洞，是口腔临床常见病、多发病之一。发生龋病的牙齿在色、形、质各方面均有变化。龋病的检查必须结合临床检查，对于探诊和视诊等临床检查不能确定的龋损，或需要进一步确定龋损范围及进展程度，判断龋髓关系等应进行X线检查。

1. 浅龋 龋损发生在牙釉质或根面牙骨质层内，可以发生在牙的各个牙面。一般患者很少有自觉症状，多数是在检查其他病变时偶然发现。

2. 中龋 龋损的前沿位于牙本质的浅层，患者多有自觉症状，临床检查时可以看到或探到明显的龋洞。CBCT可以清晰显示龋坏位置及范围。

3. 深龋 病变进展到牙本质深层，临床上可观察到明显的龋洞，很深，接近髓腔。患者有明显的遇冷、热、酸、甜的敏感症状，也可以有食物嵌塞时的短暂疼痛症状，但是没有自发痛。X线根尖片影像可见深龋患牙牙冠部龋损低密度影像不与髓腔连通，根尖周影像正常，CBCT可以清晰显示龋坏的位置、范围及与髓腔的关系。

4. 潜行性龋 发生在点隙裂沟处的深龋，多呈潜行性破坏的表现，即窝沟处釉质仅有少量缺损，甚至尚无明显破坏，但龋坏在沟底却已向侧方和深部发展。

5. 隐匿性龋 发生在平滑面的深龋，有时可在不易患龋的部位见到完整釉质下方有墨浸状的变化，钻磨开牙面则发现侵及牙本质的深龋洞。这种内部病变范围很大，但外部病变表现很轻的龋坏，临床上又称为隐匿性龋。

6. 邻面龋 为发生在牙的近远中面的龋。

7. 根面龋 发生在暴露的牙根表面的龋，多见于中老年人和牙周病患者。龋损部位多围绕牙颈部，可有龋洞，也常见牙根表面广泛的浅表损害。

8. 继发龋 为在已有修复体边缘或底部发生的龋，CBCT图像可见修复体影像与洞底、洞壁之间存在透射影，但要注意与充填体产生的伪影鉴别。

9. 猖獗龋 是一类在发病和临床表现上具有特殊性的多发性龋病，表现为在短期内全口牙齿或多个牙齿、多个牙面同时患龋，尤其是一般不易发生龋的下颌前牙，甚至是切端部位发生龋；病变呈现急性龋的特征，多数发生在有特殊的致病因素或全身背景的易感人群。

［病例1］　17继发龋（图18-1）。

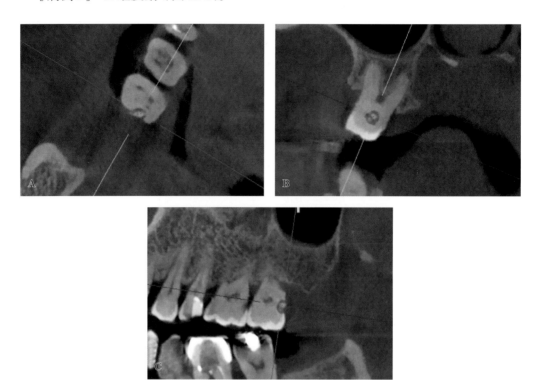

图18-1　继发龋

注：A.17轴位影像，髓腔远中壁见一块状高密度充填物影像，与洞壁周缘有线状低密度影像。B.17颊腭向影像，牙颈部见块状高密度影像，与洞壁之间有低密度影。C.17近远中向影像，显示远中牙颈部见块状高密度影像，与牙体组织间有低密度线状影间隔

［病例2］　25远中邻面隐匿龋，见图18-2。

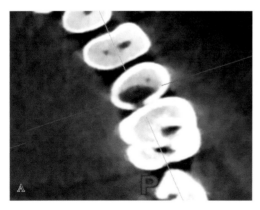
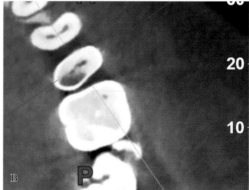

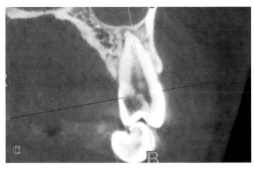
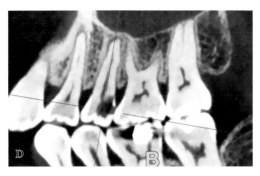

图 18-2　邻面隐匿龋

注：A.25牙冠中1/3轴位影像，可见大面积低密度影像远中邻接面釉质层影像中断。B.25牙冠1/3轴位影像，显示釉质影像完整，局部牙本质影像密度减低且近髓。C.25舌颊向重建影像，显示冠方釉质影像完整连续，腭侧牙本质密度减低且近髓腔，根尖区牙周膜间隙影像增宽。D.近远中向重建影像，显示25牙冠远中邻接点釉质层影像中断，其内牙本质部分低密度影像及髓，根尖区牙周膜间隙影像增宽

[病例3]　27近中邻面浅龋，见图18-3。

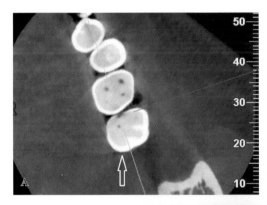
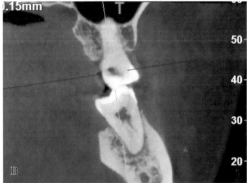
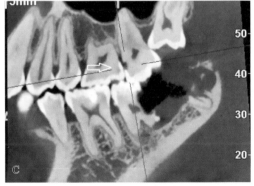

图 18-3　邻面浅龋

注：A.27牙冠轴位影像，十字坐标交叉于27牙冠近中邻接面处，显示近中邻接面牙釉质中断。B.27牙冠轴壁舌颊向重建影像，显示牙冠中心见低密度影像。C.26、27近远中向影像，27牙冠近中邻面邻接点根方见浅凹形低密度区

第二节 牙 髓 病

牙髓病是指发生于牙髓组织的一组疾病。牙髓组织因病源刺激物的性质、强度、作用时间及机体抵抗力的大小不同，可以经历充血、炎症、变性、坏死和牙内吸收等各种病理过程。影像学检查对牙髓病具有诊断价值的的病理改变主要是牙髓钙化和牙内吸收。

1.**牙髓钙化** 牙髓钙化是由于牙髓血液循环障碍、营养不良、细胞变性、钙盐沉积，形成微小的或者大块的钙盐沉积物，有髓石和弥散性钙化两种形式。髓石游离于牙髓组织中，或者附着在髓腔壁上，数目较少。弥散性钙化呈无数细沙状布满髓腔。髓石一般并不引起临床症状，个别情况出现与体位有关的自发痛。CBCT显示髓腔内有阻射的钙化物（髓石），或呈弥漫性阻射影像而致使原髓腔处的透射区消失。

2.**牙内吸收** 牙内吸收是指牙髓组织分化出破牙本质细胞，从髓腔内部吸收牙体硬组织，形成不可复性的损害。吸收部位的髓腔壁变薄，甚至穿通，严重者可形成病理性牙折。牙内吸收的病因至今仍不十分清楚，临床上牙内吸收多见于受过外伤的牙齿、再植牙，以及做过髓腔预备的牙齿。X线片可显示患牙髓腔内局限性膨大的透射影；若髓腔壁被穿通或根折，CBCT可明确识别。

［病例4］ 17髓石，见图18-4。

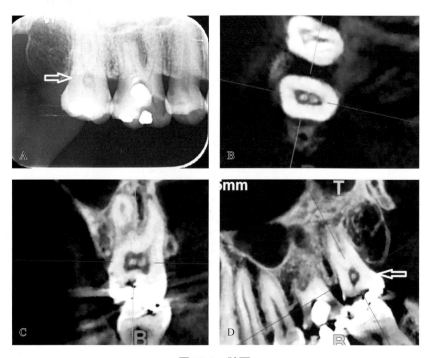

图18-4 髓石

注：A.根尖片显示17髓腔内可见一团块状高密度阻射影。B.17CBCT轴位重建影像，髓腔内可见呈颊腭向排列两个团块状高密度影。C.17颊腭向CBCT重建影像，髓腔内可见不规则高密度团块状影像。D.17近远中向重建影像，髓腔内可见团块状高密度影像

［病例5］ 髓石，见图18-5。

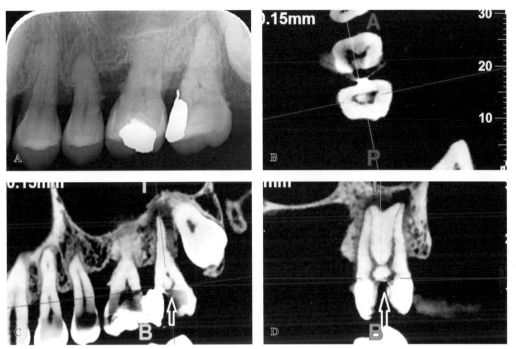

图18-5 髓石

注：A. 根尖片显示 27 近中邻合面见高密度充填物影像，髓腔影像模糊。B.27CBCT 轴位重建影像，髓腔中心可见椭圆形高密度影。C.27 近远中向 CBCT 重建影像，牙冠近中可见高密度充填物影像，髓腔内可见团块状高密度髓石影。D.17 颊腭向重建影像，髓腔内可见类圆形高密度髓石影，与髓腔各轴壁及髓腔底影像分开

［病例6］ 11根管内吸收，见图18-6。

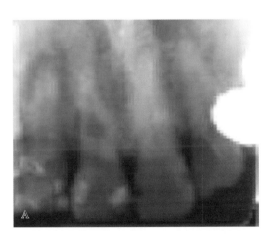 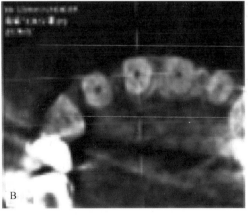

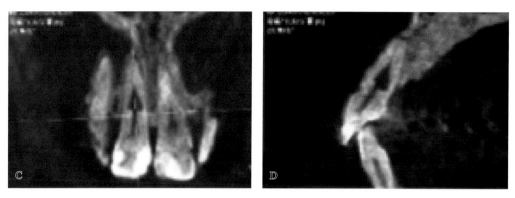

图18-6　根管内吸收

注：A. 根尖片显示 11 根管中 1/3 似三角形低密度影像。B.CBCT 轴位重建影像，十字坐标线近远中向与唇腭向十字交叉。C.CBCT 近远中向重建影像，11 根中 1/3 处根管内见三角形低密度影像。D.11CBCT 唇腭向重建影像，11 根中 1/3 根管腔影像扩大

［病例7］　13根管内吸收及远中根管壁侧穿，见图18-7。

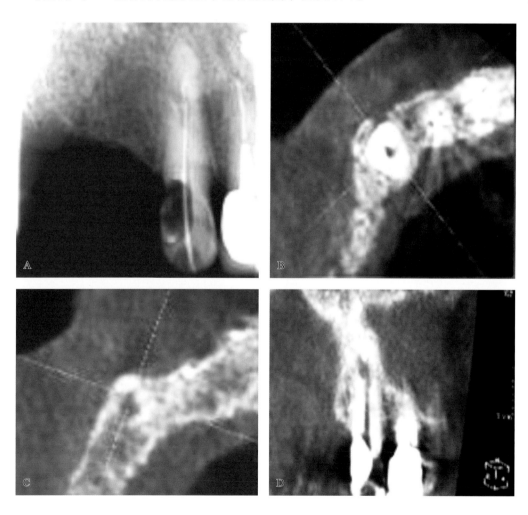

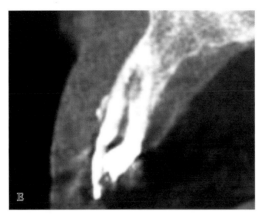

图18-7　根管内吸收及根管壁侧穿

注：A.根尖片显示13根管内见高密度牙胶尖影像，根中段根管影像增宽，远中侧根管壁影像消失。B.13牙颈部CBCT轴位重建影像。C.13根尖区CBCT轴位影像，显示根尖区远中侧牙槽骨吸收影像。D.13近远中向CBCT重建影像，显示牙根中段远中侧部分根管壁影像消失。E.13颊腭向重建影像，显示根管中段影像明显扩大，边缘不整齐

［病例8］　37牙内吸收，见图18-8。

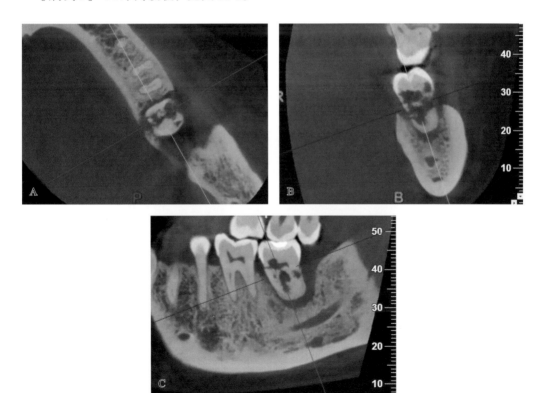

图18-8　牙内吸收

注：A.37 CBCT轴位影像，示37颊侧及远中牙槽骨吸收，牙根似蜂窝状吸收影像。B.37舌颊向影像，见牙冠近牙颈部及牙根似蜂窝状影像，牙周膜间隙增宽。C.37近远中向影像，牙根尖部融合，牙冠及牙根呈蜂窝状吸收，牙槽骨吸收

［病例9］ 36远中根尖1/3内吸收致根管壁侧穿，见图18-9。

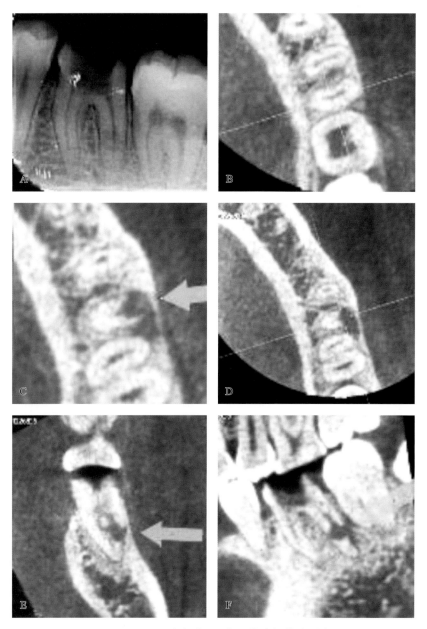

图18-9　36远中根尖1/3内吸收致根管壁侧穿

注：A.根尖片显示36残冠，远中根尖区影像模糊，根管上段影像清晰，远中根近远中牙周膜间隙增宽。B. 36 CBCT轴位影像，坐标位于远中根上。C.36远中根颊侧根管壁吸收。D.定位坐标位于远中根吸收区。E.36远中根舌颊向重建影像，根尖1/3颊侧根管壁局部吸收。F.36近远中向重建影像，远中根根尖1/3处根管壁吸收

第三节 根尖周病

根尖周病变是指发生于根尖周围组织的炎症性疾病，多为牙髓病的继发病。根尖周病包括急/慢性根尖周炎、牙骨质增生等。急性根尖周炎时，X线根尖片上通常看不出根尖部有明显改变。慢性根尖周炎病变类型主要包括以牙槽骨破坏性病损为特征的根尖周肉芽肿、慢性根尖周脓肿、根尖周囊肿，这三种病变之间存在一系列的移行阶段和组织结构的交互联系，单纯依靠临床表现有时很难区别，借助影像学检查亦不容易准确分辨；以及以局部骨质增生性病变为特征的根尖周致密性骨炎。

X线根尖片诊断根尖周病变主要取决于牙根周围的骨质密度，病损可见与否还取决于病损在颌骨中的位置和与骨皮质的距离。存在或接近于骨皮质的病损比骨松质内的病损更容易检测，因为骨密质比骨松质中单位体积的矿物多，病损部位因骨吸收而丧失掉的矿物更多，引起X线透射影的对比度改变更显著；反之，局限于骨松质内的根尖周病损有可能检查不到。不同个体，或同一个体不同部位，颌骨骨皮质的厚度可能有显著的不同，同样大小的根尖周病损若被较薄层骨皮质覆盖容易被检测到，若被较厚骨皮质包绕就不易检测到。但CBCT可以任意层面观察骨质情况，因而可以观察到X线根尖片看不到的骨松质的吸收情况。

1.根尖周肉芽肿　根尖周肉芽肿影像表现为病源牙根尖周局限的半圆形低密度影，病变范围较小，直径通常小于1cm，边界清楚，密度均匀，周围骨质正常或稍显致密。

2.慢性根尖周脓肿　慢性根尖周脓肿影像表现为病源牙根尖周见形态不规则、范围较弥散，边界不清楚，密度不均匀的低密度区，周围骨质较疏松，呈云雾状。

3.根尖周囊肿　根尖周囊肿影像表现为病源牙根尖周类圆形形态规则、边界清晰、中心密度均匀的低密度透射影像，边缘常见致密骨白线影像包绕。存在感染的情况下，骨白线可不连续或消失。根尖周囊肿的大小不定，囊肿发展较大时，患牙根尖处颌骨膨大；囊肿过分增大时，因周围骨质吸收并压迫邻牙，造成邻牙的移位或使邻牙牙根吸收。

4.根尖周致密性骨炎　当根尖周组织受到来自根管长期轻微、缓和的刺激，而患者的机体抵抗力又很强时，根尖周的牙槽骨增殖，形成围绕根尖区的一团致密骨，骨小梁结构比周围骨组织更为致密，期间有少许慢性炎症细胞分布。根尖周致密性骨炎患牙的X线影像表现为根尖部骨髓腔变小、骨小梁增粗，骨质密度增高，与正常骨边界不清晰，无透射区，一些病例可能在牙根和阻射区之间有增宽的牙周膜间隙。

［病例10］　根尖周肉芽肿，见图18-10。

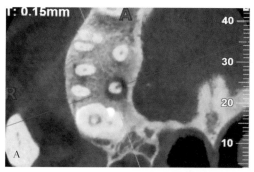
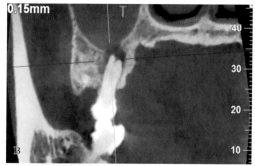
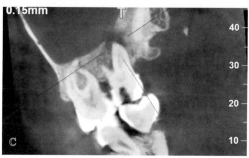

图18-10　根尖周肉芽肿

注：A.17根尖区轴位影像，腭根尖区牙周膜间隙增宽，根尖孔开口于腭侧。B.17腭根颊腭向重建影像，根尖区牙槽骨小范围低密度影波及上颌窦底，上颌窦腔昏暗。上颌窦腔渗出液与根尖牙槽骨吸收区有密度差征象，但二者间无明确界线。牙槽骨炎性吸收区边缘无骨白线包绕。C.17腭根近远中向重建影像，根尖周牙槽骨密度减低，与窦腔内渗出物间无明显界线，密度减低的牙槽骨边缘未见骨白线环绕，此为根尖肉芽肿与根尖囊肿影像区别特征

　　［病例11］　26、27根尖周肉芽肿。牙槽骨吸收区内密度均匀，见细颗粒状影像密度近软组织密度，见图18-11。

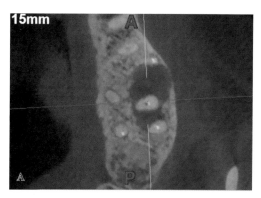
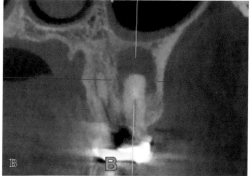

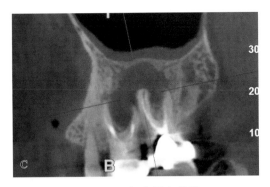

图18-11　根尖周肉芽肿

注：A.26、27 CBCT轴位重建影像，显示根尖区牙槽骨吸收，吸收区边缘不整齐。B.27近颊根颊腭向重建影像，显示近根尖段根管影像消失，根尖周牙槽骨吸收，边缘不整齐。C.26、27近远中向重建影像，显示根尖区牙槽骨大面积吸收，牙槽骨吸收区边缘不整齐

［病例12］　25根尖肉芽肿。在观察病变牙根尖周疾病时，在根尖牙槽骨吸收并影响舌颊侧颌骨皮质时，立体重建也是很好的辅助观察手段之一，见图18-12。

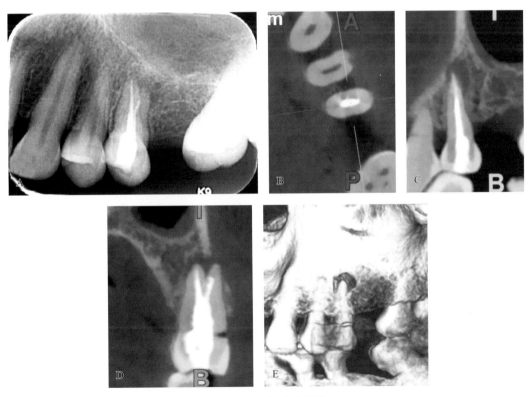

图18-12　根尖肉芽肿

注：A.根尖片影像显示25根管充填影像，颊侧根尖部影像模糊，根管欠充填。B.25CBCT轴位重建影像，根管内见高密度充填物影像。C.15近远中向重建影像，根尖周牙槽骨吸收。D.15牙根颊腭向重建影像，颊侧根管根尖段欠填，两根尖周牙槽骨吸收，边界不整齐，颊侧牙槽骨板不连续。E.立体重建影像，15根尖部牙槽骨吸收

［病例13］　26近颊根尖周肉芽肿，见图18-13。

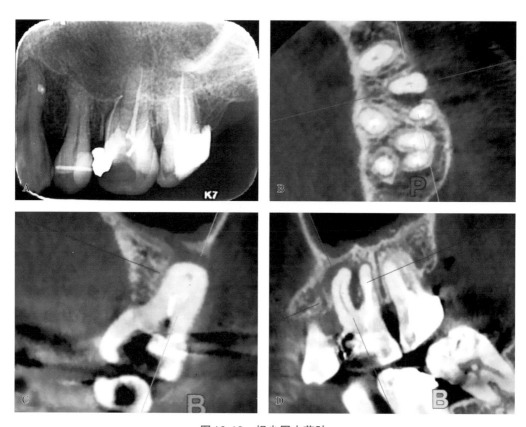

图18-13　根尖周肉芽肿

　　注：A.根尖片影像显示26近颊根影像模糊，近颊根近中增宽的牙周膜间隙内见插入的高密度牙胶尖影像，近颊根管内未见充填。B.26轴位重建影像，显示近颊根管未充填，近颊根远中及颊侧牙槽骨吸收。C.26近颊根舌颊向重建影像，根管上段部分充填可见MB2存在，似为1-2-1型根管，根尖周牙槽骨吸收区与上颌窦腔底增厚的黏膜影像相连续。D.26双颊根近远中向重建影像，可见近中根周牙槽骨吸收，累及根分叉下

［病例14］　46近中根尖周肿脓，见图18-14。

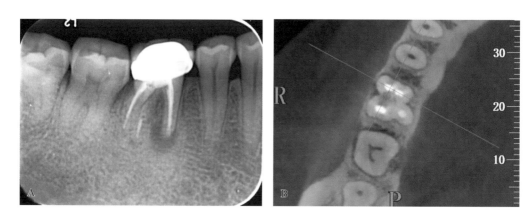

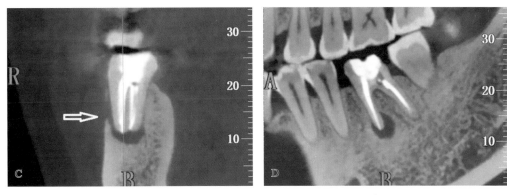

图18-14　根尖周炎

注：A.46根尖片影像显示三根管内见高密度根充影像，近中根尖区可见类圆形牙槽骨吸收区，边界清晰，周缘无骨白线包绕，但周缘骨松质硬化。B.46 CBCT轴位重建影像，四根管内可见高密度充填物影像。C.46近中根舌颊向重建影像，显示颊、舌两根管充填影像，根尖区牙槽骨吸收，颊侧骨板高度降低，颊侧根尖牙周膜间隙增宽。D.46近远中向重建影像，近中根充，根尖区类圆形低密度影，周围骨松质密度增高，骨小梁间隙缩窄

[病例15]　16腭根尖脓肿，见图18-15。

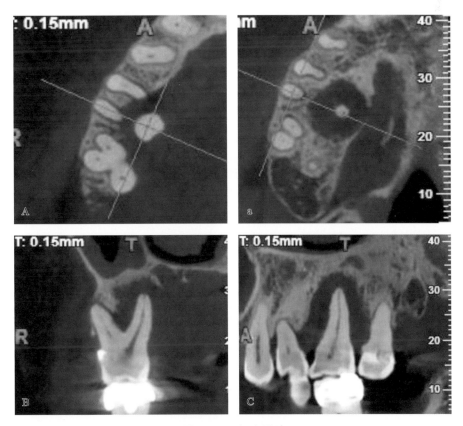

图18-15　根尖脓肿

注：A.16根中段轴位及a.根端轴位影像。显示根中段影像见腭根周牙槽骨吸收，腭侧骨板影像消失。根端影像见腭根尖周牙槽骨吸收，边缘不整齐。B.远颊根与腭根颊腭向重建影像，颊根见1/3牙槽骨残留，腭根周牙槽骨大部吸收，吸收区边缘不光滑，呈毛刺状。上颌窦底黏膜增厚。C.16腭根近远中向重建影像，腭根周牙槽骨大面积吸收，边缘不光滑

[病例16] 21、22根尖周囊肿，见图18-16。

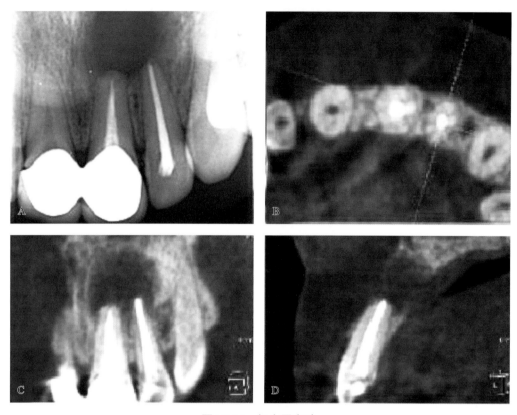

图18-16 根尖周囊肿

注：A. 根尖片显示21、22根管充填影像，根尖区可见圆形低密度影，部分边缘可见骨白线。B.CBCT轴位影像，21、22根管内可见高密度充填物影像。C.21、22近远中向重建影像。两根尖牙槽骨内见范围较大类圆形低密度影，病变区边界不甚清晰，周缘骨质密度增高。D.22颊腭向重建影像，根尖圆钝似有吸收，根尖区牙槽骨吸收，颊、腭侧骨板不连续

[病例17] 根尖片根尖囊肿显示不明显。颌骨舌颊侧骨皮质厚所致，见图18-17。

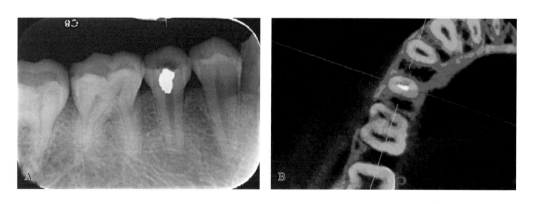

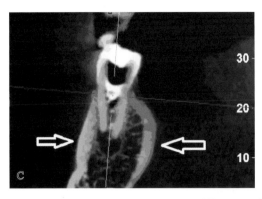
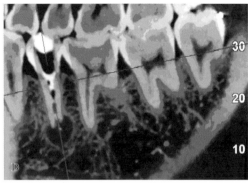

图18-17　根尖周囊肿

注：A.根尖片显示44髓室腔内可见高密度充填物影像，根尖孔未闭合，根尖可见圆形较周围密度稍低，且周边有白线的区域。B.45轴位影像，根管冠1/3可见高密度充填物影像。C.45舌颊向重建影像，牙冠合面及根管口见高密度充填物影像，根尖孔未闭合，根尖区见圆形低密度影，其周围见明显骨白线包绕。颌骨舌颊向骨皮质厚且致密（空心箭头所指示），此为根尖片上囊肿影像不甚明显的原因。D.45近远中向重建影像，根管内可见断续高密度充填物影像，根尖孔敞开，根尖区见圆形低密度影，其周围有明显骨白线包绕

　　［病例18］　排空后的12根尖囊肿破溃影像。假如未作排空，囊肿形态轮廓则无法显示，见图18-18。

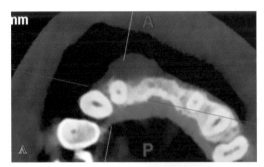
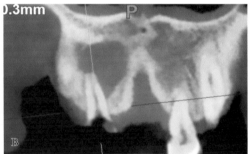
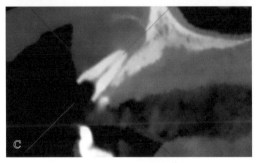

图18-18　根尖周囊肿

注：A.CBCT轴位影像，12牙根唇侧见半球状软组织隆起影像。B.12近远中向CBCT重建影像，12牙根尖区可见一类圆形低密度影，与周围骨质分界清晰，边缘光滑。C.12位置CBCT颊舌向重建影像，显示12根尖区软组织半球状隆起，根尖上方见不完整类圆形蛋壳状骨壁线

［病例19］　21—23根尖囊肿（图18-19）。21—23根尖部有圆形牙槽骨吸收区，位于切牙管左侧，21—23牙根尖位于吸收区内，腭侧面骨组织影像消失，有与圆形牙槽骨吸收区同心圆的软组织影像向腭侧膨隆。唇腭向影像见牙槽骨吸收区影像内有较小的圆形气泡样空气密度影像。

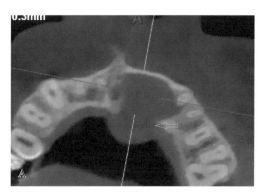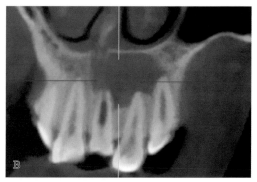

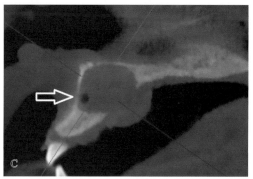

图18-19　根尖周囊肿

注：A. 上颌骨近切牙根尖区CBCT轴位影像，显示左上颌前牙区见一类圆形低密度病损，舌侧骨板影像不连续，软组织呈半球状向腭侧膨隆。能分出腭侧黏膜密度略高于牙槽骨圆形吸收区内容物低密度影像界线（箭头所示）。B. 近远中向CBCT重建影像，见21残冠，切牙管左侧21—23根尖区牙槽骨吸收。C.21、22牙之间唇腭向CBCT影像，牙槽骨内见圆形牙槽骨吸收区，唇侧硬组织影像消失，腭侧见半球状软组织膨隆。能分出腭侧黏膜密度略高于牙槽骨圆形吸收区内容物低密度影像界线，箭头示内有气泡影

［病例20］　46根尖囊肿，近中根尖吸收，见图18-20。

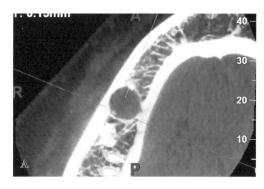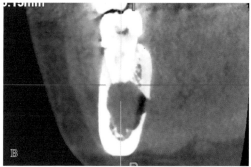

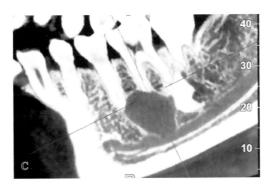

图18-20　46根尖囊肿

注：A.46根尖下方CBCT轴位影像，显示右下颌骨松质内见圆形低密度区影像，周缘见骨白线包绕。B.46近中根舌颊向CBCT重建影像，46颊侧牙颈部充填体，根尖区牙槽骨呈不规则圆形吸收，舌侧骨皮质影像中断，根尖吸收。C.46近远中向CBCT重建影像，46近中根尖位于圆形骨白线环绕的低密度影像区，根尖外吸收。46远中根尖区见不规则团块状致密影

［病例21］　根尖周囊肿，见图18-21。

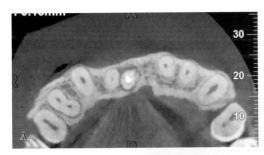
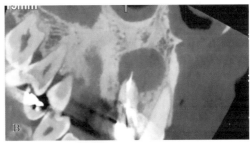
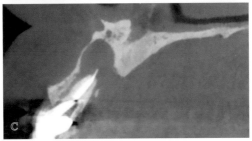

图18-21　根尖周囊肿

注：A.11根尖区轴位影像，11根管内可见高密度充填物影像，根周牙周膜间隙增宽。B.11近远中斜位重建影像，11根管内高密度充填物超出根尖孔，根尖区颌骨内可见一较大类圆形低密度病变区，边界清晰，中心密度均匀。C.11唇腭向重建影像，根管内充填物超出根尖孔，根尖区颌骨内见一较大类圆形囊性病变区，腭侧部分骨板影像消失

［病例22］　根尖周囊肿，见图18-22。

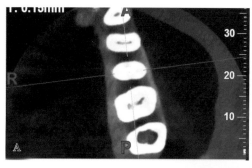
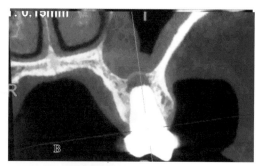
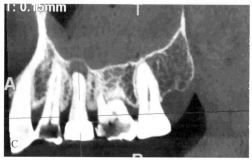

图 18-22　根尖周囊肿

注：A.25 轴位影像，根管内可见高密度充填物影像。B.25 颊腭向重建影像，桩核冠修复，根管恰填，根尖区牙槽骨类圆形低密度区，边缘骨白线包绕，上颌窦底黏膜增厚。C.25 近远中向重建影像。桩冠修复、根管恰填，根尖区类圆低密度影，边缘骨白线包绕。上颌窦腔黏膜增厚（清晰骨白线）

［病例23］　根尖周囊肿（图18-23）。

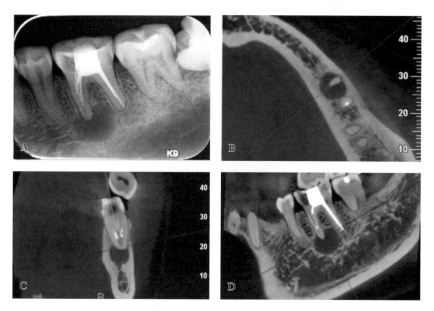

图 18-23　36根尖周囊肿

注：A.36 根尖片显示近远中双根，近中根充物不严密、欠充填，根尖区见较大类圆形低密度病变区，与周围骨质分界清晰。B.36 根尖区 CBCT 轴位重建影像，近中根尖周牙槽骨吸收，远中根管内见高密度根充影像。C. 近中根舌颊向重建影像，显示根管充填不严密，根尖周圆形低密度影，边界清晰，边缘光滑。D.36 近远中向重建影像，远中根管超充，近中根管欠充填，近中根尖周圆形牙槽骨吸收区，边界清晰，边缘见骨白线环绕

第四节　牙发育异常

牙齿发育是一个长期而复杂的过程，在这漫长的过程中，机体内外的不利因素可作用于不同发育阶段，如成釉器的蕾状期、帽状期、钟状期、硬组织形成期、牙根发生期、牙齿萌出期等阶段，形成不同的临床表现。牙发育异常导致牙齿在结构、形态、数目和萌出方面有异常表现。

形态发育异常包括牙大小异常和牙外形发育异常，如双生牙、结合牙、融合牙、弯曲牙、鹰爪牙、牙内陷、畸形中央尖、牛牙症、额外牙根等。

数目异常包括先天性缺牙、多生牙等。

萌出异常包括早萌、迟萌、多牙不萌、埋伏和阻生牙，乳牙固连等。

1.双生牙　双生牙是一个牙蕾发生内陷、卷曲，分裂形成两个形状相似的牙齿的形态异常。两个完全或不完全分开的牙冠在同一个牙根上，有一个根管。

2.融合牙　融合牙是两个正常分开的牙蕾合并在一起。融合牙可以完全或者部分融合，主要取决于发生融合时牙齿发育的阶段。两个正常牙齿发生融合导致牙列中牙齿数目减少，除此之外，融合牙也可能是牙列中正常牙齿与多生牙融合形成。

3.结合牙　结合牙发生在牙根完全发育形成之后，牙齿仅仅是牙骨质的结合。

4.弯曲牙　弯曲牙是指已形成牙齿的牙根或牙冠有一弯角，或呈锐角或呈弧线形。多是由于牙齿在形成期间受到创伤，使牙齿已钙化部分的位置发生改变，导致剩余的未钙化部分与先前的部分形成一个角度。

5.牙内陷　牙内陷是指在牙齿钙化发生前，牙冠（成釉器）表面向内卷叠而引起的发育性的形态分化异常。牙内陷最好发牙位是恒上颌侧切牙，偶尔后牙也可以发生牙内陷，类似"内陷"的形式也会在牙根上出现。

牙内陷的程度变异范围极大，根据内陷的程度及形态变异可分为：畸形舌侧窝、畸形根面沟、畸形舌侧尖和牙中牙。

大多数的牙内陷表现为轻度的形态变异，即舌点隙发育明显，或有一较深的凹陷，又称畸形舌侧窝。X线平片表现为一梨形的釉质和牙本质内陷，在位于牙面上的开口处缩窄，内陷的最深处极近髓。牙中牙是牙内陷中较严重的形态变异，指严重的内陷使得在X线片中显示牙齿中还有牙齿外形。

常规X线平片不能表现根管的三维形态，可采用CBCT帮助了解髓腔内陷畸形及与根管外侧壁的相接结构。

6.畸形中央尖　畸形中央尖也称牙外突，是指在牙齿发育早期，内层釉质上皮和其下方的牙源性间叶细胞在某个区域的增生或外突深入牙器官中所致。因此，可将其看作是与牙内陷相反的发育机制。

畸形中央尖多发生在前磨牙，可单侧或对称发生，表现为在咬合面颊舌尖之间呈副尖或釉质小球，游离端呈尖锐或钝圆形状，有时有纤细的髓角深入。此尖通常被磨损或折断，从而导致髓腔暴露，继而出现牙髓感染坏死和根尖周炎症。若根尖周感染发生在牙根形成期间，使得牙根停止发育，则牙根较对侧同名牙或邻牙短，且形成"喇叭口"

状根尖孔。

7.额外牙根　任何牙齿都可能发生额外牙根这种发育异常。正常的单根牙，特别是尖牙和下颌前磨牙经常有两个根。

8.釉珠　釉珠是牢固附着于牙根面的球形异位釉质，体积变化差异较大。釉珠好发于上颌磨牙，发生部位多为牙根根分叉区或近釉牙骨质处。根部釉珠的存在会妨碍牙周膜中结缔组织与牙面的附着，并且有利于根部牙石的聚集，从而促进牙周组织的破坏。

9.先天性缺牙　先天性缺牙为发育性的一颗或多颗牙缺失。

［病例24］　26融合牙（图18-24）。

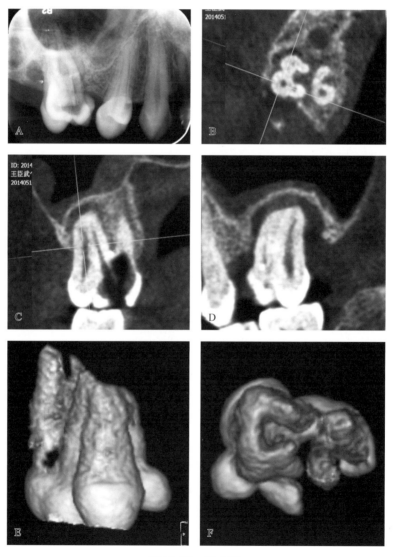

图18-24　融合牙

注：A.根尖片显示26牙根融合，两颊根周牙槽骨局限性吸收。B.26CBCT轴位重建影像，显示两颗根融合，周围牙槽骨吸收。双腭根融合影像。C.远颊根颊腭向重建影像，示一多生牙与其腭侧26牙融合，根尖区牙槽骨吸收。D.近远中两颊根尖周牙槽骨吸收至根尖。E.远中观立体重建影像，见颊侧远中似一多生牙与远颊根融合。F.立体重建顶观，见异形牙根融合影像

［病例25］　17融合牙（与颊侧多生牙融合），见图18-25。

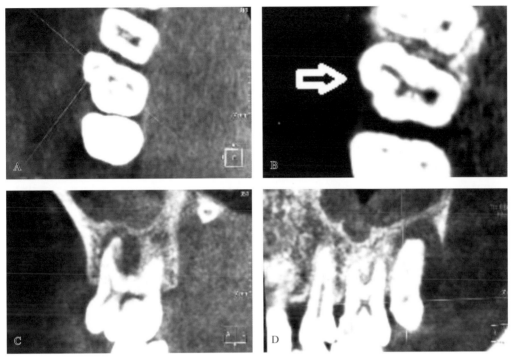

图18-25　17融合牙

注：A.17冠部轴位影像，显示牙冠近中颊侧局部突出，其内见独立根管影像。B.髓室轴位影像显示与完整的髓室。C.17舌颊向重建影像，见近中颊侧根完整，见独立的根管与主髓室连续。D.17颊侧近中根近远中向影像，根尖区及牙根远中侧牙槽骨吸收

［病例26］　27融合牙（图18-26）。

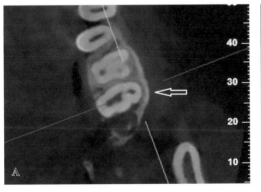
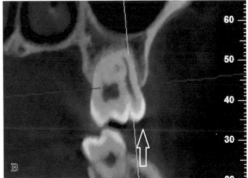

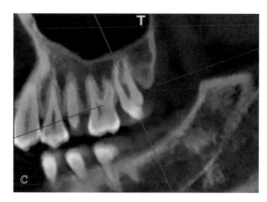

图 18-26　27 融合牙

注：A.27 平根分叉处 CBCT 轴位影像。B.27 牙体中份 CBCT 颊腭向重建影像，显示 27 与颊侧多生牙融合。C.27 颊侧异常根近远中向影像

［病例27］　21 与多生牙融合，共用根尖孔（图 18-27）。

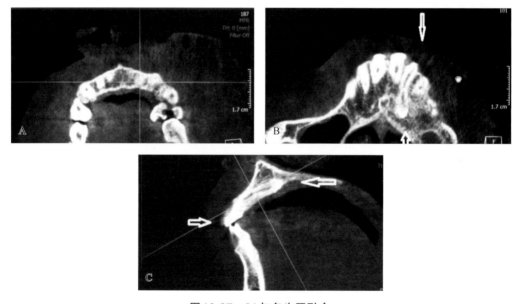

图 18-27　21 与多生牙融合

注：A.21 根尖部轴位影像。B. 沿 21 牙体长轴冠状重建影像，21 根尖区见一枚与其成对等形态的一枚多生牙，多生牙与 21 根尖孔汇合。C.21 矢状位重建影像，显示多生牙影像与 21 根尖融合

［病例28］　23牙体畸形（牙内陷），见图18-28。

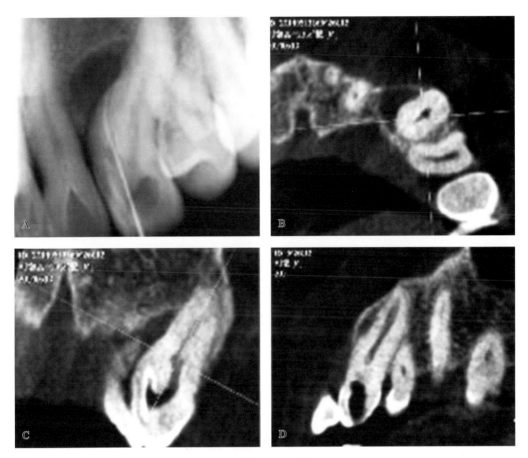

图18-28　23牙内陷

注：A.根尖片显示23牙体弯曲，示踪牙胶尖影像达根中段近中侧牙槽骨吸收区，周边见骨白线包绕。B.23髓底部CBCT轴位影像，显示近中侧牙槽骨呈半月形吸收，周边见骨白线。C.23唇腭向斜向重建影像，见陷入髓腔内的釉质密度影，近中牙槽骨吸收。D.23近远中向斜位重建影像，显示不完整根管影像，根端根管影像增宽

［病例29］　22牙内陷（畸形舌侧窝），见图18-29。

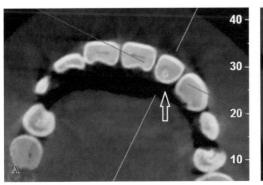
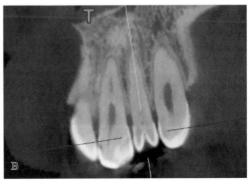

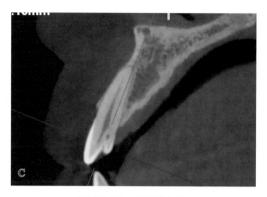

图18-29　22牙内陷

注：A.22冠端CBCT轴位影像，见牙冠近腭侧面有一个釉质密度的圆环影像。B.因A图十字坐标线标在偏腭侧小圆环形腔内，此图见牙冠釉质影像自近远中两侧向牙体内卷曲影像。C.唇腭向影像，见牙冠釉质影像自腭侧窝内陷返折至颈部影像

［病例30］　12牙内陷（畸形舌侧窝），见图18-30。

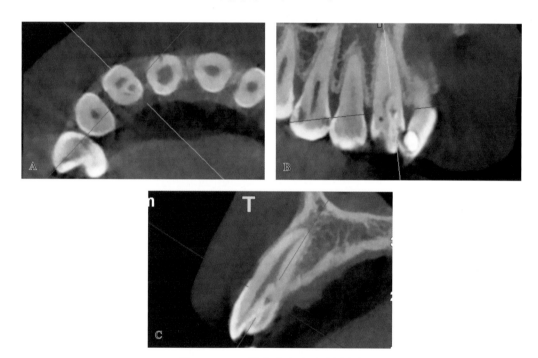

图18-30　12牙内陷（畸形舌侧窝）

注：A.12牙颈部轴位CBCT影像，12髓腔腭侧见一个向腭侧卷曲的分隔，分隔线密度与釉质密度近似。B.因A图内的十字坐标线标在偏腭侧小的圆圈内，此图见牙冠内有釉质密度长条状影像至牙颈部下方。C.12唇腭向影像，见牙冠釉质影像自腭侧窝内陷至牙根冠端1/3处

［病例31］ 21畸形牙（图18-31）。

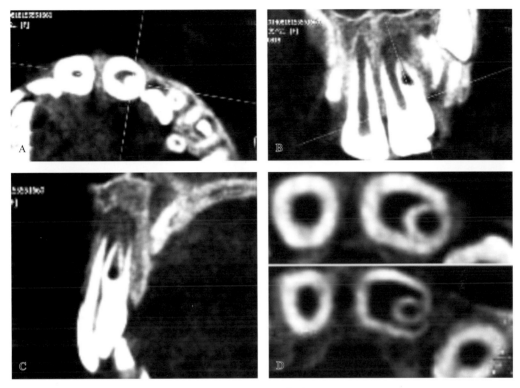

图18-31　21畸形牙

注：A.21轴位影像，显示冠部髓腔形态异常。坐标线呈近远中向及舌腭向定标。B. 显示11、21近远中向重建影像，21牙体外根管影像异常，根尖1/3呈双根管。C.21牙体唇腭向重建影像，牙体及根管形态异常，根尖下部呈双层套管状。D. 上下两个不同层面轴位影像，见21牙根呈不完整双套管状影像

［病例32］ 13牙内陷（图18-32）。

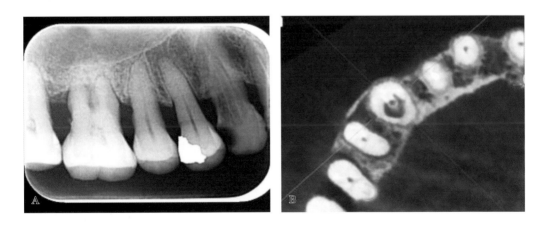

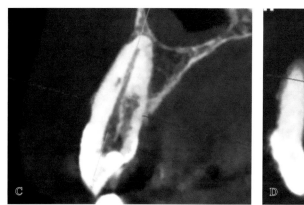
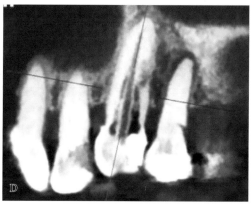

图18-32 13牙内陷

注:A.根尖片显示不完整的13影像,13牙冠远中邻面低密度影,牙体密度较低,根尖影像不完整。B.13CBCT轴位重建影像,牙体内呈套管状影像。C.13颊腭向重建影像,显示近根尖段根管影像消失,腭侧根管壁不规则低密度影。D.13近远中向重建影像,根管影像呈套管状,内管近远中根管壁见低密度影

[病例33] 14畸形根面沟(图18-33)。

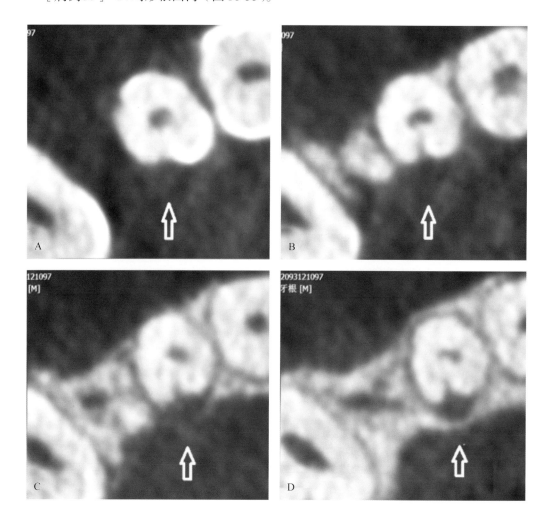

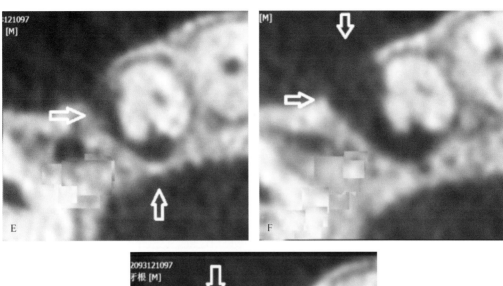

图18-33 14畸形根面沟

注：A.14牙颈部轴位截面影像，显示牙根形态异常。B.根管壁舌侧面见线状低密度影像。C.向根端层切，见舌侧面凹陷处舌侧牙槽骨吸收。D.再向根端切，影像所见同C。E.再向根尖切，见牙槽骨吸收位点向远中颊侧旋转。F.再向根尖区，见牙槽骨吸收向颊侧旋转并加重。G.根尖区远中及颊侧牙槽骨吸收，颊侧骨皮质不连续

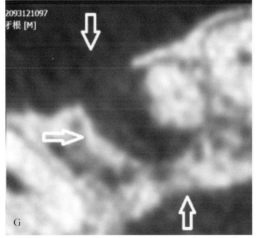

［病例34］ 12畸形舌侧沟致根尖区牙槽骨吸收（图18-34）。

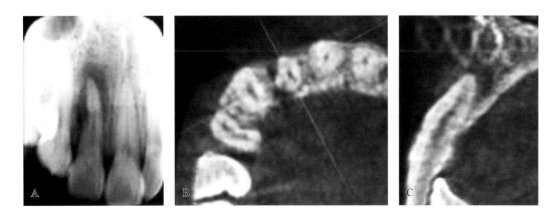

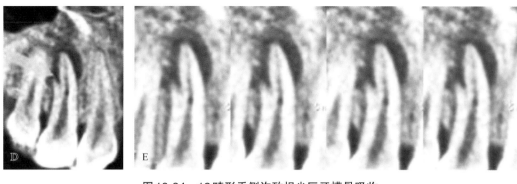

图18-34　12畸形舌侧沟致根尖区牙槽骨吸收

注：A.根尖片显示12根尖1/3区见界线清晰的低密度影像,远中侧似根折的模糊影。B.12CBCT轴位重建影像,远中舌颊侧牙槽骨均见吸收,牙根轴面见舌颊向低密度线状影贯通。定标线呈近远中及舌颊十字交叉于牙体中心。C.颊舌向CBCT断层影像,唇侧牙槽骨吸收。根尖周牙槽骨吸收。D.CBCT近远中向重建影像,牙根尖向远中弯曲,根尖1/3分界处见牙根分叉形锲痕,根尖区见周边清晰的圆形低密度区影像。E.0.1mm层厚多层成像,均同D

［病例35］　13牙体畸形（图18-35）。

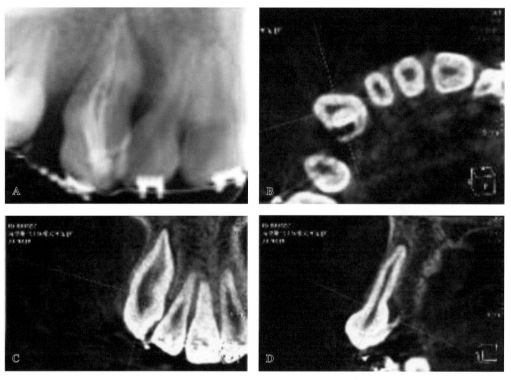

图18-35　13牙体畸形

注：A.根尖片显示13牙根弯曲,根管内可见根充物影像,近中侧牙槽骨吸收。B.CBCT轴位重建影像,牙冠及髓腔形态不规则,根充不严密。C.11、12、13近远中重建影像,13髓腔宽大。D.13唇腭向CBCT重建影像,牙冠形态异常,牙冠腭侧面隆起高密度影,呈线状伸向腭侧牙槽嵴顶,其下牙槽骨吸收,根尖区低密度影

［病例36］　27釉珠（图18-36）。

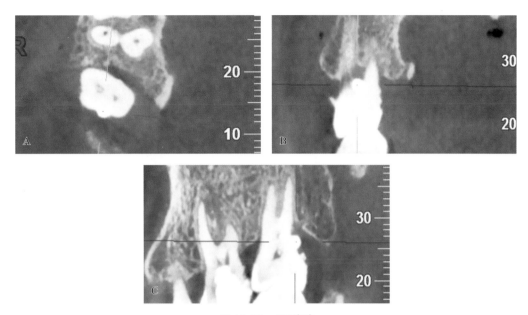

图18-36　27釉珠

注：A.27 CBCT 根分叉区轴位影像，远中牙颈部中份可见一突出于根面边界清楚的釉质密度样半圆形结节。B.远中牙冠颊腭向重建影像，可见一圆珠状釉质样密度影像附着于根分叉区。C.26、27近远中向重建影像，27远中牙颈部可见一半圆形指状高密度影像附着

［病例37］　37C形根中段凹陷侧或27近中根中段釉珠（图18-37）。

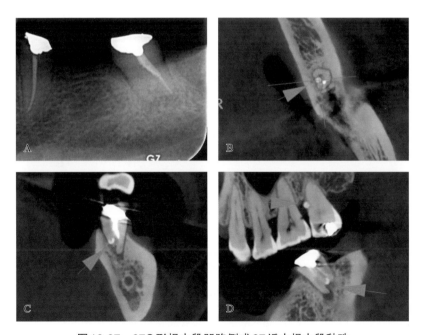

图18-37　37C形根中段凹陷侧或27近中根中段釉珠

注：A.根尖片影像，显示37牙根形态模糊，远中根管内见高密度充填物影像，牙根冠方牙周膜间隙增宽。B.37牙根轴位重建影像，C形凹陷侧可见小米粒大小圆形釉质样密度影像。C.37舌颊向重建影像，根中段舌侧面可见高密度点状影像，舌侧牙周膜间隙增宽。D.37近中根尖牙槽骨吸收。根分叉处可见点状高密度影像。27近中根面可见珠状高密度影像

[病例38] 24、25、26根尖片，26根分叉处见高密度异物度影，后证实为浓台氏液与脓液混悬影像。患者首诊左上颌磨牙区颊侧见瘘管，即冲洗上浓台氏液后，拍根尖片（图18-38A），根分叉下方见疑似异物的高密度影像，但患者否认有外伤及其他医源性接触史，故怀疑为畸形牙（釉珠？）。因看似颊侧与牙颈部釉牙骨质界相连续，其周围影像显示均匀低密度影像包绕，又经冲洗后，不规则高密度影消失（图18-38E）。为证明高密度影性质，将浓台氏液涂抹根尖表面投照（图18-38F）。

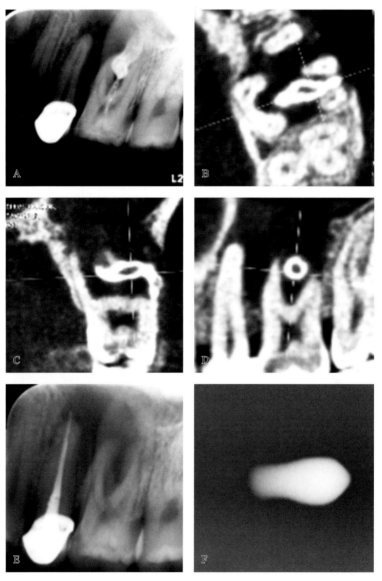

图18-38　浓台氏液与脓液混悬影像

注：A.根尖片显示26上颌窦底至根分叉下方见不规则形高密度影与牙颈部相连续。B.26四根CBCT轴位影像，四根间见颊腭向呈不规则梭形的高密度影，坐标十字呈近远中向与颊腭向位其上。C.CBCT颊腭向重建影像，26根分叉下方牙槽骨吸收，颊侧骨板消失，其间见不规则形高密度影，中空，颊侧端与牙颈部连续。D.CBCT显示26近远中向重建影像，双颊根间环状高密度影，根尖区上颌窦底及牙槽骨影像完全消失。E.根尖片显示，26根分叉下方牙槽骨密度减低，上颌窦底影像界线模糊，根分叉处不规则高密度影消失。F.浓台氏液的X线影像

第五节　牙骨质增生

　　牙骨质增生是在慢性炎症、创伤或某些不明原因的刺激下，成牙骨质细胞活跃，牙骨质形成异常增加。多无临床症状，通常在拍摄X线片时偶然发现。

　　牙骨质增生在影像上表现为牙骨质沿着牙根沉积，导致牙根变粗增大。可表现为整个牙根体积的膨大，或仅表现为根尖或牙根的某个局部呈球状或半球状增生影像；对于多根牙，可局限于个别牙根体积的膨大，也可为所有牙根均膨大，甚至牙根融合。有些病例可见牙周膜间隙消失，牙根与牙槽骨粘连。

　　［病例39］　17远颊根远中侧牙骨质增生（图18-39）。

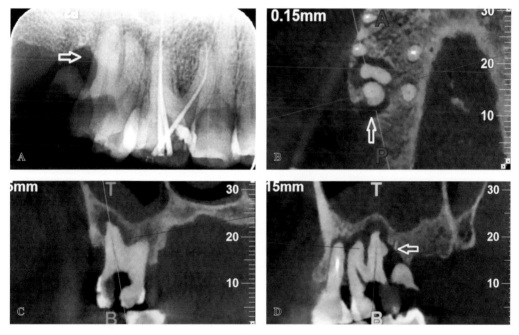

图18-39　17远颊根远中侧牙骨质增生

　　注：A.16试尖根尖片影像，可见17残冠，根尖区结构影像模糊。B.17近根尖区CBCT轴位影像，两颊根近根尖段根管影像消失，根周牙槽骨吸收。C.17颊腭向重建影像，远颊根尖形态异常，根尖周牙槽骨吸收。上颌窦底部黏膜增厚。D.17两颊根近远中向重建影像，17三根及16远颊根尖周牙槽骨吸收。17远中根形态异常，远中侧根中1/3处牙根膨大（牙骨质增生）

［病例40］ 38牙骨质增生（图18-40）。

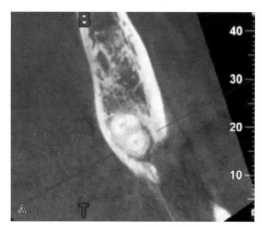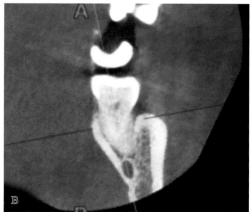

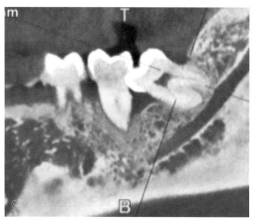

图18-40　38牙骨质增生

注：A.38 根分叉下方 CBCT 轴位断层影像。B.38 远中根颊舌向重建影像。C.38 近远中向重建影像，38 近中倾斜阻生，近远中根面均见低与牙本质密度的沉积物附着致使牙根膨大

第六节　牙　周　炎

牙周炎是菌斑微生物引起的牙周组织的炎症性、破坏性疾病，其患病率随着年龄增长病变严重程度也随之增加。X检查对诊断牙周炎十分重要，可以辅助医师确定病变的部位以及分析发病的因素及促进因素，以及可以作为诊治过程中牙槽骨情况的永久性记录。CBCT可以准确显示牙根长度及形状、牙周膜及硬骨板状态，以及牙根颊舌侧及近远中向牙槽骨吸收缺损情况等。

［病例41］ 全口牙周成像（图18-41）。

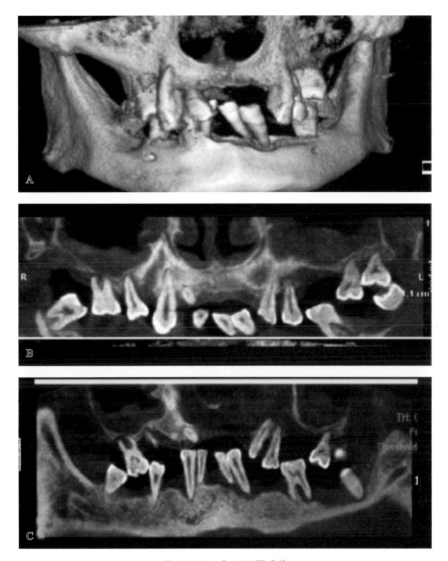

图18-41 全口牙周成像

注：A.正面立体重建影像，显示上下颌牙槽骨重度吸收，全口多颗牙零星脱落影像。B.上颌牙列重建影像，可见上颌牙槽骨重度吸收，余留牙齿影像。C.下颌牙列重建影像，可见下颌牙槽骨重度吸收，余留牙在此断层几乎无牙槽骨支持影像

第七节 牙 外 伤

牙外伤指牙受到各种机械外力作用所发生的牙周组织、牙髓组织和牙体硬组织的急剧损伤，临床常见几种损伤同时发生。牙外伤依据其损伤部位的不同可分为牙震荡、牙折和牙脱位等。牙外伤多发生于前牙。

1.牙震荡 牙震荡是牙周膜的轻度损伤，X线片表现正常或根尖牙周膜间隙增宽。

2.牙折 牙折按部位不同可分为冠折、根折和冠根折。有硬组织缺损的冠折临床检

查不难发现，而根折诊断则主要依靠X线片表现，X线表现为牙齿不同部位有透射的折断线。CBCT可以显示折断的有无、折断程度及其具体位置、走行方向，以及X线平片不易发现的近远中向的折断。

3.牙脱位　牙脱位时部分牙周膜撕裂，血管、神经断裂，外伤牙的相应部分与牙槽骨脱离或嵌入，并常有部分牙槽骨骨折。临床常分为三种情况：挫入性脱位、脱出性脱位、侧向脱位。

（1）挫入性脱位表现为患牙向根方移位嵌入牙槽窝中，牙周膜间隙消失，牙冠明显短于正常邻牙。常见于乳牙或年轻患者的恒牙。

（2）脱出性脱位表现为患牙向冠方移位，较邻牙长出，影像可见根尖区牙周膜间隙明显增宽硬骨板影像连续。极端情况下，患牙完全从牙槽窝中脱出，称为牙脱臼或完全脱位。

（3）侧向脱位时患牙向唇、舌或远中方向移位，常伴有牙槽窝侧壁的折断。影像可见一侧根尖区牙周膜间隙增宽。

［病例42］　11根折（男，22岁，前牙外伤5天），见图18-42。

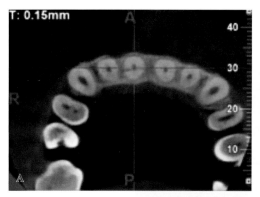
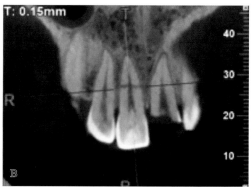
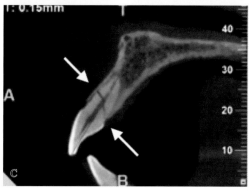

图18-42　11根折

注：A.CBCT轴位影像，显示11牙根轴位断层见近远中向低密度透射影。B.CBCT冠状位影像，显示11牙根中段见近远中向低密度透射影。C.CBCT矢状位影像，显示11牙根颊侧中份至腭侧牙颈部见斜形低密度折线影

［病例43］ 11陈旧性根折（男，45岁，11有外伤史，牙变色），见图18-43。

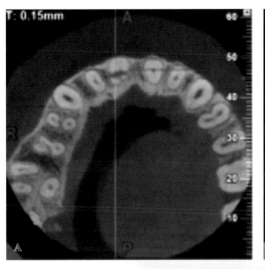 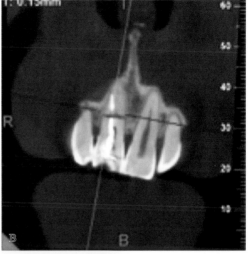

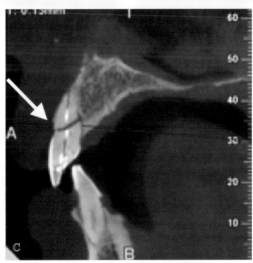

图18-43 11陈旧性根折

注：A.CBCT 轴位影像，显示 11 牙根轴位断层偏腭侧见近远中向折断线。B.CBCT 冠状位影像，显示 11 牙根中部见近远中向低密度折线影，断面较光滑。C.CBCT 矢状位影像，显示 11 牙根唇面近牙颈部至腭侧根面中份见斜形折线影，折断线腭侧牙周膜间隙增宽

［病例44］ 13挫入性脱位（女，34岁，车祸伤），见图18-44

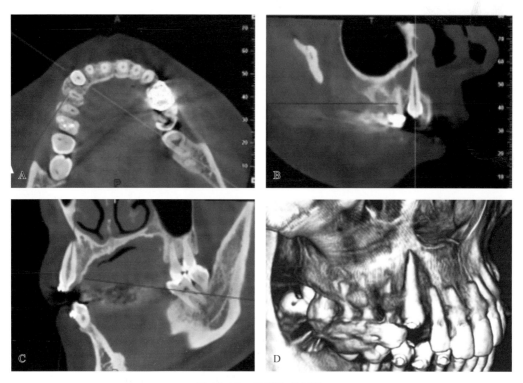

图18-44　13挫入性脱位

注：CBCT影像显示13牙向根方移位，嵌入13位置牙槽骨颊侧

［病例45］　21完全脱位（男，外伤3天），见图18-45。

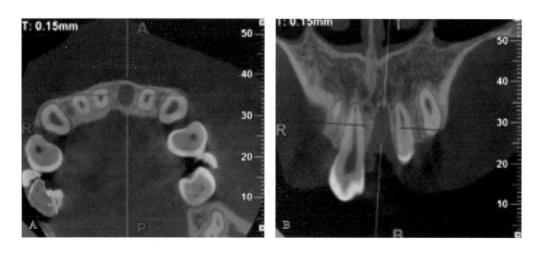

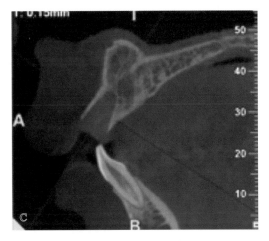

图18-45　21完全脱位

注：CBCT显示21位置牙槽窝空虚，硬骨板影像连续

［病例46］　21牙侧向脱位（图18-46）。

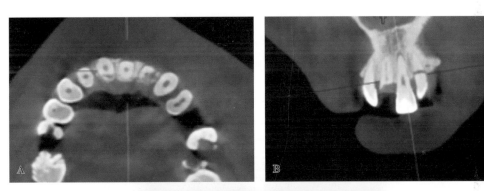

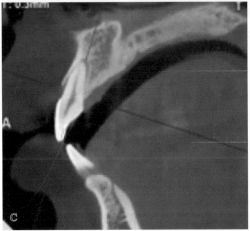

图18-46　21牙侧向脱位

注：A.CBCT轴位影像，十字坐标线位于21牙根中央。B.CBCT冠状位影像，显示21根尖区牙周膜间隙增宽，硬骨板影像连续。C.CBCT矢状位影像，显示21腭侧根尖区牙周膜间隙增宽

第八节　牙　　裂

1.牙隐裂　牙隐裂是指未经治疗的牙齿表面由于某些因素的长期作用而出现的临床不易发现的细微裂纹，又称牙微裂。牙隐裂好发于中老年患者后牙咬合面，以上颌第一磨牙最常见。隐裂起自前磨牙或磨牙咬合面的窝沟，方向多为咬合面的近中和或远中向走行，与窝沟重叠，向一侧或两侧延伸，越过边缘嵴；或沿着一主要承受咬合力的牙尖。

2.牙根纵裂　牙根纵裂指在某些致病因素，如牙根发育缺陷或承受创伤性殆力等作用下，发生于牙根的、平行于牙长轴的、由根尖向冠方的纵向裂纹。该病发病部位较隐蔽、早期症状不明显，早期诊断较困难。

纵裂的裂隙由根尖部向冠方延伸，根尖部牙根完全断裂，近牙颈部则多为不全裂或无裂隙。X线片显示纵裂牙根根管影像从根尖部到根管口长度不等的直线状均匀增宽，晚期可见裂片从牙颈部断裂分离，或有移位。牙周组织表现可有患根周围牙周膜间隙增宽，根分叉下方骨密度降低或骨质丧失，患根周围的牙槽骨垂直或水平吸收或局部性骨致密。CBCT检查见牙根横断面有贯穿颊舌向的线状低密度影。

3.殆创伤性牙根横断　磨牙承受应力较大的牙根在创伤性殆力作用下发生折断的情况称为殆创伤性牙根横断。好发于中老年人无牙体疾患的上磨牙腭根，其次是远颊根。主诉患牙长期咬合不适或痛，有吃饭时咯小石子或不慎咬筷子等急性咬合外伤史，就诊时可并发牙髓炎或根尖周炎症以及患根的牙周症状。影像可见患牙的某一根有透射的横折线，可有牙周膜间隙增宽，有时可见折断的根尖移位。

［病例47］　16牙冠近远中向折裂深度观察，见图18-47。

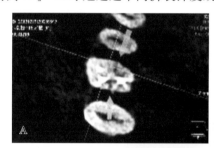
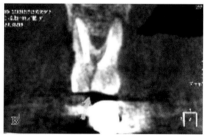
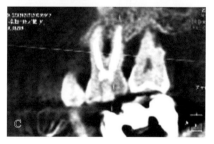

图18-47　16牙冠近远中向折裂

注：A.CBCT轴位重建影像，16牙冠截面上可见三点高密度充填物影像，十字坐标线呈近远中及颊腭向。B.16 CBCT颊腭向重建影像，根分叉下方牙槽骨吸收，两根管内可见高密度充填物影像，牙冠中份至根分叉处可见不规则低密度线状折线影。C.26两颊根近远中向重建影像，牙槽骨吸收至根尖1/3

［病例48］ 26近颊根裂，劈裂部分移位（图18-48）。

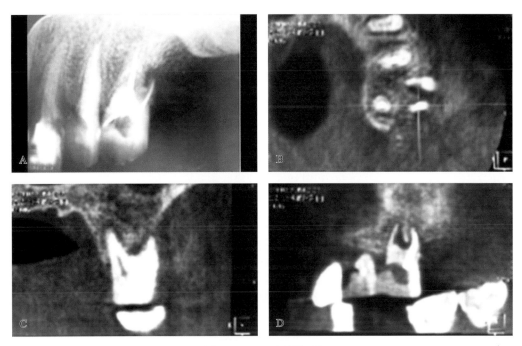

图18-48 26近颊根裂

注：A.根尖片示26根管内见高密度充填物影像，远颊根周牙槽骨影像消失，近颊根影像模糊。B.26轴位重建影像，双颊根间及颊侧牙槽骨消失，腭根牙周膜间隙略增宽近中颊根之颊侧和远中牙槽骨吸收。C.腭根与远颊根的颊腭向重建影像，腭根尖周低密度影，远颊根颊侧牙槽骨影像消失。D.双颊根的近远中向重建影像，近颊根远中侧牙根劈裂，折片移位，牙槽骨吸收

［病例49］ 36、37牙根纵裂（图18-49）。CBCT明确诊断出根尖片未能发现的37近颊根纵裂，此例患者申请检查目标是36，但在阅片时发现，其邻牙37近中根有与36几乎相同的病变——近中根舌颊向折裂，只因病程短，且受36患症掩盖。对于影像诊断初学者，在接诊时切忌只看临床申请目的，两眼紧盯被检查目标而无视其他；切记在目标检查之外，常也有许多其他病患隐藏。

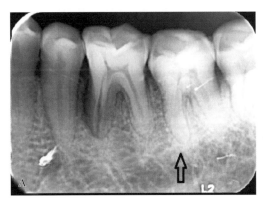
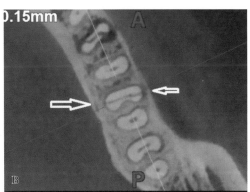

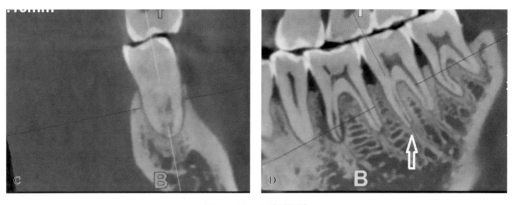

图18-49 牙根纵裂

注：A.根尖片显示36近中根管影像增宽，近中牙周膜间隙影像增宽。箭头所指处为37近中根影像，受外斜线高密度影像掩盖，未发现明显异常。B.CBCT轴位重建影像，可见36近中根舌颊向劈裂影像，箭头所指处示37近中根同样可见舌颊向折裂，37舌颊侧牙槽骨吸收不明显。C.37近颊根颊向重建影像，见牙周膜间隙增宽。因为此重建平面与折线平行，所以在此影像上看不到折裂。D.目标检查36近中根纵裂影像清晰。箭头指处37近中根管也有异常增宽

［病例50］ 27牙根纵裂（图18-50）。

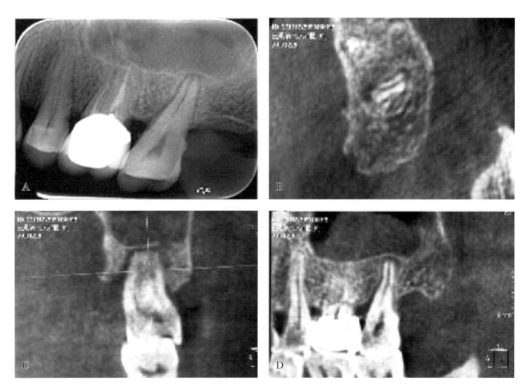

图18-50 27牙根纵裂

注：A.根尖片影像显示27单根管，根管影像逐渐增宽，牙周膜间隙影像增宽。B.27根尖部轴位影像可见贯穿根管壁的颊腭向低密度线状影像，颊腭向根管壁贯通处牙槽骨吸收。C.27颊腭向重建影像，可见颊腭向牙周膜间隙增宽，根尖低密度影波及上颌窦。D.近远中重建向影像，显示根管影像从根管口向根尖部均匀增宽，上颌窦底黏膜增厚

［病例51］ 46近中根纵裂（图18-51）。

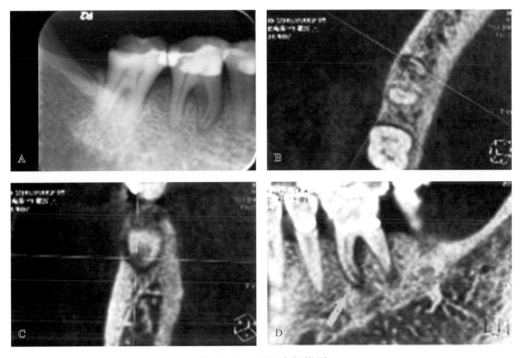

图18-51 46近中根纵裂

注：A. 根尖片显示46近中根尖1/3段根管影像增宽，牙周膜间隙增宽。B.46根尖部轴位重建影像，坐标线十字交叉分别呈近远中向及舌颊向位于近中根颊侧。C.46近中根尖部舌颊向重建影像，坐标线位于不完整的根尖偏颊侧。D. 近远中向CBCT重建影像，显示近中根根管及根尖孔影像增宽

［病例52］ 27腭根横断（图18-52）。近远中向根折线，与牙列平行的折线在平片上一般较难发现。

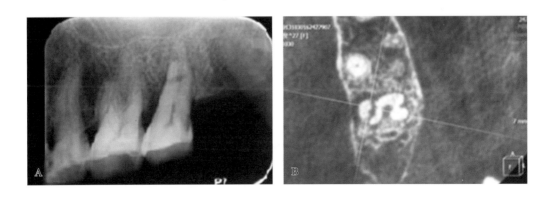

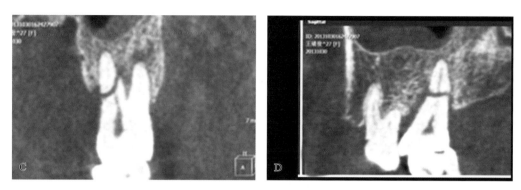

图18-52　27腭根横断

注：A.根尖片显示27根中1/3见模糊的横向低密度影像。B.27CBCT轴位重建影像，腭根见近远中向低密度折线影。C.腭根及远颊根颊腭向重建影像，腭根见明显斜折线，断端分离。D.腭根近远中向重建影像，可见腭根中1/3处横折，断端分离

［病例53］　16冠根折（图18-53）。

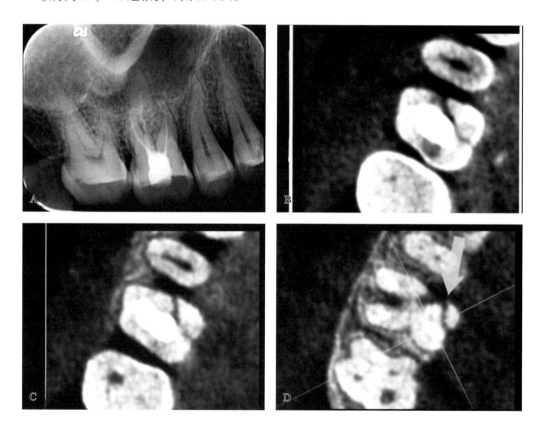

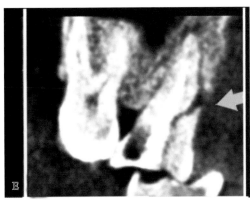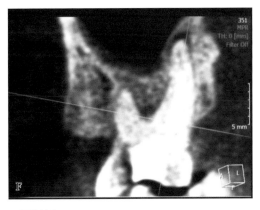

图18-53　16冠根折

　　A. 根尖片见16两颊根牙周膜间隙增宽，髓腔内见高密度充填物影像，底部纵形低密度折线影。B.27牙冠中部CBCT轴位截面影像，可见牙冠近中邻面中央处至腭侧中央斜形低密度折线影。C.27牙颈部近髓底轴位截面影像，牙冠近中腭侧斜折。D.27根分叉下方轴位截面影像，见腭根近中侧部分根管壁斜折影像，断端分离移位。E.腭根近远中斜位重建影像，见近中腭侧冠根斜折影像。F.腭根近远中斜位重建影像，显示腭根根管欠充填影像，根尖阴影

　　［病例54］　16腭根腭侧面部分楔形折后吸收（图18-54）。

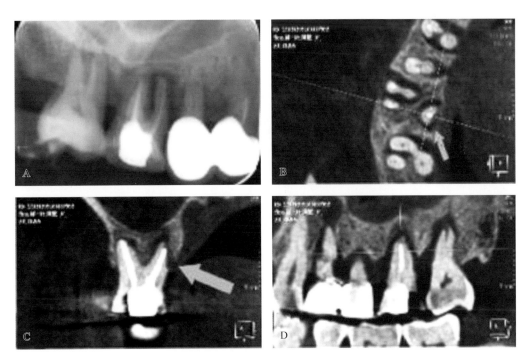

图18-54　16腭根腭侧面部分楔形折

　　注：A. 根尖片未显示16近中根根尖及根周低密度影像，腭根尖部吸收影像。B.CBCT轴位根尖1/3重建影像可见16腭根腭侧缺损影像，近中颊根根周牙槽骨吸收，未见根管充填影像。C.16CBCT颊舌向重建影像，可见腭根腭侧面部分牙根影像缺如。D.16CBCT近远中向重建影像定位标示

［病例55］ 根尖片疑似37牙颈部折裂（图18-55）。

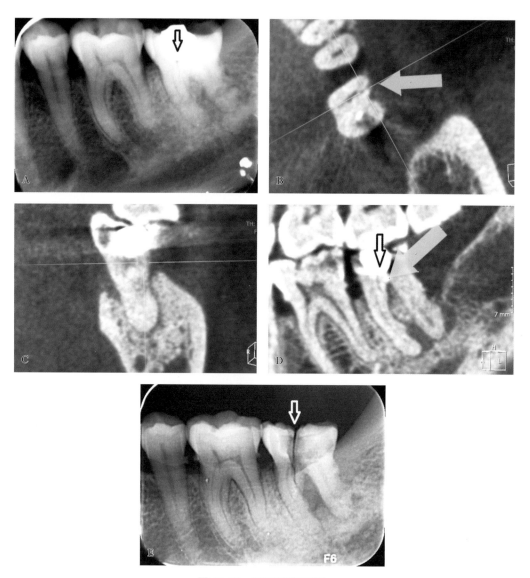

图18-55　37牙颈部折裂

注：A. 根尖片怀疑 37 牙颈部充填体下折裂。B.37CBCT 轴位重建影像定位标示。C.37CBCT 颊舌向重建影像。D.37CBCT 近远中向重建影像，见线状低密度影像。E. 去除充填物后根尖片显示 37 冠根折，根分叉下方牙槽骨吸收

［病例56］　17远颊根横断（图18-56）。根尖部极小的根折平片很难观察清楚。

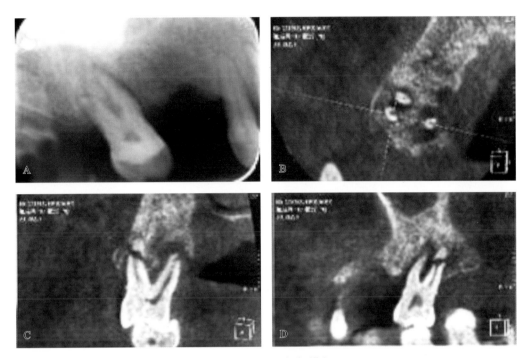

图18-56　17远颊根横断

注：A.根尖片显示17远颊根尖1/3横折，近颊根近中侧牙周膜间隙增宽。B.17CBCT轴位重建影像，根尖周牙槽骨吸收，坐标呈舌颊向及近远中向交叉。C.17 CBCT颊腭向重建影像，远颊根尖1/3横折，腭根尖根管孔扩大。D.CBCT影像显示远颊根尖1/3横折影像

［病例57］　CBCT漏诊的根折影像（图18-57）。

此牙因为是斜折，其斜折线任何一个层面与X线均不垂直！另外尚有金属桩钉冠伪影影响，致在CBCT影像上未能发现根折。待牙拔下后见方见根折形态。可见拔下牙的根折形态，回头再看影像，发现在CBCT影像上虽然不能直观根折线，其实可以通过一些根折的影像表现来判定根折！在图B可以显示牙根中部两侧以近中为主的牙槽骨吸收影像。图C唇腭向见牙槽骨以腭侧吸收为主影像。此为根折的重要标志！

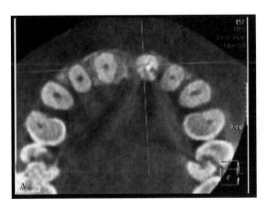
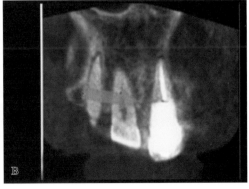

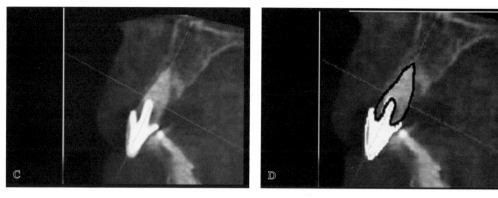

图18-57　CBCT漏诊的根折影像

注：A.21 CBCT轴位影像，21根管内见高密度充填物影像，周围牙槽骨吸收。且可见不规整放射状低密度线性影。B.21近远中向剖面重建影像，21近中牙槽骨角形吸收至根中1/2。C.唇腭向重建影像，见牙体桩钉冠下密度减低，腭侧牙槽骨影像吸收至近根尖区。D.牙折位置示意图，黑线描记牙根影像，可见冠下楔形折

[病例58]　21根中1/3处腭侧斜折（图18-58）。

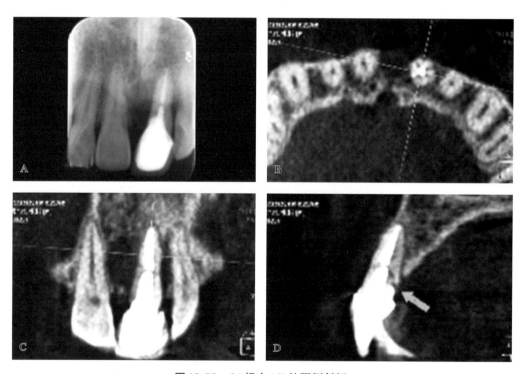

图18-58　21根中1/3处腭侧斜折

注：A.根尖片显示12根管内可见根管桩的存在，近中、远中牙槽骨吸收至根中1/3。B.21CBCT轴位重建影像，牙根近中牙槽骨吸收，坐标呈舌颊向及近远中向交叉。C.21近远中向CBCT重建影像，根中部近中侧疑似横折。D.21CBCT唇腭向重建影像，牙颈部舌侧面不规整线状低密度影向上方颊侧走行达充填物与桩钉衔接处

[病例59]　16腭根尖微裂（图18-59）。

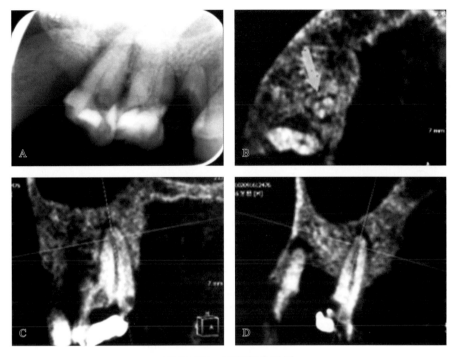

图 18-59　16 腭根尖微裂

注：A. 根尖片显示 16、17 牙根尖部影像模糊。B.16 腭根尖部影像，疑似根尖孔近中侧开口。双颊根尖影像未显示。C.16 腭根颊腭向重建影像，根管口偏颊侧。定位坐标位于牙根尖部，平行于牙根长轴。D.16 腭根近远中向重建影像，根管影像自远中倾斜向近中，根尖周牙周膜间隙影像增宽

［病例60］　24 牙骨质撕裂（图18-60）。牙骨质撕裂是指牙骨质片与牙根表面分离的现象，根据与牙根表面分离情况不同，可分为完全性和不完全性牙骨质撕裂。

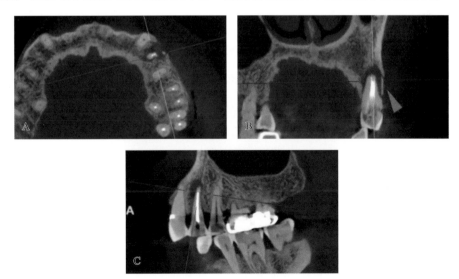

图 18-60　24 牙骨质撕裂

注：A.24 CBCT 轴位影像，显示根尖周牙槽骨吸收，颊侧点状游离骨组织影像。B.24 颊腭向重建影像，根管内见高密度充填物影像，根尖周牙槽骨吸收，牙根颊侧缺损，颊侧见剥脱后游离折片影像。C.23、24、25 近远中向重建影像，24 根管充填影，根尖区偏近中牙槽骨吸收

第九节　牙根侧穿的CBCT影像早期诊断

在影像诊断中，被牙根折裂与感染造成的根管腔与根管壁旁侧交通，导致根管壁旁侧组织结构病理性改变的影像特征与传统意义上的根管侧穿的影像改变特征是一致的。能否分辨出造成侧穿是何种原因，取决于CBCT的分辨能力。因为CBCT分辨率受制于制造工艺技术，当然这也可能是CBCT制造业永远满足不了临床需求的瓶颈。所以CBCT影像对牙根侧穿的早期诊断与临床侧穿诊断是有区别的。

50%以上的病例能够直接找到牙根的，折裂或侧穿影像位点，但总有部分高度疑似根折或侧穿病例，重建影像上不能直接找到侧穿位点，这是摆在CBCT影像工作面前的难题！近20多年里一直困惑的问题，能否依据其牙根侧穿存在的客观条件及影像特征，从中找出侧穿早期的客观表现规律，对小于根折或侧穿病灶位点CBCT分辨率、而又确实存在的，也就是说虽不能直接看到侧穿位点，也能通过侧穿客观条件的影像特征做出明确诊断？经多年大量实践、对许多能够找到侧穿位点的病例，进行了认真细致影像特征的总结分析，同时对使用的CBCT机分辨能力做了验证，试图在CT机影像分辨率的微观检测中，做更加深入探究。从中发现了一些侧穿病例发病过程中的影像特征变化规律，在此做一总结。

一、使用设备资料

使用意大利生产的New tom 5G、芬兰思迪克斯生产Scanora 3D CBCT、普兰梅卡CBCT、美国锐珂生产CBCT、卡瓦CBCT、国产朗视CBCT和美亚CBCT。并参考采用国际统一，美国纽约生产的Cat Phan 600体模，对不同品牌的多台，不同大小视野的CBCT做了空间分辨率检测。对于已经测试过的CBCT的分辨率等级，总的来看，大致分为两个数值，分别为约0.25mm、约0.33mm。

二、依据临床对证选择扫描影像条件分析影像资料

依据主诉、临床检查以及X线根尖片的检查等疑似根管侧穿，行CBCT小视野、高分辨率扫描检查，在影像上反复仔细寻找观察牙体各轴位解剖病理生理特征，确定原发病灶位置及范围，对怀疑有根折或侧穿位点影像，进行黑白锐化对比调整，确定是否有明确侧穿通道存在。

经大量临床资料研究发现凡有牙体折裂侧穿者，除去侧穿急性期外，依据侧穿存在的影像异常特征：①以侧穿点为中心，对牙周、硬板、牙槽骨依序表现为组织结构影像模糊，是组织微观变性，失去正常结构形态；②密度较低吸收影像；③范围扩大影像，甚至波及邻牙周围牙槽骨。

1.14经拔除证实，根端1/3近中侧穿影像与手术对照　图18-61至图18-63。

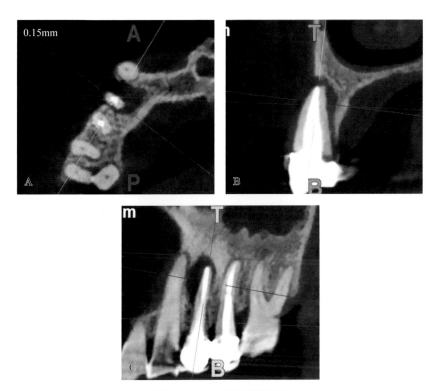

图18-61　CBCT影像所见

注：A.轴位显示14根尖1/3牙槽骨吸收区，位置以近中为主。B.根尖1/3颊腭向牙槽骨吸收区呈环状，位于根尖1/3腭侧为主，但不明显。C.牙槽骨吸收位于根尖近中侧1/3为中心显著，并累及13牙根根尖1/3的远中部分

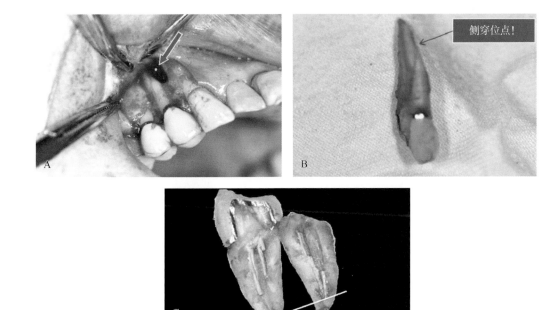

图18-62　手术所见

注：A.术中见根尖1/3近中侧牙槽骨缺失。B.拔除后见牙根颊侧外观有起自远中冠方，向根尖近中侧至1/3处斜裂。C.牙体劈开后，见裂痕起自冠方远中至根端近中侧1/3。见影像白线截断处

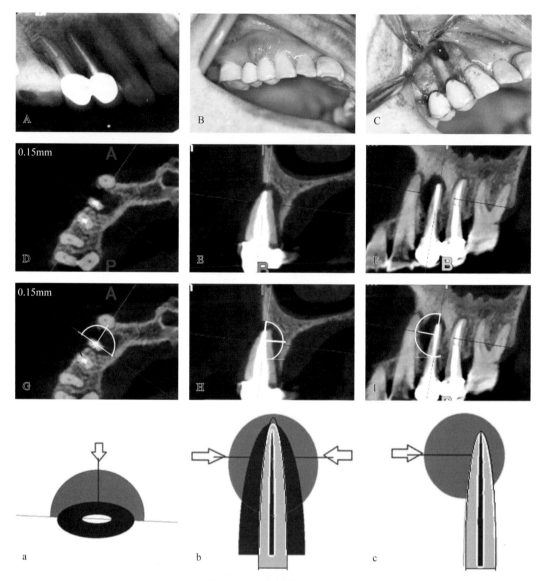

图18-63 资料综合分析

注：A.根尖片显示近14根尖1/3近中侧牙槽骨密度较低影像。B.14颊侧靠近牙龈边缘的瘘管伴有肿胀。C.术中所见根端1/3近中侧牙槽骨缺失。D.轴位显示14根端牙槽骨吸收区，位置以近中为主。E.根端颊腭向牙槽骨吸收区呈环状，位于根端1/3腭侧为主。F.牙槽骨吸收位于根端近中侧1/3为中心，并累及13牙体。G.图D14根端牙槽骨吸收区画圆，见中心位于根近中侧。H.图E14根端牙槽骨吸收区画圆，见中心最宽处于根端1/3腭侧。颊侧骨皮质消失。I.图F14根端牙槽骨吸收区画圆，中心于根端近中侧1/3处

a、b、c.在根管壁旁侧牙槽骨吸收区画圆的基本原则示意图。a图牙槽骨吸收以近中为主；b牙槽骨吸收中心并非是根尖，圆心在根端1/3；c明确吸收区位于根端1/3近中侧。三维度结合判定侧穿点在根端近中侧1/3

2.37 CBCT影像，自冠方呈斜舌颊向纵裂致牙槽骨吸收　见图18-64和图18-65。

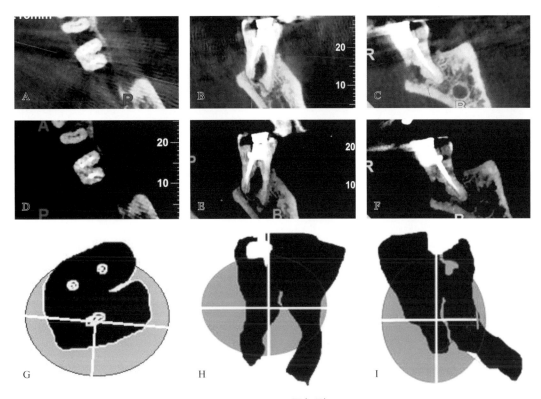

图18-64 37冠根裂

注：A、B、C图，显示围绕37根部偏舌侧牙槽骨吸收影像。D、E、F图，黑白锐化对比见37根端牙槽骨吸收，显示纵裂来自冠方中心，F舌颊斜向位显示纵裂线性影片舌侧。G、H、I图，将牙槽骨吸收区画圆基本原则，确定侧穿点来源于冠方呈斜舌颊向

综合分析：A、B、C原图显示牙槽骨吸收区，以37牙根近舌及远中位置，仔细观察A仅颊侧近中残余牙槽骨皮质部；B牙槽骨根分叉及舌侧牙槽骨吸收；C斜舌颊向显示近舌侧牙槽骨大部吸收，经锐化对比显示牙体纵裂影像。G、H、I依据牙槽骨吸收范围，三维评估判定底穿与根分叉处。斜舌颊向贯通纵折

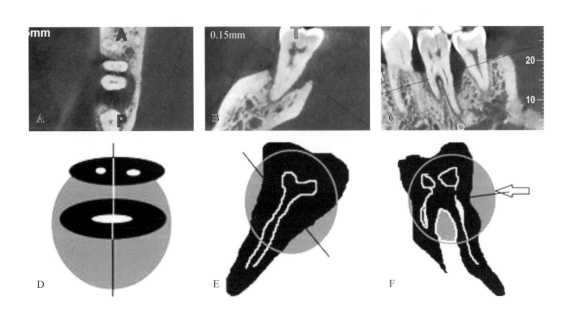

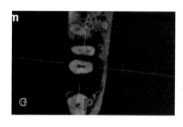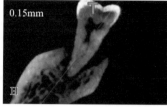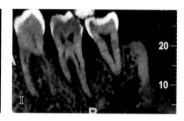

图18-65 47 CBCT影像

注：A.47根端轴位影像。显示牙槽骨吸收以远中根为中心。B.舌颊向影像。显示牙槽骨吸收于远中根为主上段。C.近远中向影像。显示牙槽骨吸收位于远中根上段波及根分叉部分。G、H、I图是经黑白锐化对比影像。G轴位见以下放大AG呈近远中向裂。D、E、F图依据牙槽骨吸收区域画圆，三维度判定侧穿点。

3. 47 CBCT影像，远中根分叉下，近远中向局部贯通纵裂，致牙槽骨远中上段吸收 轴位加近远中向放大锐化对比观察影像，见图18-66。

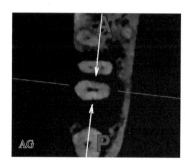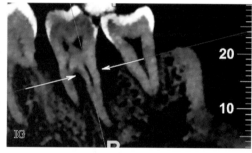

图18-66 轴位加近远中向放大锐化对比观察影像

注：AG.轴位显示远中根管壁近远中向裂痕影像。IG.近远中向影像。显示箭头指处贯通性根管壁侧穿影像

4. 依据以上牙槽骨吸收区域分析 见图18-67。

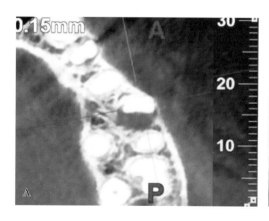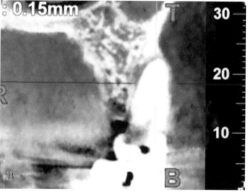

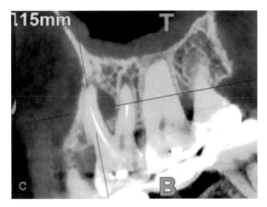

图18-67　A、B、C图轴位、颊腭向位、近远中向三影像

注：根据牙槽骨吸收区域判定法评估侧穿点，位于26近颊根中段远中侧侧穿

5.根管壁旁侧牙槽骨吸收，侧穿点明确案例　见图18-68至图18-70。

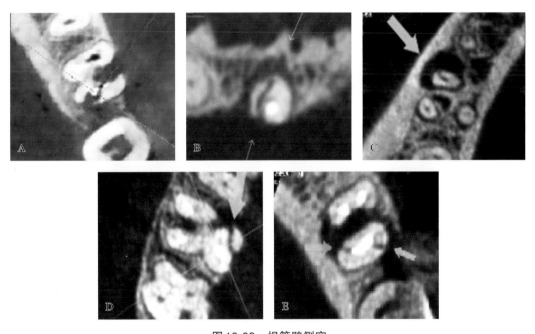

图18-68　根管壁侧穿

注：A. 36远中根颊舌向贯通性侧穿。B.21牙根舌颊向贯通性侧穿。C.16近颊根颊侧向侧穿。D.16腭根近腭侧处劈裂侧穿。E. 26远中根斜颊舌向贯通性侧穿。A、B、C、D、E图均见根管壁旁侧牙槽骨吸收，侧穿点明确，影像诊断为根管壁侧穿

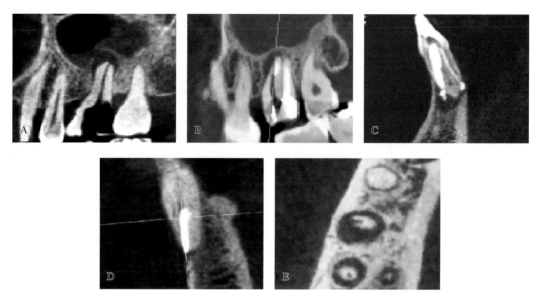

图 18-69　根管壁侧穿

注：A.26 腭根根尖囊肿形成。B.27 近颊根根端 1/3 近中侧穿。C.32 唇舌向双根尖孔。D.34 根端颊侧穿。E.25 根端颊侧穿。五图均见根管壁旁侧牙槽骨吸收，侧穿点明确，影像诊断为根管壁侧穿

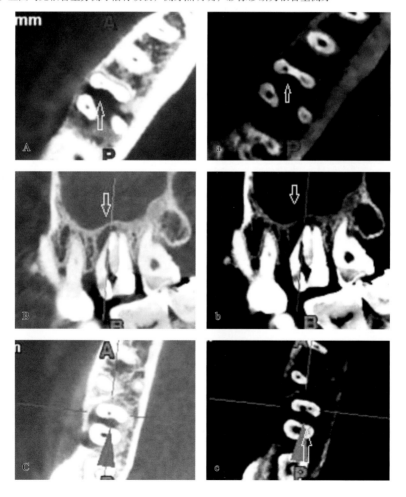

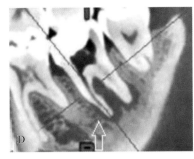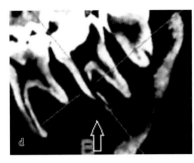

图18-70　根管壁旁侧牙槽骨吸收，为侧穿早期影像特征，经影像锐化调整后找到侧穿点案例

注：A.16轴位影像，见近颊根远中侧，牙槽骨吸收。箭头指处，未见根管壁侧穿位点。a.同A经锐化调整，箭头指处见根管壁薄弱位点明确。近中根远中侧牙槽骨吸收邻近中心处箭头指处根管壁密度较低影像。B.17双颊根近远中影像，根端近中旁侧牙槽骨吸收，箭头指处侧穿位点不明确。b.同B经锐化调整，箭头指处见根管壁薄弱位点明确，且位于牙槽骨半圆形吸收区中心。C.37轴位，近中根远中侧牙槽骨吸收，箭头指处根管壁侧穿位点不明确。c.同C经锐化调整，箭头指处见根管壁薄弱位点明确。恰位于远中侧牙槽骨吸收中心。D.37双根近远中影像，近中根中段远中和近根端近中侧牙槽骨吸收。箭头指处，侧穿位点不明确。d.同D经锐化对比调整，箭头指处分别于近中根中段远中侧，及近根端近中局部根管壁影像消失8个图，均见根管壁旁侧牙槽骨吸收，经黑白锐化对比调整后侧穿点显示明确，影像诊断为根管壁侧穿

6.显示根管壁旁侧牙槽骨吸收影像特征，锐化调整也找不到侧穿点，可诊断为根管壁侧穿早期影像　见图18-71至图18-72。

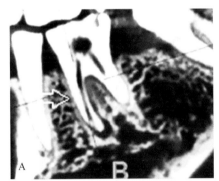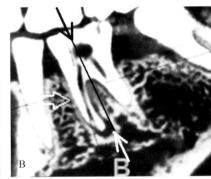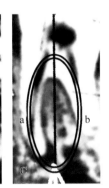

图18-71　侧穿早期影像特征存在，找不到侧穿点案例（一）

注：A.36近中根管被直化，根尖似位于近中侧距触到根尖约2mm。近中根分叉下根管壁远中侧薄，邻近牙周及硬板组织结构影像模糊。符合临床疑似侧穿诊断。影像诊断为近中根远中侧根管壁侧穿早期特征。B.同A的影像，可见根分叉处箭头指处，牙槽骨做黑线一分为二两部分。显示近中根管直挺通畅，至根尖部近中侧根管壁密度较低，达根尖牙槽骨低密度区域向后远中侧牙周影像增高，直至达根中段及根分叉下黑线范围内。C.将根分叉局部放大。图中a侧为近中根远中侧，牙周与硬板组织结构影像较远中根近中b侧明显模糊。影像诊断为近中根远中侧近根分叉处根管壁侧穿早期影像特征

A、B、C图显示有根管壁旁侧因侧穿致牙槽骨组织结构变性呈模糊、吸收，这可以是侧穿早期的影像特征。经黑白锐化对比也找不到侧穿点，仍可作为诊断早期根管侧穿的依据，要确认根管侧穿仍要结合临床检查

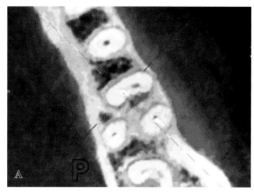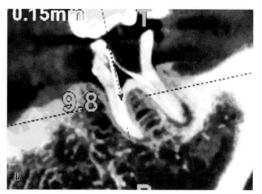

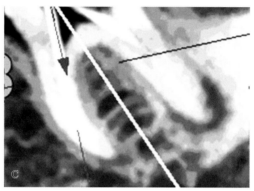

图18-72　侧穿早期影像特征存在，找不到侧穿点案例（二）

注：A.46轴位影像，十字坐标位点位于近中根舌侧根充填物上，远中侧硬板影像中段消失。近远中向穿过远中颊根中心。B.46近远中重建影像。显示近远中根管内牙胶充填影像。近中根远中侧牙周及硬板影像较远中根近中侧影像模糊。C.将图B局部的放大影像，显示白线在根分叉中央将牙槽骨一分为二，近中侧较远中侧影像有细微模糊变化。近中根管内牙胶影像挺直，达根端1/3近穿，近邻牙周硬板影像完好影像。近中根分叉下段充填物挺直偏向远中，远中侧根管壁薄影像，牙周及硬板组织结构影像较中分白线远根近中侧牙周及硬板影像模糊，高度怀疑侧穿早期存在

A、B、C图显示有根管壁旁侧因侧穿致牙周及硬板组织结构变性模糊影像，近似侧穿早期影像特征。结合临床，仍可作为诊断早期根管侧穿的影像依据

三、综合分析

以上列举根管壁旁侧牙槽骨吸收影像案例，判定侧穿点位置：

图18-63a、b、c图在根管壁旁侧牙槽骨吸收区画圆的基本原则示意图。a图牙槽骨吸收以近中为主；b牙槽骨吸收中心并非是根尖，圆心在根端1/3；c明确吸收区位于根端1/3近中侧。三维度结合判定侧穿点在根端近中侧1/3。

图18-64A、B、C原图显示牙槽骨吸收区，以37牙根近舌及远中位置，仔细观察A仅颊侧近中残余牙槽骨皮质部；B牙槽骨根分叉及舌侧牙槽骨吸收；C斜舌颊向显示近舌侧牙槽骨大部吸收，经锐化对比显示牙体纵裂影像。G、H、I图依据牙槽骨吸收范围，三维评估判定底穿与根分叉处。斜舌颊向贯通纵折。

图18-66A、G、轴位显示远中根管壁近远中向裂痕影像。I、G图近远中向影像。显示箭头指处贯通性根管壁侧穿影像。

图18-67A、B、C图轴位、颊腭向位、近远中向三影像。根据牙槽骨吸收区域判定法评估侧穿点，位于26近颊根中段远中侧侧穿。

图18-68，图18-69，多个案例，均见显示根管壁旁侧牙槽骨吸收，侧穿点明确案例。

图18-70根管壁旁侧牙槽骨吸收，经黑白锐化对比后侧穿点显示明确，影像诊断为根管壁侧穿。

图18-71，图18-72显示有根管壁旁侧因侧穿致牙周及硬板组织结构变性模糊影像，近似侧穿早期影像特征。结合临床，仍可作为诊断早期根管侧穿的影像特征依据。

四、结论

CBCT对牙根侧穿影像特征表现：①底穿时，牙槽骨吸收区在根分叉下方；侧穿点在牙根侧方时，牙槽骨吸收区在根管壁侧方；侧穿点在根尖时，根端牙槽骨吸收。②侧穿病变晚期的影像特征，是侧穿点明确，牙槽骨吸收范围大；侧穿病变中期的影像特征是，侧穿点不能够明确显示，牙槽骨吸收范围较小且清晰，有局限性。③侧穿早期影像特征是，侧穿位点不明确，根管壁密度低管壁薄，相邻牙周膜、硬板、牙槽骨影像模糊。根据侧穿病理生理及影像分辨率试验推断，使用CBCT并对影像加以亮度、灰度、对比度仔细调整观察阅读，可以对符合临床侧穿症状的病例做出早期诊断。

第十节　牙根外吸收

牙根外吸收是指牙根表面发生的进行性病理性吸收，早期阶段通常无明显的临床症状，通常在X线检查时发现。牙根外吸收的病因目前尚不十分清楚，有学者认为和牙骨质的损伤有关。例如在牙外伤、咬合创伤、根尖周炎症、牙根周有埋伏阻生牙、颌骨囊肿、肿瘤等局部压力压迫根尖，或牙内漂白、正畸治疗、自体牙移植或牙再植等牙科治疗后，或某些系统性疾病以及不明原因的涉及多颗牙广泛快速进展的特发性外吸收等。

牙根外吸收可分为四型：①表面外吸收，牙骨质局部浅表吸收，X线影像很难发现；②炎症性外吸收，周围有X线透射区；③置换性外吸收，骨组织逐渐置换被吸收的牙根，牙周膜间隙消失，牙根表面呈特征性虫蚀状改变，随着时间推移，牙根被骨组织完全取代；④牙颈部外吸收，表现为牙齿颈部区域单一的吸收陷窝。

［病例61］　16长期根尖周炎症致根尖外吸收（图18-73）。

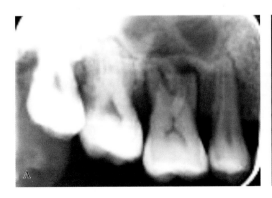
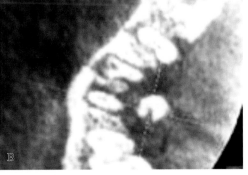

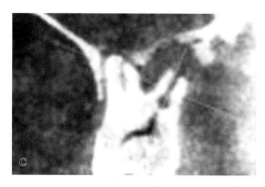
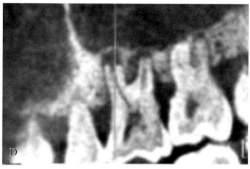

图18-73　16长期根尖周炎症致根尖外吸收

注：A.16根尖片显示三根尖影像平齐，根尖周密度减低，腭根与窦底间见向上隆起骨白线。B.16CBCT轴位重建影像，腭根周牙槽骨吸收，根尖孔开口于根管远中侧壁。C.远颊根及腭根颊腭向重建影像，腭根尖吸收，根周牙槽骨吸收。D.16近远中向重建影像，近中颊根根尖吸收明显，根尖周低密度影。远中颊根周低密度影像。

［病例62］　48近中水平阻生致37牙根吸收（图18-74）。

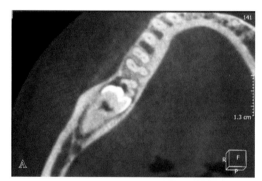
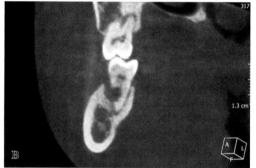
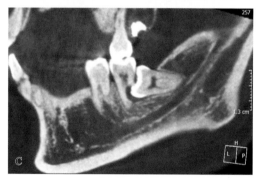

图18-74　48近中水平阻生致37牙根吸收

注：A.右下颌骨轴位影像，显示48近中水平阻生，47远中牙根不规则吸收。48根尖部可见神经管斜切影像。B.47舌颊向重建影像，见47牙根中1/3颊侧部分吸收影像，吸收区颊侧牙槽骨角形吸收。C.磨牙区近远中向重建影像，显示48近中阻生于47远中牙颈部下方，48牙冠近中嵌于47牙根远中吸收区内

第十一节　CBCT在根管治疗中的应用

X线影像贯穿根管治疗术的始终，对判断病因、了解病情、指导治疗均具有重要意义。X线平片因受影像重叠、变形失真等的影响具有一定的局限性，而CBCT图像可以良好地显示三维解剖结构之间的空间位置和关系，且几乎没有变形失真等优势，被越来越多的牙体牙髓科医师接受并使用。

1.CBCT拍摄小技巧　临床中因个别牙需根管治疗而进行CBCT检查时，口腔影像科技师可选用小视野、高分辨率模式进行拍摄，将目标牙置于视野中心区域；目标牙如果戴有烤瓷冠等修复体时可以用干纱布条等将舌体和颊黏膜等软组织排开后进行拍摄，从而可以获得尽可能清晰、伪影最少的图像。

2.根管治疗术前评估　①牙根及根管数目、形态、长度及通畅情况评估：CBCT提供的三维图像可以提供拟治疗牙的牙根及根管数目、形态及较精确的长度信息，以及根管是否通畅，术前充分掌握这些信息有利于完善根管治疗。②根尖与周围解剖结构的关系评估：CBCT可以良好显示患牙根尖与上颌窦及下颌神经管的位置关系，从而提示临床医师治疗中可能出现的风险。

3.根管治疗过程中意外情况评估　CBCT可以很好地辅助观察根管治疗过程中出现的各种意外情况，如辅助根管口定位、分离器械的定位、髓室底穿或根管壁侧穿的识别，根管形态偏移、台阶形成的识别等；从而辅助临床医师及时恰当地修正治疗方案，提高根管治疗的成功率。

4.根管再治疗及根尖手术术前评估　CBCT可以辅助判断以往根管治疗失败的原因，如：是否欠填、超填、遗漏根管、根管三维充填欠佳；是否有根管钙化、分离器械；是否有初次治疗发生的操作缺陷如根管偏移、根管壁台阶等；是否有难辨认的冠根折、牙根裂、不愈合囊肿存在等。分析出初次治疗失败的原因后，再给予有针对性地再治疗，从而提高患牙再治疗的成功率。

根尖手术术前拍摄CBCT可以提供术区三维影像信息，使术者更准确地了解病变的部位、范围大小、颊舌侧骨板厚度，以及病变与周围重要解剖结构之间的关系，如：鼻底、上颌窦、颏孔、下颌神经管以及病变周围较大的血管等。

5.根管治疗效果评估及根管治疗后疾病的诊断　根管治疗的效果可以从充填的结果以及病变的愈合程度等方面进行客观评估，而CBCT比根尖片在判断根充结果（恰填、超填、欠填）、观察根充密实情况、是否有遗漏根管，以及显示根尖周病变情况等方面均具有优势。但临床阅片过程中要注意鉴别因根充物造成的低密度条形伪影，以免误诊为根充不密实或根管遗漏。

［病例63］　准确测量46近中复杂根管长度（可以分段测量），见图18-75。

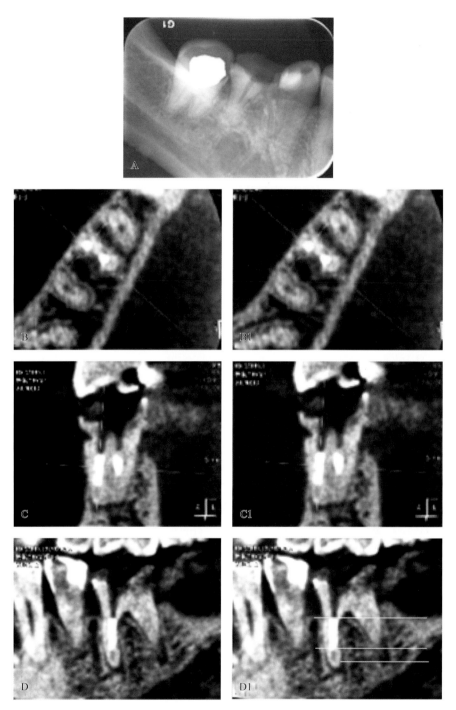

图18-75 准确测量46近中复杂根管长度

注：A. 根尖片显示 46 残冠，远中根尖影像模糊，近中根向前分开距离较远，并且牙根解剖形态不清楚。B.46CBCT 轴位重建影像，显示近中双根充填物影像，十字坐标线位于近中根颊侧。C. 近颊双根管斜冠状位重建影像，双根管中段见高密度充填物影像。坐标线平行于颊侧根管，根尖 1/3 根管影像消失。D.46 斜矢状位重建影像，显示近中颊侧根中 1/3 段见高密度充填物影像，根尖 1/3 根管影像消失

[病例64] 牙根弯曲（成90°弯曲），见图18-76，图18-77。

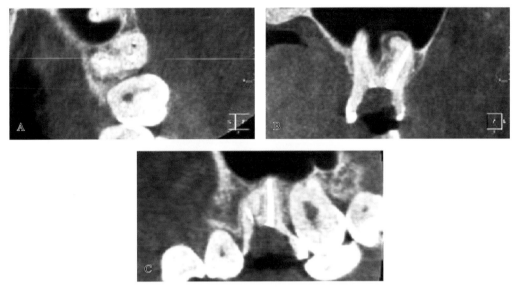

图18-76 牙根弯曲（成90°弯曲）（二）

注：因为弯根的复杂，加大投照角度的多步骤影像。以投照与读图演示，并加以CBCT对照。A.26 CBCT轴位重建影像，远颊及腭根管内见高密度充填物影像，坐标线位于远颊根管上。B.26远颊根及腭根略倾斜的斜冠状位重建影像，显示远颊根管内见高密度充填物影像，根尖弯曲（平上颌窦底）成90°向内转折，易误读为充填影几乎穿出根管壁，其实所见90°转折是近颊根向后内弯曲的转折根尖影像。C.双颊根斜矢状位重建影像，近颊根管口段及远中根管内见高密度充填物影像

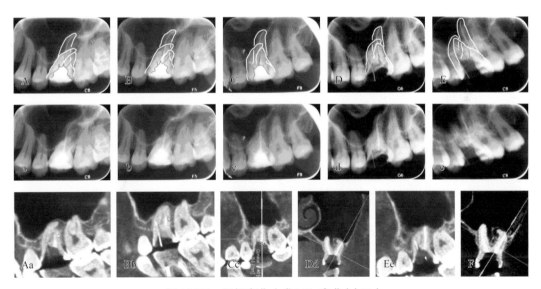

图18-77 牙根弯曲（成90°弯曲）（二）

注：A.标准根尖片见三根远中倾斜影像。B.试图从远中向近中角度纠正投照，未见明显效果。C.加大向近中角度，仍旧未见分开三根影像。D.再加大角度，整体影像纠正双颊根不能分开。E.角度更加大时见三根时，双颊根仍旧抱在一起，但已经与腭根分开。a.是A原图。Aa.见26近颊根根端CBCT重建完整形态，根端及远中根根端影像未显示。b.是B的原图。Bb.基本显示完整的近颊根影像。但是远中根只显示部分影像。c.是C的原图。Cc.显示完整的CBCT远中根影像，显示根管内充填影像。d.是D的原图。Dd.CBCT显示远中根及近中根尖部影像。均突窦腔内。近颊根尖有圆形骨白线环绕阴影。e.是E的原图。Ee.CBCT显示部分近颊根部和完整的远中根。F.是CBCT腭根与远中根的舌颊向影像。同Dd图的放大像

［病例65］　17牙根变异（图18-78）。

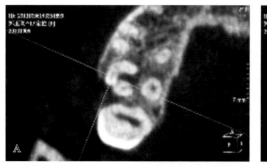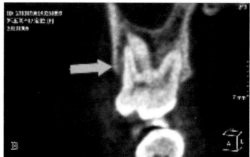

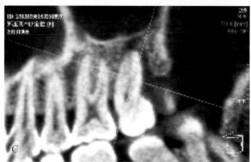

图18-78　17牙根变异（一）

注：A.17轴位重建影像，近中颊根呈"C"形弯曲。B.根管腔完整的变异近颊根影像。C.17近颊根转弯影像，牙根远中及根尖周牙槽骨吸收

［病例66］　17牙根变异（图18-79）。

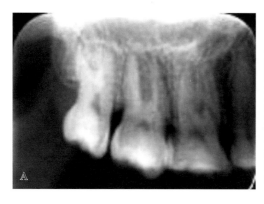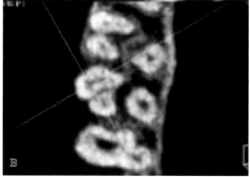

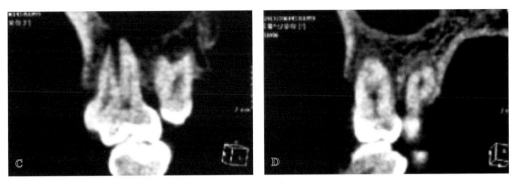

图18-79 17牙根变异（二）

注：A.根尖片未能清晰显示17牙根形态。B.17轴位CBCT重建影像，坐标十字交叉于变异颊根上。C.CBCT斜矢状位重建影像，显示两颊根影像。D.近颊根斜冠状位重建影像，显示扁宽的近颊根管

［病例67］ 27牙根融合（图18-80）。

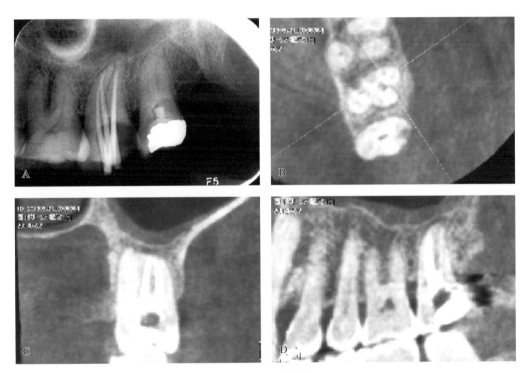

图18-80 27牙根融合

注：A.根尖片显示27疑似融合根影像，近中牙两根牙胶尖合二为一，远中牙胶尖进入腭根尖1/3以下影像。B.27CBCT轴位重建影像，显示牙根融合，四根管充填影。C.近颊根与腭根融合，三根管充填影。D.斜矢状位重建影像，见近中颊根充填影像

[病例68]　44牙根变异（图18-81）。右下颌骨区长期不适感，多家医院诊断为三叉神经痛。

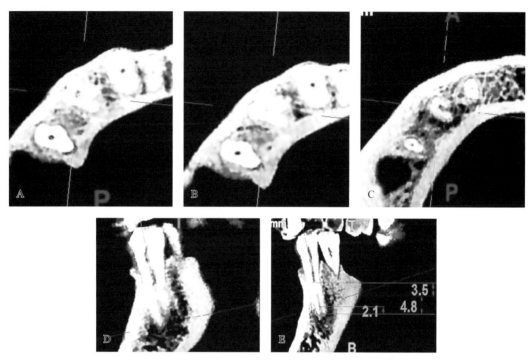

图18-81　44牙根变异

注：A.44轴位重建影像，牙体上部形态异常，根管异常。B.根中部根管影像细小，并偏向于颊侧走行。C.牙根下段呈C形。D.牙体斜冠状位重建影像。E.牙体近远中斜位重建影像，根管中部3.5mm影像消失

[病例69]　34牙根畸形（图18-82）。此类病例临床常见，多发于下颌第一前磨牙。畸形形态是根端1/2偏近中舌侧面根管壁内陷，致根尖部似乎呈C形根，其根管受畸形C口压挤变得细小，影像模糊，且走行向C形口的远中侧弯曲。

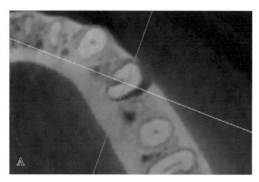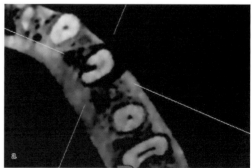

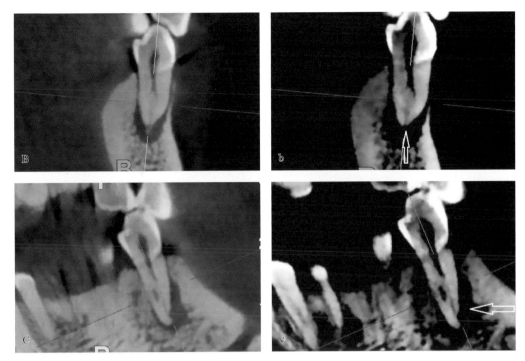

图18-82　34牙根畸形

注：A.34于根端1/3处轴位影像。见根管影像模糊，舌侧近中牙根呈楔状缺口样。颊侧牙槽骨吸收。A 锐化影像牙槽骨吸收明显，牙周增宽影像。B.是近中偏颊、远中偏舌的斜冠状位。见冠端髓腔清楚，根中1/2以下根管模糊。根牙槽骨吸收。A 锐化影像见模糊的根尖孔影像。上部根管至根中1/2转向颊侧方向。C.近中偏舌侧的斜矢状位影像。见冠端根管至根中1/2处，经短条索状低密度影远中侧牙（a图更清楚些），绕过后与根尖孔影像连续。根尖部远中侧牙槽骨吸收影像

［病例70］　46异形根（图18-83）。46远中根近舌轴角处部分凸起。

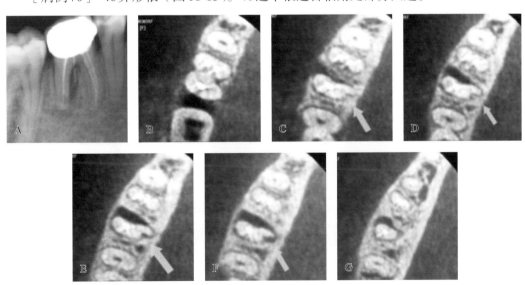

图18-83　46异形根

注：A.根尖片影像，显示46远中根近中侧牙槽骨吸收，根管内见高密度充填物影像。远中根影像未见异常。B～G.CBCT轴位截面影像，显示46远中根近中侧牙槽骨吸收，远中根近中偏舌侧牙根凸起影像

［病例71］　下颌切牙（41）双根管（图18-84）。

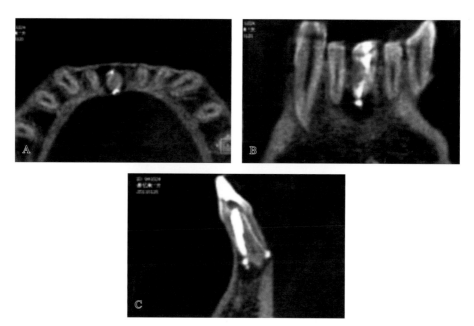

图18-84　下颌切牙（41）双根管

注：A.41根尖1/3轴位影像显示，根尖周围牙槽骨密度减低影像。唇舌向分别见点状高密度影，此为根充物影像。B.41斜冠状位重建影像，可见根管内高密度充填物影像，充填物（糊剂）超出根尖孔外，根尖区牙槽骨吸收。C.是41斜矢状位重建影像，可见颊、舌双根管影像，根管内可见高密度充填物影，根尖区牙槽骨吸收

［病例72］　27异形根（C型根）。27 CBCT冠方轴位影像呈三角形近似C形根。根端见远中腭根独立至根中1/2段，三根管独立。这种复杂形态在27少见，根尖片因二维显示牙齿结构重叠无法清晰分辨牙根的解剖，利用三维CBCT影像可清晰解读（图18-85）。

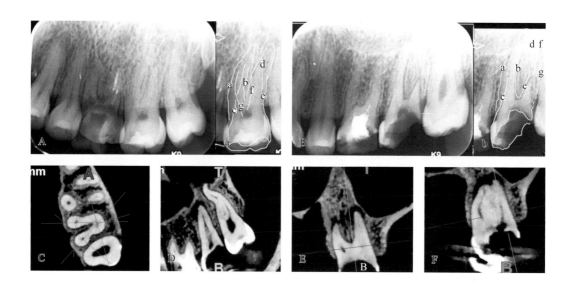

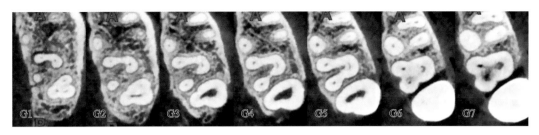

图18-85 27异形根

注：A.6个月前27根尖片，显示模糊的牙根影像，经CBCT影像三维解读，可以见右侧图a放大局部线描影像内线段解读影像：a线是近中腭根近中侧边缘线；b线是近中腭根远中侧下段边缘线影像；c线是颊根近中侧边缘线；d线是颊根远中侧线；e是独立的远中腭根下段远中侧边缘线；f是颊根根管影像；g是与颊根融合的近中腭根根管影像

B.6个月后就诊根尖片，显示27残冠，因较6个月前根尖片拍摄角度变化，牙冠邻接面较A平行，从相邻的28牙冠影像判定垂直角减小，因此牙冠影像相对拉长，致近中腭根尖影像至界外，远中根独立并向近中腭侧分开，影像与28牙冠近中向重叠，受颧牙槽嵴加厚阻射角度影响，远中根影像模糊。只能隐约见a近中腭根近中侧线，d近中腭根远中侧线，c独立的颊根下段近中侧线，d隐约见与颊根融合的近中腭根远中侧影像，f、g是独立的远中腭根影像受颧牙槽嵴高阻射影响影像模糊、并与邻牙28牙根影像重叠

C.G7髓底壁影像，G5近髓底根分叉呈三角形，近似C形根，C开口朝向腭侧。G4～G1三角形牙根远中侧逐渐在根中段分开，形成远中腭根独立、近中腭侧根与颊侧相融合一体成一牙根。三个根管

D.单独的腭根近远中向影像，牙冠远中部分影像缺失，独立根管中段扩大影像模糊，根尖周牙槽骨影像密度减低影像

E.显示腭根与颊根在根中段分开呈两根。根尖部均见根尖周牙槽骨低密度影像，以颊根为著

F.颊侧与近中腭侧根融合影像。显示腭根向腭侧向弯曲与颊根融合，双根管影像完整，根尖部尖周牙槽骨低密度影像

G1～G7.是异形根27轴位短轴影像。可见冠方G7髓底影像、髓底壁外形几乎成花瓣状。自G6～G1分成三角形，远中腭根自根中段分开。具有独立的三根管影像

［病例73］ 37C形根（图18-86）

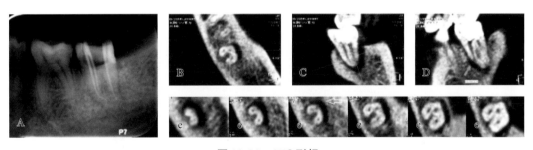

图18-86 37C形根

注：A.根尖片显示37似融合根影像，模糊的近远中根管内可见高密度牙胶尖影像。B.CBCT轴位影像显示37牙根呈C形，可见3根管影像。C.37 CBCT斜冠状位重建影像，近中双根管颊侧根管于根尖部向颊侧开口。D.37CBCT斜矢状位重建影像显示近中颊根根尖孔开口于牙根中下1/3交界处近中根管壁。e.为37CBCT轴位重建影像

［病例74］　根尖片显示27似是单根管（图18 87）。

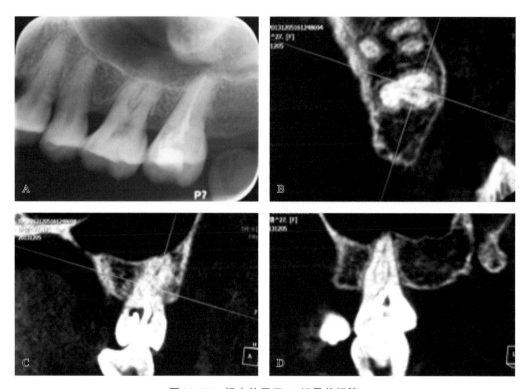

图18-87　根尖片显示27似是单根管

注：A. 根尖片影像显示 27 似是单根，根管内见高密度充填物影像。B.2627 轴位重建影像，27 三根融合，腭根管内见高密度充填物影像。十字坐标颊腭向交叉于根分叉处，近远中向位于双颊根管上可见近中颊和远中颊。C. 颊腭向交叉于根分叉坐标的重建影像。D. 颊根斜矢状位重建影像，两颊根融合，近远中颊根管于根尖 1/3 处汇合

［病例75］　46复杂根管系统（图18-88）。

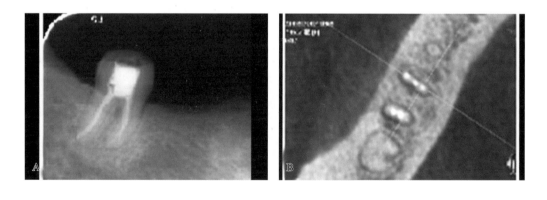

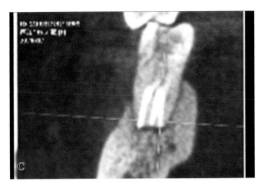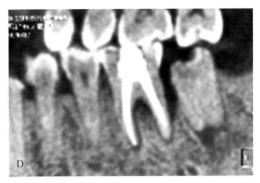

图18-88　46复杂根管系统

注：A.根尖片显示46近、远中双根影像，根管内见高密度充填物影像。B.46CBCT轴位重建影像，近中根见三根管，远中根两根管影像，均见高密度充填物影像。坐标呈近远中向与舌颊向交叉于近中根根管影像上。C.46近中根斜冠状位重建影像，三根管均见高密度充填物影像。D.46斜矢状位重建影像，根分叉下方牙槽骨吸收，远中根远中牙槽骨角形吸收至根尖1/3

［病例76］　26、27根尖与上颌窦底关系（根管治疗极其重要的估计！），见图18-89。

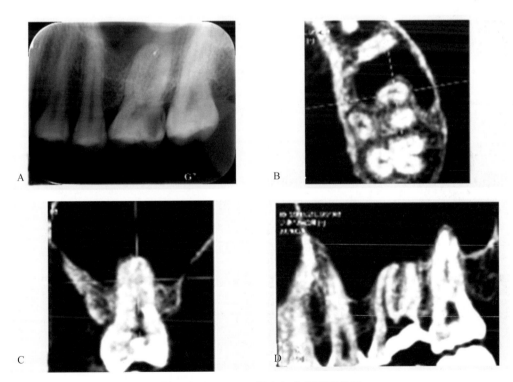

图18-89　26、27根尖与上颌窦底关系

注：A.牙片显示26区上颌窦底边界模糊，25根尖位于上颌窦底偏前区。B.25、26、27轴位重建影像，十字坐标线交叉位于26近中颊根上。C.26近颊根斜冠状位重建影像，上颌窦底位于牙根中1/2处，26根尖突入上颌窦腔内。D.25、26、27区牙列斜矢状位重建影像，25牙根位于上颌窦前区底部，26、27颊根均凸入上颌腔内

［病例77］ 26远颊根影像，根管口方向近中偏移，CBCT定位导航，见图18-90。

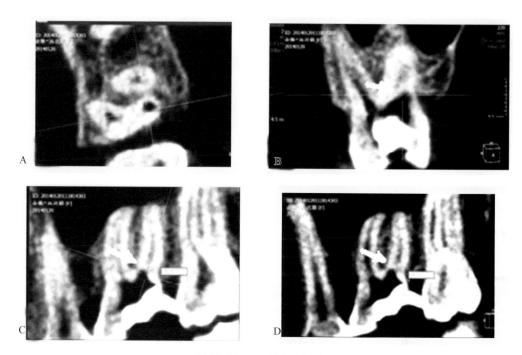

图18-90   26远颊根影像

注：A.CBCT轴位重建图像，十字交叉坐标定位于26远颊根管内扩大的圆形低密度影像远中侧。B.26斜冠状位CBCT重建图像，髓底区远中根管口影像偏向颊侧，坐标十字交叉标定在根管口远中腭侧边上。C.26斜矢状位重建图像，远中根管口偏向近中，十字坐标线标定在偏斜的根管口远中，纠正后方向与清晰可见的根管影像对正。D.图D同C，箭头所示为测量纠正后髓底与根管影像之间的距离

［病例78］ 临床寻找根管口的案例，经CBCT扫描重建后，将预寻找的根管显示清楚的层面，先调整长轴标志线与牙体根管长轴平行，后调整轴位十字坐标线到髓腔底部，此时记下沿根管长轴到达的坐标位置（图18-91）。

同时在此时还可以利用CBCT角度测量尺，在与根管长轴线上测得根管方向，根管方向要以咬合平面相交角度为准。提供多方面资料指导临床治疗。

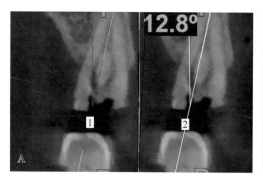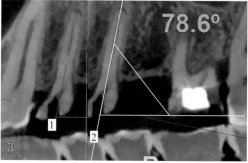

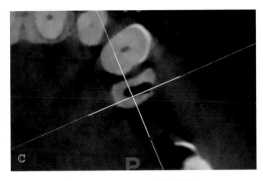

图18-91 CBCT定位根管口

注：A.24斜冠状位重建影像。A1显示坐标测线纵轴线与根管长轴平行。在A2坐标测线在髓底根管口点，做角度测量。B.显示B1坐标测线与根管长轴平行，能看到髓底根管与寻找方向误差处。在B2沿坐标测线长轴与咬合平面间，做角度测量。C.坐标测线交叉点定在轴位的髓腔底部。此为选定进入根管的入口位点

［病例79］ 37近中根管根尖区器械分离（图18-92）。

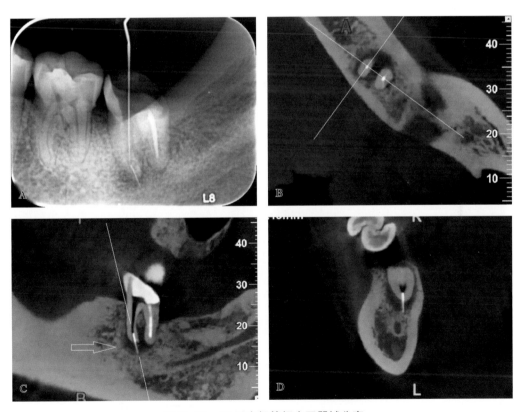

图18-92 37近中根管根尖区器械分离

注A.根尖片影像显示37近中根尖区有高密度器械分离影像，超出根尖孔。B.37根尖区斜轴位重建影像，显示近远中根尖周牙槽骨吸收，根管内见点状高密度影像。重建坐标位于近中根管。C.37斜矢状位重建影像，根尖牙槽骨吸收，高密度线条状断针影像超出根尖孔。D.37近中根尖局部影像，显示断针穿出根尖孔进入根尖牙槽骨吸收区

［病例80］ 16近颊根远中侧偏腭侧的根分叉处断针影像（图18-93）。

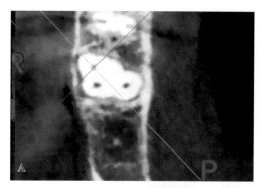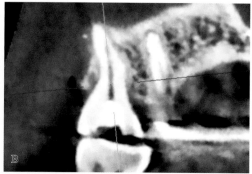

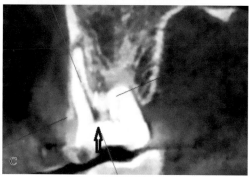

图18-93　16近颊根远中侧偏腭侧的根分叉处断针影像

注：A.16髓底根分叉上轴位影像。显示三根管，重建坐标标志线定在近颊根根管口上。B.显示近颊根近颊前远腭后，斜面重建影像，显示近颊根管通畅，牙槽骨影像无异常。C.显示近颊根的近颊前远腭后斜面重建影像。显示根管通畅。牙根分叉处髓底斜穿较短高密度线影（器械分离）

［病例81］ 46近中根舌侧根管器械分离影像。分离的器械影像表现特点是截断样线形笔直的高密度影像（图18-94）。

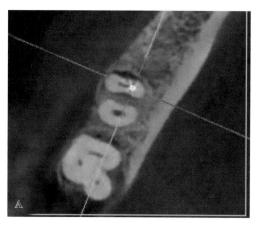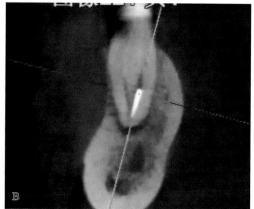

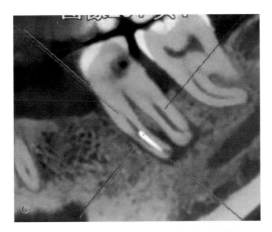

图18-94 46近中根舌侧根管断针影像

注：A.46根中段轴位影像，近中舌侧根管见点状高密度影像。B.近中根舌颊向影像，显示2-1型根管，舌侧根管近根尖断有截断状笔直光滑高密度线状影。C.46斜矢状位影像，显示近中根尖1/2根管内见笔直线状高密度影，根尖区牙周膜影像增宽

［病例82］ 26 MB2遗漏（图18-95）。

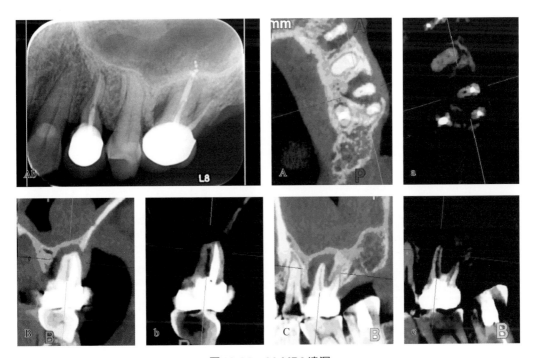

图18-95 26 MB2遗漏

注：Ab.根尖片显示26近颊根管已充填，周围牙槽骨吸收，以近中为甚，远中不清晰。Aa.26CTCB轴位重建影像。A.可见MB2根管影像，周围牙槽骨吸收；a.为A经锐化影像。Bb.26近颊根斜冠状位重建影像。B.显示颊侧软组织排空后见软组织覆盖颊侧牙根，根周牙槽骨影像消失。近颊根管充填，MB2根管影像模糊。b.为B经锐化后影像，显示MB2根管通畅。左上颌窦底部黏膜半球状隆起。C.近颊根MB2斜矢状位重建影像，根管影像可见，根周牙槽骨吸收。左上颌窦底黏膜影像增厚。c.为C经锐化影像，显示MB2根管通畅

［病例83］　37颊侧根管欠充填（图18-96）。

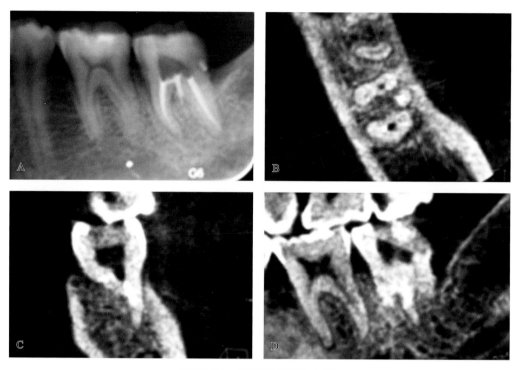

图18-96　37颊侧根管欠充填

注：A.根尖片影像明确显示37近、远中根，髓室底下方可见一高密度影，似是模糊的牙根影像，近中根尖周膜间隙增宽。B.37CBCT轴位重建影像像，可见近、远中根之间颊侧有第三根，定位坐标交叉呈近远中向与颊舌向位于其上。C.37斜冠状位CBCT重建影像，颊侧第三根短小，根管内可见有欠充填的高密度充填物影像。D.37斜冠状位重建影像，显示短小的第三根影像，根管内见上段有高密度充填物影像

［病例84］　根管壁侧穿（图18-97）。

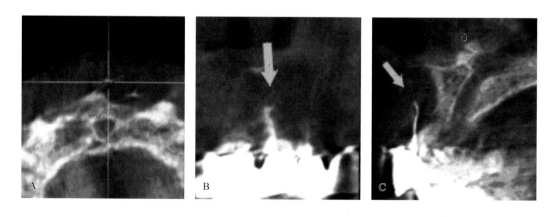

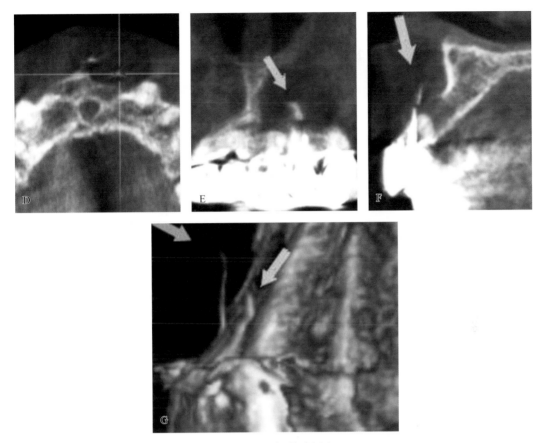

图18-97 根管壁侧穿

注:A、B、C图分别为CBCT轴位、冠状位、矢状位重建影像,可见21唇侧根管壁侧穿,牙胶尖从唇侧根管壁穿出,唇侧牙槽骨吸收。D、E、F图分别为CBCT轴位、冠状位、矢状位重建影像,可见22唇侧根管壁侧穿,牙胶尖从唇侧根管壁穿出,根尖区及唇侧牙槽骨吸收。G.立体重建影像显示21、22牙胶尖影像穿出于唇侧根管壁外

［病例85］ 根尖片未能显示的44颊侧根管壁侧穿（图18-98）。

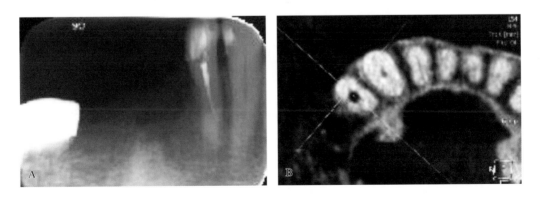

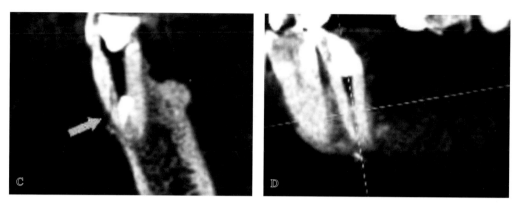

图18-98 根尖片未能显示的44颊侧根管壁侧穿

注：A. 44根尖片显示根管欠填，似仍有根管未充填。遇有此情况应偏角度再次投照或建议CBCT检查。B.44CBCT轴位重建影像定位标示。C.44CBCT斜冠状位重建影像，可见根中1/3颊侧线状低密度侧穿影像。D.44CBCT斜矢状位重建影像定位标示

［病例86］ 26根分叉下侧穿，经黑白对比锐化后，侧穿位点显示清晰，见图18-99，图18-100。

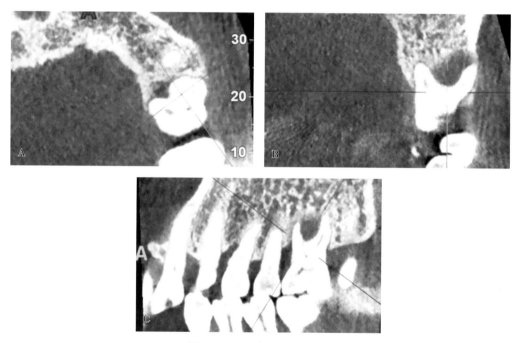

图18-99 26根分叉区侧穿

注：A.26斜轴位重建影像，见近中牙槽骨吸收影像。B.26斜冠状位重建影像，见根分叉下方牙槽骨吸收影像，侧穿位点不清楚。C.斜矢状位重建影像，显示根分叉下牙槽骨吸收，近中根远中根分叉处，侧穿位点模糊

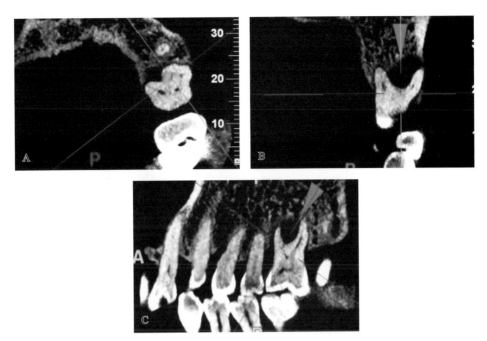

图18-100 26根分叉区侧穿黑白对比锐化后

注：A.为上图进行黑白对比锐化调整后图像。B.黑白对比锐化调整后，显示根分叉处低密度线状影。C.黑白对比后影像，侧穿位点清晰显示

[病例87] 高度怀疑36根管壁侧穿（图18-101）。

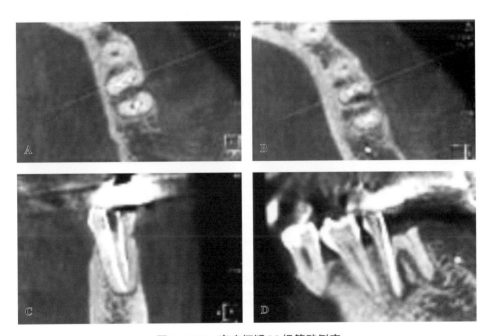

图18-101 高度怀疑36根管壁侧穿

注：A.36CBCT轴位重建影像，近颊根管壁隐约可见近远向线状低密度影像。B.36近中根远中牙周膜间隙增宽。C.36近中根斜冠状位重建影像，双根管内见高密度充填物影像。D.36双根斜矢状重建影像，近中根远中侧牙槽骨吸收，根中段远中侧根管壁凹陷影像

［病例88］　根据牙槽骨吸收部位判断近根端处近中侧穿（图18-102）。

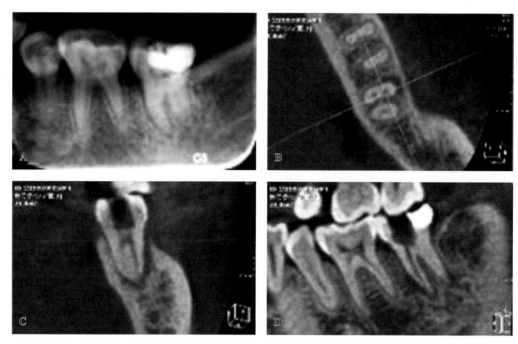

图18-102　根据牙槽骨吸收部位判断近根端处近中侧穿

注：A.37牙片显示近中根根管影像模糊。B.CBCT近中根轴位影像，近、远中各一个牙根，近中牙根双根管，远中牙根一个根管。C.近中根影像，颊侧根管通畅，颊侧牙周影像吸收。D.近中根管通畅，根端近中侧牙槽骨吸收，近根尖2mm处似侧穿影像，根尖口开口于牙根的颊侧

［病例89］　16根管桩致使根管壁侧穿，根周牙槽骨吸收（图18-103）。

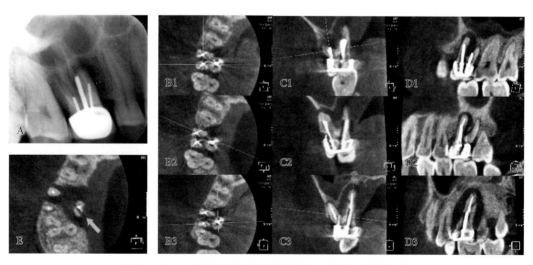

图18-103　16根管桩致使根管壁侧穿，根周牙槽骨吸收

注：A.16根尖片显示三牙根内根管桩，全冠修复；B1.16CBCT轴位影像，显牙槽骨吸收，坐标呈舌颊向及近远中向交叉；C1.16颊舌向CBCT成像，远颊根桩钉根端，偏舌侧面侧穿。腭根颊侧面桩钉根端侧穿

D1.16近远中相CBCT影像，近颊根桩钉于根中1/3远中侧壁部分影像消失，髓底、根分叉、牙根周呈吸收

状低密度影像连线一起

B2.16CT 水平成像，显牙槽骨吸收，坐标呈舌颊向及近远中向交叉

C2.16 颊舌向 CBCT 成像，近颊根桩钉，根周牙槽骨吸收明显。腭根部分影像

D2.16 近远中相 CBCT 影像，近颊根桩钉于根中 1/3 远中侧壁部分影像消失，髓底、根分叉、牙根周呈吸收状低密度影像连线一起。远颊根部分影像

B3.16CBCT 水平成像，显牙槽骨吸收，坐标呈舌颊向及近远中向交叉与腭根

C3.腭侧根周牙槽骨吸收，牙根影像不完整，颊侧见横斜短的线性影像！部分桩钉影像与根尖端充填物影像位于其中

D3.腭根近远中影像，牙根周牙槽骨吸收明显，腭根不完整形态影像位于其中。桩钉顶端与根端充填物影像基本连接位于其中。近中根中 1/3 处，与远中 1/3 处影像均呈反向线性低密度影

E.16CBCT 根端轴位影像，显示近中根与腭牙槽骨影像消失，腭侧吸收明显。腭根被舌颊向低密度线性影分开。三根均显示高密度充填物影像

［病例90］　高度怀疑36根管壁侧穿（图18-104）。

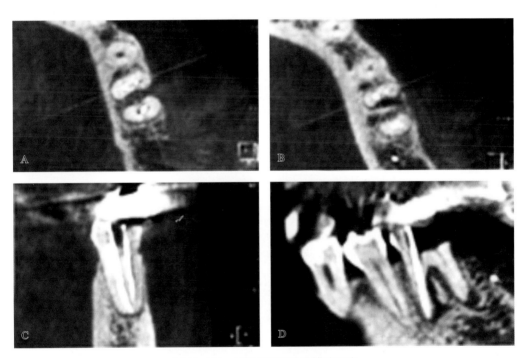

图18-104　高度怀疑36根管壁侧穿

注：A.36CBCT 轴位重建影像，近颊根管壁隐约可见近远向线状低密度影像。B.36 近中根远中侧牙周膜间隙增宽。C.36 近中根舌颊向重建影像，双根管内见高密度充填物影像。D.36 双根近远中向重建影像，近中根远中侧牙槽骨吸收，根中段远中侧根管壁凹陷影像

［病例91］ 36髓室底底穿（图18-105）。髓底是否底穿有时是很难判定的，尤其受高密度充填物伪影影响，髓底壁影像经常被掩盖。但可以根据髓室底下方牙槽骨是否吸收变性推断，这是极其重要的影像征象。

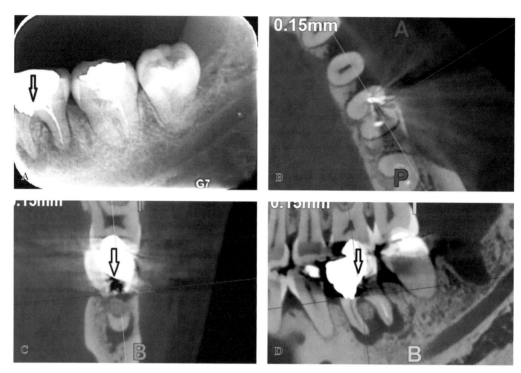

图18-105　36髓室底底穿

注：A.根尖片影像，箭头所指处显示36牙冠方大块高密度充填物影像至髓底，其下方牙槽骨影像模糊。B.CBCT轴位重建影像，显示36近远中双根，十字坐标置于近远中根之间。C.36根分叉处舌颊向重建影像，箭头所指处见充填物下方髓腔空洞下，髓室底壁影像不完整，其下方牙槽骨吸收。D.36冠端较大充填体影像，髓腔部近远中受充填体伪影影响牙体影像消失，髓室底较薄，根分叉下方牙槽骨吸收，近远中根尖牙槽骨吸收区联合

［病例92］ 21牙根中部近中偏颊侧支根管（图18-106）。

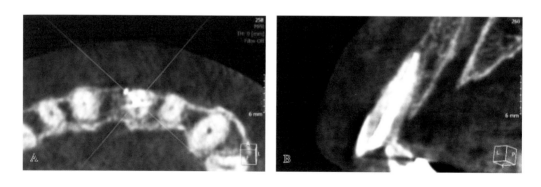

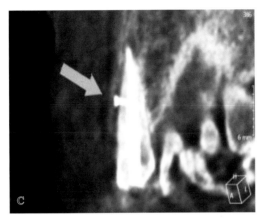
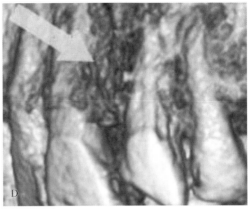

图18-106　21牙根中部近中偏颊侧支根管

注：A.21CBCT根中部轴位影像，根管内见高密度充填物影像，充填物经近中偏颊侧侧支根管溢出。B.21唇腭向重建影像，根管内见高密度充填物影像，21牙根腭侧可见切牙管影像。C.21右前左后斜位重建影像，显示高密度根充糊剂经根管中部侧支根管溢出影像。D.21唇侧立体重建影像，根中段唇侧偏近中可见充填物溢出影像

［病例93］　26桩钉底穿，牙槽骨吸收至窦底，骨板及黏膜向窦腔内隆起影像（图18-107）。

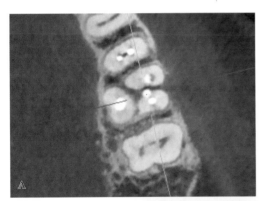
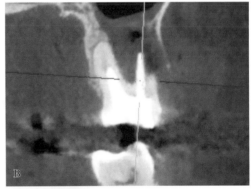
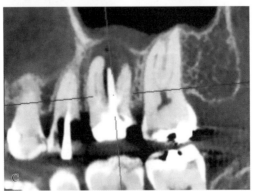

图18-107　26髓室底穿

注：A.26CBCT轴位影像，26三根管内均可见充填物影像，近远中颊根间处见圆形高密度影像。B.26颊腭向重建影像，近颊侧髓底部可见一个桩钉影像穿通髓室底，致牙槽骨吸收至上颌窦底。C.26双颊根近远中向影像，根分叉处见一桩钉穿通髓室底致牙槽骨吸收，窦底骨皮质向窦腔内隆起，上颌窦底局部黏膜增厚

［病例94］　16根管治疗两年反复疼痛（底穿），见图18-108。

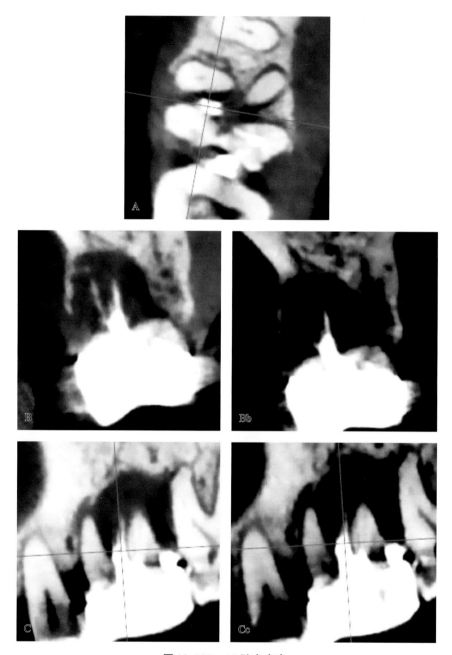

图18-108　16髓室底穿

注：A.16四根轴位影像，可见4个牙根，在双颊根中间可见不规则高密度影及牙槽骨吸收。B.近远中颊根间颊腭向重建影像，髓底穿出束状充填物影像，牙槽凹形吸收。C.16近远中向重建影像，可见束状高密度充填物影像穿出髓底。Bb.同图B，为图B锐化后，显示义齿冠及充填物成为高亮度影像。Cc.同图C，为图C锐化后，显示义齿冠及充填物成为高亮度影像，周围结构难辨

［病例95］ 图18-109与图18-108为同一病例：16根管治疗后2年，反复疼痛（远中冠下异物）。

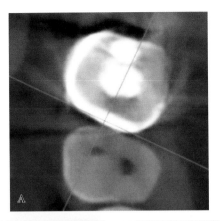

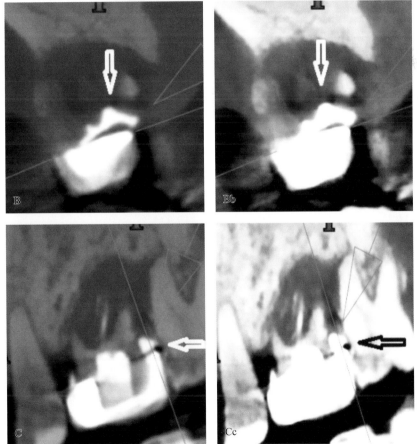

图18-109 16根管治疗后2年，反复疼痛

注：A.16牙冠轴位影像，低对比度影像显示髓腔充填物影像及义齿冠周边高密度外壳影像。B.远中金属冠边缘颊舌向重建影像，冠下方可见不规则形高密度影，与冠边缘不连续，其下方牙槽骨吸收。C.16牙体中心近远中向重建影像，示完整克冠及桩钉影像。远中冠缘下见不连续的金属物致牙槽骨吸收影像。Bb.为图B未经锐化的同一影像，解剖结构显示为高亮度影像，义齿冠及冠缘下不规则金属异物影像模糊。Cc.为图C未经锐化的同一影像，解剖结构显示为高亮度影像，义齿冠及远中冠缘下结构影像模糊

［病例96］ 根尖片难以显示的近中颊根侧穿（图18-110）。

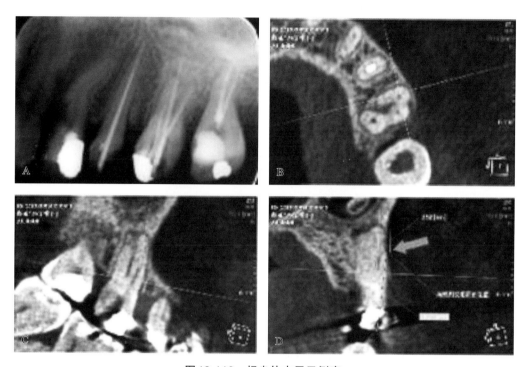

图18-110 根尖片未显示侧穿

注：A. 根尖片未显示 26 近颊根管壁侧穿；B.26CBCT 轴位重建影像，十字坐标交叉于近颊根。C.CBCT 近远中向重建影像，十字坐标交叉于近颊根。D. 近颊根 CBCT 颊腭向重建影像，可见牙根中下 1/3 交界处向颊侧根管壁侧穿的线状低密度影像

［病例97］ 36近中根舌侧根管壁侧穿（图18-111）。

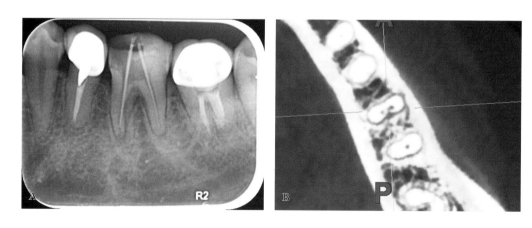

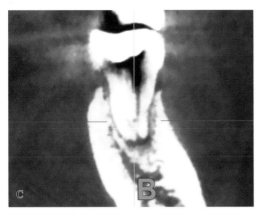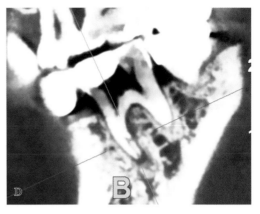

图18-111　36近中根舌侧根管壁侧穿

注：A.根尖片显示36试尖片，近远中根管内见高密度牙胶尖影像，近中根中段远中侧根管壁影像消失。B.坐标斜交叉于近中根颊侧根管，近颊根管远中根管壁疑似侧穿影像，邻近牙周膜间隙稍增宽。C.近中根舌颊向斜位重建影像，颊侧根管近根尖1/3段影像模糊消失，根尖区低密度影，颊侧牙周膜间隙增宽影像。D.近中根中段远中根管壁微小侧穿孔，相邻牙周膜间隙影像增宽，根尖低密度影

［病例98］　根管壁侧穿定位（图18-112）。

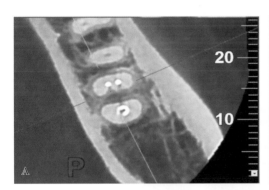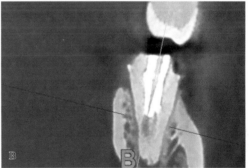

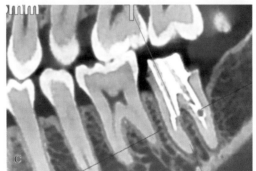

图18-112　根管壁侧穿定位

注：A.37轴位重建影像，近远中及颊舌向十字坐标交叉于近中舌侧根管远中根管壁上。B.37近中根舌颊向重建影像。C.近远中向重建影像，37近远中根管内见高密度充填物影像，根分叉下侧穿

［病例99］　11侧穿位置定位（图18-113）。

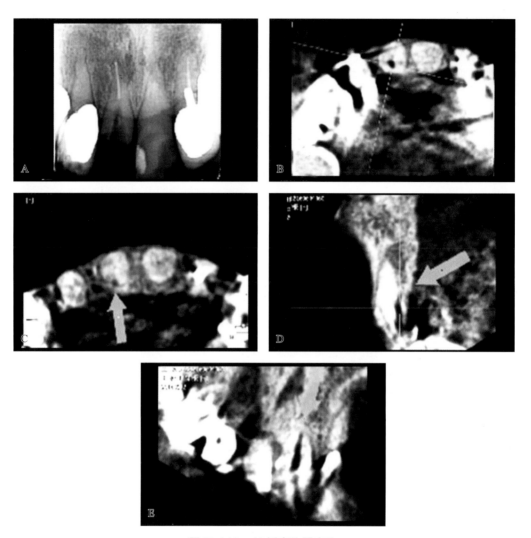

图18-113　11侧穿位置定位

注：A.根尖片显示11残根，冠端根管影像宽大，根尖段根管内见高密度充填物影像。B.11轴位重建影像，显示十字坐标线交叉在11轴位偏腭侧的根管影像中心。C.向根尖侧观察，见根管影像偏移至腭侧，与牙周组织相通。D.11唇腭向重建影像，可见牙体偏腭侧的线状低密度通道影。E.近远中向重建影像，显示侧穿通道影像

［病例100］ 14根中1/3近中根管壁侧穿（图18-114）。

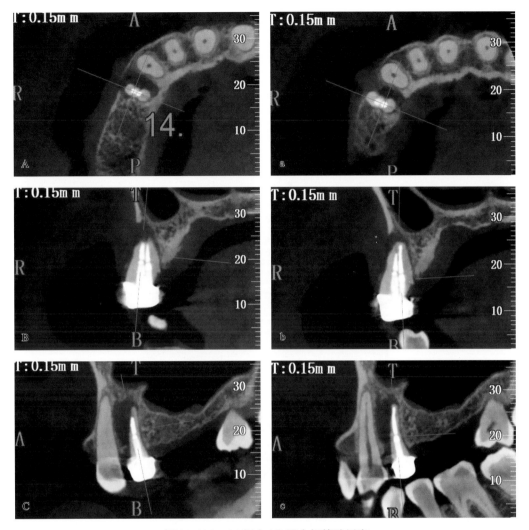

图18-114 14根中1/3近中根管壁侧穿

注：A.14根尖1/3处轴位重建影像，牙根近中及颊侧牙槽骨吸收，腭侧骨板尚存。a.根中1/2显示近中侧牙槽骨完全吸收。B.14颊腭向重建影像，显示根尖下方及颊侧牙槽骨吸收，腭侧牙周膜间隙增宽。b.14颊腭向重建影像，显示根尖下方及颊侧牙槽骨吸收，腭侧牙周膜间隙增宽。C.颊侧根管近远中向重建影像，显示充填物末端位于根尖1/3近中侧，且牙槽骨吸收区以此为中心。c.腭侧根管近远中向重建影像，显示充填物至根尖，充填物近中侧与牙周组织相通，近中牙槽骨吸收

［病例101］　21根中牙槽骨局部吸收，诊断为侧穿（侧穿早期诊断的标志是局部牙槽骨有质的影像改变），见图18-115。

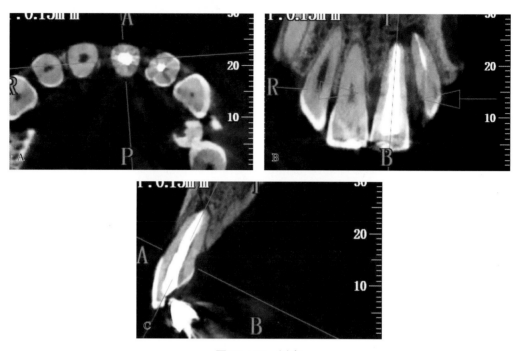

图18-115　侧穿

注：A.21轴位重建影像，根管内可见高密度充填物影像。B.21近远中向重建影像，21根尖阴影与22根尖阴影融合。21根中段近远中向均显示局部牙槽骨吸收，仔细观察可见牙槽骨局部吸收处中心的根管壁，有垂直于牙体的低度线状影。C.21唇腭向重建影像，根管内可见高密度充填物影像，根尖低密度影

［病例102］　27近颊根中1/3处腭侧根管壁侧穿（图18-116）。

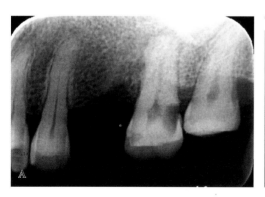
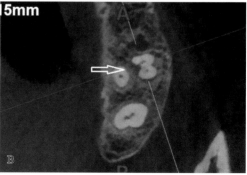

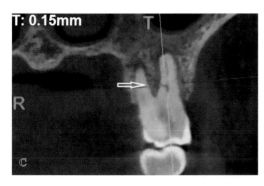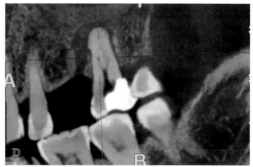

图18-116　27近颊根中1/3处腭侧根管壁侧穿

注：A.根尖片见27远中颈部龋，融合根影像模糊。B.27三根轴位重建影像，两颊根融合，近颊根腭侧根管壁偏远中处见线性低密度影，邻近牙周组织影像模糊。C.27颊腭向重建影像，近颊根中1/3处腭侧根管壁见低密度线状影与牙周组织相通，邻近牙周膜间隙增宽。D.27融合颊根近远中重建影像，根管呈1-2-1形，十字坐标交叉处见根管壁针孔状低密度影像。颊根近中侧牙槽骨愈合不良

［病例103］　36根管壁侧穿（图18-117）。

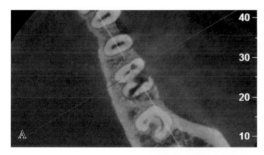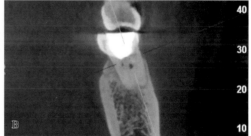

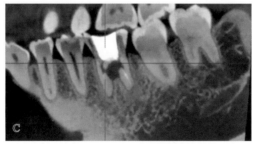

图18-117　36根管壁侧穿

注：A.36 CBCT轴位影像，显示近中根管内吸收，根管腔扩大。远中根管舌颊向贯通状侧穿，颊侧牙槽骨吸收。B.近中根舌颊向重建影像，颊侧根管针孔状侧穿影像。C.近远中向重建影像，近中根中1/3远中根管壁侧穿。远中根近中侧根管壁消失，根分叉下方牙槽骨吸收

[病例104]　37远中根尖1/3近中根管壁侧穿早期（此类病例，加大锐化对比后侧穿位点即可明确显示），见图18-118。

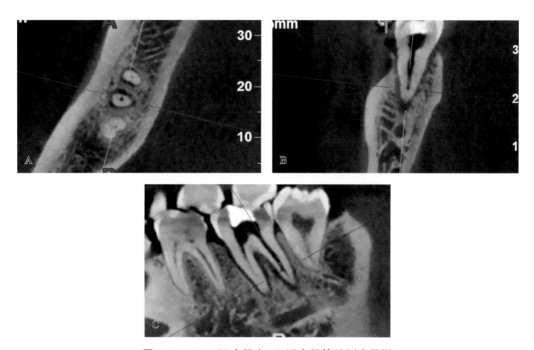

图18-118　37远中根尖1/3近中根管壁侧穿早期

注：A.CBCT可见37远中根尖区近中侧根管壁较薄弱位点，牙周膜间隙增宽，薄弱位点处增宽明显。B.37远中根舌颊向重建影像，远中根周牙周膜间隙增宽。C.37远中根管粗大，牙周膜间隙增宽，根尖1/3根管影像向近中扩大（未穿通），扩大点近中侧根管壁外牙周膜间隙影像增宽明显

[病例105]　46近中根中段远中侧根管壁侧穿，牙槽骨吸收（图18-119）。

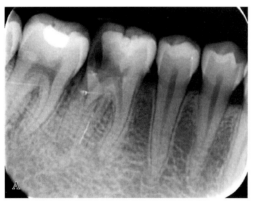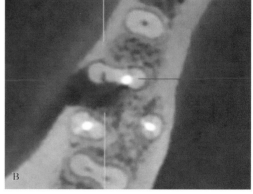

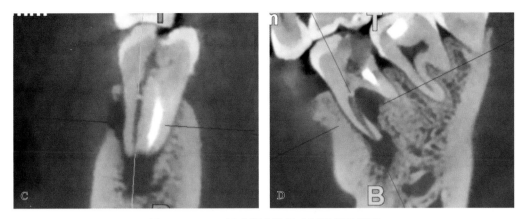

图18-119 46近中根中段远中侧根管壁侧穿

注：A.46远中邻面深龋及髓，远中双根。近中根管口宽大，根尖区根管影像模糊。B.46CBCT轴位重建影像，近中根双根管，近中颊根管未充填、近中根管壁远中侧穿，其远中牙槽骨吸收、颊侧骨皮质消失。C.46近中根颊舌向重建影像，显示颊侧根管通畅，根尖区及牙根中份颊侧牙槽骨吸收影像。舌侧根管内见高密度充填物影像。D.46近远中向重建影像，显示近中根中段远中根管壁影像消失，其远中牙槽骨吸收，根尖孔偏近中侧，根尖区牙槽骨吸收

［病例106］ 典型的根管侧穿影像（图18-120）（根管壁侧方牙槽骨吸收，因高密度根管充填物影响，根管壁侧穿位点经锐化对比后依然不能显示）。

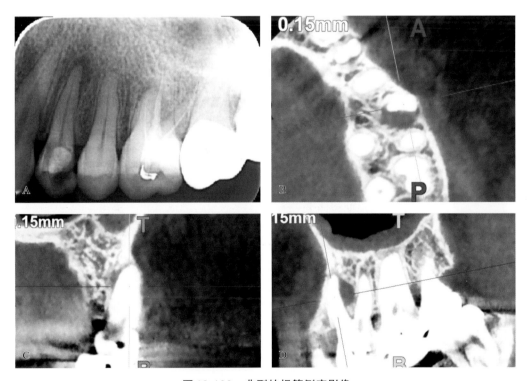

图18-120 典型的根管侧穿影像

注：A.根尖片影像可见26近颊根影像模糊。B.26三根轴位重建影像，可见近颊根远中侧牙槽骨吸收。C.26近颊根舌颊向重建影像，根尖区牙周膜间隙增宽，近根尖区腭侧牙槽骨局限性吸收。D.26两颊根近远中向重建影像，近中根远中侧牙槽骨吸收

［病例107］ 46近中根中段远中侧根管壁疑似侧穿影像（图18-121）。

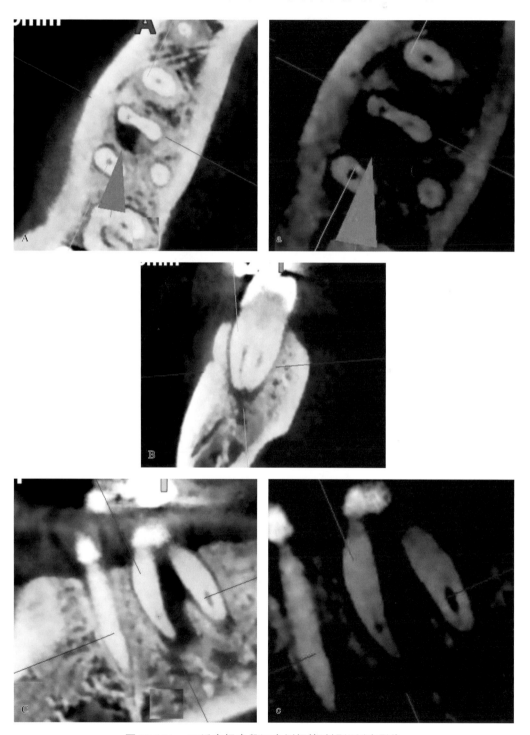

图18-121　46近中根中段远中侧根管壁疑似侧穿影像

注：A.46根中段轴位重建影像，近颊根管远中侧见牙槽骨吸收区。a.加大锐化对比显示近颊根管远中根管壁密度较低。B.46近中根舌颊向重建影像，显示坐标线标定于近颊根管根尖1/3，根尖阴影，颊侧牙周膜间隙增宽。C.46近远中向重建影像，显示近颊根远中侧牙槽骨吸收至根分叉。c.加大锐化对比显示根尖1/3远中侧根管壁薄弱

［病例108］ 36近中根两根管远中根管壁侧穿（此为利用影像黑白、锐化、对比工具，经调节获得侧穿明确确诊影像），见图18-122。

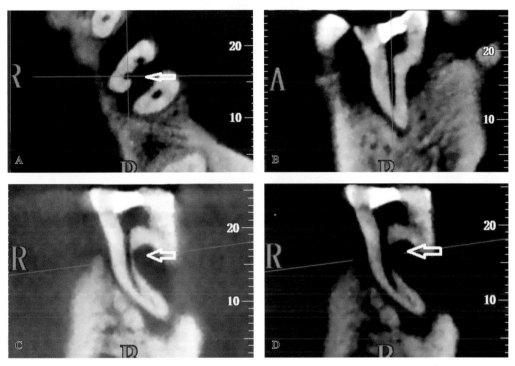

图18-122　36近中根两根管远中根管壁侧穿

注：A.36轴位经调节影像，显示近中两根管远中根管壁影像消失。B.近中根斜位重建影像，牙根近远中牙槽骨吸收。C.未经锐化对比调节的近远中斜位影像，近中根上1/3远中侧根管壁影像连续，远中侧牙槽骨吸收。D.经黑白、锐化、对比度调整后的影像，近中根远中根管壁连续性中断

［病例109］ 36根管壁侧穿（图18-123）。

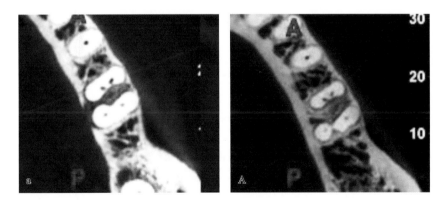

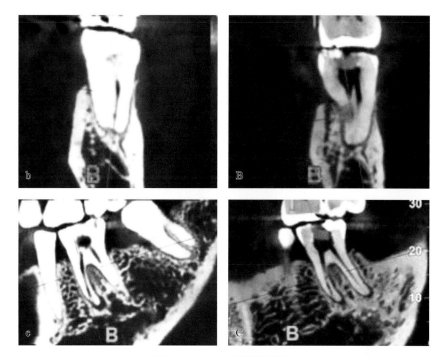

图18-123　36根管壁侧穿

注:a.36近远中双根,坐标线呈近远中与舌颊向十字交叉于近中根颊侧根管,近颊根远中根管壁影像密度减低。b.36近中根舌颊向重建影像。c.36近远中向重建影像,近中根远中根管壁影像密度减低。A.近舌根管远中根管壁薄、密度减低影像。B.36近中根舌颊向重建影像。C.近舌根中段远中根管壁见横向低密度侧穿影像

　　[病例110]　典型的根管壁侧穿病例（图18-124）。轴位与根管长轴切都能显示根管壁上明显的管道性影像穿过根管壁,根管壁旁侧牙槽骨吸收。在侧穿根管壁上将根管壁长轴切显示影像呈圆孔状影像（图C箭头所示）。

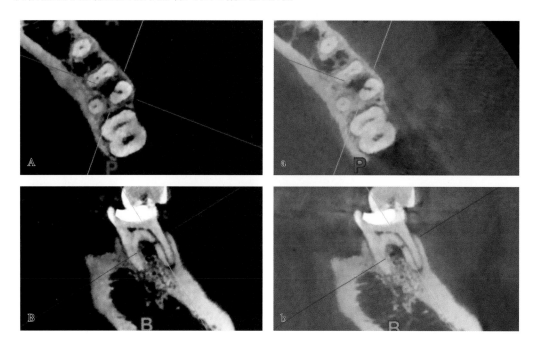

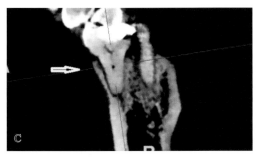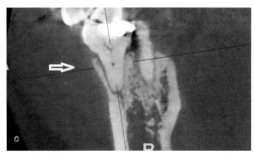

图18-124　典型的根管壁侧穿

注：Aa.CBCT 轴位影像，36 远颊根近中根管壁见线状低密度影像，图 a 显示 36 远颊根近中牙槽骨吸收。A 是图 a 经锐化后影像，显示更加清晰。坐标线穿过根管壁低密度线状通道。Bb. 图 B 为 b 经锐化后影像，36 远颊根近中侧根分叉下方见根管壁不连续的清晰位点。图 b 显示根管壁不连续处牙槽骨吸收。坐标线穿过根管壁线状通道。Cc.36 远中颊根近中侧根管壁切面重建影像，牙根中段有圆孔状低密度影像。颊侧牙周影像增宽。c 是原始影像。C 为锐化后更加清晰影像

[病例111]　36近颊根侧穿或超充（图18-125）。

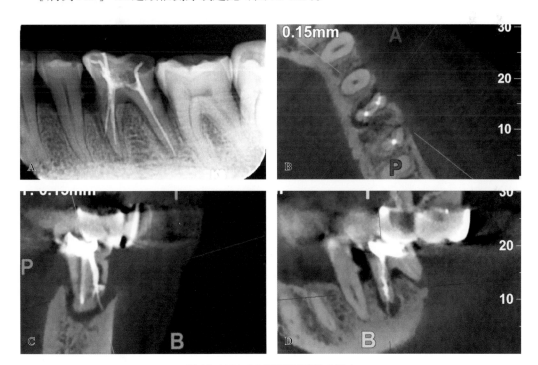

图18-125　36近颊根侧穿或超充

注：A. 根尖片显示 36 近中根形态模糊，见双高密度根充影像，牙周膜间隙增宽。B. 近中根两根管轴位影像，根管内见高密度充填物影像，根周牙槽骨吸收，颊侧骨板消失。C. 近中根舌颊向重建影像，两根管内可见高密度充填物影像，颊侧根管距根尖约 4mm 处颊侧根管壁侧穿，根充物经侧穿孔溢出，根周牙槽骨吸收。D. 近中颊侧根管近远中向重建影像，根充不密合、超充，牙槽骨吸收

　　［病例112］　寻找46远中根管壁侧穿位点（a中显示侧穿位点c中则不显示，角度原因所致），见图18-126。

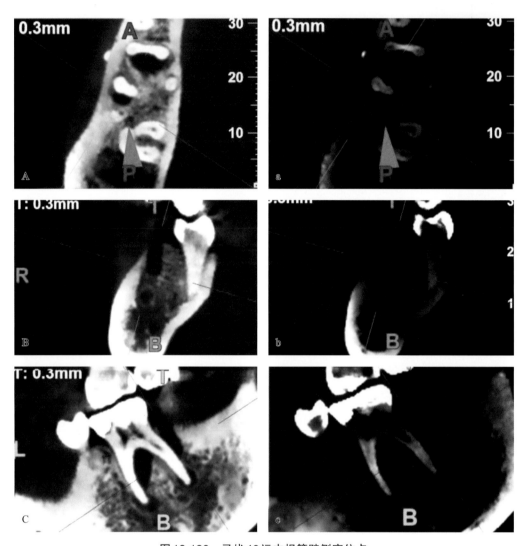

图18-126　寻找46远中根管壁侧穿位点

　　注：A.正常灰度见46远中根远中侧根中段以上局部牙槽骨吸收，找不到侧穿位点。B.正常灰度见46远中根远中侧根中段以上局部牙槽骨吸收区影像明显。C.正常灰度见46远中根远中侧根中段以上局部牙槽骨吸收区影像明显。a.经调整灰度、对比度后，侧位点显示有不明显的根管壁的不完全性侧穿位点。b.经调整灰度、对比度后，牙槽骨影像消失。c.经调整灰度、对比度后，牙槽骨影像消失。在此黑度条件下，a影像显示出来

［病例113］　同图18-126，寻找46近中根颊侧根管远中侧侧穿位点（c中显示穿点），见图18-127。

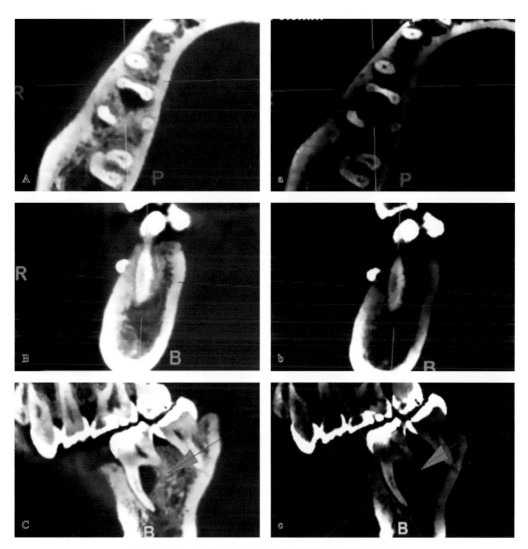

图18-127　寻找46近中根颊侧根管远中侧侧穿位点

注：A.46近中根远中侧牙槽骨吸收，十字坐标交叉于颊侧根管中心，近远中向穿过牙槽骨吸收影像内。B.近中根斜近远中向重建影像，显示部分近中根影像。C.近中根影像，因为是斜向所以仅见部分远中根影像。主要显示近中根远中根尖1/3至分叉处牙槽骨吸收，侧穿位点不清。a.为上图A46轴位影像，将正常影像加大黑白对比，此时大部分牙槽骨影像消失，并见坐标交叉与近中颊侧根管内。b.是图B影像。c.是图C，将原C影像加大了黑化及对比度，近中根远中侧穿位点可见（箭头所示）

［病例114］　根尖片疑似髓室底穿（髓腔底脱矿），见图18-128。

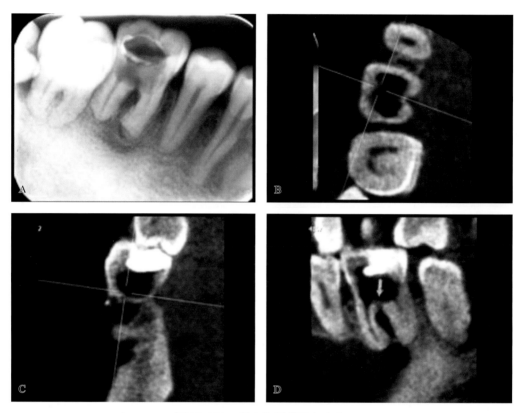

图18-128　根尖片疑似髓室底穿

注：A.根尖片显示46髓底疑似底穿。B.CBCT轴位重建影像，髓腔影像扩大，各轴壁影像连续。C.CBCT颊舌向重建影像髓底定位标示，根分叉下方偏颊侧牙槽骨吸收。D.CBCT近远中重建影像可见46髓室底局部密度减低，但未穿通，根分叉下方牙槽骨吸收

［病例115］　17三根根管口段根管壁脱矿（观察牙根影像一定要细致），见图18-129。

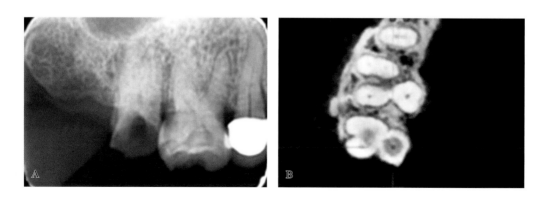

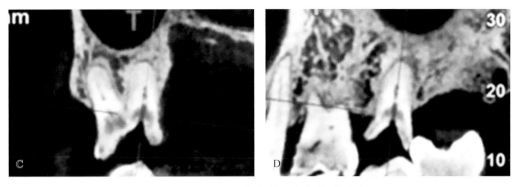

图18-129　17三根根管口段根管壁脱矿

注：A.根尖片影像显示17残冠，根管影像不清，根尖影像未见明显异常。B.17CBCT轴位重建影像，十字交叉呈颊腭向及近远中向于腭根根管中心，腭根根管壁内侧环形低密度影像。C.远颊根及腭根颊腭向重建影像，双根管均不够通畅，两根管口区根管壁呈低密度影像。D.腭根近远中向重建影像，显示近根管口处根管壁内侧低密度影像，根尖1/3根管影像消失

［病例116］　17根充后反复疼痛（图18-130）。

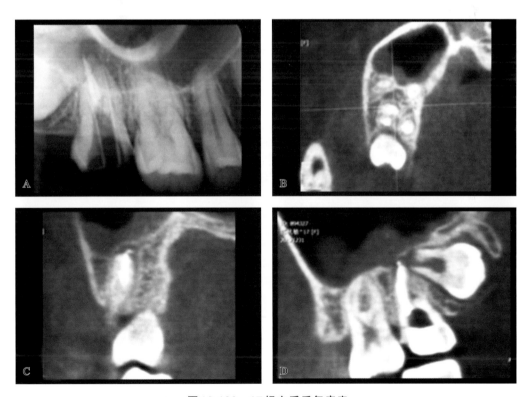

图18-130　17根充后反复疼痛

注：A.17根尖片显示，三根管内见高密度充填物影像，其中腭根充填物影像粗大，双颊根较细牙胶尖试尖影像。B.18、17CBCT轴位重建影像，十字坐标线位于17近颊根上，呈近远中与颊腭向交叉。C.近颊根管内见粗大高密度影像，根尖区低密度影，并可见超充糊剂，上颌窦底黏膜增厚。D.16、17、18近远中向重建影像，18根尖孔未闭合，近颊根管内见高密度充填物影像以及超充糊剂影像，根尖区低密度影波及18根尖区，上颌窦骨性底壁影像不连续，上颌窦底黏膜增厚

　　[病例117]　26根管充填后，导致颧牙槽嵴外气肿（游走至27根端上方）。半年前24、25、26根充，根充后面颊部气肿形成，随后肿块减小，但未完全消失。CT影像见27牙根颊侧，颧牙槽嵴骨膜外软组织内两个椭圆形低密度影像区。根据病程发展过程推断，因26颊根尖位于骨皮质外，进行根管双氧水冲洗溢出到硬组织外的骨膜下，产生气泡在骨膜下被包裹形成气肿后，长时间不能吸收，患者经常按摩，向远中推挤移位（图18-131）。

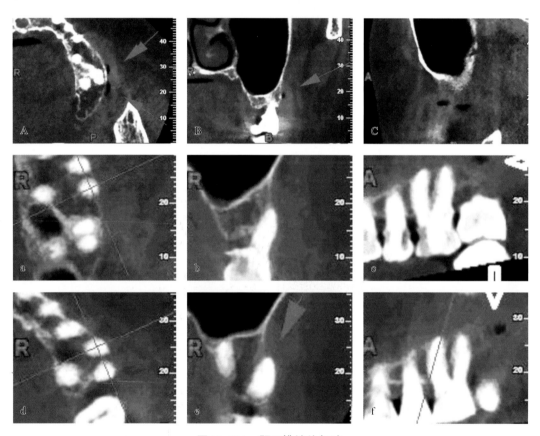

图18-131　颧牙槽嵴外气肿

　　注：A.27根端轴位影像显示骨膜处气腔，其周围骨膜密度增高影像。B.27根端颊腭向重建影像，显示牙槽骨颊侧骨膜处点状低密度影像。C.27根端颊侧双气腔近远中向影像。a、b、c.是26远颊根尖充填后影像，根尖牙槽骨外未见气腔影；d、e、f是26近颊根尖充填后影像，显示根尖孔突出于牙槽骨颊侧骨膜外

［病例118］　下颌神经管分支（图18-132）。

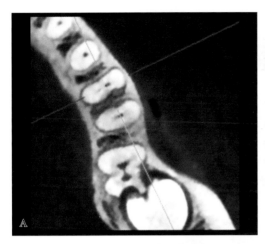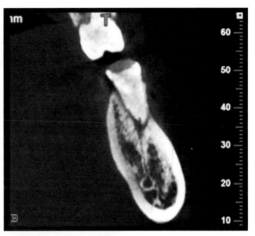

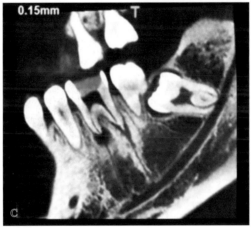

图18-132　下颌神经管分支

注：A.35—38区轴位重建影像，坐标线位于36近中根颊侧，38近中阻生，37牙体远中吸收。B.36近中根舌颊向重建影像，显示根尖神经分支穿过根尖阴影区直达下颌神经管。C.36、37、38近远中向重建影像，见36近远中双根尖阴影，神经管分支直达下颌神经管

此病例提示：下颌神经管分支直达根尖孔，此种解剖结构，一旦根尖有炎症发生，最易累及下颌神经出现不适感的临床症状。

［病例119］　后牙槽上动脉影像与27根尖炎性区相通（图18-133）。

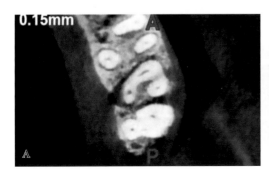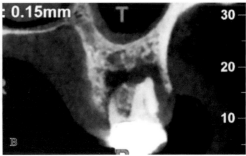

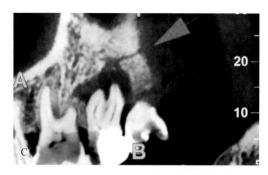

图18-133　后牙槽上动脉影像与27根尖炎性区相通

注:A.26、27、28轴位影像,27三根融合,根周牙槽骨吸收。B.27远颊根颊腭向影像,显示远颊根尖外吸收,根尖区低密度影,颊侧牙槽骨吸收。C.27双颊根近远中向重建影像,根尖区牙槽骨吸收,吸收区上方可见不规则线状低密度影像(线状低密度影为上牙槽后动脉影像)

第19章

CBCT在牙槽外科中的应用

第一节 埋伏牙定位

复杂的埋伏牙定位，在临床上经常遇到。特别是上下颌均需要定位时。我们常用三维平面重建影像严格画线定标，在轴位上定标，辅助观察二次重建的两个切面的影像解剖关系。这对数目少、关系简单的定位案例是可行的。但是遇到数目多、关系复杂的病例如果利用上述方法，就很难在简单的篇幅里表达清楚。

例如正畸患者处于替牙期，埋伏牙甚多，临床所需定位观察的目标太多。在进行CBCT扫描成像定位，使用立体重建、多方位观察是最好的办法。在做立体重建影像时可采用绘图学常用的三视图法。除此之外，在必要时还要适当增加附图。这样比一般的绘制三视图更加全面，表达的目的会更加明确。比如在一些时候要进行锐化，有所需要时还要对其立体解剖影像进行局部的切割和修剪处理，使得本来受硬组织包埋的组织可以暴露出来。使用立体重建法的优势可以在一个画面内同时观察多个目标。

相反使用平面重建影像，只能在某个层面上观察，多个目标时要许多个层面才能完成一个诊断任务。

所以要充分利用CBCT的立体重建模式工具，对大面积、大容量的解剖结构实行立体重建，一次表达。当立体重建影像已经完成时，就应该使用简单易懂一目了然的展示方式，提供给临床影像阅读者。图19-1是提倡使用的三视图模式展示法，可供参考。

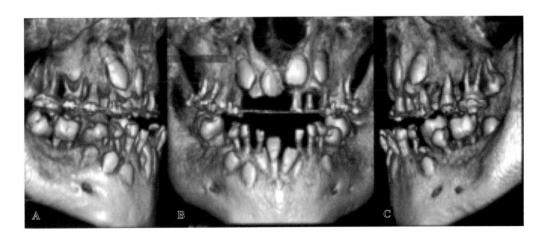

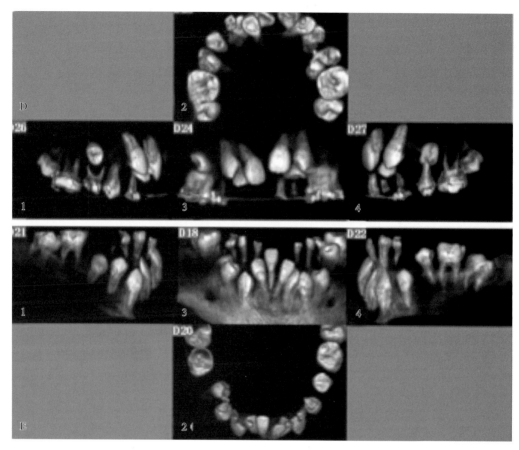

图19-1 埋伏牙定位

注：A. 上下颌骨立体重建的右侧面影像。见完整的右侧面骨组织及上下颌牙齿外观影像。B. 上下颌立体重建正位影像。可见完整的上下颌有牙槽骨的乳牙及埋伏的恒牙及矫治器影像。C. 上下颌骨立体重建的左侧面影像。见完整的左侧面骨组织及上下颌牙齿外观影像。D.D1 右上颌锐化后牙齿立体重建。D2 上颌锐化后牙列仰视影像。D3 左上颌锐化后牙齿立体重建。D4 左侧上颌锐化后牙齿影像。E.E1 右下颌锐化后牙齿立体重建。E2 下颌锐化后牙列俯视影像。E3 下颌锐化后牙正面影像。E4 左侧下颌牙锐化后牙齿影像

［病例1］ 多生牙定位（图19-2）。

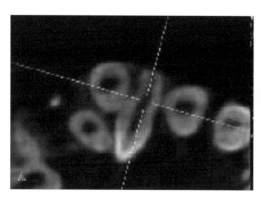
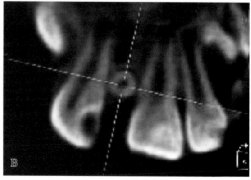

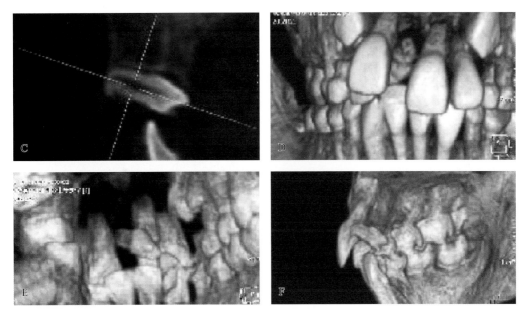

图19-2　多生牙定位

注：A.中切牙区 CBCT 轴位影像显示 11、21 间舌颊向多生牙 1 枚，牙冠朝向腭侧。B.斜冠状位影像示上颌中切牙之间可见多生牙 1 枚。C.11、21 之间牙槽骨颊腭向重建影像，可见 1 枚多生牙，牙冠朝向腭侧。D.CBCT 立体重建影像，11 与 21 间见颊腭向多生牙 1 枚。E.CBCT 立体重建影像腭侧面观影像，见多生牙横位于 21、11 间偏 11 腭侧。F.用重建切割技术切去 2 区的立体重建影像，见 11 冠根间多生牙 1 枚

［病例 2］　21 埋伏牙定位，牙根弯曲（图 19-3）。

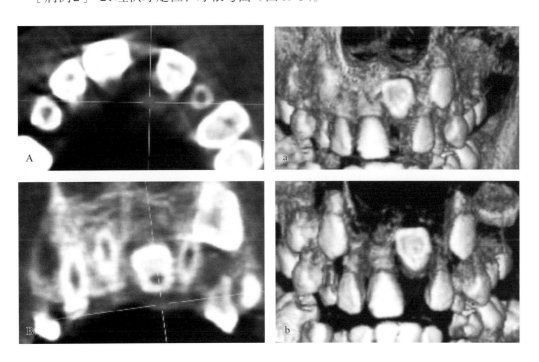

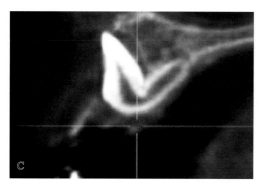
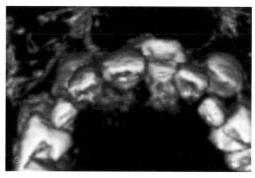

图19-3　21埋伏牙定位

注：A. 正常萌出牙层面轴位重建影像，将埋伏牙B放置于坐标纵轴中心，再看C埋伏牙长轴形态的全貌，此为三维平面重建影像的定标首选！ B. 斜冠状位重建影像。此层面影像一定标定于埋伏牙左右的中心点上，并能显示其近远中关系。C. 埋伏牙所处的21区斜矢状位，影像直观反映出唇腭向位置及埋伏牙长轴的全貌。此影像可见埋伏牙成90°后上翻转。a. 为立体重建影像的正位外观影像。此层面影像在锐化、对比时不可以暴露牙根，同时不可以留有软组织影像。b. 此为正面立体重建影像可见埋伏牙位于21牙槽位置，于11、22之间，冠舌侧窝外翻影像。c. 是仰视立体重建影像见埋伏牙位于11、22之间的牙列线上

第二节　拔牙术前风险评估

一、牙根与上颌窦的关系评估

［病例3］　右上颌过小牙位于上颌窦后壁（图19-4）。

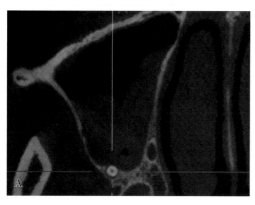
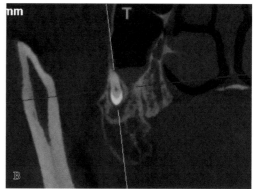

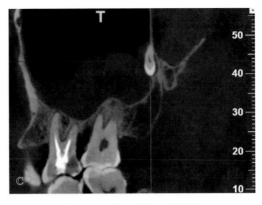

图19-4　右上颌过小牙定位

注：A.右侧上颌窦中部轴位影像，上颌窦腔内后壁黏膜增厚，窦腔后壁骨组织内见一枚牙齿牙根短轴截面影像。B.右侧上颌窦后壁冠状位影像，上颌窦上颌结节上方骨内一枚牙齿形态影像。C.右侧上颌窦矢状位重建影像，见上颌窦底黏膜增厚。翼腭裂前上颌窦后壁骨组织内一枚埋伏过小牙

［病例4］　28异位于上颌窦腔内（图19-5）。

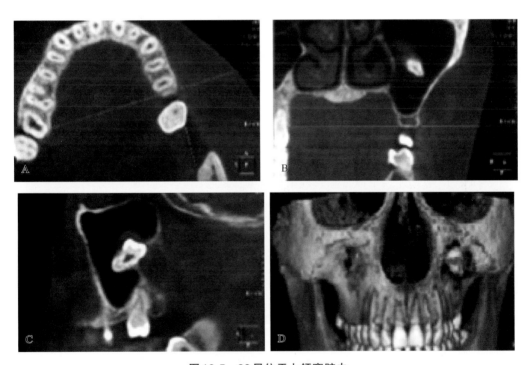

图19-5　28异位于上颌窦腔内

注：A.CBCT轴位16、17影像显示17、18缺失。十字坐标呈近远中向交叉于15与16之间的颊侧。B.15与16之间左侧重建影像。左侧上颌窦中央见块状高密度影。C.15与16牙列近远中CBCT成像，显示完整的上颌窦腔的远中，窦后部见一枚牙体突入窦腔内。D.CBCT立体重建影像显示，左侧上颌窦内一枚牙齿影像

［病例 5］　上颌窦分隔（假性根尖囊肿），见图 19-6。

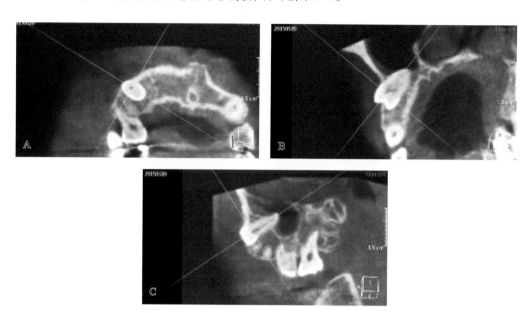

图 19-6　上颌窦分隔

注：A. 埋伏牙 14CBCT 短轴影像。显示 14 短轴与 16 短轴不在同一个平面上。B. 埋伏牙 14 长轴影像。显示 14 牙冠位于牙列颊向位，牙根位于上颌窦腔下。C. 当 14 在长轴、牙体解剖上的近远中相切面，显示根尖区有骨白线包绕的囊腔影，似根尖囊肿影像。但仔细观察发现囊腔影形态不完整，此为上颌窦前下角小分隔区的影像（切勿误判，定要多方位观察）

二、牙根与下颌神经管的关系评估

［病例 6］　47 阻生，下颌神经管经根分叉处穿过（图 19-7）。

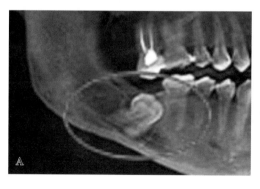
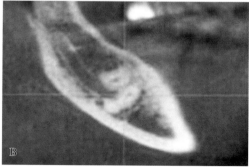

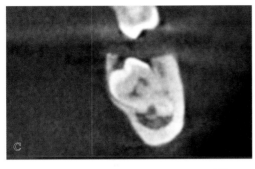
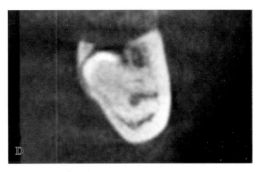

图19-7　47阻生

注：A.CBCT曲面重建影像，显示37牙根与神经管交叉。B.神经管长轴影像，牙根将神经管阻断。C.牙冠部舌颊向重建影像，见神经管位于牙根下方。D.舌颊向重建影像，显示舌侧弯根呈钩状，神经管从根分叉区穿过

［病例7］　下颌神经管分支（起自47区下颌神经管，达47牙颈部），见图19-8。

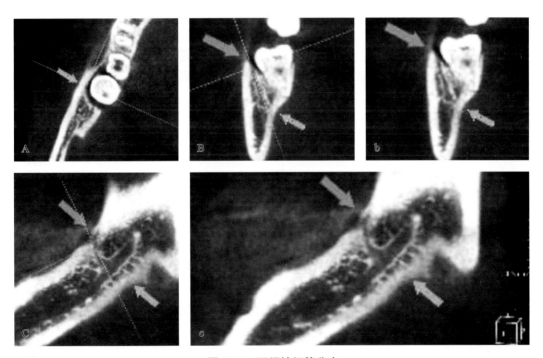

图19-8　下颌神经管分支

注：A.48CBCT轴位影像，十字坐标交叉于牙颈部颊侧牙槽骨。B.坐标线定在48颊侧，与神经管相切。b.隐藏坐标线，见下神经管分支延伸至牙颈部颊侧牙槽骨。C.近远中向重建影像，见下颌神经管分支。c.隐藏坐标线，显示神经管分支直达牙槽嵴顶

三、牙根与邻牙关系

［病例8］　48近中水平阻生，致37牙根吸收（图19-9）。

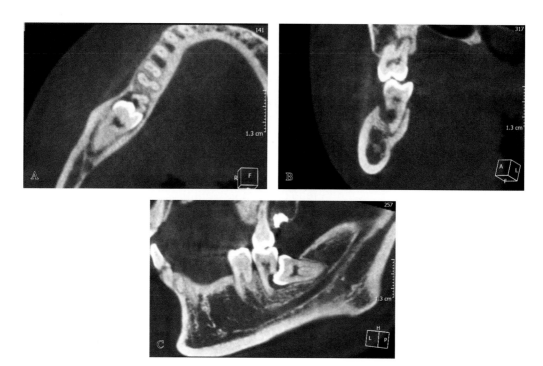

图19-9　48近中水平阻生

注:A.右下颌骨轴位影像,显示48近中水平阻生,其近中的47牙根不规则吸收。48根尖部可见神经管斜切影像。B.斜冠状位影像,见47牙根中段颊侧部分吸收影像,吸收区颊侧牙槽骨角形吸收。C.磨牙区斜矢状位重建影像,显示48近中阻生于47远中牙颈部下方,48牙冠近中嵌于47牙根远中吸收区内

第三节　拔牙意外

一、断根

[病例9]　38水平阻生拔除,断根进入舌侧咽旁间隙,见图19-10。

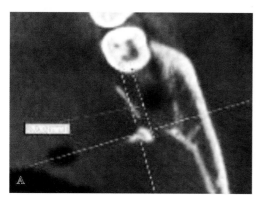
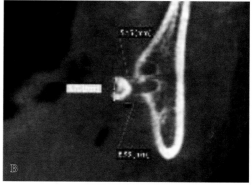

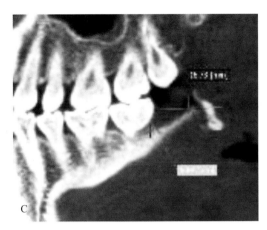
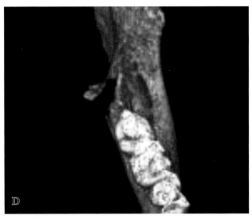

图19-10 38水平阻生拔除

注：A.左下颌后牙区CBCT轴位影像，38牙槽窝舌侧软组织内见不规则高密度影。B.38牙槽窝处颌骨横截面，示舌侧38空虚牙槽窝影像，舌侧骨板舌侧软组织内见移位残根影像。C.36、37、38区牙槽骨区斜矢状位影像，37远中平牙冠1cm处见残根影像。D.CBCT立体重建影像，可见38牙窝舌侧突起骨影像

二、上颌窦穿孔

［病例10］ 27拔牙后上颌窦骨性底壁消失，上颌窦黏膜增厚（图19-11）。

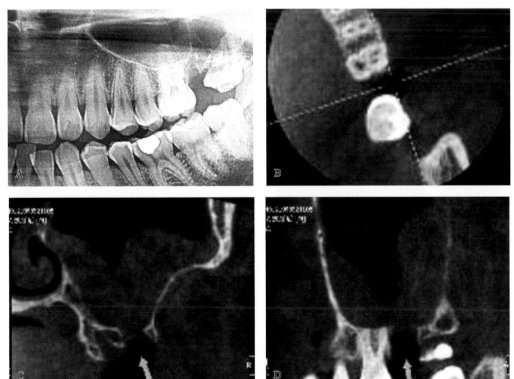

图19-11 27拔牙术后口腔瘘

注：A.局部曲面断层片显示27缺失区牙槽骨影像解剖关系较乱，牙槽嵴顶距窦底距离较近。B.27区牙列轴位影像，定位坐标十字线位于牙列偏颊侧。C.27缺失区上颌窦底部斜矢状位重建影像，示上颌窦底偏颊侧牙槽骨影像缺失，上颌窦腔内黏膜影像增厚。D.27区斜矢状位重建影像，27区拔牙窝空虚，上颌窦底部黏膜增厚向腔内凸起

［病例11］ 18拔牙后致口腔上颌窦瘘（图19-12）。

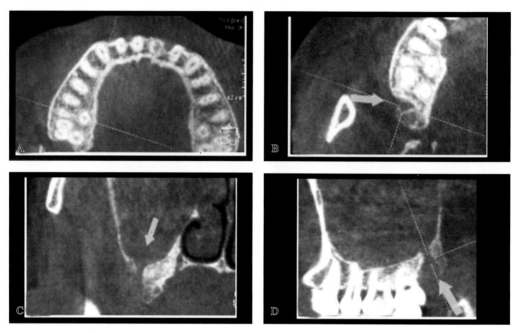

图19-12　18拔牙后致口腔上颌窦瘘

注：A.16、17根尖轴位影像，17远中牙槽骨影像消失。B.17根尖部轴位影像，见18拔牙窝影像，颊侧骨板消失。C.18拔除后牙槽窝斜冠状位重建影像，上颌窦骨性底壁不连续，窦腔昏暗。D.斜矢状位重建影像，18牙槽窝与上颌窦相通，上颌窦腔昏暗

三、神经管损伤

［病例12］ 38拔除术后3个月（根尖部拔牙窝与神经管相通），见图19-13

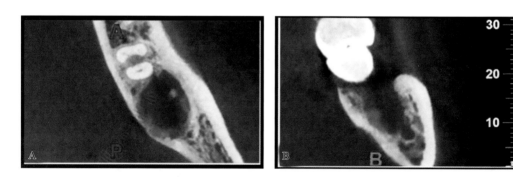

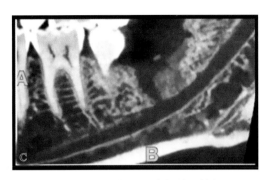

图 19-13　根尖部拔牙窝与神经管相通

注：A. 轴位影像显示 38 牙槽窝周围有新骨形成，其内见小块状高密度影像。B.38 拔牙窝斜冠状位重建影像，显示牙槽窝周围有新骨形成，底部与神经管相通。C. 磨牙区斜矢状位重建影像，38 拔牙窝内见小块状高密度影，拔牙窝近中底部与下颌神经管相通

［病例 13］　拔牙后疼痛——下颌神经管分支与拔牙窝交通（图 19-14）。

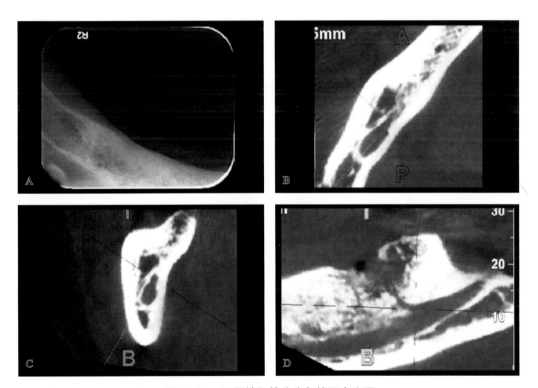

图 19-14　下颌神经管分支与拔牙窝交通

注：A. 根尖片显示右下磨区拔牙后牙槽窝影像模糊。B. 右下牙槽骨 CBCT 轴位影像，显示十字坐标位于下颌神经管。C. 磨牙区牙槽骨 CBCT 斜冠状位重建影像，十字坐标位于下颌神经管向上分支的分叉处。D. 磨牙区牙槽骨斜矢状位重建影像，显示下颌神经管向前上分支，直达拔牙创处

第四节　腭隆突及下颌舌侧隆突

骨隆突是发育性病变，临床上一般将腭中线部位的骨隆突称为腭隆突，发生于下颌前磨牙区舌侧的骨隆突称为下颌隆突。

［病例14］　右下颌骨舌侧隆突（图19-15）。

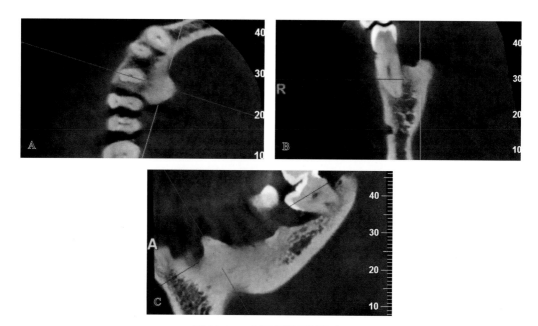

图19-15　右下颌骨舌侧隆突

注：A.右下颌骨 CBCT 轴位影像，显示右下颌前磨牙区牙槽骨舌侧硬骨板向舌侧呈半圆形凸起。B.45 区 CBCT 斜冠状位重建影像，显示 45 牙根舌侧牙槽骨硬骨板凸起，骨质致密，边缘光滑。C.舌侧凸起部骨组织斜矢状位 CBCT 重建影像

［病例15］　左下颌骨舌侧隆突（图19-16）。

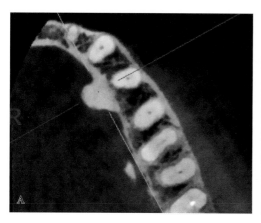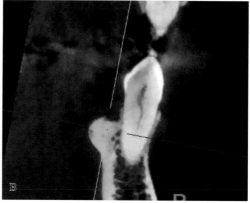

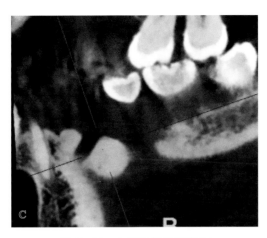

图19-16　左下颌骨舌侧隆突

注：A.左下颌骨CBCT轴位影像，显示左下颌第一前磨牙区舌侧硬骨板密度均匀一致的凸起，呈半圆形，边缘光滑。B.34区CBCT斜冠状位重建影像，显示34牙根舌侧牙槽骨硬骨板凸起，骨质致密，边缘光滑。C.舌侧凸起部骨组织斜矢状位CBCT重建影像

［病例16］　腭隆突（图19-17）。

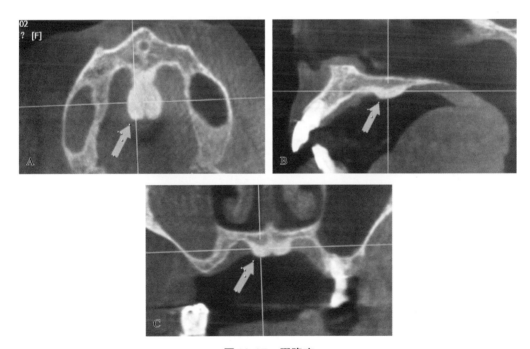

图19-17　腭隆突

注：A.平硬腭轴位CBCT影像，左右两侧见上颌窦底影像，右侧窦腔内呈均匀软组织密度影像，左侧上颌窦腔影像未见异常。硬腭中缝两侧见隆起的椭圆形密度均一的致密影像，边缘光滑。B.硬腭中缝右侧骨皮质凸起部矢状切影像，显示硬腭中段舌侧骨皮质增厚隆起，隆起部呈均匀致密骨组织影像。C.硬腭中部骨组织向舌侧隆起部冠状切面影像。显示右侧上颌窦腔内均匀软组织密度影像。硬腭凸起影像居中，呈密度均匀一致的高密度影，与硬腭舌侧骨皮质相延续

第20章

CBCT在颌面部创伤中的应用

第一节　颌面部骨折

［病例1］　牙片难以显示的根折和牙槽骨骨折影像（图20-1）。

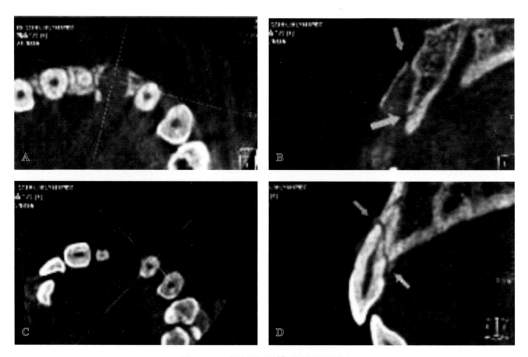

图20-1　根折和牙槽骨骨折影像

注：A.CBCT 轴位重建影像十字交叉坐标位于 21 牙槽窝上。B.21 CBCT 斜矢状位重建影像箭头所示为唇侧牙槽骨根尖部骨折，腭侧根中段牙槽突骨折。C.CBCT 轴位重建影像，十字交叉坐标位于 22 截面上。D.22CBCT 斜矢状位重建影像，显示牙根部斜形线状低密度折线影由唇侧根面斜向腭侧牙颈部

［病例2］　11、21外伤史，唇侧牙槽突骨折（图20-2）。

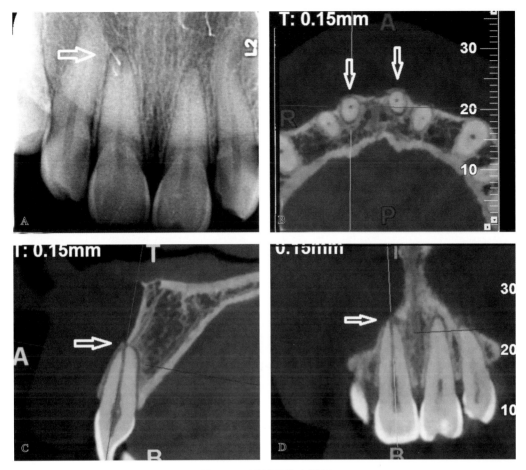

图20-2 唇侧牙槽突骨折

注：A. 根尖片显示，11、21牙周膜间隙增宽影像，以11为著。B.CBCT轴位重建影像，11、21唇侧牙槽骨板影像不连续，腭侧牙周膜间隙增宽。C.11腭侧牙周膜间隙增宽，唇侧根尖部牙槽骨骨皮质影像中断。D.11、21两切牙斜冠状位重建影像，可见11、21根尖区牙周膜间隙增宽影像

［病例3］ 14、15间牙槽间隔，骨松质形成纵向低密度区影像，平片似是骨折线。（与骨折鉴别），见图20-3。

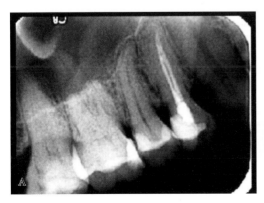
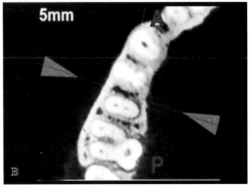

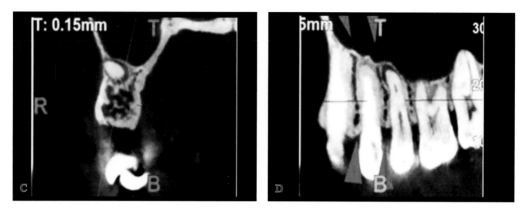

图20-3　14、15间牙槽间隔，骨松质形成纵向低密度区影像

注：A.14-17根尖片影像，显示14、15间牙槽骨疑似折裂影像。B.13-16CBCT轴位重建影像，十字坐标交叉于14、15之间，双箭头间指示14、15间牙槽骨稀疏。C.14、15间牙槽骨斜冠状位重建影像，可见骨小梁间隙。D.14-17斜矢状位重建影像

［病例4］　右侧舌骨骨折（图20-4）。

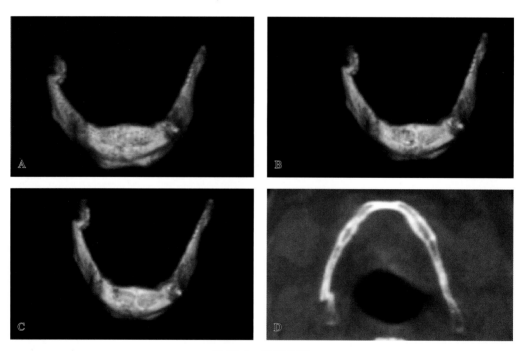

图20-4　舌骨骨折

注：A、B、C.显示不同角度的右侧舌骨末端移位影像。D.轴位重建影像，显示右侧舌骨末端骨折，断端移位

［病例5］　颧弓骨折检查影像报告（图20-5）。

颧弓骨折检查首先采用大视野扫描，在轴位上调整到双侧颧弓层面影像出现，同时显示骨折侧颧骨及健侧颧骨影像，在此位置可以用立体重建影像辅助观察。

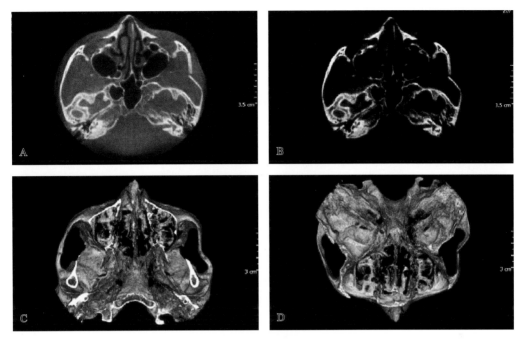

图20-5　颧弓骨折

注：A. 双侧颧弓轴位影像。显示左侧颧骨中心点内陷折断并移位，近颧突端与近颞突端两处折断未见移位，这种骨折在平片阅读时常称其为 M 型骨折。B. 显示影像同 A，是对 A 影像锐化后，软组织影像消失，骨组织影像更加清晰影像。C. 立体重建仰视影像。将双侧颧弓上方及下方组织使用立体剪裁工具修剪重建影像，从下向上观察见左颧弓骨折内陷。D. 立体重建俯视影像。从上向下观察见左颧弓骨折内陷

第二节　颌面部异物定位

〔病例6〕　在软组织内的异物定位报告（图20-6）。

扫描重建后在轴位找到异物影像层面，将坐标线调整为标准的冠状位与矢状位，并让其停留在此层面。此时观察冠状位、矢状位上异物位置、大小、形态影像。结合立体重建影像更为清楚。

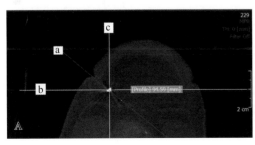
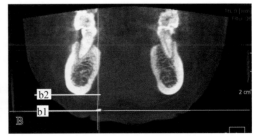

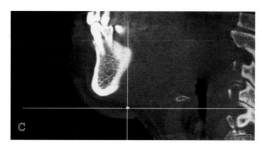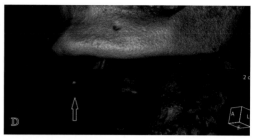

图20-6　软组织内的异物定位

注：A.下颌前区右侧软组织轴位影像。a距下颌骨舌颊向最近距离，b冠状位坐标，c矢状位坐标。B.冠状切重建影像。b1轴位(异物)影像层面，距b2间测得异物距下颌骨下缘距离。b2下颌骨下缘平线。C.矢状位重建影像。此时起到对影像定位的辅助观察功能。D.下颌骨下缘部立体重建影像。箭头所指处小点颗粒状影像为异物影像

［病例7］　右侧上颌窦前壁嵌入型气枪铅弹定位（图20-7）。

扫描重建后在轴位找到异物影像层面，将坐标线调整为标准的冠状位与矢状位，并让其坐标停留在此层面。此时观察冠状位、矢状位上异物位置、大小、形态影像。结合立体重建影像更为清楚。在立体重建影像时还可以使用剪切工具，为观察金属异物形态、在体内的深度等需要，将遮挡视线的部分解剖结构切剪，使其异物影像充分暴露，易于观察诊断。

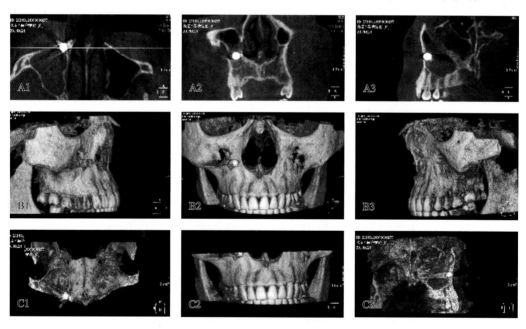

图20-7　右侧上颌窦前壁嵌入型气枪铅弹定位

注：A1.显示上颌骨颧突下轴位影像。右侧上颌窦腔内充满小泡状低密度影。上颌窦前内鼻旁侧骨组织内嵌入性圆形高密度影。冠状位与矢状位坐标测线锁定。A2.显示冠状位影像。见右鼻旁侧近窦腔底部圆形高密度影，外侧窦壁影像中断，此为金属体所致空洞效应伪影，窦腔上部1/2有气腔存在，异物上下部窦腔1/2有均匀低密度影像。A3.显示矢状位影像。见窦腔前壁下部内侧有圆形高密度异物影像，窦腔前上角存留部分气腔影像。窦腔底部影像充满不均匀低密度影像。异物前软组织及后腔内容物影像有与异物平行的空洞效应伪影。B1.右侧位立体重建影像。显示上颌窦前壁与鼻旁侧骨板有不光滑影像。B2.显示正位立体重建影像。见右鼻旁侧嵌有圆形异物影像，外侧骨板留有与异物同宽的影像，此为空洞效应伪影。B3.显示左侧位立体重建影像。见上颌骨及颧骨影像无异常。C1.显示将异物影像上方颌骨修剪切除后俯视影像。见右侧窦腔前壁嵌入型高密度伪影。C2.显示将异物影像上方颌骨修剪切除后俯视影像。见右窦腔前壁嵌入高密度伪影余1/2。C3.显示以异物为中心做矢状切立体重建影像。见窦腔前壁骨板嵌入高密度异物影像，前后均有与异物同宽大小的空洞效应伪影

［病例8］ 右侧颧弓前区内侧金属异物定位（图20-8）。

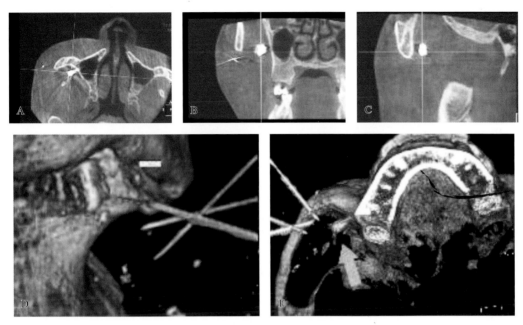

图20-8 右侧颧弓前区内侧金属异物定位

注：A. 右侧颧突后内、颞下凹前区，见高密度异物影像。B. 颧牙槽嵴外，颧突内见高密度影。C. 近远中向重建影像，颧突后方见高密度影像。D. 右后前斜位立体重建影，异物周围可见多根定位针。E. 立体重建影像仰视，右侧颧突后、颞窝前区见不规则异物，颊侧见多根定位针

［病例9］ 异物定位（8岁男孩，舌系带术前麻醉注射，咬断了注射针头），见图20-9。

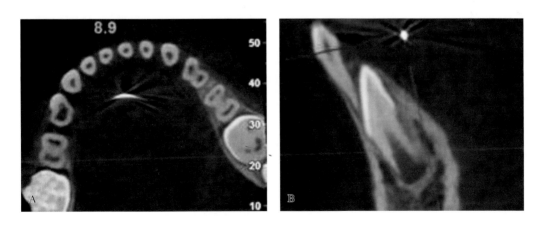

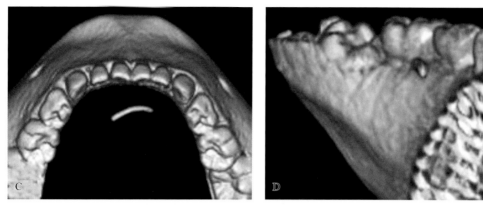

图20-9　异物定位

注：A.下颌前区轴位重建影像，距牙冠舌侧约10mm处见线状高密度影像。B.斜矢状位重建影像，显示31舌侧约10mm处见点状高密度影。C.下颌骨轴位立体重建俯视影像，舌侧见长条状影像。D.下颌骨侧位剖面影像，平31、41舌侧10mm处见点状异物

［病例10］　充填物在上颌窦内漂移（异物），见图20-10。

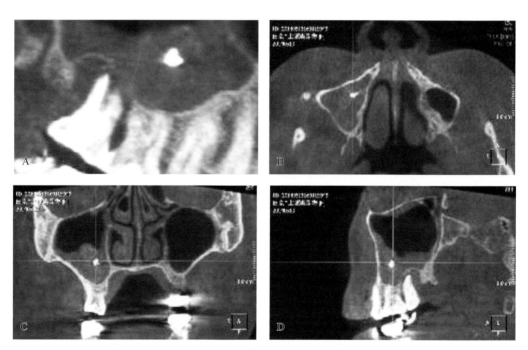

图20-10　充填物在上颌窦内漂移

注：A.47根管充填影像。根周阴影，窦底有白线向窦腔内隆起但在近中分不连续腔内均匀低密度影像，中心有块状高密度影像。B.双上颌窦轴位影像显示左侧上颌窦影无异常。右侧上颌腔内充满均匀低密影像，中心有高亮块状影像。C.双上颌窦冠状位影显示左侧上颌窦影无异常。右侧上颌腔下部充满均匀低密影，中心有高亮度块状影像。D.右侧上颌窦矢状位重建影像，显示窦腔下部均匀低密度影像，表面不平。中心有高亮度块状影像

第21章

CBCT在唾液腺疾病中的应用

目前，我院在唾液腺疾病诊断方面CBCT主要应用于对唾液腺阳性结石的诊断。唾液腺或其导管系统中形成结石从而引起唾液排除受阻或继发腺体感染等一系列症状及病理变化的疾病称为唾液腺结石病。唾液腺结石病占据了头颈部大唾液腺疾病的50%，是导致唾液腺急性和慢性感染的最主要原因。最多见于下颌下腺，其次是腮腺，唇颊部的小唾液腺及舌下腺均较少见。

阳性结石表现为沿导管走行方向及位置排列的高密度影像。形态可分为圆形、卵圆形或柱状，密度常表现为高低密度相间的层状结构，数目可以为单个或多个，有时双侧同时发生。结石大小为数毫米至2cm不等，观察时需双侧对比，沿腺体及导管走行方向仔细观察，避免遗漏。

阴性结石在CBCT上不能显示，需用唾液腺造影术检查。阴性唾液腺结石在造影片上可以显示为圆形、卵圆形或者其他形状的充盈缺损改变。

〔病例1〕 右下颌下腺导管结石（图21-1）。

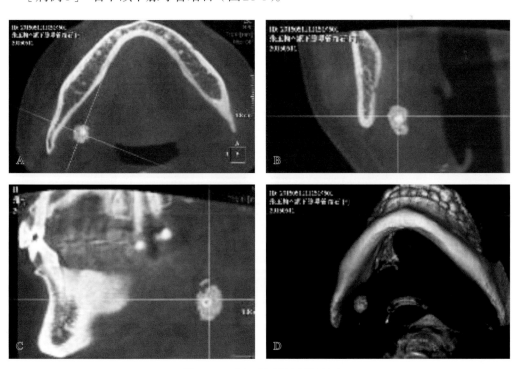

图21-1 右下颌下腺导管结石

注：右侧下颌角内侧与下颌骨下缘平齐处见一类圆形团块状高密度影，中间见高密度矿化核心

［病例2］ 右下颌下腺导管结石（图21-2）。

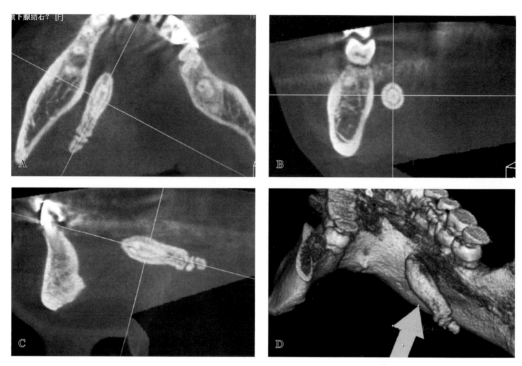

图21-2 右下颌下腺导管结石

注：A. 沿右侧下颌下腺导管结石长轴的近似轴位影像。右下颌骨舌侧见一长条状高密度影像，长约30mm。前端位于前磨牙舌侧，呈高低密度相间的层状结构；后端呈节段状至第三磨牙远中舌侧。B. 显示距46处下颌骨舌侧骨板约3mm位置，直径约5mm高低密度相间的层状结石横断面。C. 斜矢状剖面影像显示结石纵向剖面，结石前端距离切牙约30mm。D. 立体重建影像示右下颌骨内侧见较大条索状高密度影像，前端呈圆柱状、后端呈节段状影像

［病例3］ 右下颌下腺导管多发结石（图21-3）。

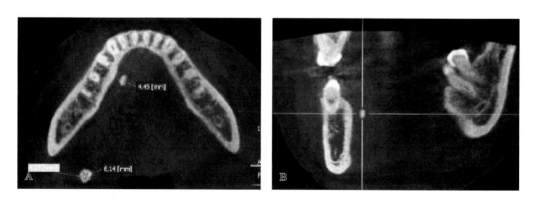

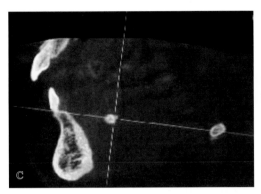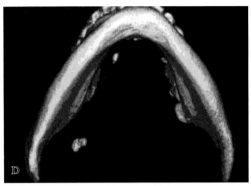

图21-3　右下颌下腺导管多发结石

注：A.下颌骨轴位影像，右侧下颌前区舌侧平根尖处见小块状高密度影及位于右下颌骨体后部舌侧，较大圆高密度影像。B.44区下颌骨斜冠状位影像，见下颌骨舌侧近骨面处有小块状高密度影像。C.为43、42区斜矢状位重建影像，显示下颌骨舌侧位于舌下的小块状高密度影，其后部口底处见较大块高密度影像。D.下颌骨立体重建影像，显示右侧下颌骨舌侧前后各见一大小不等的结石影像

第22章

牙科CBCT在种植牙中的应用

随着口腔种植牙技术的普及，CBCT影像设计导航在种植修复工作中的作用越来越重要，能够合理正确地使用CBCT是种植临床工作的重要保障。熟练掌握CBCT机软件操作且灵活运用的程度是在现有条件下充分发挥CBCT优势，为临床提供优质图像、精确数据的关键。

除熟练掌握CBCT软件操作、灵活运用其功能外，作为种植医师应熟知人体上、下颌牙槽骨及其相邻的解剖结构和功能，并与CBCT影像定点定位设计测量知识相结合，才能为临床修复种植提供高质量的服务和支持。

影像解剖是指人体器官结构在医学影像中的形态表现。CBCT的颌面影像解剖形态的表达有两种形式：一是平面三维重建图像，二是立体三维重建图像。立体三维重建影像是外观现相形式，不具备直线测量功能。种植是进入体内的手术，与进路方向、宽度、深度、长度精确度有关，必须使用平面三维重建，才能刨切重建进入测量模式获得其精确的数据应用于临床手术。刨切词意是用刀切开，既然要切开来看和测量数据，切开的方向就很重要。方向决定着画面显像内容，方向决定着脏器结构形态变化，方向不同显示内容不同，方向不同结构间的距离不同，可见刨切的方向至关重要。

然而在做刨切前，需要进行CBCT影像二次重建。影像二次重建前需要一个标准的起始位，也即建立坐标标准。CBCT建立坐标标准的体位是在轴平面，轴平面决定着后续获取数据正确与否。在医学基础课里讲的轴位是人体长轴对地而言。颌面部解剖结构复杂、形态不规则，CBCT影像临床应用定标是随临床需要及体位的变化而多变的。看牙时以牙体长轴为标准，而种植牙时既要关心牙槽骨又要兼顾到种植体邻近的牙齿。这就有较复杂的内容需要在此表达。上颌种植以上颌骨为基点，切牙种植以切牙为标准，磨牙以磨牙为标准。下颌以下颌骨为基点，切牙与磨牙各有区别。内容较多，下面从上颌种植的CBCT定标体位开始，至下颌骨体位以图像的形式——表述。

第一节　上颌骨影像解剖结构识别

1.体位是以地面为基准，传统CT影像，一般位置轴位、冠状位、矢状位（图22-1）

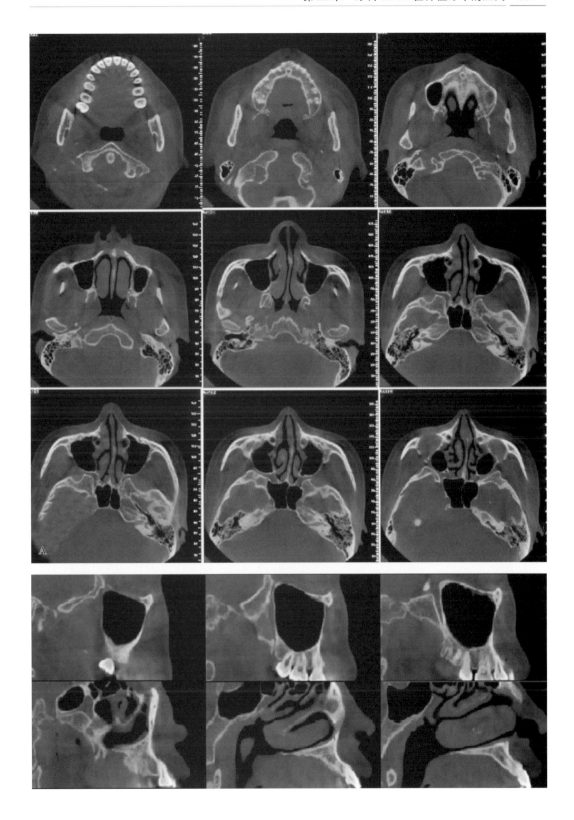

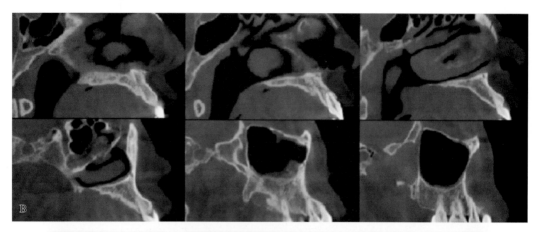

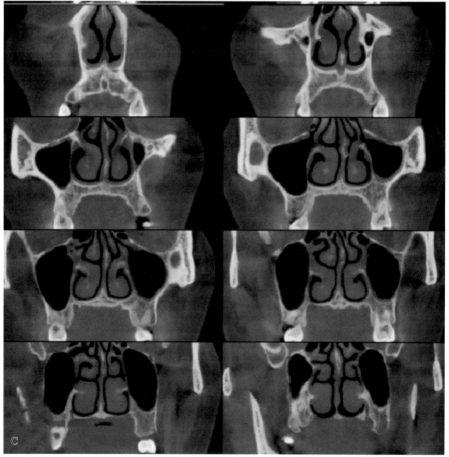

图 22-1　一般位置轴位、冠状位、矢状位

注：A.以咬合平面为基准的常规上颌骨轴位影像；B.以咬合平面为基准的常规上颌骨矢状位影像；C.以咬
合平面为基准的常规上颌骨冠状位影像

2.口腔颌面以上颌切牙长轴线为基准，区别于传统CT的轴位影像（图22-2） 如果临床需要重建上颌全牙列影像，观察半口牙齿的CBCT影像，需要以切牙长轴垂直的短轴影像（非传统轴位）做标志层面作为二次重建的基准层，在此状态下颌骨影像显示的解剖结构内容，就与传统常规的轴位影像有所不同（图22-2）。

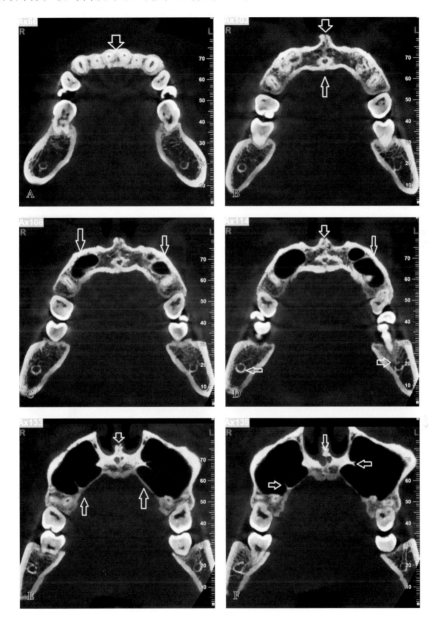

图22-2 区别于传统CT的轴位影像

注：A.切牙区牙根1/2平面，显示完整的切牙区牙根及牙槽骨影像；B.切牙区根端颌骨影像，显示有完整的颌骨及切牙区牙槽骨，鼻前棘和标准的切牙孔影像；C.是下颌前磨牙至前鼻棘斜轴面，影像显示解剖内容有双侧上颌窦前下角、切牙孔和鼻前棘；D.自此向上层面至下颌磨牙区——鼻前庭斜面，影像显示鼻前庭、鼻底、鼻中隔、切牙孔和两侧上颌窦前区底部，自此窦底有窦腔分隔影像显示。后下方有下颌骨体及神经管；E.再上层至双侧上颌窦腔中部，显示有鼻中隔及双侧鼻腔、切牙孔和左右窦腔及分隔。F.再上由下颌后磨牙区——鼻腔斜面，影像显示双上颌窦腔，双切牙孔在鼻中隔下分别与左右鼻腔底部黏膜下相通影像

3.以上颌切牙长轴为基准，CBCT影像二次重建的轴面、额面、矢状面（图22-3）为将图22-2中的上颌骨影像额面轴位某层面加以了解，使用立体三维重建影像说明（图22-3）。

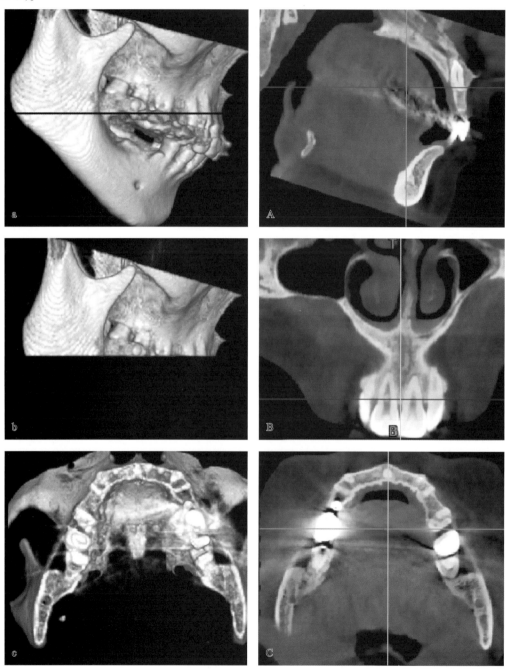

图22-3 CBCT影像二次重建的轴面、额面、矢状面

注：a.颌面部侧面观立体影像，显示下颌角—鼻前棘成平面；b.下颌角—鼻前棘以下部位剪切后侧面影像；c.剪切后的仰视三维立体重建影像，可以显示的层面有切牙区牙槽骨及下颌升支颌骨影像；A.侧面观是a图平面二维影像，矢状中线切面显示上下中切牙牙槽骨及鼻中隔剖面；B.在此体位能够获得完整的中切牙长轴及局部牙槽骨上至鼻底完整影像；C.是c层面立体三维图的平面二维影像

4.相对与上颌切牙长轴轴面的，CBCT二次曲面重建影像（图22-4）　再将以上体位影像，做进一步上颌全牙列二次曲面重建图，观察其上颌全牙列排列分布情况。但此体位影像仅仅用于对上颌全牙列的观察，如果种植测量只限于切牙区牙槽骨测量，用于其他牙位的种植测量是有误差的（图22-4）。

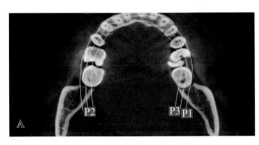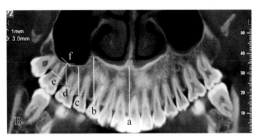

图22-4　CBCT二次曲面重建影像

注：A.轴位的曲面重建坐标志层影像；B.曲面重建影像，显示a中切牙区牙槽骨种植测量的标志线，在此只有切牙区从牙槽嵴至鼻底作为种植测量牙槽骨是垂直的，能获得短轴最小截面积，因为CBCT影像重建始终是以轴平面垂直方向为基准点，所以从b至e分别是前磨牙、磨牙牙槽嵴测量必需的不同位点影像，从标志点b、c、d、e每个点，就平面二次重建都不是与牙体长轴平行，如果在此轴平面作为种植牙槽骨测量的基准层面，那将是错误的。如果在窦底牙槽嵴种植测量，应该选择e～f测量方向

以上是为联系上颌种植牙而随机举例，一个与上颌牙槽骨相邻相关的硬组织结构的实例。其实在临床种植CBCT扫描影像重建测量时，并非是随意摆位扫描重建就可以，而必须严格标志标准定位扫描，慎重观察评估测量才是种植成功的保证。

第二节　上颌牙槽骨影像重建测量

1.上颌牙槽骨生理倾斜角　种植测量重建影像的标志坐标层，决定着CBCT轴位影像上显示的解剖结构内容，它并不像医学解剖学所定义的人体轴位，泛指人体长轴与地面相垂直的轴位一样。因为颌面部解剖结构复杂，形态多变，咬合平面的误差，将会影响种植牙槽骨测量数据。上颌大多数牙齿的长轴与咬合平面垂直，从磨牙致前磨牙及切牙区牙槽骨有一个生理倾斜角，这个生理倾斜角是以根后上冠下前为基准的（图22-5）。

在这个层面上，磨牙区牙槽骨的颊腭向是短轴，而起于前磨牙至切牙区牙槽骨颊腭向短轴径值逐渐成为一个渐变的斜面，这个斜面的大小角度是随着前区椭圆形弧线至双切牙间的中缝，也就是切牙孔中心为止，后随椭圆弧线生理倾斜角度渐变减小至对侧前磨牙。在这个随椭圆弧线渐变的前区牙槽骨，影像显示的牙槽骨短轴径值受斜角影响。

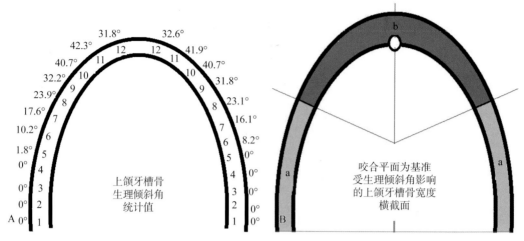

图22-5　上颌牙槽骨生理倾斜角

注：A.上颌牙槽骨生理倾斜角统计；B.在牙槽骨水平角变化时对牙槽骨轴位颊腭向宽度影响的。a.牙槽骨颊腭向宽度真实区；b.牙槽骨颊腭向宽度值逐渐变化区（误差区）

2.正侧位摆位定位及重建前定位定标调整　患者立式及仰卧式扫描检查摆位，正面观上颌骨位于视野中心，矢状面与地面垂直，（仰卧式）咬合面与地面垂直，（立式）扫描咬合面与地面平行。

如遇扫描后原始影像体位不正，CBCT有二次重建功能软件者，应该进行体位容积设定调整重建。图22-6A是全口牙种植正位影像，上颌牙槽骨正位见g框内，进入视野中心，矢状位与地面垂直。图22-6B为调整侧位观上颌牙槽骨进入视野中心，咬合面与地面平行，B咬合面调整为C咬合面。图22-6C是调整后二次重建获取在体位上的理想状态。

在（图22-6Bg）错误的咬合平面，调整为（图22-6Cg）正确的咬合平面，将两个不相同体位分别做曲面二次重建影像，看看牙槽骨影像各有何区别（图22-7）。

咬合平面调整前后两种体位的曲面重建影像，图22-6B可见体位调整前Bg26牙槽嵴至窦底的测量高度9.5mm。图22-6C，Cg26体位调整后的曲面重建测量影像牙槽嵴至窦底的测量高度6.0mm。二者相差3.5mm。

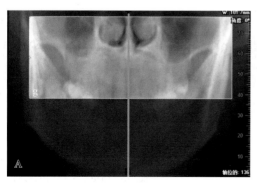
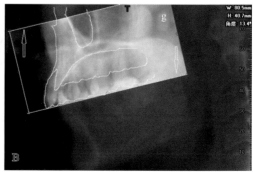

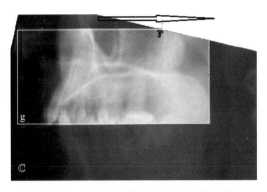

图22-6 正侧位摆位定位及重建前定位

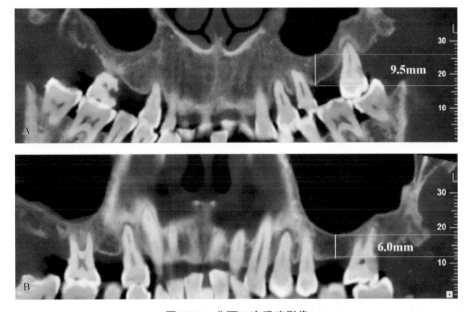

图22-7 曲面二次重建影像

注：A.是图22-6Bg侧位咬合面影像重建的曲面重建影像；B.是图22-6Cg侧位咬合面影像重建的曲面重建影像

3.上颌牙槽骨多点种植测量重建举例　正确体位摆位及调整二次重建，获得牙槽骨测量数据，进入牙槽骨轴平面选层（图22-8）。

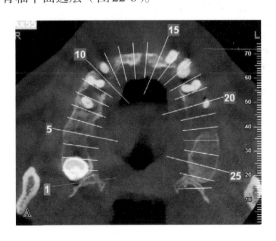

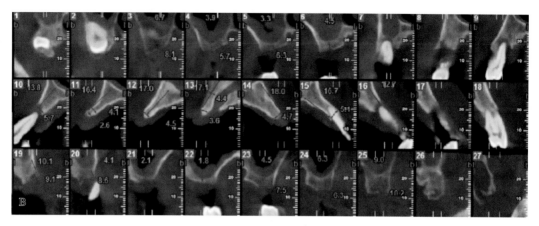

图22-8 正确体位摆位及调整二次重建

注：A.选择轴位显示牙槽骨且有测量坐标影像；B.5mm间隔二次重建18—28的测量影像

图22-8B每隔5mm层切间隔，1mm层厚重建测量影像。此影像可见牙槽骨影像受生理倾斜角影响，在每一个层切图像中并不呈现上下垂直，而是从图像的上左至右下、或是右上至左下倾斜，每一个牙槽骨切面，是沿着牙槽骨椭圆形抛物线重建，每一个层切面直线都是与它所在位点的抛物圆周边线相切处垂直，所以获取每一个层切面影像，都是牙槽骨颊腭向或唇腭向垂直切面，测量数据是的牙槽骨宽度最小径值。

4.上颌窦前斜面影像重建测量数据的误差　图22-9A与图22-8A是同一个影像资料的两个不同轴平面。从图22-9A在一个层面内显示bw—bn15mm和a3mm两种不同层厚的曲面重建影像坐标轨迹，由此重建出图22-9B和图22-9C曲面重建影像。

受生理倾斜角影响，bw—bn显示在15mm层厚颊腭向内的埋伏18及25残根的全部影像（图22-9B）。而图22-9a成像虽然显示了清晰牙槽骨（图22-9C），却只有15、14、25和13、23根尖部显示。从图22-9a、bw—bn可见a线穿过25、24、15牙体，而13R、23 24L牙体横轴位影像，都位于a曲面重建线外。bw—bn却将所有牙齿，如18埋伏25残根全部包括在曲面重建厚度的范围内。

15mm、3mm两种不同层厚曲面二次重建影像，这在种植牙临床应用中十分必要。15mm层厚可以不受生理倾斜角，全面观察全部的牙齿位置影像，但是牙槽骨却不清楚，从测量数据上也不确切。3mm层厚曲面重建，牙槽骨测量数据确切、影像清晰，但却不能看到同一个影像上的所有牙齿。所以两种不同厚度的曲面重建影像，在一些类似的复杂牙槽骨情况下，对临床种植观察评估起着不可缺少的支持作用。当然也不是所有种植牙残根骨测量中，两种曲面重建都有必要，当生理倾斜角度允许时，可以根据不同需要任选其一。

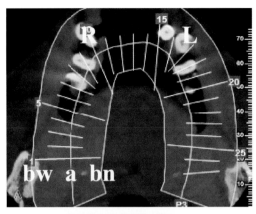

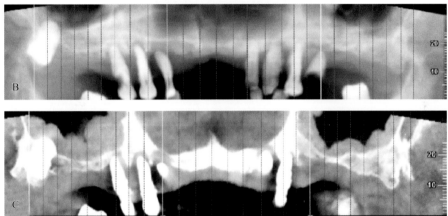

图22-9　上颌窦前斜面影像重建测量数据

注：A. 显示 B15mm、C3mm 两个层厚不同的曲面二次重建坐标影像；B.15mm 厚曲面重建影像；C.3mm 厚曲面重建影像

第三节　与牙槽骨重建测量有关的特殊结构

1.上颌牙槽骨多点种植测量重建举例　17、15、26种植重建测量图示（图22-10）。

图22-10Ab，在咬合平面的轴位影像上，自17远中上颌结节起，向近中沿着椭圆形的牙弓形态做3mm间隔1mm每层/厚，二次重建至14牙槽骨区层切测量影像（图22-10Ac）重建成（图22-10B）层切测量影像；做（图22-10Ad）自左侧25近中至远中27间，过26缺牙区做3mm间隔1mm层/厚，二次重建牙槽骨测量（图22-10Ae）重建成测量影像（图22-10C）；图22-10D做曲面重建影像，并显示其3mm间隔1mm层/厚的颊腭向测量重建标志影像。

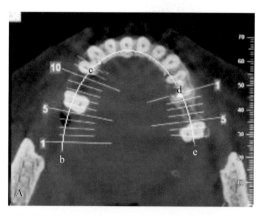

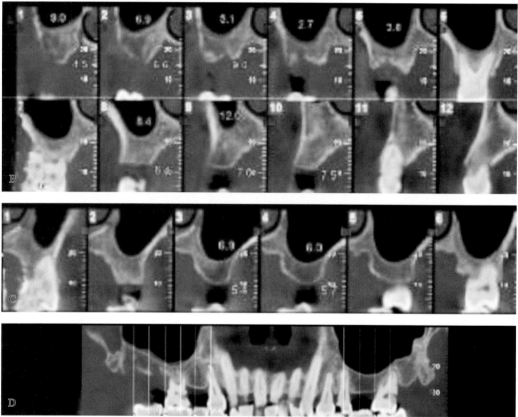

图22-10　17、15、26种植重建测量

注：A.上颌牙槽骨多点种植轴平面坐标标志影像；B.17—15牙槽骨颊腭向3mm间隔层切测量影像；C.26牙槽骨颊腭向3mm间隔层切影像；D.上颌牙槽骨多点种植3mm厚曲面重建及牙槽骨颊腭向牙槽骨测量标志影像

2.上颌窦前斜面影像重建测量数据的误差　在上颌牙槽骨颊腭向层切重建，往往是以3mm间隔1mm层/厚，经过上颌窦前斜面影像处，因为上颌窦腔是由远中底部，向近中前上逐渐构成窦前壁骨组织的一个斜面，在斜面上自远中向近中每间隔3mm一层，3mm间隔的远中层与近中层之间，这在牙槽骨短轴测量层面上就会有着很大的误差（图22-11）。

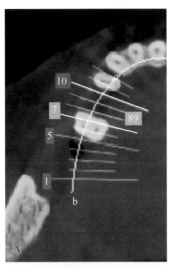

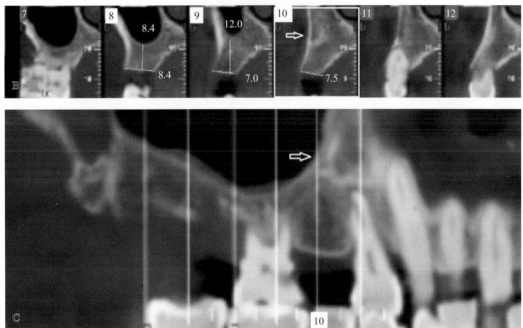

图22-11 上颌窦前斜面影像重建测量

注：A. 影像局部放大影像；B. 颊腭向3mm间隔1mm层/厚、7～12层影像；D. 牙槽骨多点种植3mm层厚曲面重建及牙槽骨颊腭向牙槽骨测量标志影像。图A中显示第10标志线，在曲面重建影像上C图中显示10坐标线，与右侧上颌窦前壁骨组织前斜面线相切（箭头指处），上端进入窦腔。从坐标10到箭头指处牙槽骨高度与其轴位坐标8之间相差约一倍以上，B图8坐标显示为8.4mm，而坐标9是12mm，在8～9两层之间的层切数据间相差3.5mm，按此斜度计算坐标10至少增加至7mm，这几乎是在坐标8线层切区数据的2倍值

3. 咬合平面错误的影像重建举例（图22-12） 图22-12是切牙低、磨牙高合平面状态轴位影像（图22-12A 3，箭头指处），在此做牙槽骨曲面重建影像（图22-12B 3），图中"3"所指位置是模拟种植体植入缺牙15牙槽骨内，图C是颊腭向层切重建方向及测量标志层影像。显示颊腭向层切影像的牙槽骨高度宽度并植体模拟均较恰当，但因为是

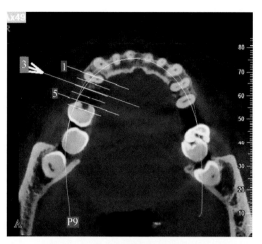

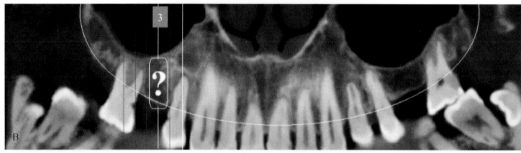

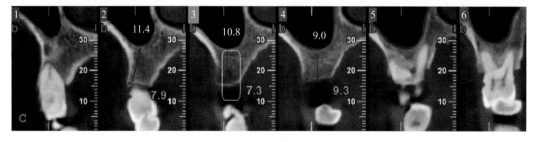

图 22-12   咬合平面错误的影像重建

注：A. 切牙低磨牙高咬合平面轴位 3mm 间隔 1mm 层 / 厚颊腭向重建及曲面重建坐标影像；B. 切牙低磨牙高咬合平面牙槽骨 3mm 层 / 厚曲面重建影像；C.3mm 间隔 1mm 层 / 厚颊腭向重建影像

错误的体位，曲面影像（图 22-12B）显示种植体植入方向是错误的。

　　通过图 22-11、图 22-12 案例评估来看，虽然例举可能与每个临床案例不尽相同，但它可为今后种植临床提供参考，在种植工作中予以借鉴。

第四节　上颌牙槽骨三维重建的特殊影像解剖

1.切牙孔　有关上颌切牙区牙槽骨种植影像测量重建，在前面叙述中（图22-8）做过描述。但那是在全口牙槽骨测量时使用的重建技术方法，在临床有时除需要观察其唇腭向牙槽骨宽度外，还需要关心切牙孔与其两侧比邻关系的确切距离。因受生理倾斜角的影响，需要在获取原始影像后给予适当的咬合平面调整重建才能够做到（图22-13）。

在种植体与切牙孔关系密切时确切的短轴层面影像特别重要，可以精确观察和测量出切牙孔与它两侧相邻近的切牙间距离；以及设计种植体与切牙孔的各自位置，并明确种植体位置与切牙孔关系，或依据牙槽骨确切数据选取长短及粗细合适的种植体。

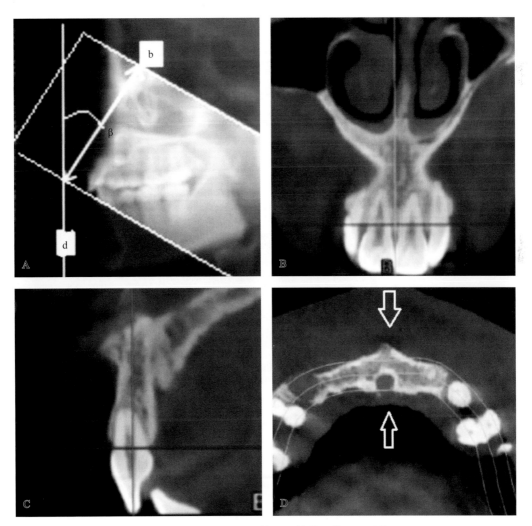

图22-13　切牙孔及牙槽骨短轴最小截面积影像

注：A.侧位观原始体位的重建调整角度，从b原调整至d与中切牙牙槽骨长轴平行；B.正面观切牙至鼻底牙槽骨长轴影像；C.正中矢状面牙槽骨长轴与CBCT重建方向平行；D.获得切牙区牙槽骨短轴影像

2.切牙孔旁种植测量临床应用举例 11、21种植测量，牙槽骨位置调整（图22-14）。

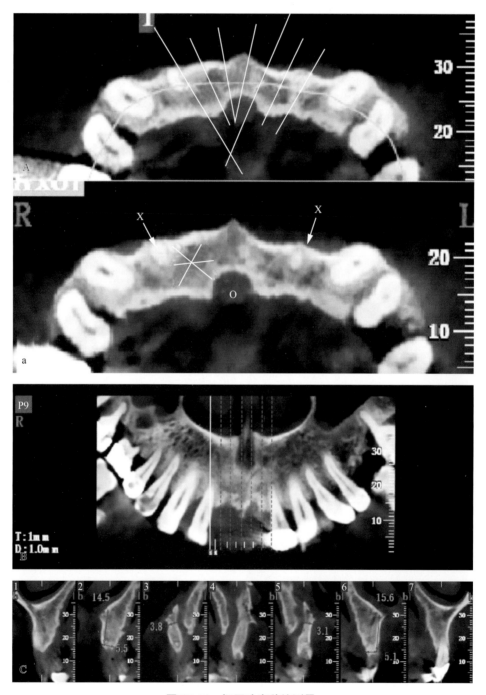

图22-14 切牙孔旁种植测量

注：A.选择兼顾根端与切牙孔显示层轴位影像。显示曲面及层切重建测量坐标标志影像；a.兼顾切牙孔与邻牙根尖显示层面轴位影像。显示切牙孔周围骨质及邻牙根尖影像；B.切牙区兼顾切牙与牙槽骨长轴平行调整后曲面重建影像。显示种植测量层切重建影像。C.宽30mm、高45mm、厚1mm/层；测量重建影像

举例可见（图22-14A）在选择兼顾了既有11、21两中切牙种植相邻侧切牙12、22牙根影像，也有显示切牙孔影像，将种植测量的层切二次重建影像坐标标志于此，以便于观察分析。图22-14a既显示预备种植区相邻的牙齿，又显示与之相邻的切牙孔影像，对于种植体的植入能够提供重要数据。

3.上颌窦分隔　据有关报道，上颌窦分隔（图22-15）有原发性和继发性两种。原发在牙齿生长发育形成阶段；继发可能是在牙齿脱落后致局部窦腔汽化形成的。多年来作者临床所遇上颌窦分隔发生概率约在30%。

上颌窦分隔发生位置多变，大小不一，有高有低，图22-15C上磨牙区近远中向影像，箭头指处显示小而圆的上颌窦分隔，位于16腭根远中侧牙槽嵴皮质骨下，影像小而圆、在临床经常与根端囊肿相混淆。图22-15A、B、C三影像合并有上颌窦积液，B为冠状位影像显示窦腔内中下大部有均匀低密度影像充盈，窦腔上方1/3见液平线，底

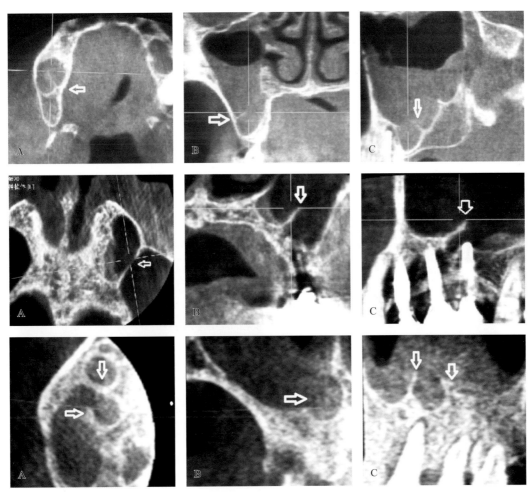

图22-15　上颌窦分隔影像

注：A.上颌窦分隔轴位影像；B.上颌窦分隔影像位点的冠状位斜、冠状位影像；C.上颌窦磨牙区近远中向影像。显示有不同形态大小、不同位置的上颌窦分隔影像

部见上颌窦分隔起于窦壁外下颧牙槽嵴窦腔内侧（十字坐标交叉处）。图22-15下A、B、C影像，A为上颌窦腔底部轴位影像，显示多分隔影像。且有均匀低密度影充盈腔内；B影像为上颌窦颊腭向（冠状位）影像，显示近底内下、于鼻底下旁侧向硬腭向嵌陷，箭头指处形圆，其中腔内下大部有形不规则，均匀低密度无边缘线影，附着于窦腔内外下壁。C是磨牙区近远中向上颌窦切面影像，见近远中两箭头指处分隔间的小圆形分隔腔影像，窦腔内下底壁均附着有均匀低密度无边缘线，周边光滑随窦底分隔起伏凸起向窦腔内影像，此为窦底黏膜增厚的内膜影像。

上颌窦腔底部分隔，可影响临床种植术上颌窦底提升技术实施。

4.后牙槽上动脉　见图22-16。

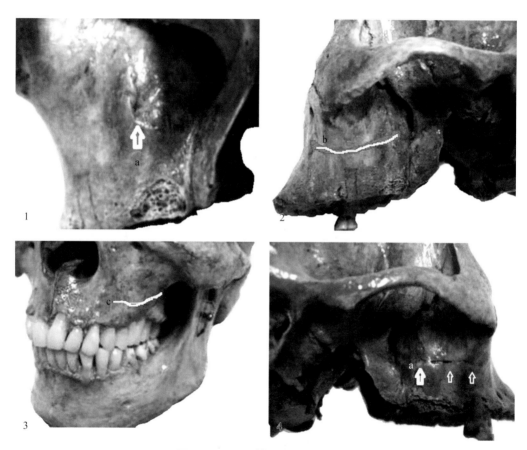

图22-16　后牙槽上动脉位置影像

注：1a.左侧翼腭窝后外侧位。上牙槽后动脉入口位于翼腭窝，距磨牙牙槽嵴约25mm。2b.上颌骨左侧位。b线标志为后牙槽上动脉入口。3c.后牙槽上动脉末端位于上颌窦前壁眶下孔下方止于c。4a.右侧上牙槽后动脉入口后，经上颌窦外侧壁走行占位将骨壁外侧面断开

5.26近颊根尖部上牙槽后动脉分支CBCT影像（图22-17）　上牙槽后动脉经翼腭窝前，上颌窦后壁入口，延上颌窦外侧壁前下走行，距磨牙前磨牙根端上约15mm、上颌窦底7mm。在上颌窦外侧壁内外侧间行走至上颌窦前壁眶下孔下部，沿途为磨牙前磨牙及切牙供血及神经传导，逐渐分支变细弱消失，终止于上颌窦前下方。

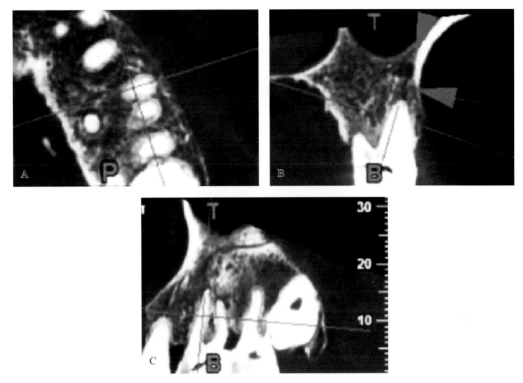

图22-17　26近颊根尖部后牙槽上动脉分支CBCT影像

注：A.26三根分叉处轴位影像。显示十字交叉呈近远中与颊腭向交叉于26近颊根。B.26近颊根颊腭向影像。箭头指处显示后牙槽上动脉至根尖连续低密度线性影。C.磨牙及第二前磨牙近远中向影像。显示后牙槽上动脉呈S形与根尖连续影像

　　了解上牙槽后动脉解剖位置，对于上颌窦提升及牙槽骨修复术以及磨牙根管充填和磨牙区根端病变手术，有不可忽视的临床意义。图22-17A、B、C为CBCT影像，显示26前磨牙近颊根根尖神经血管与根尖上约5mm，来自远中向前下走行的上牙槽后动脉CBCT低密度线性影像相连接。

第五节　与上颌牙槽骨有关的影像异常

1.上颌牙槽骨假性囊肿影像（附加图，切牙区根方假性囊肿影像？）

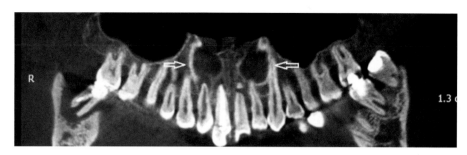

附加图 切牙区根方假性囊肿影像

在上颌牙槽骨种植测量行曲面断层成像重建，在上颌牙齿槽座点下与牙槽嵴之间，常有一个生理性凹陷区，不熟悉影像解剖者常把它误认囊性病变影像（图22-18）。

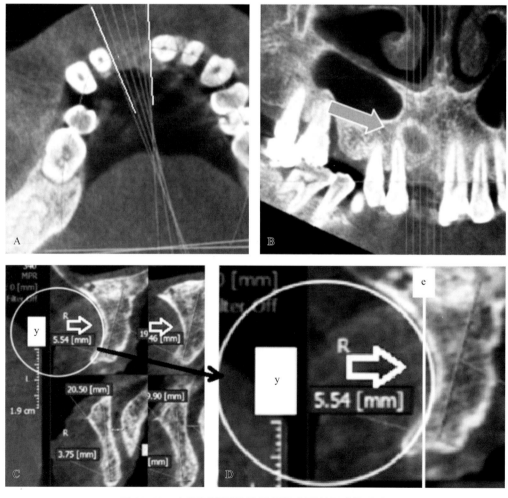

图22-18 上颌牙槽骨种植测量行曲面断层成像重建

注：A.上颌牙槽骨唇颊向测量轴位标志影像；B.上颌切牙区牙槽骨曲面重建影像；C.y 上颌切牙区鼻下上牙槽座点生理凹陷影像

图22-18B箭头指处，显示曲面牙槽骨重建影像，位于上牙槽座点，周边明显骨白线环绕的类圆形低密度似囊性病变区影像。从唇腭向重建影像（图22-18C y）至（图22-18D y）放大影像，上颌牙槽骨唇侧骨面，箭头指处，自鼻底至牙槽嵴向前卷曲呈半圆形影像。将图22-18C y局部放大影像呈图22-18D y，箭头指处显示e上下CBCT曲面重建切线标志影像，见切线切过鼻底穿过半圆形卷曲的唇侧骨皮质外，下方又与牙槽嵴相切。图22-18B箭头指处的类似囊性变影像。为上颌骨切牙区上牙槽座生理凹陷构成圆形低密度区影像。

2.切牙管扩张影像　见图22-19。

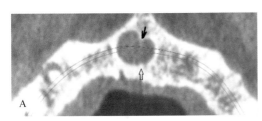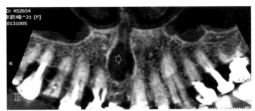

图22-19　切牙管扩张

注：A.上颌切牙区牙槽骨短轴位影像；B.上颌牙槽骨长轴切重建影像

图22-19A切牙管扩大处短轴影像，显示切牙孔扩大以右侧为主，左侧形态大小如常。左右孔间，见分隔影像（箭头指处）。图22-19B牙槽骨长轴重建影像，同时显示切牙孔长轴影像，见双切牙孔中段影像扩大呈上下椭圆形，且以右切牙孔扩大为主，箭头指处见左右孔间箭头指处有分隔影像。双切牙孔近鼻底段宽窄如常，且与左右鼻腔底部影像交通。

影像扩张呈椭圆形，且由粗渐细变化管径影像，是与切牙孔囊肿影像区分的重要影像特征。

3.切牙管囊肿影像　切牙管囊肿影像应与切牙管扩大影像相鉴别，见图22-20，图22-21。

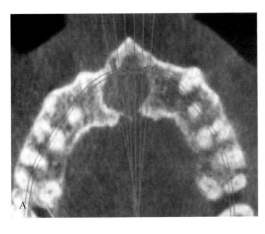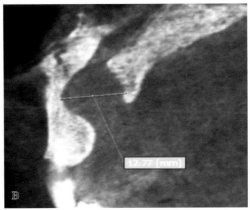

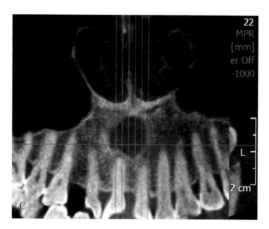

图 22-20 切牙管囊肿（一）

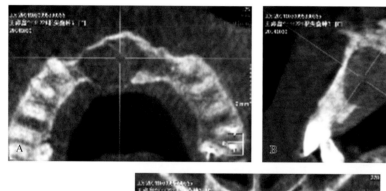

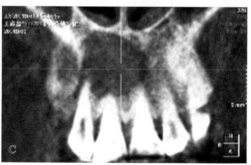

图 22-21 切牙管囊肿（二）

注：A. 上颌牙槽骨及切牙管短轴影像；B. 呈圆形扩大的切牙管长轴影像；C. 切牙区及切牙管上下长轴曲面重建影像

图 22-20，图 22-21 均为切牙管囊肿影像。见扩大且有张力感的、周围明显有骨白线环绕的切牙管影像，近端和远端与切牙管有明显的阻断感通道出口影像。囊腔扩大出口阻断感是与单纯切牙管扩张出口由粗渐细影像的区分特征。

4.上颌窦息肉影像　右侧上颌窦腔内中部，起自中鼻道口，向外下呈蜡滴状均匀低密度影至外下窦底外下颧牙槽嵴部影像（图 22-22）。

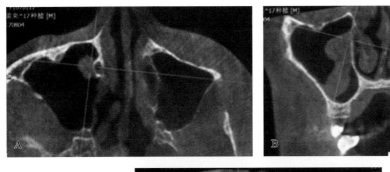

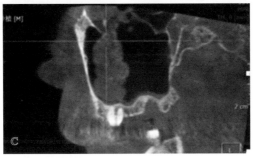

图22-22　上颌窦息肉影像

注：A.平右中鼻道开口处鼻泪管旁侧轴位影像；B.位于右侧中鼻道开口部双颧骨斜冠状面重建影像；C.自内上至外下顺均匀低密度形似蜡滴状影像中心做斜矢状重建影像

图22-22A显示起自右侧中鼻道开口鼻泪管外旁侧，有类圆形无边缘围线均匀低密度影像，向外下（图22-22B）悬挂于窦腔内向下走行至窦底外壁。图22-22C显示均匀低密度影像呈前后窦腔壁无粘连悬挂于上颌窦腔中前部影像。

上颌窦腔内息肉，可起自窦腔壁任意位置，向腔内凸起，无边膜均匀低密度，形态不规则，表面不光滑，具蒂或无蒂，向下有体位悬挂等是上颌窦腔内息肉的影像特征。

5.上颌窦囊肿影像　见图22-23。

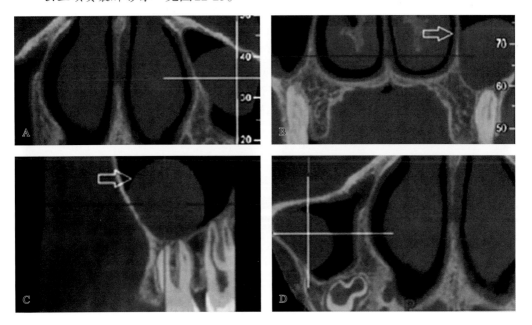

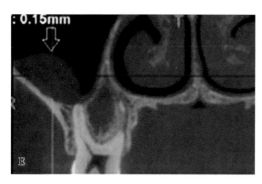 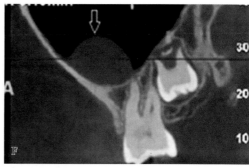

图22-23 上颌窦腔内囊肿

注：A. 左侧上颌窦轴位影像，坐标十字交叉于左侧窦腔内呈与腔内外壁相连接、前后悬于窦腔内的均匀无边膜低密度圆形影像。B. 左侧上颌窦中部冠状切重建影像。显示左侧窦腔底部向上凸起充盈至窦腔中部，向上凸起无边膜均匀低密度影像。C. 左侧上颌窦平26近远中向矢状切影像。显示腔内底起于26根端上方，圆形于窦腔内上圆形无边膜均匀凸起影像。D、E、F. 三个分别为左侧 D＝A 轴位；E＝B 冠状位；F＝C 矢状位影像。形态性质与左侧窦腔内影像特征一致

图22-23为左右双上颌窦中下部囊肿影像，上颌窦囊肿有原发性上颌窦囊肿和牙原性上颌窦囊肿，原发性可发生于窦腔内任意部位，但二者多发于窦腔底部黏膜，囊性灶小者低平，应与窦底黏膜增厚相鉴别。但囊肿多具备囊体质均匀密度低、形圆、光滑、无边膜向窦腔内凸起，平面三维重建影像均显示上述影像特征。

上颌窦囊肿影像应与上颌窦黏膜增厚相鉴别。囊肿影像形圆、光滑、向窦腔内凸起，平面三维重建影像一致。黏膜炎症增厚形低平，平面三维重建影像形态多不一致。这是二者鉴别的影像特征。

6.上颌窦钙化灶影像

［病例1］ 右侧上颌窦钙化斑块，合并上颌窦内膜增厚（上颌窦炎症）影像（图22-24）。

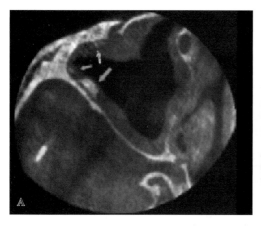 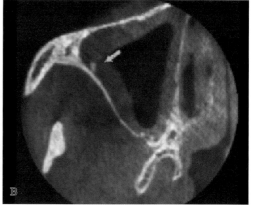

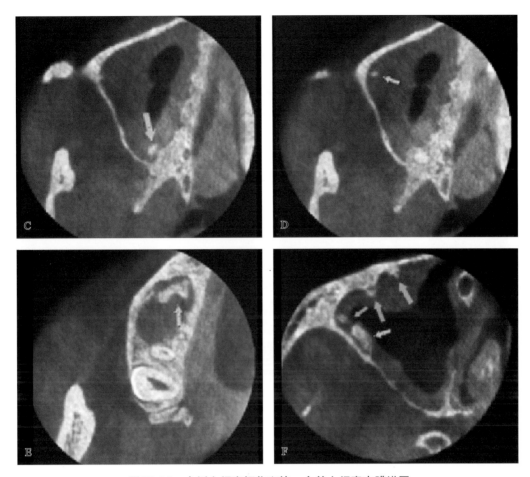

图22-24 右侧上颌窦钙化斑块，合并上颌窦内膜增厚

注：A.上颌窦颧突轴平面重建影像。腔外内侧壁多处不规则块状高密度影像附着于颧腔内壁；B.上颌窦颧突下平面轴位重建影像。钙化斑块影像同A。C.上颌窦腔中部平面轴位重建影像。窦腔内周围黏膜增厚，高密度影斑块附着于上颌窦后壁腔内侧增厚的黏膜下与骨皮质连接、但有低密度分隔带影像。D.右侧上颌窦近底轴平面影像。上颌窦腔内周壁黏膜增厚。颧牙槽脊腔内外侧壁有高密度斑块状影像附着。E.右侧上颌窦底轴平面影像。显示牙根端窦腔内不规则形块状高密度影像。F.同A影像

图22-24为右侧上颌窦钙化灶影像。上颌窦钙化灶目前发病原因不明，有影像学者认为，多由上颌窦内炎症所致产生。

［病例2］ 双上颌窦底钙化斑块（图22-25）。

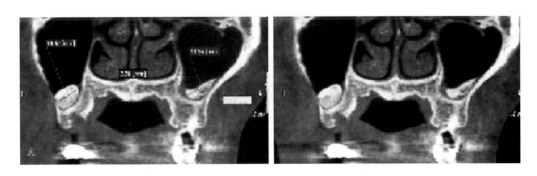

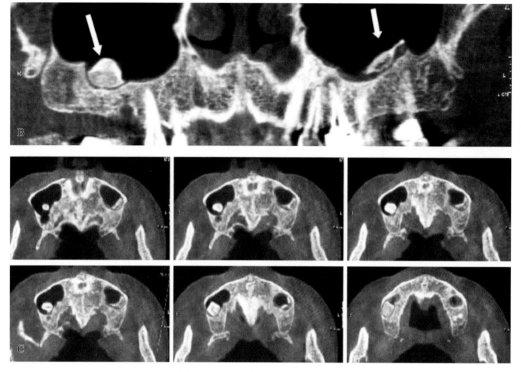

图22-25　双上颌窦底钙化斑块

注：A. 双上颌窦颧前冠状位影像。显示两侧窦底不规则大块状高密度斑块影像，附着于窦底。B. 双上颌窦底曲面重建影像。显示两侧上颌窦底不规则大块高密度影附着于窦底影像。C. 多个窦底轴位影像。显示有窦底部腔内不规则高密度斑块影像

以上影像显示表明，上颌窦腔内钙化灶可发生与任意位置，临床所见发生率并不罕见。

7.上颌窦积液

［病例1］　右侧上颌窦积液（图22-26）。使用意大利生产 New tom 5G 卧式 CBCT 机器影像，分辨率为0.25mm。

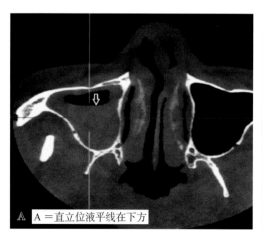

A ＝直立位液平线在下方

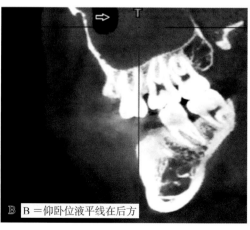

B ＝仰卧位液平线在后方

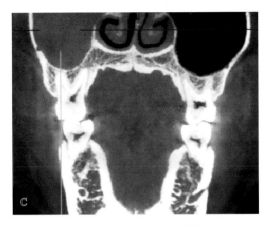

图22-26　右侧上颌窦积液

注：A.右侧上颌窦轴位影像。显示上颌窦下部有均匀低密度影像充盈，窦腔前部（仰卧位）有部分气腔残存影像。均匀低密度影与前部窦腔间呈两侧上翘连接，至左右及前壁有似增厚的黏膜影像。B.仰卧位显示窦腔内均匀液体影像位于上颌窦后方并充盈均匀低密度影像。C.是仰卧位做冠状面影像。显示右侧上颌窦均匀低密度影像完全充盈（因为重建冠状面切在仰卧位时窦后方的牙体内）

　　上颌窦积液影像，显示液体在上颌窦腔内总是随体位变化而变化，使用立式CBCT机时，积液影像位于上颌窦下部，且有液平线影像。

　　此例使用new tom 5G卧位CBCT，因为仰卧位积液于上颌窦后方，液平线位于窦前区，虽然因为积液浓度较高，且有挂壁影像存在，但能够显示出液平线影像特征。

　　[病例2]　右侧上颌牙槽骨提升术后上颌窦积液（图22-27）。使用芬兰产斯迪克斯立式CBCT机影像，最小分辨率为0.33mm。

　　此为立式CBCT机，上颌窦积液影像在近远中向及颊腭向影像上，均显示积液位于体位下方液平线平行与地面，残存气腔位于上颌窦上方影像。

　　在发现疑似上颌窦积液影像时，应该首先了解CBCT机型，是立式还是卧式，这对于鉴别分析是否有积液至关重要。

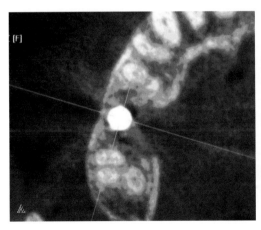
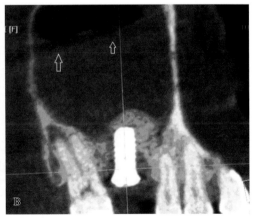

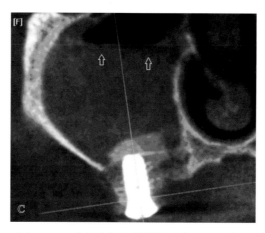

图22-27　右侧上颌牙槽骨提升术后上颌窦积液

注：A.位于右侧磨牙根中段种植体轴位影像。十字坐标位于近远及颊腭向交叉。B.右侧磨牙区近远中向影像。显示16植体轴位，根端有高密度植骨组织影像包括凸起于上颌窦腔内。窦腔内下方大部有均匀低密度影像的液平线，将其上方残余气腔分隔影像。C.单右侧上颌窦颊腭向影像。显示牙槽骨影像模糊（域外伪影所致），其中植于高密度种植体影像，根端有高密度上颌窦底提升组织影像，包括上方有均匀低密度积液影像充盈至下部4/5影像

8.牙槽骨骨松质影像消失　见图22-28。

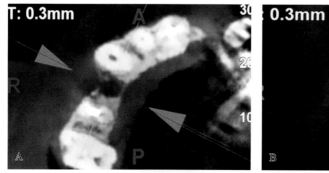
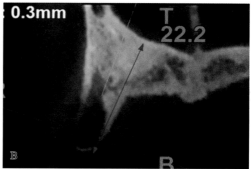
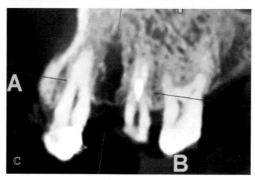

图22-28　上颌牙槽骨松质密度较低

注：A.14轴位影像。箭头处14缺牙，牙槽骨皮质影像清楚，骨松质消失影像。B.14牙槽骨颊腭向影像。牙槽骨皮质围成形态清楚，骨松质影像消失与硬腭部平，向上至鼻底及上颌窦腔前下角骨松质密度增高影像。C.13-16牙槽骨近远中向影像。显示14牙槽骨牙齿固有牙槽窝形态处骨松质密度低，骨小梁影像消失，周围骨松质密度增高影像

此类骨松质密度较低影像区，对植体初期稳定性的获得有影响，临床在窝洞预备时要注意。但应认识牙槽骨松质密度较低征象条件，可能与拔牙后拔牙窝的处理或是受其血液营养供给缺乏所致，因骨皮质有接受骨膜营养供给恢复正常，但骨松质是因为来自骨质体内的营养供给受到限制，造成骨皮质内再生障碍。这类的影像特征条件，可以从骨皮质形态再生正常，牙槽骨松质小梁消失，周围骨松质密度增高影像特征去分析其种植牙的生存预后。

以上影像特征及分析应该引起临床医师重视，并将其种植环境的生理状况告知于患者。

第六节　下颌骨影像解剖

1.下颌牙槽骨形态（图22-29）　从下颌骨到牙槽骨是一个不可分割的整体结构，在种植牙槽骨重建测量临床应用的需求上，从个体体位的解剖位置命名上，如轴位、冠状位、矢状位，这与医学解剖学的体位命名有一定的差异。图22-29可见下颌骨与牙槽骨，本身形态不规则，且与颅骨无直接关联的一个双侧一体灵活运动的个体，除伴随头颅前后左右及旋转运动外，又做开闭口运动，这就与医学解剖学常规体位命名有所区别。

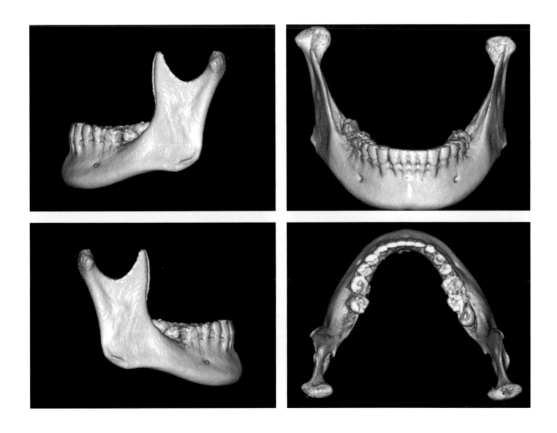

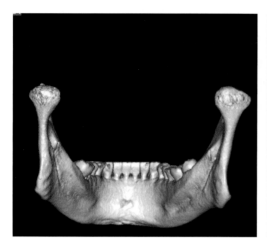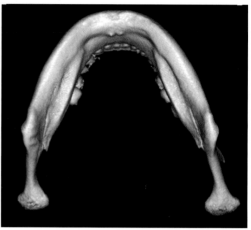

图22-29 下颌牙槽骨形态

　　下颌骨体呈前后长、上下高、舌颊向厚度骨板构成，下颌骨骨板除并不是一块与身体轴位、冠状位、矢状位一致的骨结构外，牙齿位于下颌牙槽骨，磨牙、前磨牙、尖牙、切牙各自有不同的长轴角度，在水平角垂直角上各有不同。下颌骨体48—38区，磨牙位于下颌骨体中部，近远中向基本成直线，但磨牙长轴在下颌骨体上并非垂直。前磨牙及尖牙转位到切牙，在下颌骨上的位置都在不断地变换角度。这在临床种植牙槽骨影像重建时都有一定的困难，如图22-30做下颌牙槽骨曲面重建影像，欲获取完整的全牙列重建影像都有困难。

　　下颌全牙列重建（图22-30A）影像，见切牙区根尖部就出现影像丢失（箭头指处），而在图22-30中的全牙列影像重建较全，但在磨牙区颌骨下缘影像部分丢失（图22-30B）。

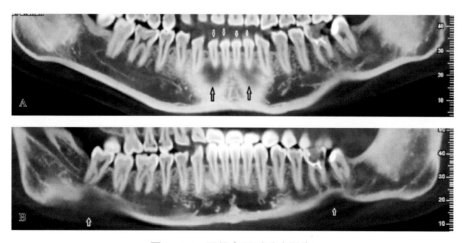

图22-30 下颌全牙列重建影像

　　注：A. 显示下颌牙槽骨影像除42—32根端影像模糊外，基本完整的下颌及牙槽骨重建影像，但是此层面颌骨虽然完整，此状态的牙列影像却不完整。B. 显示此层的牙列影像基本完整，但此层面颌骨在磨牙区下部却近下颌骨下缘部影像丢失

　　这在下颌牙槽骨影像重建中二者不能相兼显示的原因，是下颌骨体平面与全牙列平面不一致，受下颌牙槽骨生理倾斜角度影响所致。

　　2.下颌牙槽骨生理倾斜角　就咬合面而然，生理倾斜角是指牙体长轴的水平角与垂直角改变的结果。种植测量重建影像的标志坐标层，决定着CBCT轴位影像上显示的解剖结构，它并不像医学解剖学所定义的人体轴位，泛指人体长轴与地面垂直，人体为轴大地为面。因为结构复杂、形态多变，咬合平面误差将会影响种植牙槽骨测量数据。下颌大多数牙齿的水平角与垂直角与咬合平面都不垂直，从磨牙、前磨牙及切牙区牙槽骨均受生理倾斜角影响。这里下颌生理倾斜角统计值，是垂直角的数据，并不包括水平角的数据（图22-31）。这要在今后的工作中进一步研究，使其完善这项工作的需要。

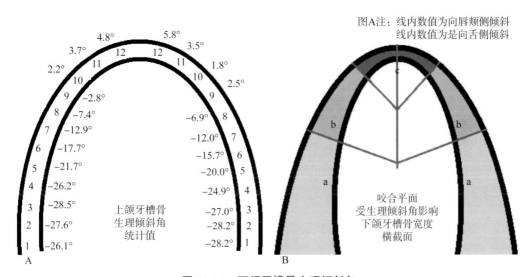

图22-31　下颌牙槽骨生理倾斜角

注：A.下颌牙槽骨生理垂直倾斜角统计图（正值标示唇颊向倾斜；负值标示舌向倾斜）；B.牙槽骨水平角变化对牙槽骨轴位颊腭向宽度影响图。a.磨牙区牙槽骨颊舌向宽度真实区；b.尖牙区牙槽骨颊舌向宽度值逐渐变化区；c.下颌牙槽骨最窄切牙区。

　　图22-31A下颌牙槽骨生理倾斜角统计值示意图，显示作者将牙冠端向舌侧倾斜角用负角来表达。将冠端生理倾斜角向唇颊侧的值用正值来表达。从示意图的数据正负来看，两侧尖牙间的切牙区正值，也就是说43—33间的牙齿长轴冠端是向唇侧倾斜的。而自前第一前磨牙向远中的磨牙区，冠端都是朝向舌侧倾斜。在从唇侧转而向舌侧的过程中，其牙齿角度是有小渐大的。这在（图22-31B）图中a、b、c三段变化，另有牙槽骨的颊舌向宽度也随之不断由宽变窄或是由窄变宽。当然这在下颌牙槽骨垂直生理倾斜角变化的同时，水平角度也相应的变化，只不过这个水平生理倾斜角没有统计而已。

第七节　下颌牙槽骨影像重建测量

　　1.摆位视野正侧位定位及重建前定位定标调整

　　[图例]　如果CBCT机不具备二次重建软件模式，注意严格的摆位（图22-32）。

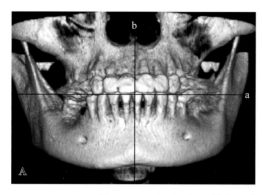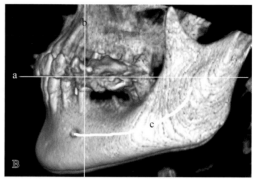

图22-32　CBCT机不具备二次重建软件模式，注意严格的摆位
A.正位；B.侧位。a.水平线；b.冠状线；c.下颌神经管位置

图22-32A、B与下颌神经管有关的种植牙位，咬合面与地面平行。虽然摆位有颌面部软组织覆盖，但要对神经管位置方向有准确的目测与估计。如果CBCT机没有二次重建软件，一旦扫描完成，体位是无法改变的。

2.扫描后合平面不正确，二次重建合平面调整

［图例］　有二次重建软件功能的CBCT机，如在扫描后体位有误（合平面与地面不平行），应另做体位调整后，进行二次重建（图22-33）。

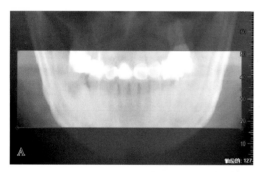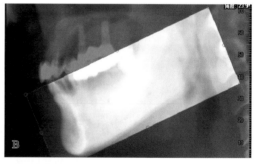

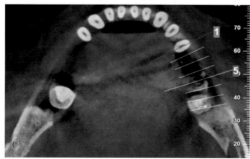

图22-33　二次重建
注：A.正位确定二次重建范围；B.侧位调整合面方向；C.获得裸露牙作为坐标标志层面

在扫描结束后合平面与地面不平行，使用二次重建软件功能进行合平面调整。正位调整下颌牙槽骨范围，侧位调整以相对咬合平面。为什么是相对合平面，因为以上颌咬合面画线，从切牙冠缘做直线达第二、三磨牙，一般都能取平面，因为牙槽骨即便有一

定的起伏波动不太平整，其根端牙槽骨与冠颈高度范围也能够给予适当的调整。但下颌根尖至神经管距离是无法调整和弥补的。

3. 正确与错误的颌平面示意举例

［图例1］ 立体三维重建（图22-34）。

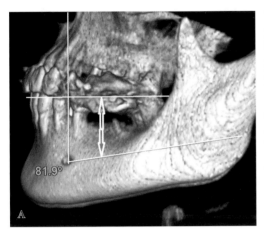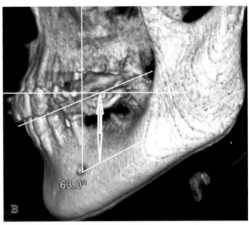

图22-34 立体三维重建

注：A.正确的颌平面；B.错误的颌平面

［图例2］ 平面三维重建（图22-35）。

临床见下颌种植失败案例多出于此，因为摆位与重建没有引起足够重视。以下将正确与错误的两个资料重建测量结果举例，借以分析（图22-34、图22-35）同一个患者资料，在颌平面差19°时，二者重建测量相差对比（图22-35）。

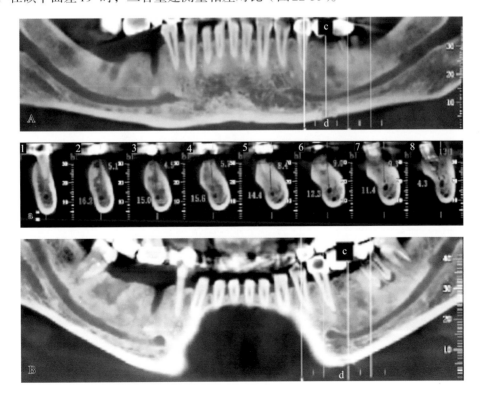

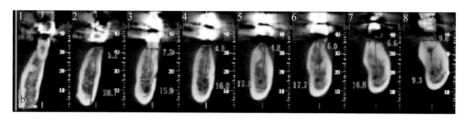

图22-35　平面三维重建

注：A.正确的颌平面曲面重建影像；B.错误的颌平面曲面重建影像。a.正确的颌平面牙槽骨重建测量；b.错误的颌平面牙槽骨重建测量

［图例3］　体位正确与错误的一个资料两个数据简单统计对比（图22-36）。

忽视了咬合平面调整，首先是重建的种植方向不正确。其次是测量数据误差。见图22-35A、B、a、b重建测量与神经管不能垂直。图22-35Acd重建方向与神经管方向基本垂直，重建测量数据准确。图22-35Bcd垂线c-d垂线与神经管平面并不垂直。现将两种不同咬合平面重建测量获得数值相加，做简单统计对比（图22-36）。

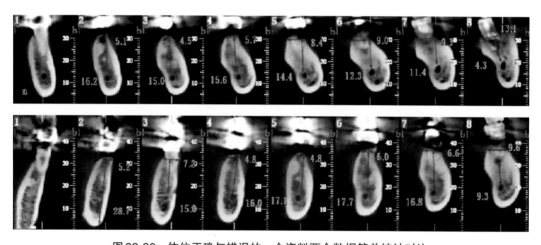

图22-36　体位正确与错误的一个资料两个数据简单统计对比

注：a.正确的颌平面重建测得牙槽骨数据值；b.不正确颌平面重建测得牙槽骨数据值

36、37两个牙位种植重建测量，层厚1.0mm，间隔4mm层，共重建8层，对其中7个层面进行测量。分别把正确与错误的两组数据的各7个数值相加，（正确重建方法）a＝（178.4mm/7）＝25.5mm/层；（错误的重建方法）b＝（241.2/7）＝34.5mm/层。

正确与错误的每层差，（b－a）＝34.5－25.5＝8mm/层差。简单统计数值差距显著，所以在种植临床常见此类失败案例，大多发生在因重建测量的角度错误导致。

4.下颌全牙列种植测量　选择下颌无牙78岁，女患者一例。

（1）CBCT扫描前摆位及二次重建定位法：因下颌无牙体位固定需要，口腔以咬合纱布支持，致下颌骨咬合面前下倾斜。为种植测量，需要先对下颌骨咬合面做定位定标重建（图22-37）。

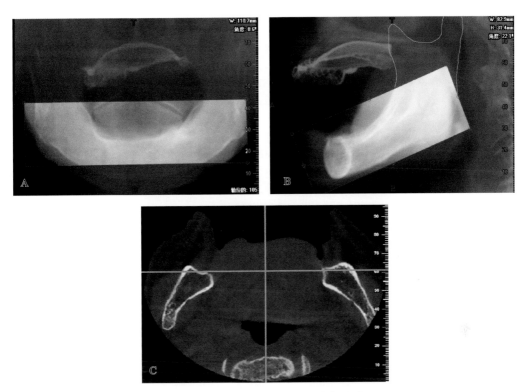

图22-37　下颌骨咬合面定位定标重建

注：A. 正位重建横跨左右下颌角部；B. 侧位二次重建区域，前后锁定于颏部牙槽骨前，后至下颌角。下颌下缘做为合平面；C. 轴位冠状坐标标志线于两侧下颌升支前缘，正中矢状线与冠状线交叉

（2）下颌牙槽骨种植CBCT影像定标、染色、重建法：经调整再重建（经体位调整）后，行二次重建测量（图22-38）。

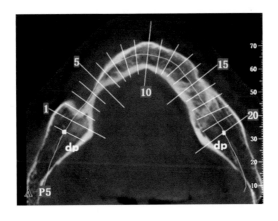

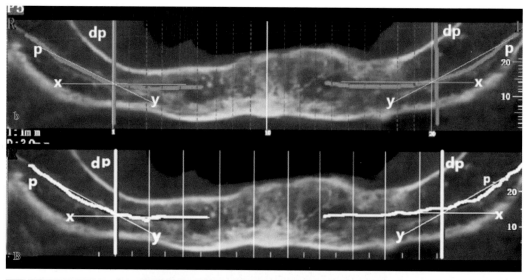

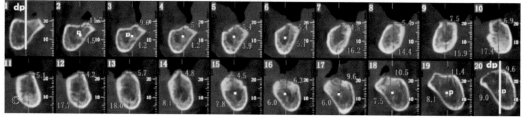

图 22-38　下颌骨二次重建测量

注：A. 轴位重建＋坐标标志影像；B. 下颌牙槽骨曲面重建＋二次层切坐标标志影像，C. 宽 30mm；高 32mm；厚 1mm；间隔 5mm，二次重建测量影像。AP5. 轴位曲面重建影像标志线；Bp. 下颌管染色定位标志线；dp. 牙槽骨测量染色划定区域线

　　在轴位，上下寻找下颌神经管位置是否清楚，如影像模糊者，可从右侧神经管入口开始，沿不同轴平面仔细分辨观察，步步前进两侧相同步骤染色。已经染色后，选择下颌牙槽嵴显像层，沿着染色线做曲面重建影像。在已经染色后重建曲面重建影像上，观察左右两侧找出下颌升支前缘下与牙槽骨平线交叉处（图 22-38Bxy），做与曲面重建影像上下垂直位染色，标志牙槽骨重建测量左右起始点（图 22-38Bdp）。

　　上述步骤完成，回到轴位层，从右侧牙槽骨测量起始标志开始（图 22-38Adp）至左侧（图 22-38dp）做测量重建影像。因下颌牙槽骨周径较长，二次重建影像限定宽 30mm；厚 1.0mm；间隔 5mm/层（图 22-38Cdp）至对侧牙槽骨（图 22-38Cdp）。

　　（3）下颌牙槽骨种植二次重建测量法：为清楚解释其意，借用以上图像局部放大，并做部分测量标志线描画（局部放大图），为描述清楚将思考设计过程也以线条勾画表达出来，以供参考。如下颌牙槽骨平线与下颌升支前缘垂线相交处，做神经管画线（图 22-39Axy），也是图 22-39Adp 相交于图 22-39Ayp。因为是黑白影像，所以将部分色彩坐标重新附色，以便显示（图 22-39）。

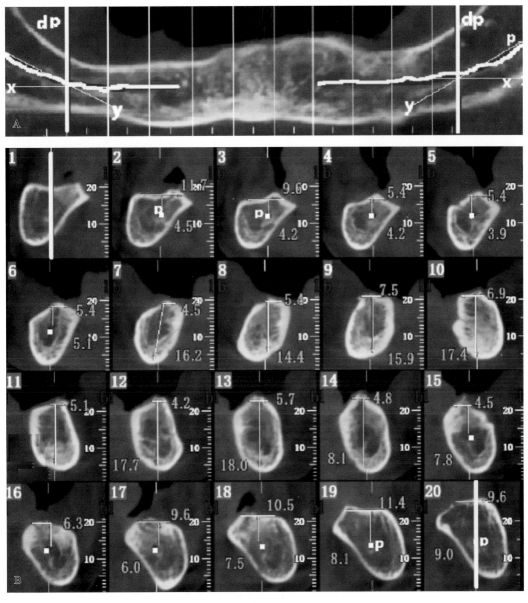

图22-39　下颌牙槽骨种植二次重建测量法

理由是牙槽嵴测量横径以平面取线，磨牙区满5mm，切牙区满4mm以上。从牙槽嵴顶向下无切牙管区，可以至下颌骨高度径值，但要取最短距离的直线连接。神经管以上区域从牙槽嵴顶取直线最短距离，并要掌握保守测量原则。

（4）牙槽嵴至神经管的最短距离测量：以测量影像局部放大（图22-39B19层）为例，依据勾股玄定理，将（图22-39B19）局部影像放大（图22-40A19），图22-40B19中显示从牙槽嵴至神经管，以a—O取最短距离，因为b—O线是错误的（图22-40）。

5.下颌牙槽骨局部种植重建测量法　双侧前磨牙种植重建举例（图22-41）。

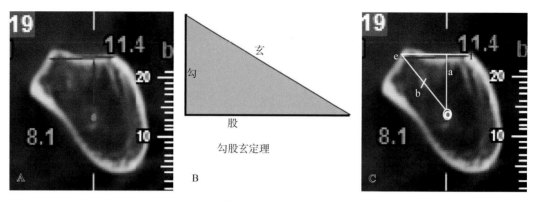

图22-40　牙槽嵴至神经管的最短距离测量

注：A.磨牙区牙槽骨加下颌骨外斜线平台，呈宽大的舌颊向重建影像。B.三角形，勾股玄定理示意图（有勾三股四玄五之说）。C.为保守测量，取最近直线测量法a，b并不是最短的距离

　　呈弧形咬合面（图22-41Ab）是因为前磨牙磨牙长期牙缺失而改建形成。

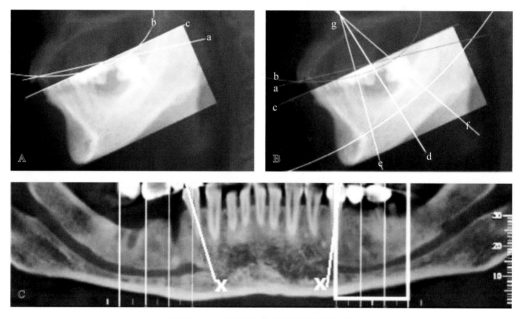

图22-41　双侧前磨牙种植重建举例

注：A.二次重建侧位定标范围影像。a.咬合面；b.下颌咬合面；c.二次重建平面；B.二次重建范围参照线标准影像。将ab避开咬合平线及下颌牙平面；e.近中邻牙（前磨牙）长轴；f.远中邻牙长轴；g.近远中邻牙长轴延长线交角；g-d.分角线。C.按图B设定c坐标重建，平面三维曲面重建测量影像

　　这类患者，咬合不呈平面，而是从切牙缘至第二磨牙冠缘呈（图22-41Ab）C状线。这类个别局部种植位点，近中邻牙（第二前磨牙）根冠长轴线与咬合面垂直或向远中倾斜X。而第二、三磨牙多是向近中倾斜。

　　面临类似案例，不能以近中或远中邻牙作为参照标准建立重建坐标标志，而是以近远中邻牙长轴延长线交角的分角线相垂直进行二次重建。这样的定标标准，一是兼顾邻牙齿方向，二是为在合适位置植入种植体准备条件。

第八节　与下颌牙槽骨种植有关的特殊结构

1.下颌骨正中舌侧孔及其他侧孔　下颌骨正中舌侧孔，位于下颌颏部舌侧面中下分颏棘突起的正中联合处，发自下颌骨颏体内沿纵向中缝分布，多数呈单孔，也有多个发现。舌侧孔内容参与舌下神经动脉血供的分支。舌侧孔除正中联合颏棘上下分布外，下颌骨前磨牙之间也常有发现，少见于磨牙区。像舌侧孔类，有时也发生于颊唇侧，种植手术时这些结构要注意避让。

〔图例1〕　立体三维重建影像（图22-42）。

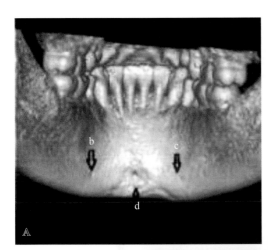 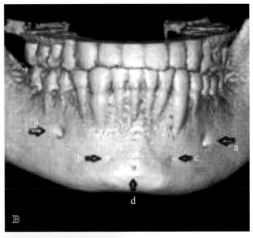

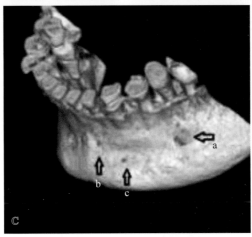

图22-42　立体三维重建影像

注：A.下颌骨舌侧面，d.下颌骨正中舌侧孔；c.下颌骨右舌侧孔；b.下颌骨左舌侧孔；B.下颌颏部正面；a.左右颏孔；b.颏右唇侧孔；c.颏左唇侧孔；d.正中唇侧孔；C.下颌颏部做侧斜位；a.左侧颏孔；b.颏上正中唇侧孔；c.下颌骨左唇侧孔

〔图例2〕　平面三维重建影像（图22-43）。

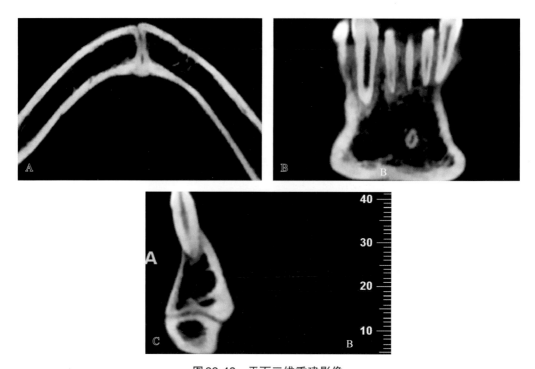

图22-43　平面三维重建影像

注：A.下颌颏正中唇舌双侧孔轴位影像；B.唇舌贯通孔额断面重建影像；C.唇舌贯通颏孔

［图例3］　平面三维重建影像（图22-44）。

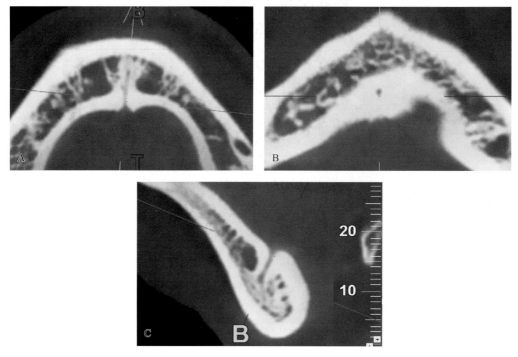

图22-44　平面三维重建影像

注：A.下颌骨正中舌侧孔轴位；B.正中舌侧孔额面重建影像；C.下颌骨正中舌侧孔唇舌向像

下颌骨正中唇舌孔及其他孔状生理解剖影像的存在，都是影响种植安全的解剖结构。所有下颌骨生理解剖影像的存在，在种植手术中伤及都有可能造成严重后果。

因此在种植影像重建测量前或重建测量中，应滚动全画面仔细观察后再进行重建测量工作。

［图例4］ 平面三维重建影像，显示下颌正中联合左侧尖牙区下颌体部唇舌双侧孔（图22-45）。

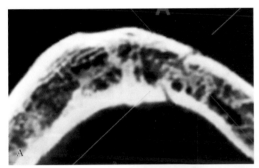
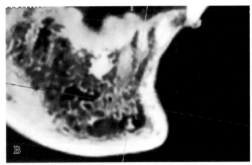
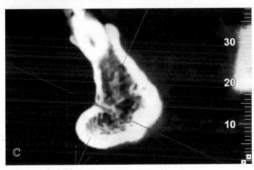

图22-45　平面三维重建影像

注：A. 正中联合左侧33根端下颌骨轴面重建影像。显示颏棘平面唇舌双向侧孔影像。B. 正中联合左侧33根端下颌骨近远中向影像，显示十字坐标垂直于下颌骨并与近远中向坐标垂直交叉与唇侧孔口影像。C.33根端下部颌骨唇舌向重建影像。显示唇侧有清晰可见的唇侧神经孔影像

2.下颌神经管生理变异　下颌神经管起自下颌升支内侧，下行至下颌体转折于磨牙至第二前磨牙根端下方走行，较粗管腔向外上后出颏孔相连接。也有CBCT影像可见，较粗的管腔过颏孔后继而向前走行，成为切牙区血液神经的供应分支。除此之外，CBCT发现主要粗大的下颌神经管偶有异常分支影像。

［病例1］ 曲面体层显示复杂的下颌神经管结构影像（图22-46）。

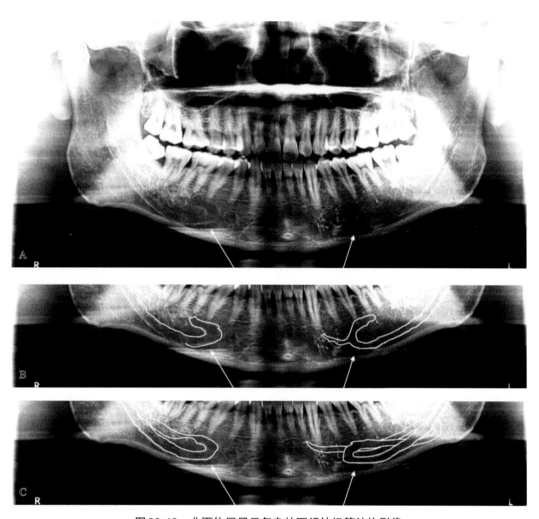

图22-46 曲面体层显示复杂的下颌神经管结构影像

注：A.全口牙曲面体层影像，箭头指处有双侧神经管及神经管回祥和分支影像；B.将图A加以细白线勾画，显示清楚神经管及回祥影像；C.作者从见过的曲面体层影像，少见的神经管回祥及分支的复杂结构影像

［病例2］ CBCT曲面体层影像显示下颌神经管复杂分支影像（图22-47）。

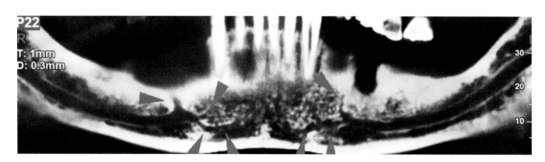

图22-47 CBCT曲面体层影像显示下颌神经管复杂分支影像

注：CBCT曲面重建影像箭头指处，下颌神经管复杂的分支结构影像。除去箭头指处分支根管外，另有来自双侧的较大神经管吻合于切牙区根端下方颌骨内，并形成网状交织向上至切牙区牙槽骨

［病例3］　CBCT平面三维重建显示下颌神经管生理异常分支影像（图22-48）。

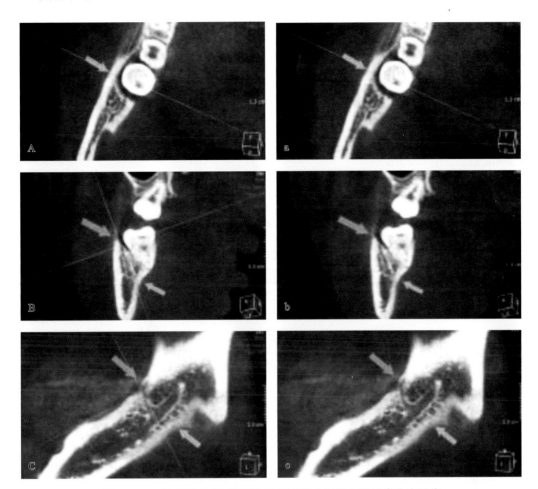

图22-48　CBCT平面三维重建显示下颌神经管生理异常分支影像

注：Aa.48冠端轴位＋近远中与颊舌向坐标标志，交叉于48颊侧的牙周间隙内影像。Bb.下颌骨48短轴重建影像，B坐标标志于48颊侧冠周内，上下斜矢状位坐标线与下颌体内短轴神经管影像相切，并平行于神经管向48颊侧冠周较粗大分支影像内。b＝B去除十字坐标线，清晰显示神经管向48颊侧冠周内粗大分支通道影像。Cc.已经AaBb定位后的近远中向二次重建影像，C显示近远中向神经管向牙槽嵴分支管粗大径短，直接达牙周影像内。c去除十字坐标线更清晰显示神经管粗大径短的分支影像

图22-47较粗大的神经管分支在大量临床CBCT影像重建中偶尔所到，并非属目标察觉。虽是偶然，但却提出一个很重要的临床意义问题，像这种神经管生理变异现象，它不只是在种植牙工作中存在风险，若发生在拔牙、冠周冲洗上药、牙齿洁治的临床工作中，也会给临床医疗造成风险。

通过此病例对神经管生理变异的认识，在今后的临床工作中，它会让我们提高警惕，一旦有出血量大，止血困难等现象，就会有理论依据，并采取必要的补救措施，将得到及时正确解决。

［病例4］ CBCT平面三维重建显示下颌神经管分支直达牙根影像（图22-49）。

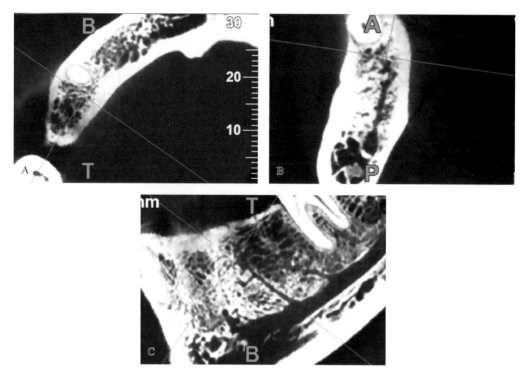

图22-49 CBCT平面三维重建显示下颌神经管分支直达牙根影像

注：A.45 根部轴位影像，十字坐标近远中向垂直交叉舌颊向，与 45 根段远中偏舌侧；B.45 牙槽骨颊舌向影像，十字坐标平行于下颌神经管分支垂直达牙槽骨牙根旁侧影像。C.45 前磨牙磨牙区近远中向影像，显示较粗大下颌神经管多个分支直线达牙根部影像

［病例5］ 下颌无牙合牙槽骨种植测量（图22-50）。患者女，75岁。病史：全口无牙多年，因全口义齿不适设计种植。

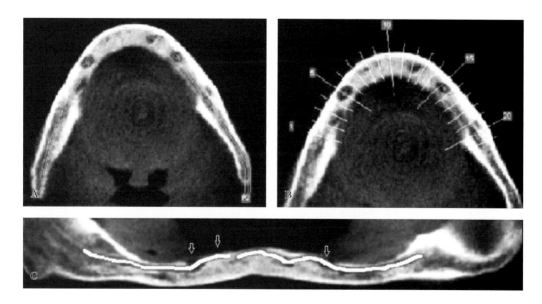

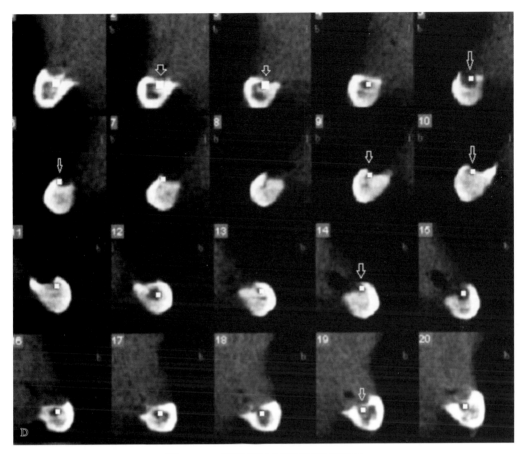

图 22-50　下颌无牙合牙槽骨种植测量

注：A. 下颌骨体 CBCT 轴面，并有曲面重建影像坐标标志；B. 同 A，标有 30mm 宽；1.0mm 厚 / 层；5.0mm 间隔，重建坐标标志影像；C. 由 A 曲面坐标标志重建影像；D.30mm 宽；1.0mm 厚 / 层；5.0mm 间隔，舌颊向牙槽骨重建测量影像

　　无牙，依下颌骨体为轴平面重建测量影像。曲面重建影像显示，大部分走行下颌神经管仅有较薄的牙槽骨覆盖其表面影像，过左右颏孔后仍有粗管腔向切牙区走行并双侧吻合。双颏孔向前有分支无规律穿越切牙区牙槽骨。整个走行过程从曲面重建影像（图 22-50C）和图 22-50D 显示两侧切牙孔之间，有部分神经管没有牙槽骨组织覆盖影像（箭头指处）。

第九节　临床种植失败病例 CBCT 影像阅读分析

　　以下病例均为作者近几年临床收集，因部分案例不是本科室资料，所以其平面三维影像不全，但能够供诊断使用。

[病例1] 下颌第二磨牙种植体压迫神经管壁下沉（图22-51）。

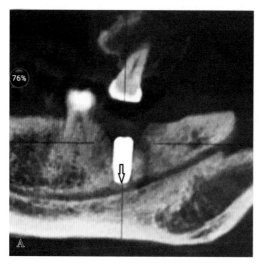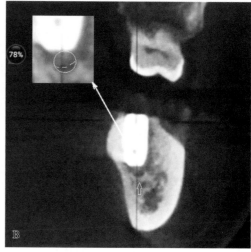

图22-51 下颌第二磨牙种植体压迫神经管壁下沉

注：A.牙槽骨及种植体近远中向影像。显示植体底边与神经管腔上缘平齐。部分管壁组织下沉侵入管腔内，箭头指处见仅余管腔1/3。B.植体牙槽骨舌颊向影像。显示植体底边侵入神经管腔，大部管腔受压消失

[病例2] 种植体尖端将神经管完全截断（图22-52）。

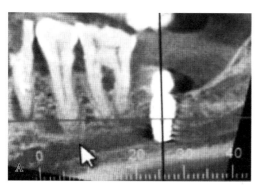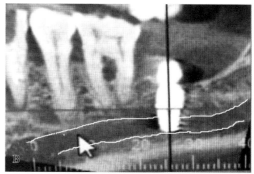

图22-52 种植体尖端将神经管完全截断

注：A.左下颌磨牙区沿神经管近远中向影像。B.从近远中向观察，种植体与神经管长轴垂直，植体根端将神经管横向截断

[病例3] 磨牙区种植体部分截断下颌神经管（图22-53）。

患者来院会诊，以示种植体拔除，但临床症状明显。CBCT显示植体影像消失，但植体通道末端与神经管交通处前侧神经管壁下陷影像存在，图22-53C箭头指处局部放大影像。

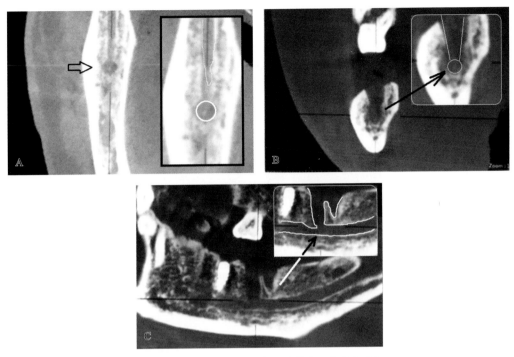

图22-53 磨牙区种植体部分截断下颌神经管

注：A.延右侧神经管长轴的下颌骨轴平面，显示种植通道与下颌神经管交通影像。B.种植通道来自拔牙窝的磨牙区舌颊向影像。显示拔牙窝与神经管横截面相通影像。C.磨牙区近远中向影像。显示双根牙槽窝，近中根牙槽窝与神经管相交通影像

［病例4］ 23种植致唇侧气肿（图22-54）。23种植，根中部牙槽骨颊舌向骨量不足，行GBR骨增量手术，骨膜出现下气肿。

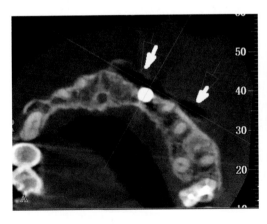
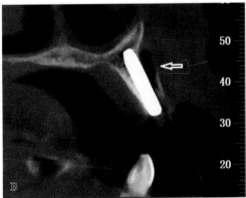

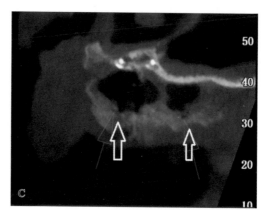

图22-54　23种植致唇侧气肿

注：A.23种植体中部短轴影像，显示种植体短轴影像偏牙槽骨唇侧，十字坐标呈唇腭向交叉于植体唇侧外无阻射影像。唇侧骨皮质外（箭头指处）有近远中两处沿骨面呈扁平状无阻射影像区。B.23种植体长轴唇腭向影像。显示黏膜下有上宽下窄无阻射影像。C.显示近远中向扁平状无阻射斜矢状面影像。显示于上颌窦下两大块周边不规则，较软组织密度高的影像区，环绕不规则形无阻射区影像

　　患者术后左鼻翼外侧面部肿胀疼痛不适感就诊。CBCT诊断手术缝合处软组织气肿。临床对症拆线松解，有气泡溢出，缝合后对症消炎处置好转，4个月后安装上部结构。

　　［病例5］　左侧上颌窦底近前区囊肿，26种植牙槽骨高度不足、拟窦底提升术失败。患者欲求种植牙就诊，CBCT影像检查发现左侧上颌窦底，前下部有囊肿影像。因临床牙槽骨高度不足拟做上颌窦底提升术增加牙槽骨高度（图22-55）。

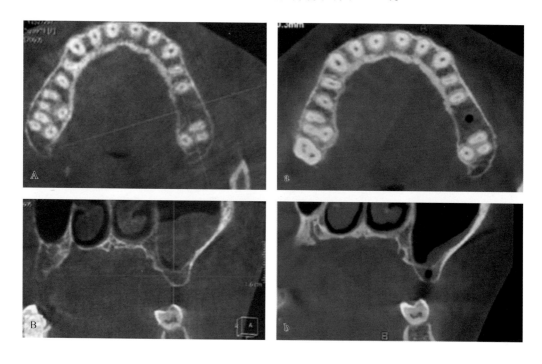

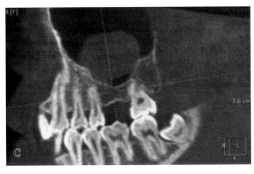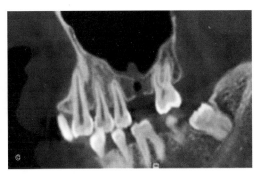

图22-55　左侧上颌窦底近前区囊肿

注：A. 上颌根中部轴位影像。近远中向十字坐标垂直交叉于颊腭向。B. 双上颌窦区牙槽骨颊腭向影像。显示以左侧上颌窦影像为主，窦腔内近底部以颊侧为主上下边缘光滑呈圆形均匀低密度影像区，向鼻旁侧挤压影像，其下方有小部分无阻射气腔影像区。C. 左侧磨牙区近远中向影像。显示窦底接近25根端处有圆形边缘光滑均匀低密度影像，骑跨于26无牙区，窦底近牙槽骨处残余小分无阻射气体影像。a.a＝A术后轴位影像。显示26缺牙区牙槽骨有种植钻孔。b.b＝B术后颊腭向影像。显示种植钻孔位于牙槽嵴中心上，腔内囊性变影像消失，且有窦底及外侧增厚的黏膜影像。c.c＝C左侧磨牙区近远中向影像。窦底前下部圆形低密度影像消失，仅残余少许将窦底种植钻孔覆盖，并向窦腔内凸起影像

　　CBCT影像分析，拟于26根尖部窦底区，在上颌窦腔内前下斜面生成有囊性体影像，向26根端牙槽骨覆盖近囊肿根部，做黏膜剥离提升。黏膜破损后，见有蛋黄色透明液流出，遂关闭创口，改延期种植。行二次CBCT检查，见囊肿影像消失，囊性变影像残留在窦底钻孔上外颊侧壁。

　　分析：其一、囊肿壁极其薄弱，术中稍有不慎可能导致破损；其二、此类病类行经牙槽嵴上颌窦提升术时应谨慎，可上颌窦外提升术先行处理囊肿，再根据术中情况行同期种植体植入或延期种植。这为上颌窦囊肿临床种植提供一个典型的教学参考案例。

　　[病例6]　14种植牙槽骨根端侧穿（图22-56）。

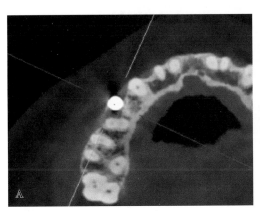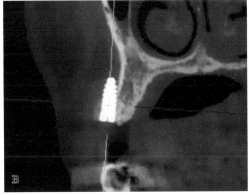

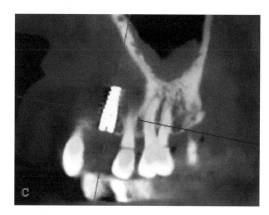

图22-56　14种植牙槽骨根端侧穿

注：A.14种植牙槽骨轴位影像。植体完全位于14轴面偏牙槽骨颊侧的黏膜中。B.种植体颊腭向影像。显示种植体冠方颊侧部分硬组织影像，种植体侧穿于牙槽骨外影像。C.种植体长轴近远中重建影像。显示植体位置在近远中向上却无明显偏斜

［病例7］　26种植体近中偏移伤及25根尖（图22-57）。

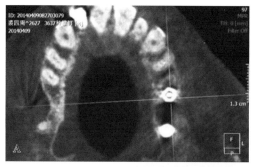
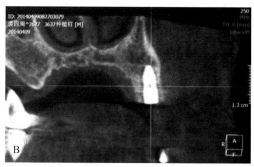

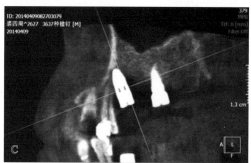

图22-57　26种植体近中偏移伤及25根尖

注：A.26植体长轴截面，斜咬合轴面影像。十字坐标呈近远中并垂直交叉于颊腭向。显示26植体短轴近中侧与25牙根接触影像。B.26种植体颊腭向影像。显示植体位置恰于牙槽骨内。C.26区前磨牙磨牙及种植体近远中影像。显示两颗植体根端均向近中倾斜，冠方向远中倾斜，与天然牙生理倾斜方向相反，导致26位置植体与25根尖部相接触

［病例8］　21种植体进入切牙管（图22-58）。

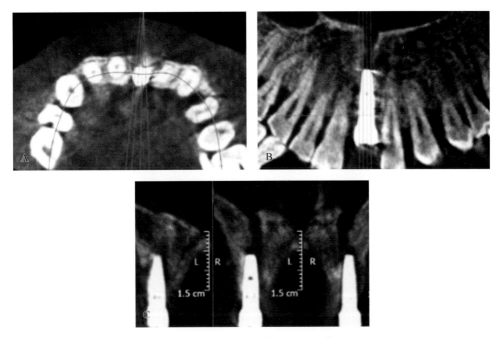

图22-58 21种植体进入切牙管

注：A.与21种植体长轴垂直的切牙区轴面影像。B.切牙区近远中向重建影像。显示植体置于鼻底下切牙管影像下方，且植入其中影像。C.显示植体长轴的唇腭向影像。见其中后两个画面内种植体部分位于切牙管内

［病例9］ 41种植体根端偏移伤及42根尖（图22-59）。

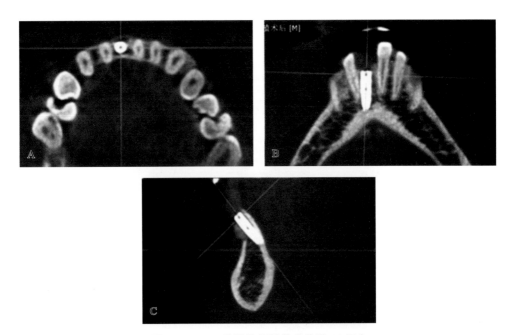

图22-59 41种植体根端偏移伤及42根尖

注：A.41种植体轴位影像。显示十字坐标唇舌向垂直于近远中向影像标志。B.种植体近远中向影像。显示种植体根端向远中倾斜并与42根尖距离过近。C.种植体唇舌向影像。显示植体过于倾斜，致根尖部舌侧倾斜明显，几乎穿破舌侧骨皮质

［病例10］ 25、26种植，26植体进入窦腔影像（图22-60）。

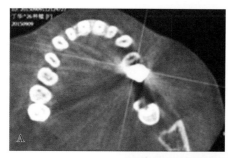
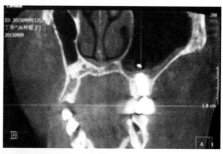
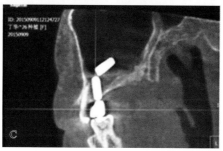

图22-60　25、26种植，26植体进入窦腔影像

注：A.25 植体轴位影像。显示十字坐标呈颊腭斜向位于 25 植体冠方。B.25 颊腭向重建影像。显示植体底部至上颌窦腔底增厚的黏膜中影像，其上窦腔内见有高阻射影像。C.（15 植体牙齿）前磨牙近远中斜向重建影像。显示 15 种植义齿影像，其根尖部上颌窦腔内有另一枚植体

［病例11］ 种植体周围感染，影像显示颊腭向骨皮质形态消失（图22-61）。

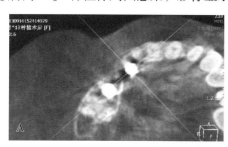
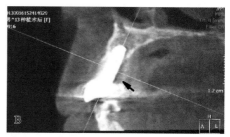
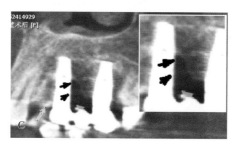

图22-61　种植体周围感染，影像显示颊腭向骨皮质形态消失

注：A.13 植体轴位影像，可见坐标在近中种植体上、呈近远中向垂直交叉于颊腭向，双种植体之间有空洞伪影。颊腭向牙槽骨影像不完整。B.13（近中）植体唇腭向影像。显示种植体冠方 1/2 腭侧牙槽骨影像消失。C. 双种植体近远中向影像。显示双种植体间牙槽骨密度减低，对比度减小（窗位增宽），显示近中种植体远中侧冠方牙槽骨垂直吸收（局部放大箭头）

［病例12］　种植体方向错误（图22-62）。

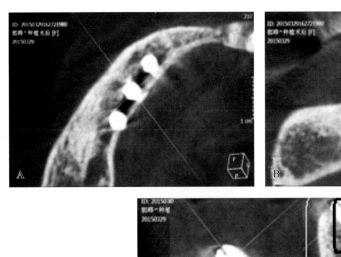

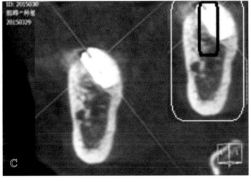

图22-62　种植体方向错误

注：A.4区种植体三颗轴位重建影像，三颗种植体之间有空洞伪影（低密度区）影像。坐标十字交叉与中间种植体影像。B.种植体长轴重建影像。重建影像显示下颌骨体影像呈斜状，证明种植体长轴与下颌骨体短轴不垂直！C.下颌骨体舌颊向影像，见种植体舌颊向倾斜角度过大，说明术者对植入方向把握欠佳

［病例13］　窦底提升术失败（图22-63）。

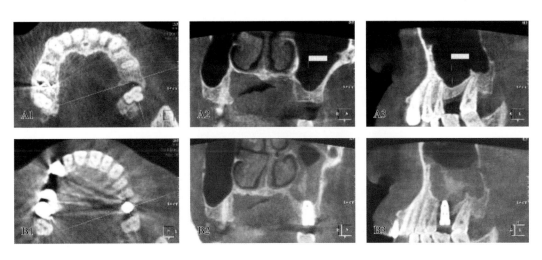

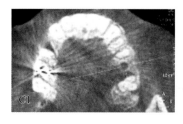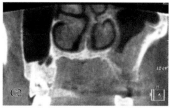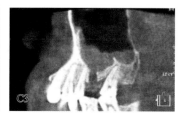

图22-63 窦底提升术失败

注：A.术前测量，显示上颌窦腔及黏膜正常。牙槽骨高度仅6mm；B.植入植钉并在上颌窦底入骨粉做窦底提升手术，25、27间植入种植体，种植体尖端进入窦腔，窦腔中下部显示液平线，下方充满均匀致密低密度液体，液体中有悬浮骨粉；C.术后1周主诉有液体自鼻腔流出就诊。CBCT再查植体窦腔内积液，骨粉混悬其中。待拔除种植体后，见种植体孔有液体流出，CBCT影像见窦腔内液体影像减少，仅位于窦腔底部种植体孔处（图22-63）

1.26缺牙区轴位影像。A1为26牙槽骨种植前轴位。B1为26种植后轴位。C1为26植体拔除后影像。

2.26牙槽骨舌腭向影像。A2显示26牙槽骨高度仅6mm，窦腔影像正常。B2是种植体进入上颌窦约3mm，窦腔下部充满不均匀液体。B3见窦底牙槽骨影像不连续，窦腔内液体减少。

3.A3为26近远中影像，较低的牙槽骨呈斜形，窦腔影像无异常。B2见26区植体进入窦底影像，窦腔部有不均匀液体影像。C3见窦底牙槽骨中断影，窦腔内液体减少影像。

[病例14] 26种植体进入上颌窦腔，引起窦腔积液（图22-64）。

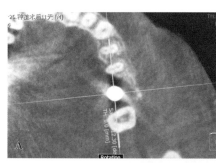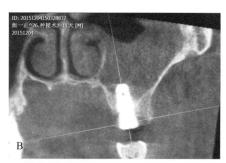

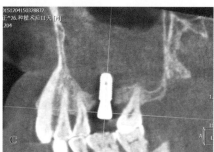

图22-64 26种植钉进入上颌窦腔，引起窦腔积液

注：A.26种植体轴位影像。26种植体位于25—27间，十字坐标呈近远中向垂直交叉于颊腭向。B.26颊腭向影像。显示种植体根端略向内倾斜进入窦内近1/2。窦腔下部及颊侧均有均匀低密度影像。C.近远中向重建影像。26种植体1/2进入窦腔，窦底大部见均匀低密度影像，并有液平线征，近中窦前壁液平线向上走行挂壁样影像

［病例15］　平片分根投照技术，对23种植体定位。CBCT影像确诊种植体，根端向近中倾斜，并接触23牙根腭侧（图22-65）。

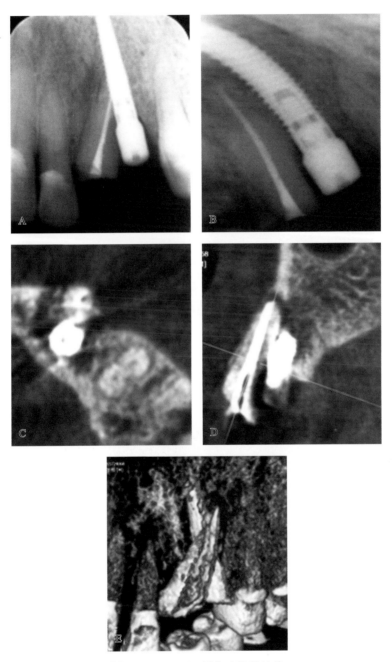

图22-65　CBCT影像确诊种植体

注：A.23根尖片显示种植体与23根端影像重叠。B.根尖片影像。给远近中向分角定位，显示二者刚好接近影像。C.CBCT 23轴位影像，显示23影像位于唇侧，种植体影像位于腭侧。D.CBCT23唇腭向重建影像，显示23牙根影像位于唇侧，种植体成高密度影位于腭侧，二者交错影像。E.23CBCT立体重建影像，显示种植体影像与23牙体影像交叉，种植体位于23牙根腭侧

　　此案例使用根尖片，加大垂直角投照前磨牙分根投照法技术。有CBCT复查确诊，证明在没有CBCT条件下，使用根尖平片加大垂直角投照技术，是可以鉴别定位的很好方法。

　　[病例16]　35种植体，根尖片无法判断舌颊向位，CBCT显示种植体根尖部向舌侧倾斜至骨膜平影像（图22-66）。

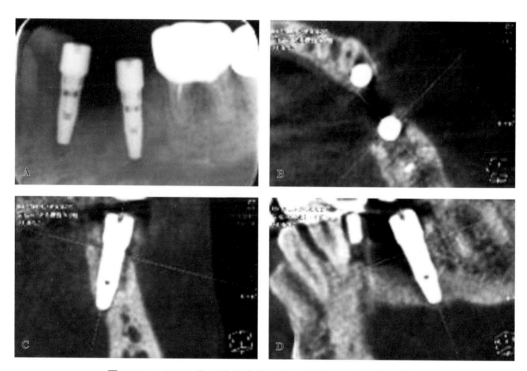

图22-66　CBCT显示种植体根尖部向舌侧倾斜至骨膜平影像

　　注：A.25根尖片显示种植体于下颌骨内，影像无异常。B.25种植体轴位重建影像。坐标呈舌颊向与近远中向交叉，35位置种植体距离邻牙过近。C.种植体舌颊向CBCT成像，显示种植体根端植穿破舌侧骨皮质。D.近远中向CBCT影像显示种植体根端与下颌骨骨膜平齐

第23章

CBCT在颞下颌关节疾病中的应用

自CT技术在20世纪70年代问世以后，就有颞颌关节检查的应用报道，CBCT的临床应用使颞颌关节影像检查的可用性和准确性得到提高。

颞下颌关节是一个形态结构极其复杂、活动空间范围大、左右双侧对称的联动关节。为满足其形态学和生理学研究的条件，需要在体位上经标准且严格的定位后，方可对颞下颌关节CBCT影像进行多方位重建。在此经标准定位后获取的重建影像，除轴位、冠状位、矢状位三个基本层面影像，常用平行于髁突长轴的斜位、垂直于髁突长轴的斜位和双侧髁突曲面成像，不仅定性观察颞颌关节硬组织结构形态学改变和双侧对称与否，还要定量检测关节前后、左右、内外各维度上间隙变化，观察生理条件下所处的位置，从而判断关节所处形态学及功能学上病理生理改变状况。

在颞下颌关节CBCT影像技术与诊断一章，将分为颞下颌关节影像重建技术、关节各径值测量、正常人颞下颌关节各间隙标准值，列举部分临床影像病历实例的影像阅读分析和诊断。帮助CBCT影像工作者，从中学习怎样对颞下颌关节形态与功能的准确评估。

第一节 颞下颌关节的CBCT成像技术

一、CBCT的颞颌关节成像技术

1. 摆位 采用CBCT颞下颌关节检查，目前临床有立式和卧式两种机器，不管是立式或是卧式（图23-1 A、B、C），均有统一的严格体位定标要求。以图C仰卧位为例，头矢状面与地面垂直（图23-1 A a），听眶线与地面垂直（图23-1 C b）。调整矢状定位扫描线与正中矢状面重合（图23-1 A a）。侧位扫描定位激光线交叉标志点，在听眶线上、外耳道前20mm，嘱患者牙齿保持正中咬合位。图23-1 3个分图分别是立式与卧式CBCT机示意图。

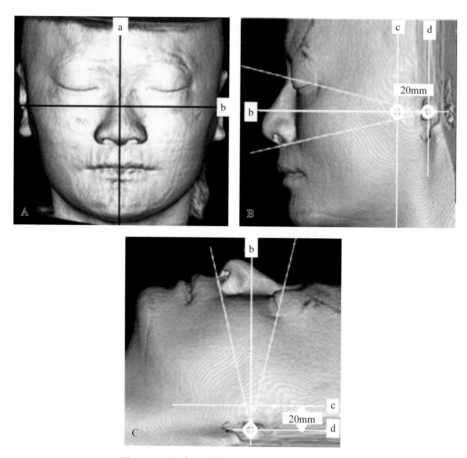

图23-1 立式、卧式侧位CBCT机影像定标

注：A.正面观；B.立式侧面观；C.卧式侧面观；a.矢状线；b.听眶线；c.坐标交叉线；d.外耳道

2.扫描操作 进行前后位的第一次曝光定位，观察双侧下颌升支影像左右对称（图23-2A、B）。双侧髁突影像的水平连线与照射野的上下中分线平行，正中矢状线与照射野左右中分线平行。

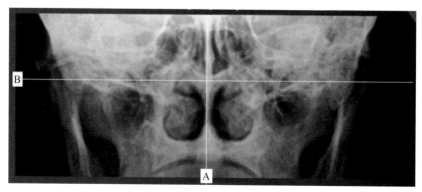

图23-2 第一次曝光定位

注：A.矢状线；B.双侧髁突连线位置

　　第二次侧位曝光定位，观察髁突影像位于照射野的中心原图（图23-3A），图23-3B中c1为冠状标志线；c2为水平标志线；3是c1、c2标志交叉点位置。

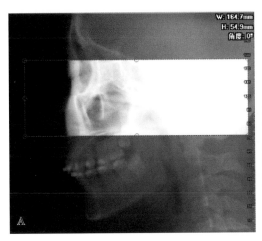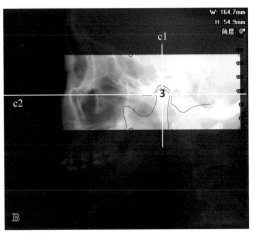

图23-3　第二次曝光侧位定位

注：A.CBCT第二次曝光侧位观察颞下颌关节；B.CBCT双侧髁突侧位观察位置识别影像（A.原图；B.侧位定标图c1.侧位长轴标志线；c2侧位横轴线；3定位交叉点）

　　3.感兴趣区的重建　在获取原始资料影像上选择大视窗，并调整重建水平标志线，图23-4A a在前后位上观察左右对称平行；图23-4B d与听眶线平行；设定重建宽度上起自蝶鞍（图23-4Bc）；下包括乙状切迹（图23-4Bd）；图23-4C轴位上以鼻中隔（图23-4Ce）与颅大孔（图23-4Cf）中心做直线。

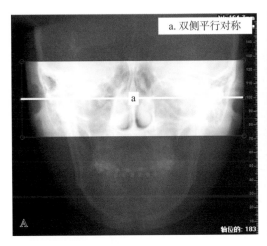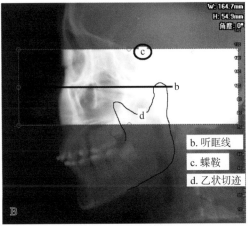

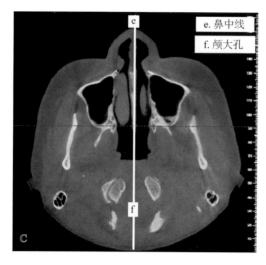

图23-4 感兴趣区的重建划界

A.前后位；B.侧位；C.轴位

二、颞下颌关节基本位置影像的重建技术

1.轴位重建术 原始影像重建完成后，在轴位影像上，滚动画面选出双髁突长轴最大径（图23-5r）层，以备其后续多种位置影像二次重建使用的坐标层影像。

（1）关于颞下颌关节髁突生理水平角（图23-6）：髁突水平角，是生理上髁突长轴（图23-6 le）在体位上的一个与冠状面（图23-6 d）形成的夹角（图23-6a），称其为水平角。

（2）关于颞下颌关节髁突生理垂直角（图23-7）：髁突垂直角，是在图23-6le与髁突长轴线平行做重建影像，获得图23-7平行于髁突长轴的斜冠状位重建影像，在此影像的髁突内外极最外侧点做延长连线（图23-7e），图23-7e与图23-7d体位水平线形成的夹角（图23-7a）称其为垂直角。

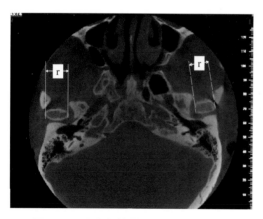

图23-5 髁突长轴最大层面轴位影像
（r.髁突长轴最大径）

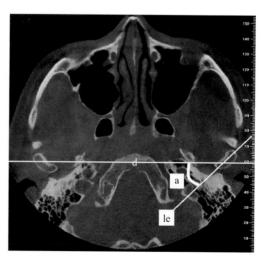

图23-6 髁突长轴最大径轴位层定标线影像

注：d.冠状线；le.髁突长轴线；a.水平角

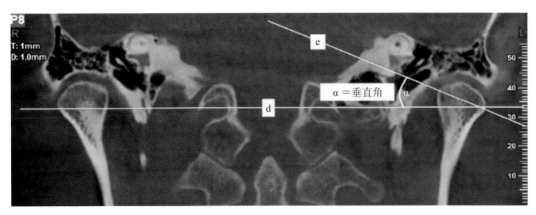

图23-7　平行于髁突长轴的斜冠状面重建影像（d.水平线；e.髁突长轴内外极水平线；α.垂直角）

2.冠状位影像重建　见图23-8。

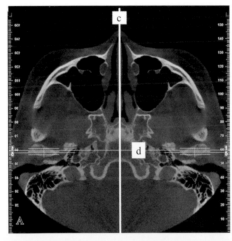

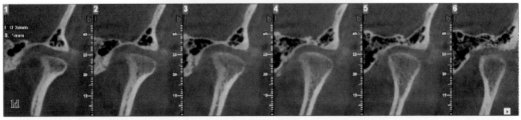

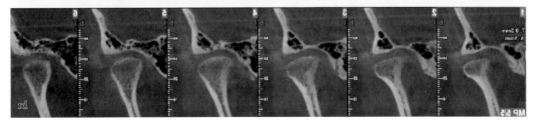

图23-8　冠状位影像重建

注：A.轴位影像；c.矢状线；d.冠状线；ld.右侧髁突冠状位1mm多层重建影像；rd.左侧髁突冠状位1mm多层重建影像

　　于选择好的轴位影像上，在矢状面上以鼻中隔与颅大孔中心为标志做矢状基线c，与c垂直做冠状位直线d。于两侧髁突中心做冠状线d平行做双侧髁突冠状位影像多层重建影像rd右侧；ld左侧。此影像供观察颞下颌关节髁突在冠状位上髁突及关节凹二者间和上间隙及内外极间隙的形态学影像是否有异常。

　　3. 平行于髁突长轴的斜冠状位影像重建（图23-9）　沿髁突内外极做直线re右侧、le左侧，此为双侧平行于髁突长轴的斜冠状位线。分别做le、re左右两侧平行于髁突长轴

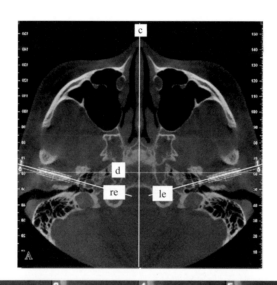

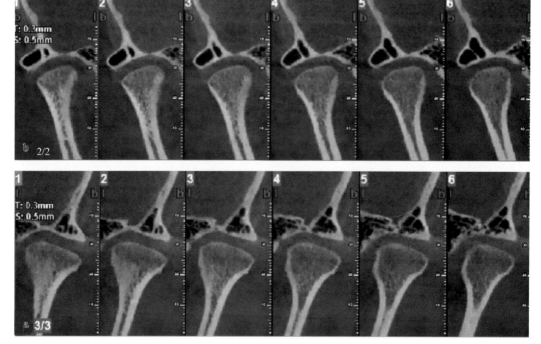

图23-9　平行于髁突长轴的斜冠状位影像重建

注：A. 轴位，c. 矢状线；d. 冠状线；re. 右侧平行于髁突长轴的斜冠状位；le. 左侧平行于髁突长轴的斜冠状位；b. 右侧平行于髁突长轴的斜冠状位1mm多层重建影像；a. 左侧平行于髁突长轴的斜冠状位多层重建影像

的斜冠状位相切，多层重建影像。此影像可供观察分析在颞下颌关节髁突长轴线上最大径值的形态学影像，以及与其相邻的关节凹形态、关节间隙宽窄影像是否异常。可以从形态学分析骨质结构是否异常及间隙大小宽窄判断其关节运动功能位置，并结合临床分析支持建立正确的治疗方案。

与髁突长轴平行的斜冠状位重建影像与冠状位重建影像对比（图23-10）。

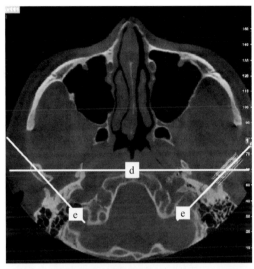

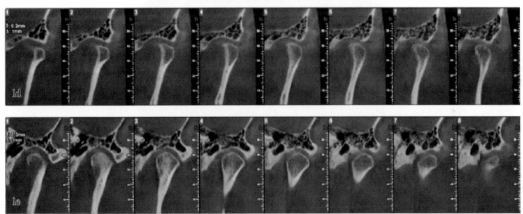

图23-10 斜冠状位重建影像与冠状位重建影像对比

注：d. 冠状线；e. 平行于髁突长轴的斜冠状线；ld. 左侧 1mm 冠状位重建影像；le. 左侧 1mm 平行于髁突长轴的斜冠状位重建影像

图23-10为同一个髁突，采用传统的冠状位1mm多层重建影像（ld），与平行于髁突长轴的斜冠状位1mm多层重建影像（le）。一个髁突两种体位的多层重建影像，可以看出，采用平行与髁突长轴的斜冠状位影像，显示了髁突的形态完整影像。而采用传统的冠状位影像则因为受髁突生理倾斜角影响，髁突在每一个图像上都不完整显示其全貌，因为角度关系显示形态不完整，体积小，周边界线因为是斜切重建所以不清晰。因此，我们建议在有条件的情况下，一定要采用平行与髁突长轴的斜冠状位。

4.矢状位影像重建　见图23-11。

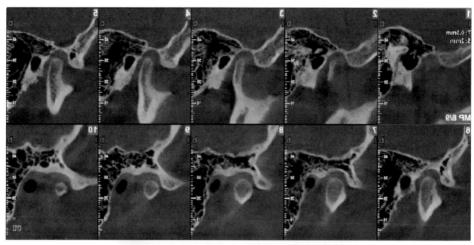

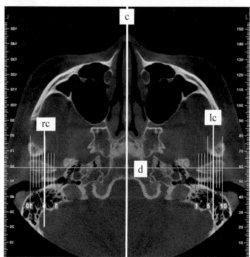

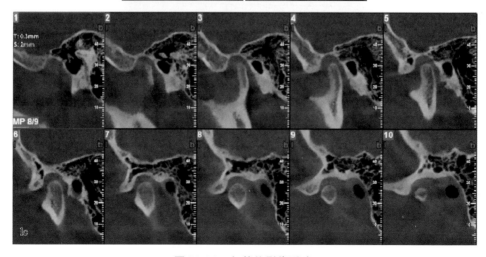

图23-11　矢状位影像重建

注：d.冠状线；c.矢状线；rc.右侧髁突矢状位1mm多层重建影像；lc.左侧髁突矢状位1mm多层重建影像

　　将矢状线 c，分别平移至两侧髁突中心做rc右侧、lc左侧，与矢状线平行做髁突矢状位影像多层重建rc右侧影像；lc左侧影像。此影像供观察颞下颌关节髁突在矢状位上的关节凹、髁突二者间间隙及形态学影像是否异常。

　　5.垂直于髁突长轴的斜矢状位影像重建　见图23-12。

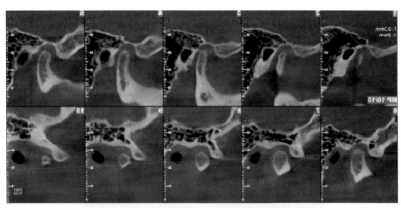

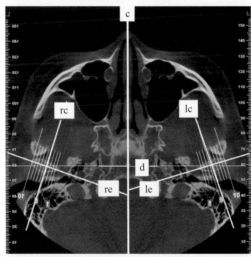

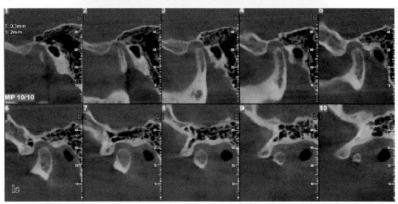

图23-12　垂直于髁突长轴的斜矢状位影像重建

注：c.矢状线；d.冠状线；re.右侧垂直于髁突长轴的斜矢状位线；le.左侧垂直于髁突长轴的斜矢状位线；rc.右侧垂直于髁突长轴的斜矢状位重建影像；lc.左侧垂直于髁突长轴的斜矢状位重建影像

沿髁突内外极做一直线re，此为与双侧髁突长轴垂直的斜矢状位线。与颞下颌关节的斜冠状线垂直做直线rc右侧、lc左侧。分别与rc、lc两侧平行做与髁突长轴垂直的斜矢状位多层切重建影像。此影像供观察与颞下颌关节髁突长轴垂直切斜矢状位上的关节凹、髁突二者间隙及形态学影像是否异常。

矢状位重建影像与垂直于髁突长轴的斜矢状位重建影像对比（图23-13）。

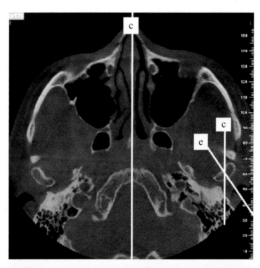

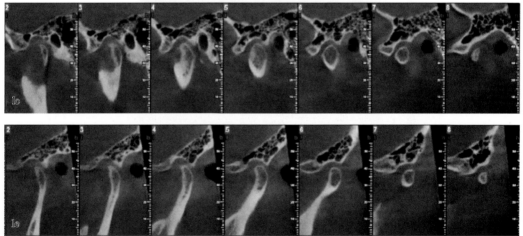

图23-13　重建影像对比

注：c.矢状位；e.垂直于髁突长轴的斜矢状位；lc.矢状位2mm层重建影像；le.垂直于髁突长轴的斜矢状位2mm层重建影像

从图23-13同一个髁突，采用传统的矢状位2mm多层重建影像lc。与垂直于髁突长轴的斜矢状位2mm多层重建影像le的影像对比看。一个髁突两种体位的多层重建影像，采用垂直于髁突长轴的斜矢状位影像，显示了髁突的形态完整、边缘骨皮质影像清晰。而采用传统的矢状位影像则因为受髁突生理水平角的影响，髁突在每一个影像形态前后较垂直于髁突长轴的斜矢状位影像宽大，因为水平角关系显示前后径值虽宽大，但周边骨皮质的影像界线不清晰，当然颞下颌关节间隙也是随之相应变化。因此我们建议，在有条件的情况下一定要采用垂直于髁突长轴的斜矢状位重建影像作为阅读诊断的依据，它可以显示更真实的髁突、关节凹形态及关节间隙影像的真实性。

三、双侧髁突曲面重建术

1.平行于髁突长轴的斜冠状位曲面重建术　在选定的轴位重建使用层上，分别与平行于髁突长轴的斜冠状线平行，使用曲面重建模式，将双侧平行于髁突长轴的斜冠状位影像，重建于一个画面内，即为平行于髁突长轴的斜冠状位曲面重建影像（图23-14）。

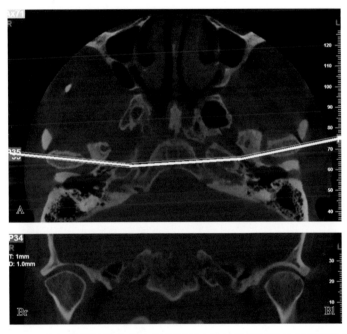

图 23-14　在标准轴位影像获取平行于髁突长轴的斜冠状位曲面重建影像

注：A.平行于髁突长轴的斜冠状位曲面重建轴位坐标影像。Br、Bl.分别是左右双侧平行于髁突长轴的斜冠状位曲面重建影像

2.垂直于髁突长轴的斜矢状位曲面重建术　在选定的轴位重建使用层上，分别平行于双侧髁突长轴的斜矢状位，使用曲面重建模式，将双侧垂直于髁突长轴的斜矢状位影像重建于一个画面内，即为垂直于髁突长轴的斜矢状位曲面重建影像（图23-15）。

垂直于髁突长轴的斜矢状位曲面重建影像，可以获取在颞下颌关节髁突长轴线任意点上真实的短轴影像。并从理论上可以获取比髁突矢状位更加真实更加清晰地短轴影像。这对于从髁突形态学影像诊断非常重要，因为此影像较矢状位重建影像清晰形态真实，且在一个画面中更具有对比观察诊断意义。前述中获取平行于髁突长轴斜冠状位曲面重建影像，与垂直于髁突长轴的斜矢状位曲面重建影像具有同样的重要意义。

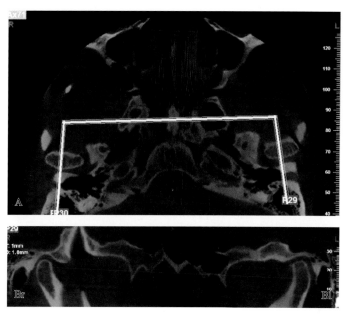

图23-15   在标准轴位影像获取垂直于髁突长轴斜位的曲面重建影像

注：A.垂直于髁突长轴的斜矢状位曲面重建轴位坐标影像。Br，Bl.是垂直于双侧髁突长轴的斜矢状位曲面重建影像

四、CBCT成像技术的临床应用

1.双侧颞下颌关节轴位影像，可观察双颞下颌关节不同层面的形态、骨质情况及其比邻关系，测量颞下颌关节窝及髁突的径值和双侧髁突的水平角。又可以作为其他体位的影像重建坐标画线使用。

2.平行于髁突长轴的斜冠状位影像，显示了完整的髁突长轴切面影像和沿髁突长轴完整切面的轮廓形态及骨质结构。

3.垂直于髁突长轴的斜矢状位影像，能显示髁突短轴径值及形态和骨质、前后间隙及关节凹的形态是否完整和骨质影像状况。

4.使用双髁突曲面重建术，可以将长轴或短轴不在一条直线上的双侧髁突影像，重建在一个画面的两端，使临床对比观察及测量阅读诊断更为方便。

牙颌CBCT的颞下颌关节成像技术，从摆位获取的原始影像，调整重建标志线，到对颞下颌关节感兴趣区进行定点定位均非常重要，它决定着轴位、冠状位、矢状位及平行于髁突长轴的斜冠状位、垂直于髁突长轴的斜矢状位和双髁突曲面成像的质量及诊断使用价值。有学者报道颞下颌关节髁突外极间距离均值为121.9mm，解放军总医院口腔放射科，自2004年至今，来门诊申请颞下颌关节CBCT检查患者近数万例，遇有双髁突外极间距离大者145mm，如是在CBCT的锥束照射野最大直径为150mm时，假若摆位偏离中心几个毫米，双侧关节外极就不一定能完全包括在照射野内，导致扫描成像的失败，或是某一侧的外极影像出现丢失或是产生空洞伪影圆形。由于牙颌CBCT的颞下颌关节扫描时间较长，在扫描时间内患者体位若有移动，即可导致影像模糊。为此应对患者头颅设置有专用的固位装置，确保扫描成功率和影像清晰度。

　　髁突长轴在体位上，具有一定的水平角和垂直角，在做轴位、冠状位、矢状位、平行于髁突长轴的斜冠状位、垂直于髁突长轴的斜矢状位及双髁突曲面成像时，必须结合髁突因水平角、垂直角对影像形态、径值的影响。因此，使用上述摆位、扫描操作、重建的选择，对上述6项基本体位的成像至关重要。因髁突水平角的存在，冠状位和矢状位可以做一般性重建观察，但不能作为形态体积的径值测量使用。在这里较传统CT对颞下颌关节影像的成像法，增加的平行于髁突长轴的斜冠状位和垂直于髁突长轴的斜矢状位影像，能够相对真实地显示髁突长轴及短轴的真实径值和形态。沿髁突长轴层切成像及对髁突长轴的水平角和垂直角加以矫正，获取相对精确的髁突侧位体层像，是多年来众多学者所提出并在临床研究中采用的补救办法。而牙颌CBCT的软件功能，恰恰弥补了传统影像的不足。双髁突曲面成像可以将两侧髁突长轴本不在一条直线上影像重建在一个画面的两端，它可以方便临床上对双侧颞下颌关节影像的对比观察，减小测量的误差，为明确诊断提供准确参考影像。

　　总之，使用牙颌CBCT的颞下颌关节成像技术，用正确的摆位方法、扫描操作和重建处理，能获得颞下颌关节轴位、冠状位、矢状位、平行于髁突长轴的斜冠状位、垂直于髁突长轴的斜矢状位、双髁突曲面影像，并给予适当灰界度、对比度的调整，可以对颞颌关节骨性结构的形态、位置作出全面明确的诊断，为颞下颌关节骨性结构改变的相关研究提供可靠、便利的支持。

五、颞下颌关节影像报告组合标准版面（图23-16）

诊断报告书写位置：

Ar＝右侧轴位；Arl＝双侧影像重建坐标轴位图像；Al＝左侧轴位；

Br＝预留右侧髁突特殊图位置；Bl＝预留左侧髁状突特殊图位置；

Brl＝平行于双侧髁突长轴的斜冠状位曲面重建影像；

Crl＝垂直于双侧髁突长轴中心的斜矢状位曲面重建影像；

Dr＝右侧垂直于髁突长轴的斜冠状位3mm多层切重建影像；

Dl＝左侧垂直于髁突长轴的斜矢状位3mm多层切重建影像；

Er＝右侧平行于髁突长轴的斜冠状位1mm多层切重建影像；

El＝左侧垂直于髁突长轴的斜矢状位1mm多层切影像

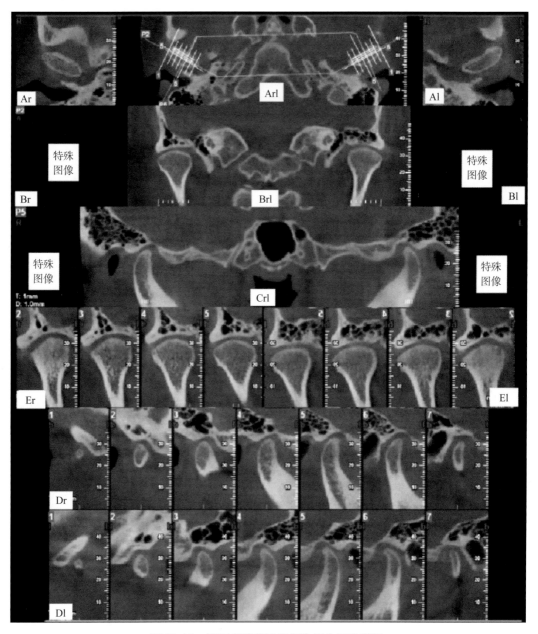

图23-16 颞下颌关节影像报告组合标准模板

第二节 CBCT对颞下颌关节骨性结构的测量技术

颞下颌关节（temporomandibular joint，TMJ）是人体最为复杂、精细的关节之一，其骨组织形态复杂多变，改建也较为活跃，不同个体，甚至同一个体的左右侧之间、不同年龄段之间，可能都存在着较大的差异。传统的研究方法和测量参数，越来越不能满足临床和基础研究的需要。在牙科CBCT对TMJ成像技术的基础上，对TMJ成像的轴位、矢状位、平行于髁突长轴的斜冠状位、垂直于髁突长轴的斜矢状位重建影像，建立坐标点并进行测量，为利用牙科CBCT定量研究TMJ形态及功能提供资料。

一、对颞下颌关节骨性结构的测量

1. 轴位影像测量

（1）矢状基线建立后，可以测量单侧髁突外极与矢状中线的距离r。

（2）与矢状线相垂直做冠状线b与双髁突中心平行穿越。

（3）与双髁突长轴中心分别画出长轴平行延长线c，与冠状平线b相交获得髁突水平角α（图23-17）。

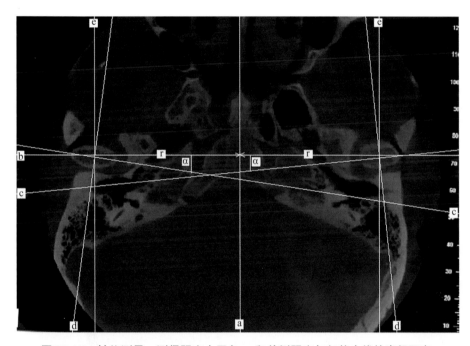

图23-17　轴位测量：测得髁突水平角 α 和单侧髁突与矢状中线的半径距离r

2. 平行于髁突长轴的斜冠状位测量　平行于髁突长轴的斜冠状位影像重建后，先在双关节凹顶点做一水平连线作为基线，再在双髁突中心，距水平基线15mm处与基线做垂直线b。将双关节凹顶点连线平行下移于a。并将距平行基线15mm处的中点线延长。于髁颈中心做垂线，在垂线左右各做30°切线于c、d。此三切线与水平基线分别成60°、90°、120°。测量三切线与关节间隙相交处距离。在髁突内外极做一连线e，并与水平基线a相交叉，与a的交角为髁突垂直角β。沿髁突长轴内外极连线测得髁突长轴径值。在髁突内外极连线与髁突边缘线相交处，于髁突内外极向髁颈方向分别做连线交叉，可观察髁突受力角α的大小和方向（图23-18）。

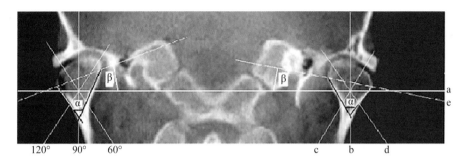

图 23-18　平行于髁突长轴的斜位：测得髁突长轴径值、髁突垂直角 β、关节间隙和髁突受力角 α。

3. 矢状位各径值测量　矢状位影像重建后（图 23-19），在外耳孔中点 o 与关节凹前结节 p 最低点做连线 a，于髁突中心做垂直线 b 与 a 连线相交，在平线与垂直线相交处做 30°、60°、90°、120°、150°连线，于各连线与关节间隙相切处测得各间隙值。在此位置可同时测得关节凹深度 a-b、关节凹前斜面斜度 α。在髁颈的转折点测得髁颈的前后径值（图 23-19）。

4. 垂直于髁突长轴的斜矢状位曲面重建影像测量　垂直于髁突长轴的斜矢状位曲面重建影像测量法，与矢状位曲面重建影像测量法相同。因为水平角的变化，此位上的外耳孔骨性结构影像在一些病例中可能会消失，此时采用外耳孔中心（图 23-19 o-p）与前结节连线为基准线。

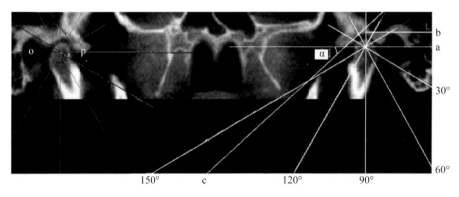

图 23-19　矢状位、垂直于髁突长轴的斜矢状位测量：测得髁突内外极间各层切面径值、关节间隙、关节凹深度、关节结节斜度 α 和髁颈厚度。

二、颞下颌关节测量的意义

TMJ 的骨性结构髁突和关节窝形状不规则，形态复杂多变。国内外学者对此进行了许多研究，所用手段主要是解剖标本、X 线片检查、常规 CT 等。X 线片如开闭口薛氏位的影像骨质重叠的部分较多，关键部位的观察如关节间隙的改变情况、髁突运动度的变化及骨质的改变，会因体位的摆放不良及投照角度的原因造成变形和模糊不清。体层摄影虽然解决了结构重叠问题，但有时体层面并不一定恰好通过髁突横轴及关节窝理想的矢状正中层面，校正体层拍摄操作又较复杂。在TMJ影像检查中，常规CT和CBCT均能从三维方向和多个层面观察髁突和关节窝的空间位置关系，但CBCT是为口腔科设计的专用CT，操作简便上手容易，为TMJ疾病的临床诊治和TMJ骨性结构的相关研究提供了一种可靠、便捷的方法。

　　不同个体间或不同研究间的比较应在相同的影像检查方式、相同的解剖位置和断面基础上进行，且在进行定量测量分析的方法相同时才有意义，否则就难以进一步研究。以往研究中所使用的影像检查方式及进行定量测量分析的方法均有所不同，这些也都是造成结果多样性的因素。本研究的测量方法在参考了国内外研究者对TMJ骨性结构测量方法的基础上，增加了平行于髁突长轴的斜冠状位和垂直于髁突长轴的斜矢状位影像测量，能够相对真实地显示髁突长轴及短轴的径值和形态。沿髁突长轴层切成像及对髁突长轴的水平角和垂直角加以矫正，获取相对精确的髁突侧位体层像，是多年来众多学者所提出并在临床研究中采用的补救办法。而牙科CBCT的软件功能，恰恰弥补了传统影像的不足。本章节所提及矢状位与垂直于髁突长轴的斜矢状位虽然测量方法相似，但所体现的TMJ的位置与层面并不相同，能够更加全面地反映TMJ骨性结构的特征。除此之外，在平行于髁突长轴的斜冠状位，髁突内外极连线与髁突边缘线相交处，于髁突内外极向髁颈方向分别做连线交叉，将此角度定义为髁突受力角α，通过观察双侧髁突受力角的大小和方向，结合进行有关TMJ的生物力学分析研究，有助于我们对双侧TMJ的病理生理性变化的定量分析及治疗预后的评价。

　　以上方法在牙科CBCT对TMJ成像技术的基础上，对TMJ成像的轴位、矢状位、平行于髁突长轴的斜冠状位、垂直于髁突长轴的斜矢状位重建影像后，建立座标点并进行测量方法的探讨。在总结前人经验的基础上，提出了一套测量参数，这些参数定点明确，标志清楚，能较全面地反映TMJ的解剖特性。为进一步深入、系统化地研究TMJ疾病奠定形态学基础。

第三节　CBCT对颞下颌关节的测量正常值

　　1.使用意大利生产New tom 9000 CBCT对其正中𬌗位颞下颌关节成像后重建测量。

　　2.资料与来源：有目的选取2006年1月至2007年6月在解放军总医院口腔放射科就诊的与颞下颌关节毫无关联的54名志愿者，其中男21例，女33例，年龄16～82岁，平均年龄39.5岁。全部受试者无肢体运动障碍；全口天然牙列，无颞下颌关节紊乱病病史，无颌面部疼痛病史，无偏侧咀嚼习惯，无神经及精神系统疾病，神清、合作，能够完全领会、配合技术人员提出的各项要求。

　　3.54例CBCT颞下颌关节测量正常值（表23-1）。

表23-1 CBCT颞下颌关节各参数平均值统计表（单位：mm）

项目	平均值		男性		女性	
	右	左	右	左	右	左
髁突水平角	18.19±6.53	18.72±11.62	18.9±7.76	17.73±6.68	17.75±5.72	19.33±13.89
髁突外极距中线半径值	62.62±2.72	62.2±2.98	63.76±3.31	63.42±3.48	61.94±2.04	61.44±2.39
斜冠状位测得垂直角	7.7±12.9	7.4±12.25	5.9±5.82	5.26±4.1	8.81±15.75	8.69±15.19
平行于髁突长轴斜冠状位外极间隙60º	2.29±0.62	2.62±0.68	2.47±0.69	2.81±0.81	2.18±0.56	2.51±0.58
平行于髁突长轴斜冠状位间隙90º	2.85±0.75	2.98±0.78	2.93±0.66	3.26±0.77	2.79±0.81	2.80±0.74
平行于髁突长轴斜冠状位内极间隙120º	3.01±0.74	3.04±0.86	3.24±0.62	3.21±0.63	2.87±0.78	2.94±0.97
矢状位关节间隙外极30º	1.88±0.83	2.35±0.65	1.65±0.53	2.23±0.65	2.04±0.96	2.44±0.65
矢状位关节间隙外极60º	1.85±6.74	2.38±0.68	1.94±0.44	2.29±0.53	1.8±0.79	2.43±0.77
矢状位关节间隙90º	2.75±0.78	2.85±0.75	2.91±0.68	3±0.74	2.64±0.83	2.76±0.76
矢状位关节间隙内极120º	2.85±0.63	2.76±0.8	3.03±0.71	3.1±0.86	2.74±0.56	2.55±0.68
矢状位关节间隙内极150º	2.55±0.82	2.11±0.89	2.66±0.74	2.61±0.92	2.49±0.87	1.83±0.74
矢状位关节凹前斜面斜度	51.24±9.53	49.77±8.93	51.04±10.66	51.5±7.23	51.37±8.93	48.69±9.79
矢状位关节凹深度	6.27±0.9	6.18±0.97	6.5±0.97	6.55±0.97	6.13±0.83	5.96±0.91
矢状位髁颈前后径	8.21±1.23	7.79±1.35	7.9±1.31	7.48±0.86	8.4±1.16	7.97±1.56
垂直于髁突长轴斜矢状位外极间隙30º	1.87±0.9	2.39±0.69	1.67±0.69	2.39±0.62	2.03±1.03	2.38±0.76
垂直于髁突长轴斜矢状位外极间隙60º	1.86±0.73	2.46±0.76	1.76±0.62	2.38±0.51	1.93±0.79	2.52±0.89
垂直于髁突长轴斜矢状位间隙90º	2.69±0.88	2.86±0.76	2.74±0.71	2.98±0.75	2.66±0.98	2.78±0.77
垂直于髁突长轴斜矢状位内极间隙120º	2.95±0.76	2.81±0.83	3.21±0.82	3.26±0.88	2.78±0.68	2.54±0.67

续表

项目	平均值		男性		女性	
	右	左	右	左	右	左
垂直于髁突长轴斜矢状位内极间隙150°	2.53±0.76	2.26±0.78	2.71±0.9	2.65±0.58	2.42±0.65	2.02±0.79
斜矢状位关节凹前斜面斜度	55.97±10.29	51.81±10.47	58.31±8.63	52.57±8.56	54.51±11.07	51.34±11.59
斜矢状位关节凹深度	6.35±1.01	6.32±1.09	6.73±1.18	6.91±1	6.11±0.81	5.95±0.95
斜矢状位髁径前后径	7.8±0.98	7.41±1.12	7.52±1.1	7.4±0.98	7.98±0.87	7.42±1.22
双髁突外极间距离	123.76±6.25		125.81±7.3		122.45±5.18	

第四节　颞下颌关节病CBCT扫描技术实例

[病例1]　颞下颌关节紊乱（图23-20）。

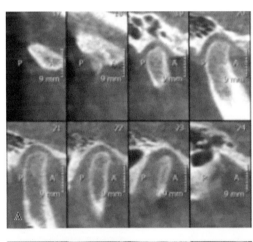

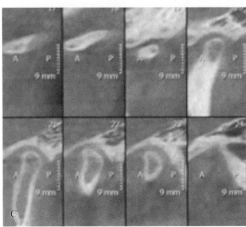

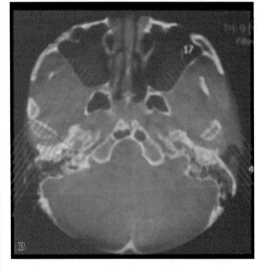

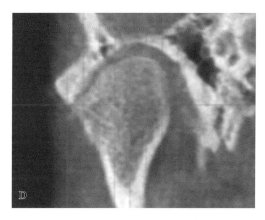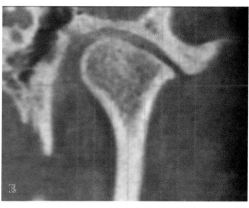

图23-20 颞下颌关节紊乱

注：A.右侧垂直于髁状长轴的斜矢状位多层切，见多个部位髁突与关节凹的关系。B.双髁突轴位影像，见髁突长轴与短轴上的重建坐标线。C.左侧垂直于髁突长轴的斜矢状位多层切，见髁突与关节凹的关系。D.右侧平行于髁突长轴的斜冠状位，髁突形态异常，周围边缘线不光滑且密度不均匀，骨质稍模糊，关节凹较深，外间隙变窄。E.左侧平行于髁突长轴的斜冠状位，内极圆钝、外极变尖小，外间隙略窄

［病例2］ 左侧颞下颌关节强直（图23-21）。

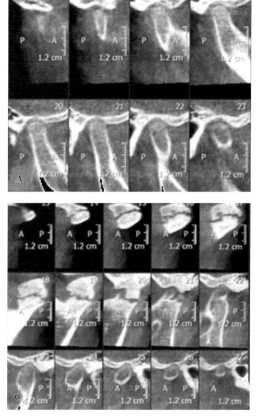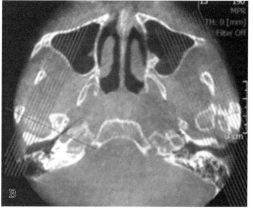

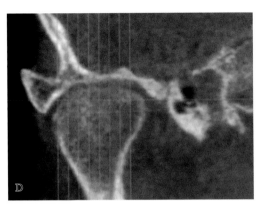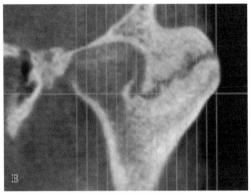

图23-21　左侧颞下颌关节强直

注：A. 右侧垂直于髁突长轴的斜矢状位3mm层切，从外极到内极髁突形态无异常，髁突周围边缘线骨皮质密度减低，关节间窄，以前间隙为著。B. 双侧髁突轴位影像，见长短轴坐标线，右侧髁突形态正常，左侧髁突形态异常、髁突内极圆大、外极尖窄毛刺状、密度增高、见团块状不规则高密度影像。C. 左侧垂直于髁突长轴的斜矢状位3mm层切，髁突外极及关节凹形态异常，髁突密度增高，间隙影像成锯齿状；髁突内极形态无异常，关节间隙窄。D. 右侧平行于髁突长轴的斜冠状位影像，髁突形态无异常，关节间隙缩窄。E. 左侧平行于髁突长轴的斜冠状位影像，见内侧髁突形态较正常、且较小，关节内侧间隙窄；髁突外极下方颈部骨组织异常增生，向外上方与颞骨颧突形成的异常增生处呈锯齿状交错吻合相接

［病例3］　左侧颞下颌关节强直（图23-22）。

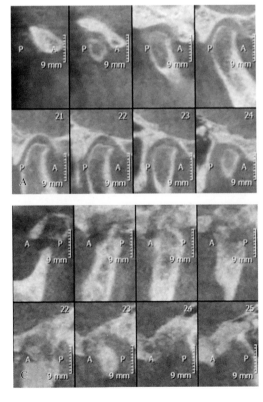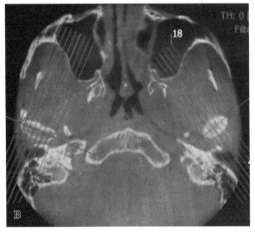

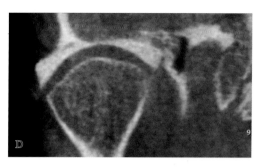
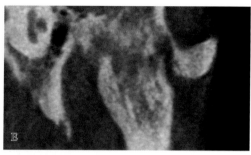

图23-22 左侧颞下颌关节强直

注：A. 右侧髁突短轴每隔3mm一层，从外极到内极形态无明显异常，关节间隙变窄。B. 双侧髁突轴位影像，见长短轴坐标线，右侧髁突形态无异常，左侧髁突较右侧显小。C. 左侧髁突短轴切，髁突及关节凹异常，骨组织结构紊乱，密度不均匀，相互锯齿状交错。D. 右侧髁突长轴切影像，髁突形态及关节间隙无明显异常。E. 左侧髁突长轴切影像，髁突形态异常，髁脊及关节凹形态异常，密度不均匀，上下呈参差锯齿状交错（关节融合）结合

［病例4］ 双侧颞下颌关节颈部外侧骨吸收（图23-23）。

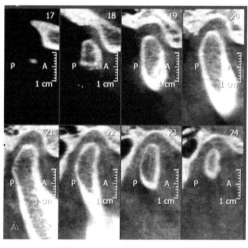

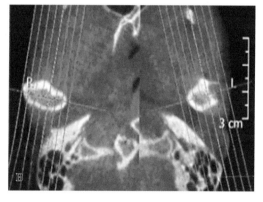

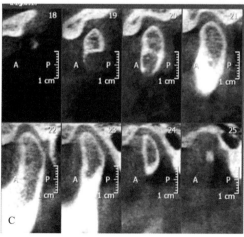

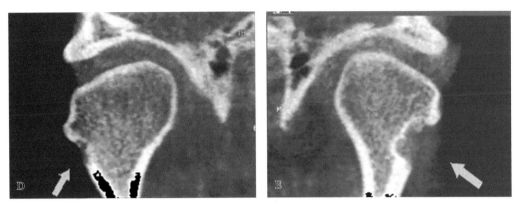

图23-23　双侧颞下颌关节颈部外侧骨吸收

注：A.右侧垂直于髁突长轴的斜矢状位，髁突形态正常，关节间隙增宽。B.双髁突轴位影像，右侧髁突形态较正常，左侧髁颈外极侧缺损影像。C.左侧垂直于髁突长轴的斜矢状位，髁突形态正常，关节前后间隙较右侧窄。D.右侧平行于髁突长轴的斜冠状位，见上内间隙较左侧髁突关节间隙明显增宽，髁突颈部外侧虫蚀状缺损影像。E.左侧平行于髁突长轴的斜冠状位，关节顶间隙变窄，腔内影像呈颗粒状增高，髁突近颈部外侧有骨质缺损影像（建议结合临床进一步相关检查）

[病例5]　左髁突顶骨质缺损（吸收），见图23-24。

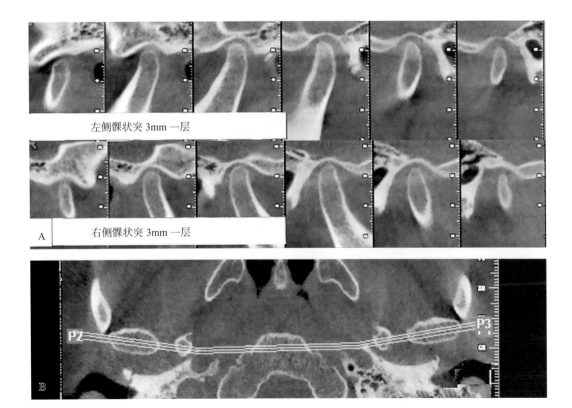

左侧髁状突 3mm 一层

右侧髁状突 3mm 一层

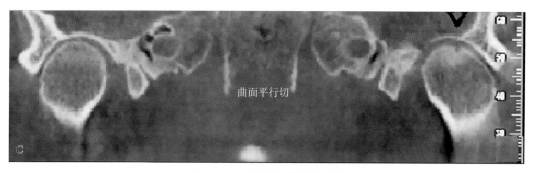

图23-24　左髁突顶骨质缺损

注：A. 下图为右侧垂直于髁突长轴的斜矢状位，显示髁突形态正常，前后上间隙窄。上图为左侧垂直于髁突长轴的斜矢状位，显示髁突形态正常，前上间隙变窄。B. 双侧髁突轴位的与髁突长轴平行的斜冠状位曲面重建影像坐标层面影像，显示双侧髁形态正常，双髁突外极距关节前结节距离变近影像。C. 双侧平行于髁突长轴的斜冠状位重建影像，显示右髁突内外上间隙缩窄，髁突形态正常；左侧髁突内外上间隙变窄，髁突顶密度增高影像，横嵴中部见小楔形骨质缺损影像（箭头指处）

［病例6］　金属关节影像的灰度调节（图23-25）。降低亮度对比更好显示与其相邻的周围组织影像。

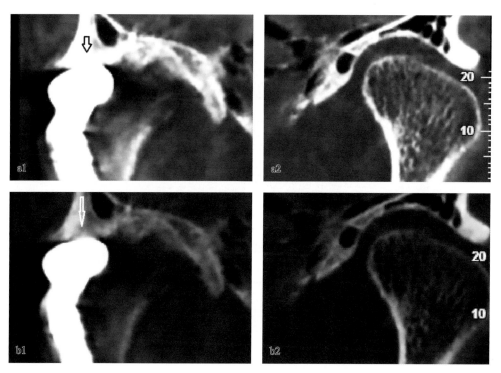

图23-25　金属关节影像的灰度调节

注：a1. 右侧金属髁突影像。未作对比度调整，影像亮度高，金属髁突形态模糊，并影响对髁突与关节凹关系以及相邻骨组织影像的观察（箭头指处）。a2. 与a1同一个条件，髁突影像清晰。b1. 与a1为同一个图像，对其进行了亮度灰度调整后，显示人工髁突影像清晰，同时可以清楚显示髁突与关节凹以及与其相邻的骨组织关系（箭头指处）。b2与a2是同一张图像，当与b1同时降低亮度时显得清晰度较低，但是因为有a2影像，在此可以忽略此影像的真正临床意义。（注意：当金属伪影亮度影响对解剖组织影像效果的观察时，应当对影像亮度灰度给予适度地调整）

［病例7］ 双侧对称的Y形颞下颌关节髁突（此形态因为是双侧对称影像，在无其他临床与病灶情况下，可视为正常范围影像），见图23-26。

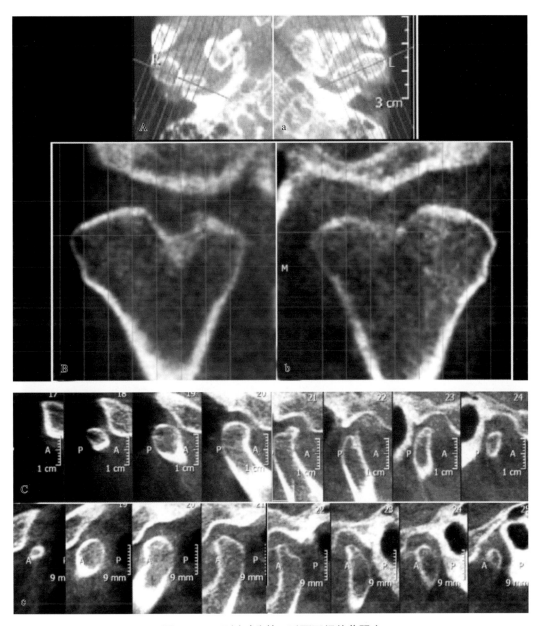

图23-26 双侧对称的Y形颞下颌关节髁突

注：A、a. 分别为右侧及左侧髁突轴位影像，可见髁突轴位形态呈哑铃形，双侧髁突形态基本对称。B、b. 分别为平行于双侧髁突长轴的斜冠状位，形态都呈Y形，双侧对称，两关节凹的形态也基本一致。C、c. 分别为垂直于两侧髁突长轴轴的斜矢状位。显示双侧髁突及关节凹形态及大小和骨质密度，每一层面均基本一致

［病例8］ 右髁突顶骨皮质线增宽，局部低平。左侧髁突缺如，可能是外伤骨折术后，也有可能是人工关节恢复不良（可能是腓骨移植），见图23-27。

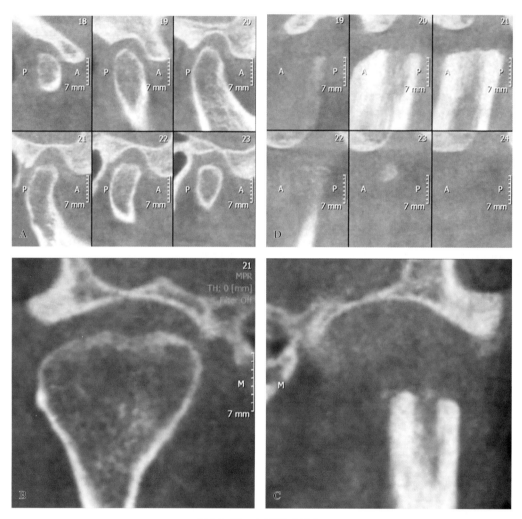

图23-27　左侧髁突缺如

注：A.垂直于右侧髁突长轴的斜矢状位7mm多层切影像。显示髁突顶部变平，骨皮质线不光滑且密度较低。B.平行于右侧髁突长轴斜冠状位。见髁顶中部凹陷、边缘线不光滑且密度较低。C.平行于左侧髁突长轴的斜冠状位。见髁突颈部以上影像消失，髁颈密度增高。D.垂直于左侧髁突长轴的斜矢状位。髁颈以上影像消失，髁突颈部密度增高

［病例9］ 左侧颞下颌关节结构异常、改建明显（图23-28），垂直于髁突长轴的斜矢状位见髁突前斜面骨赘形成。内外关节凹形态不圆滑，髁顶部颅底骨板增厚、密度成高阻射影像，见箭头指处。

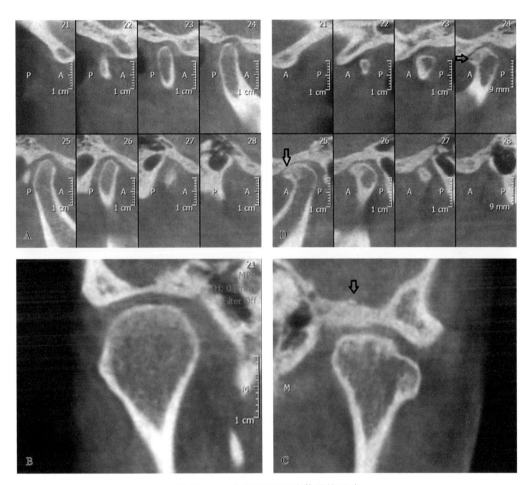

图23-28　左侧颞下颌关节结构异常

注：A. 垂直于右侧髁突长轴的斜矢状位。髁突形态未见异常，后上间隙变窄。B. 平行于右侧髁突长轴的斜冠状位。见髁突形态大致正常，与左侧不对称。C. 平行于左侧髁突长轴的斜冠状位。见髁突形态异常，髁突骨皮质不光滑，上间隙窄，关节凹浅平、不规整，颅底骨板增厚，密度增高（箭头指处）。D. 垂直于左侧髁突长轴的斜矢状位。见髁突形态异常，骨赘形成（箭头指处），关节前上间隙缩窄

［病例10］ 双髁突形态不对称，右侧髁突顶局部骨质吸收，左侧髁突髁顶凹平，见图23-29。

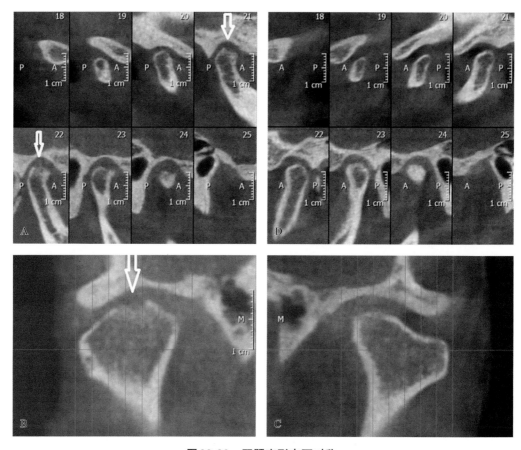

图23-29 双髁突形态不对称

注：A.垂直右侧髁突长轴的斜矢状位。见髁突形态呈钩状，顶部边缘线影像消失、不整齐（箭头指处），后间隙变窄。B.平行于右侧髁突长轴的斜冠状位。髁顶部边缘线影像模糊、消失，局部有缺损下弥漫性密度增高。C.平行于左侧髁突长轴的斜冠状位。髁突形态异常，呈低凹平状，内极边缘影像密度减低模糊，间隙增宽。D.垂直于左侧髁突长轴的斜矢状位。髁突形态异常。边缘线不圆滑

［病例11］　右侧髁突形态异常，内极有骨赘形成（矢状位和冠状位结合观察），见图23-30。

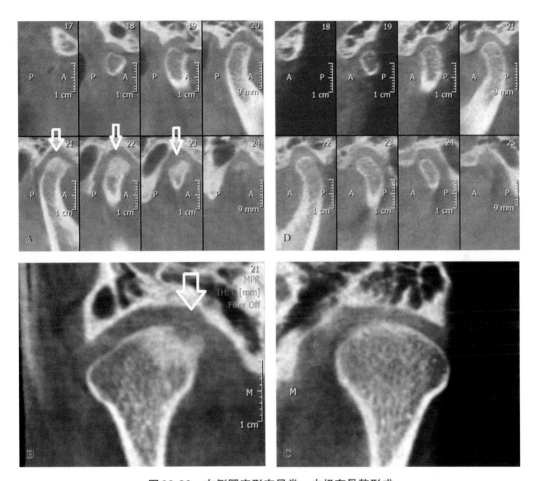

图23-30　右侧髁突形态异常，内极有骨赘形成

注：A.垂直于右侧髁突长轴的斜矢状位。髁顶内极致密，骨皮质线消失，形态异常，致密的内极向前凸起（箭头所示）。B.平行于右侧髁突长轴的斜冠状位。髁顶内极密度增高不均匀。内极向内上局部凸起，凸起下有局部低密度囊性变（箭头指处）影像。关节间隙较左侧宽。C.平行于左侧髁突长轴的斜冠状位。髁突形态无异常。髁顶边缘线密度增高且模糊。间隙较右侧变窄。D.垂直左侧髁突长轴的斜矢状位多层切影像。髁顶部扁平

［病例12］ 右侧髁突形态异常，髁顶变平、边缘线影像消失伴局部凹陷。左侧颞下颌关节间隙变窄（长轴与短轴结合观察），见图23-31。

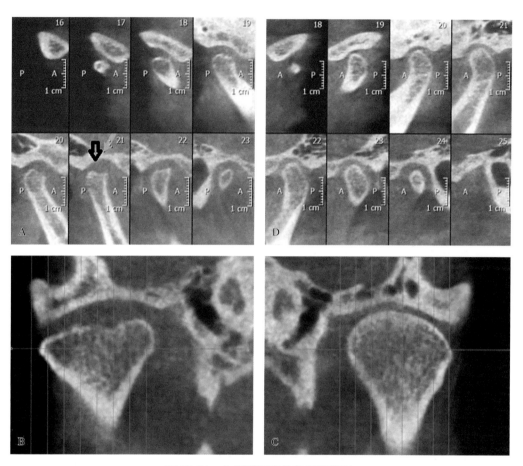

图23-31 左侧颞下颌关节间隙变窄

注：A.垂直右侧髁突长轴的斜矢状位影像，髁顶中部形态异常，边缘线不光滑，局部骨质缺损（箭头所示）。B.平行于右侧髁突长轴的斜矢状位影像，髁顶低平，骨皮质不光滑，局部骨质凹陷。关节间隙较左侧宽。C.平行于左侧髁突长轴的斜冠状位影像，髁突形态未见异常，髁顶骨皮质光滑，骨松质侧影像模糊，关节间隙变窄。D.垂直于左侧髁突长轴的斜矢状位影像，髁突偏内极顶部密度增高，骨皮质欠光滑，前斜面变平，关间隙变窄

［病例13］ 双侧髁突骨质改建。左侧髁突囊性变，见图23-32。

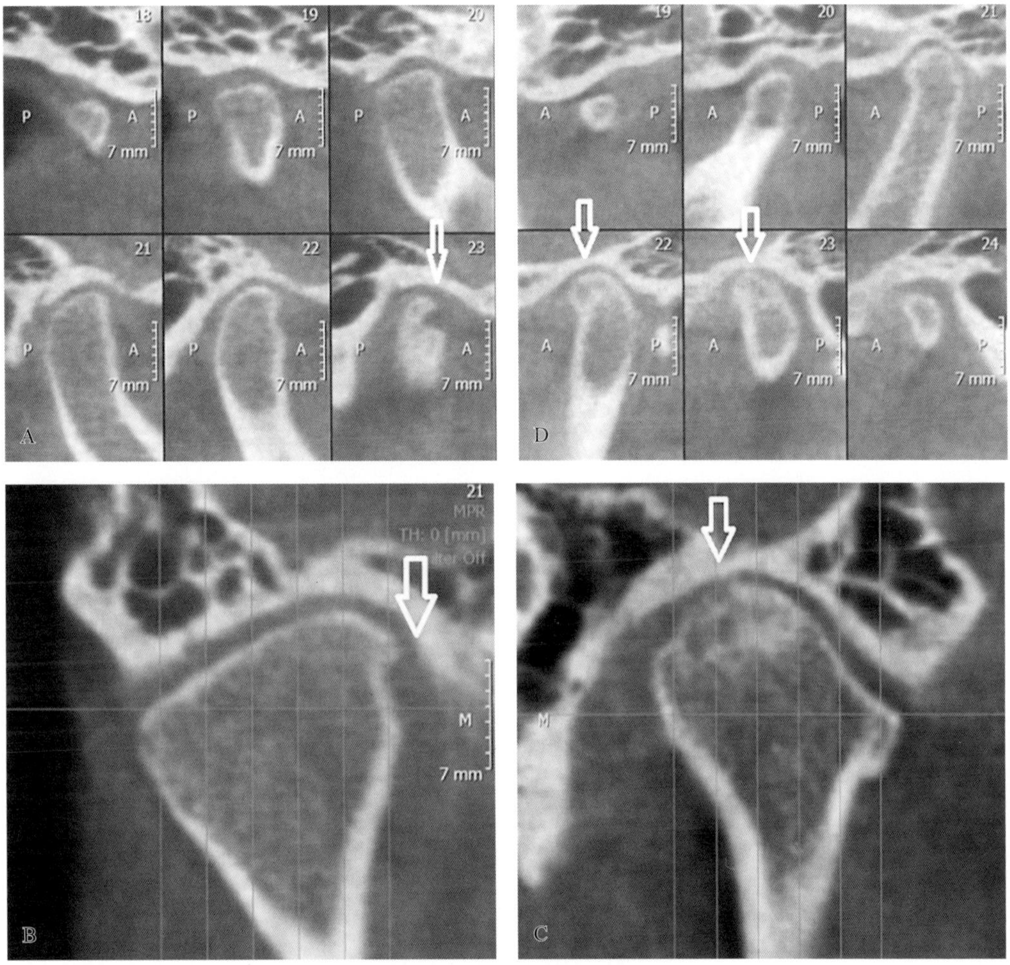

图23-32 左侧髁突囊性变

注：A.垂直于右侧髁突长轴的斜矢状位影像。髁顶外极变平，内极前区有局部内楔形缺损影像（见箭头指处）。B.平行于右侧髁突长轴的斜冠状位影像。髁突呈内高外低平斜形，内极向突内陷。关节间隙变窄。C.平行于左侧髁突长轴的斜冠状位影像。髁突顶部凸起，边缘线密度不均、呈节段状，骨质内部结构不均匀、呈高低密度相间的不典型囊性变影像，间隙窄（箭头指处）。D.垂直于左侧髁突长轴的斜矢状位影像。髁顶部密度不均，形态异常凸起。关节间隙变窄（箭头指处）

［病例14］ 双侧颞下颌关节形态基本对称；右侧髁突横嵴顶部影像异常；左侧关节间隙缩窄，关节整体密度较右侧减低，见图23-33。

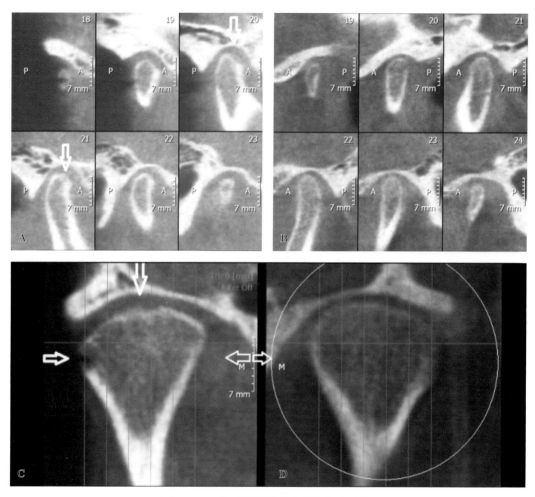

图23-33 双侧颞下颌关节形态基本对称

注：A. 垂直于右侧髁突长轴的斜矢状位影像，髁突前斜面及顶部骨皮质低平模糊，关节后间隙变窄。B. 垂直于左侧髁突长轴的斜矢状位。髁突形态未见异常，关节上间隙窄，关节凹较右侧平浅。C. 平行于右侧髁突长轴的斜冠状位影像，髁突外极密度较低，髁顶部骨皮质线影像粗糙、不光滑（箭头指处）。D. 平行于左侧髁突长轴的斜冠状位。髁突形态较右侧大，密度均匀，间隙窄明显

［病例15］　双侧颞下颌关节形态不对称，右侧髁突骨质改建明显，见图23-34。

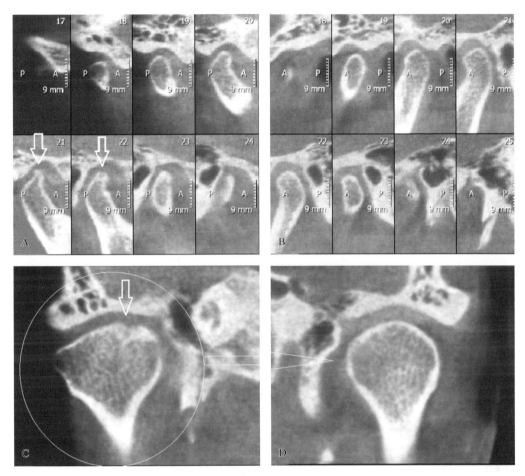

图23-34　双侧颞下颌关节形态不对称

注：A. 垂直于右侧髁突长轴的斜矢状位影像。髁顶前后径变薄，顶部偏内极呈尖状，边缘线中断模糊不规则。B. 垂直于左侧髁突长轴的斜矢状位影像。髁突形态无异常，上间隙宽，后间隙变窄。C. 平行于右侧髁突长轴的斜冠状位影像。髁突形态较左侧大、不圆滑。髁顶边缘皮质线粗、宽、局部模糊下陷影像。D. 平行于左侧髁突长轴的斜冠状位影像。髁突形态无异常，较右侧小，间隙宽

［病例16］　双侧髁突磨损、短小，关节间隙改变，见图23-35。

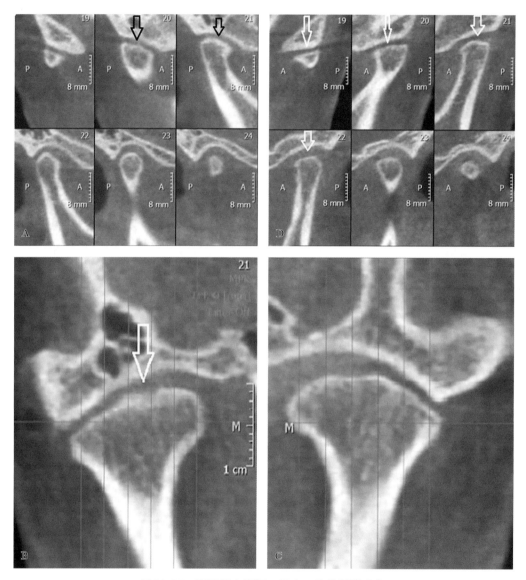

图23-35　双侧髁突磨损、短小，关节间隙改变

注：A.垂直于右侧髁突长轴的斜矢状位影像。髁顶变平，边缘线不光滑。B.平行于右侧髁突长轴的斜冠状位影像。髁顶骨皮质线变宽，局部密度增高模糊影像，外上间隙变窄。C.平行于左侧髁突长轴的冠状位影像。髁突形态基本正常，髁顶骨皮质线呈密度不均、不圆滑。外上间隙变窄。D.垂直于左侧髁突长轴的斜矢状位影像。髁顶平，边缘线不光滑。间隙变窄

[病例17]　右侧平行于髁突长轴的斜冠状位显示髁突横嵴，范围小于3mm的边缘线异常影像，在垂直于髁突长轴的斜矢状位3mm层厚重建影像时被遗漏，见图23-36。

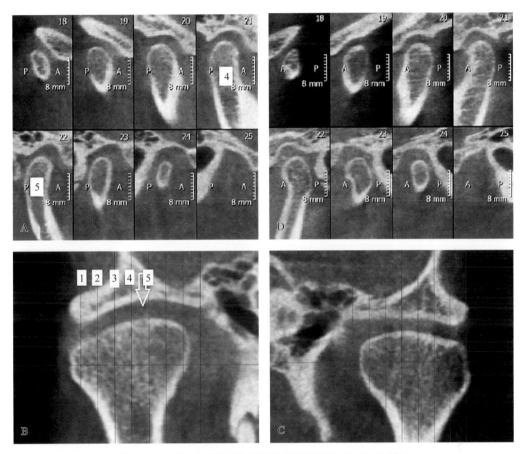

图23-36　右侧平行于髁突长轴的斜冠状位显示髁突横嵴

注：A. 右侧垂直于髁突长轴的斜矢状位3mm多层切影像。髁突影像除后间隙变窄外，余未见异常。B. 右侧平行于髁突长轴的斜冠状位。髁突横嵴影像上显示的垂直于髁突长轴的斜矢状位影像重建坐标线，1～5标志线的4、5间箭头指处髁顶骨皮质边缘线密度不均并增高、变宽、模糊影像。C、D. 影像除关节后间隙变窄外，其他未见影像异常显示

注意：在图23-36B与髁突长轴的斜冠状位影像中，短轴重建标志线4～5间箭头指处，显示髁顶骨皮质线有密度增高，增宽、模糊影像，因为此改变范围较小，正处在标志线4～5间，4～5间的距离是3mm一层重建影像，而每层的重建厚度是1mm，所以在图23-36A4、5两层短轴重建影像中，均未能显示其影像的改变。因此在一些解剖结构较小的病灶，应该适当的调整重建距离，免得小于重建距离病灶范围而遗漏。

　　〔病例18〕　右侧关节形态及结构明显异常，髁颈部见金属钉影像。髁突横嵴偏内极呈斜形略凹平线状，其上方对应的关节凹变宽，凹底部与颅底间骨板变薄，见箭头指处。此为外伤关节修复后造成形态及结构的异常影像，见图23-37。

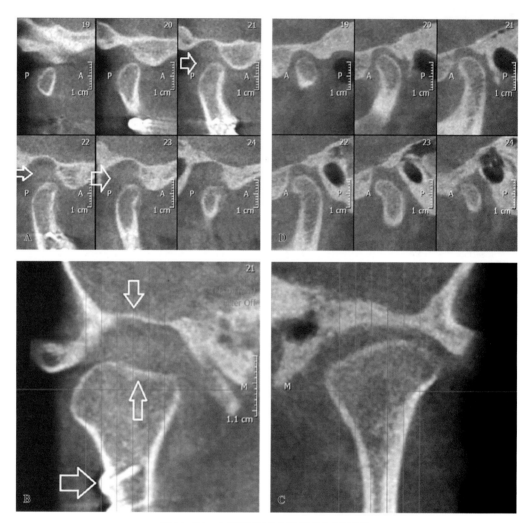

图23-37　右侧关节形态及结构明显异常

　　注：A. 右侧垂直于髁突长轴的斜矢状位影像。关节后上间隙增宽，髁顶局部见边缘线密度不均，髁颈下金属固定钉高阻射影像。B. 右侧平行于髁突长轴的斜冠状位影像。髁顶偏内极横嵴呈斜形凹平线状，对应的上方关节凹宽大，凹底部与颅底间骨板变薄。髁颈见金属钉影像。C. 左侧平行于髁突长轴的斜冠状位影像。髁突形态结构大致正常。D. 左侧垂直于髁突长轴的斜矢状位影像。髁突结构影像正常，关节前间隙变窄

［病例19］ 双侧髁突骨质改建，髁顶骨质影像模糊，见图23-38。

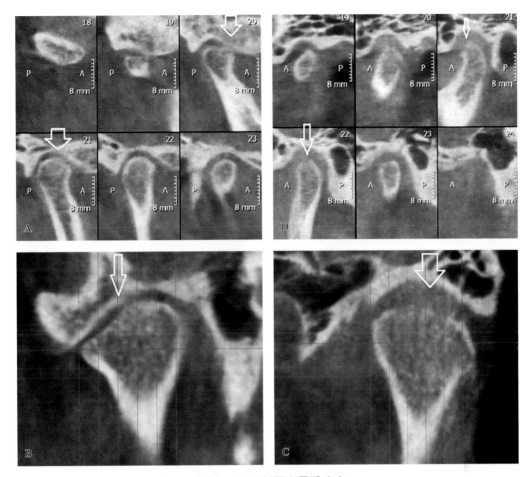

图23-38 双侧髁突骨质改建

注：A. 右侧垂直于髁突长轴的斜矢状位。髁突间隙变窄，顶部前斜面见局部凸起影像。见箭头指处模糊影像。B. 右侧平行于髁突长轴的斜冠状位。髁突横嵴呈外斜形，见箭头指处髁突顶部边缘线模糊。外上间隙窄。C. 左侧平行于髁突长轴的斜冠状位。髁突横嵴边缘线有中断，见箭头指处模糊影像。D. 左侧垂直于髁突长轴的斜矢状位。髁顶箭头指处呈尖状，骨皮质边缘线中断模糊

［病例20］　男，28岁，正畸术前牙科CBCT检查，双髁突骨质改建。左侧髁突内极囊性变（图23-39C箭头指处），临床检查无不适，见图23-39。

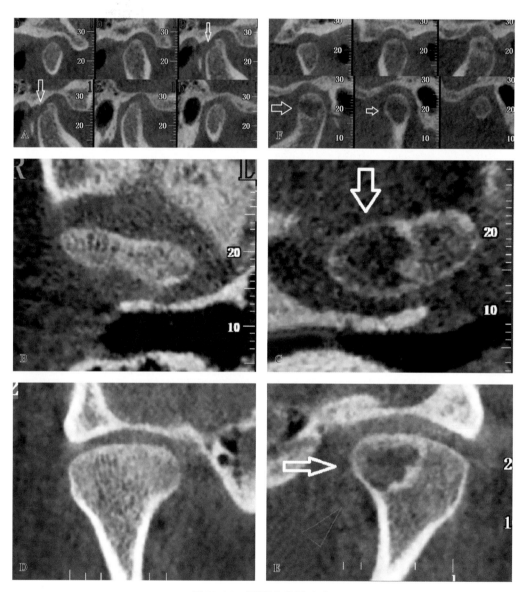

图23-39　双髁突骨质改建

注：A. 右侧垂直于髁突长轴的斜矢状位。髁突呈尖状，后斜面楔状改变，后间隙变窄。B、C. 双侧髁突轴位，显示右侧髁突呈瘦腰形。左侧呈丰满椭圆形，髁突内分骨质结构密度低，不圆滑白线环绕。D、E. 双侧平行于髁突长轴的斜冠状位影像，显示形态大致对称。左侧关节间隙较右侧宽，髁突内分 1/2 骨质密度减低，周边不整齐骨白线环绕。F. 左侧垂直于髁突长轴的斜矢状位影像形态无异常。内 1/2 份骨质密度低似囊性变病灶，箭头指处病灶区周边不规则白线环绕

［病例21］ 双侧颞下颌关节形态在轴位及垂直于髁突长轴的斜矢状位影像不对称。右侧髁顶局部改变影像。左侧近外极前斜面骨赘形成，见图23-40。

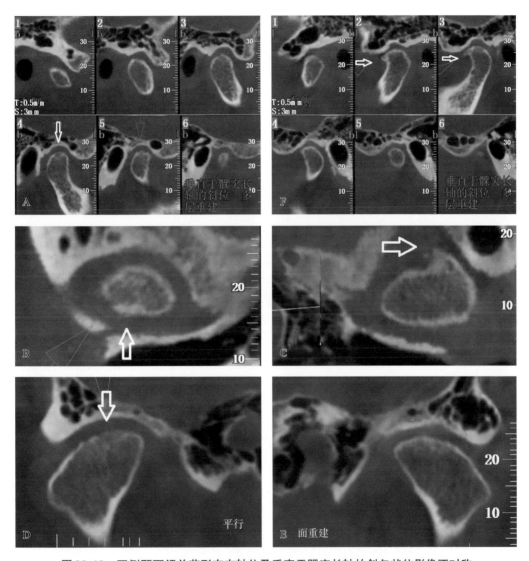

图23-40　双侧颞下颌关节形态在轴位及垂直于髁突长轴的斜矢状位影像不对称

注：A.右侧垂直于髁突长轴的斜矢状位。髁顶局部边缘线箭头指处，密度不均增宽模糊影像。B、C.双侧髁突轴位影像。右侧髁顶后部箭头指处密度增高。左侧髁突近外极前边缘线有呈尖状向前凸起，其密度不均匀增高影像。D、E.双侧平行于髁突长轴的斜冠状位，形态大致对称。右侧髁突顶部边缘线箭头指处密度不均匀。F.左侧垂直于髁突长轴的斜矢状位，前间隙窄，前斜面密度不均匀性增高，箭头指处呈楔状前凸

[病例22]　女性患者，陈旧性外伤病史。左侧髁突畸形，右侧髁突位置下移，上间隙距离增大影像，见图23-41。

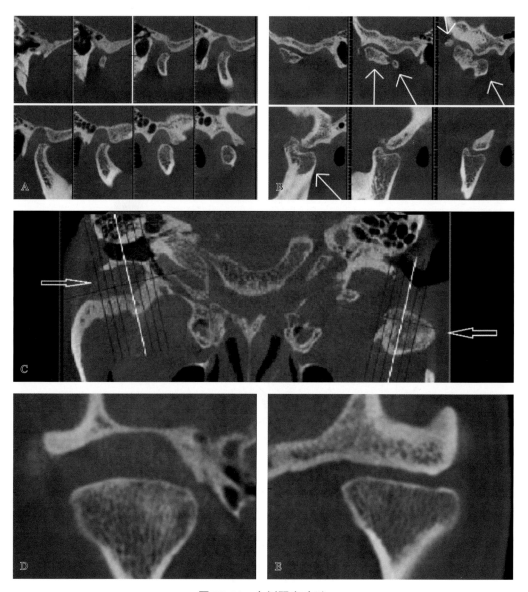

图23-41　左侧髁突畸形

注：A.右侧垂直于髁突长轴的斜矢状位。髁突前后体积较薄，近外极顶部边缘线影像显示密度较低、模糊、有局部中断。后、上间隙宽大。B.左侧垂直于髁突长轴的斜矢状位。髁突前后形态异常，外极顶部呈 Y 形，Y 形顶呈叉状骑跨于前结节下。内极髁突畸形、不规则（箭头指处）。关节凹形态异常，间隙窄。C.双髁突轴位。右侧只显示关节凹影像，因髁突下移影像在此消失（箭头指处）。左侧髁突前移位，位于前结节前区，且大、形态不规则，关节凹内髁突影像消失。D.右侧平行于髁突长轴的斜冠状位。显示形态基本正常，关节凹上间隙增宽。E.左侧平行于髁突长轴的斜冠状位。显示顶部形态较右侧小、平，因骑跨于前结节下，显示上方骨组织呈低凹形，此处是 Y 形底的长轴平行切影像并非是真实髁突横嵴形态

[病例23]　髁突明显改建，局部骨质硬化或模糊（图23-42）。在此病例上可以显示颞下颌关节轴位上重建影像坐标线有三条。①矢状位重建坐标标志线影像。②垂直于髁突长轴的斜矢状位曲面重建坐标标志线影像。③平行于髁突长轴的斜冠状位曲面重建坐标标志线影像。

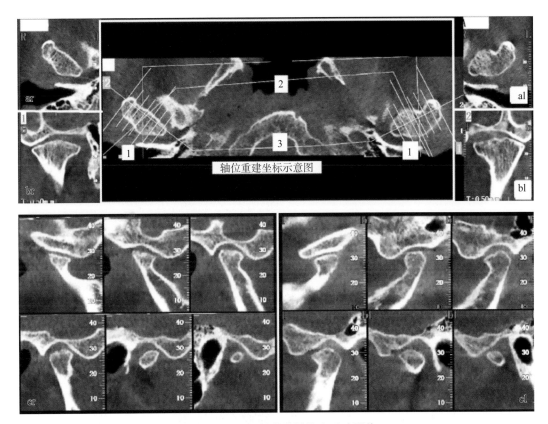

图23-42　颞下颌关节轴位上重建影像

注：ar. 右侧髁突轴位。形态异常，内部结构不均匀，边缘线密度不均匀影像。al. 左侧髁突轴位。形态异常且较右侧髁突体积大，内部结构不均匀，边缘线密度不均匀影像。br. 右侧平行于髁突长轴的斜矢状位。显示外间隙窄，髁顶呈钝尖状，边缘线密度不均匀。bl. 左侧平行于髁突长轴的斜冠状位。显示外间隙窄，髁顶呈双钝尖状，边缘线密度不均匀。cr. 右侧垂直于髁突长轴的斜矢状位 3mm 厚重建。显示髁颈较左侧前后径小，形态呈平顶状，前后呈尖锐状。边缘线密度不均。关节外极间隙窄，内极后上间隙增宽。cl. 左侧垂直于髁突长轴的斜矢状位 3mm 厚重建。显示形态不规则，边缘线密度不规则。外极上间隙窄，内极后间隙宽

［病例24］ 髁突囊性变（图23-43）。在此病例上显示了颞下颌关节轴位，重建影像时的坐标线有三条。

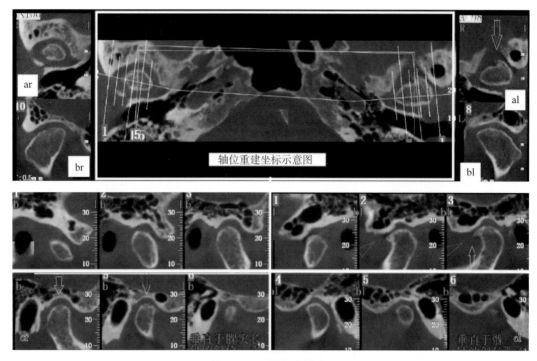

图23-43 髁突囊性变

注：ar.右侧髁突轴位影像。见髁突类圆形，后边缘线不均匀、且有中断影像。al.左侧髁突轴位影像。见髁突形态异常，外极前边缘线呈角状凸起影像。br.右侧平行于髁突长轴的斜冠状位。见髁突顶部边缘线影像密度减低、不光滑。bl.左侧平行于髁突长轴的斜冠状位。见髁脊影像不圆滑影像。cr.右侧垂直于髁突长轴的斜矢状位3mm重建影像。显示髁顶中分（箭头指处），有边缘线成双线状类圆形、其中低密度区影像。cl.左侧垂直于髁突长轴的斜矢状位3mm重建影像。见髁突边缘线不光滑。前间隙变窄。前斜面有似鹰嘴状凸起的骨皮质影像（箭头指处）

［病例25］ 右侧髁突内极颈部囊肿样变影像（图23-44）。此部位骨质变化解释要结合其他临床相关检查证据。

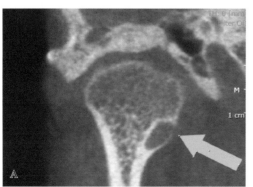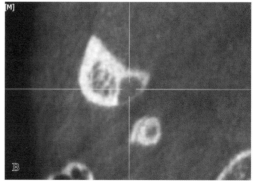

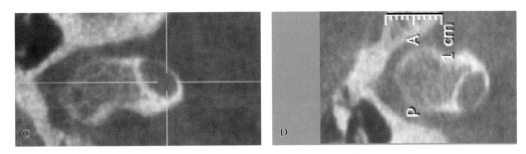

图23-44　右侧髁突内极颈部囊肿样变影像

注：A. 平行于髁突长轴的斜冠状位，显示髁突内极近颈部斜线骨皮质层内有骨白线环绕均匀低密度影像，且略向外侧膨隆。B. 髁颈部轴位影像。显示髁颈部内极骨皮质影像内有近三角形骨白线环绕的低密度影像区。C. 髁颈近小头端侧轴位影像。显示髁突内极处见一椭圆形低密度影像区，周缘有高密度骨皮质白线包绕

［病例26］　髁突改建，骨质硬化（图23-45）。

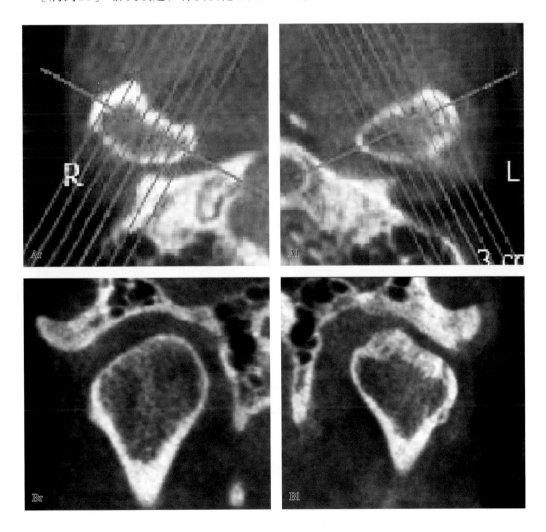

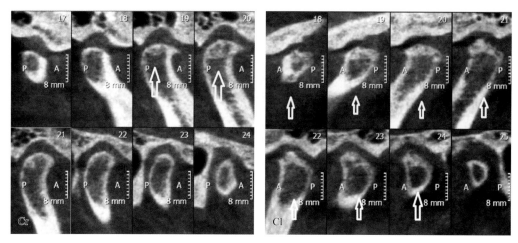

图23-45　髁突改建，骨质硬化

注：Ar、Al. 双髁突轴位。显示左右形态不对称，右侧呈三角形。左侧椭圆形。Br、Bl. 双侧平行于髁突长轴的斜冠状位形态不对称。右侧髁突形态无异常。左侧髁脊边缘线形态异常，密度增高。上间隙较右侧窄，且关节凹底部有向间隙内隆起。Cr、Cl. 左侧垂直于髁突长轴的斜矢状位，显示（箭头指处）髁顶部密度、形态异常影像

［病例27］　基本正常的双侧颞下颌关节牙科CBCT影像（图23-46）。

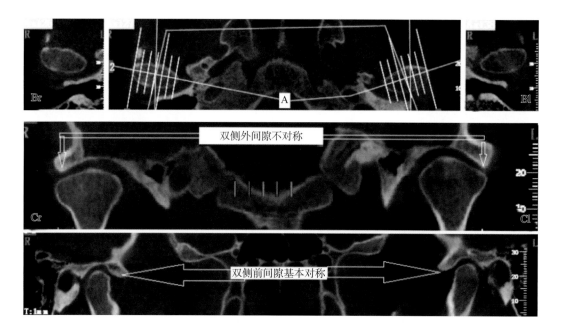

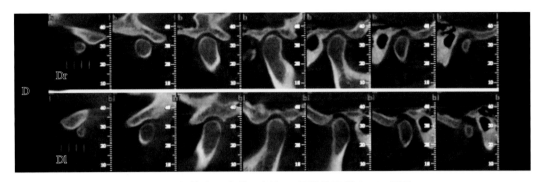

图23-46　基本正常的双侧颞下颌关节牙科CBCT影像

注：A. 颞下颌关节轴位上显示多种体位的重建坐标标志影像。Br、Bl. 双侧颞下颌关节轴位影像对称大致正常。Cr. 双侧平行于髁突长轴的斜冠状位曲面重建影像影像，形态基本对称。Cl. 左侧略呈尖状，外极间隙较右侧窄。Dr. 右侧垂直于髁突长轴的斜矢状位影像大致正常。Dl. 左侧垂直于髁突长轴的斜矢状位影像大致正常

第24章

颌骨囊肿、肿瘤及其他

第一节　颌骨囊性病损标准图像报告展示方法

在观察涉及多颗牙的颌骨病变解剖区域时，CBCT可采取的表现方式有很多。到底采用何种方式为好？这个问题是影像初学者应该认真考虑和学习的。能够熟练掌握机器应用程序及操作方法当然重要，但更重要的是符合临床需求，使影像表达清楚明了。

［病例1］　上颌骨含牙囊肿（图24-1）。

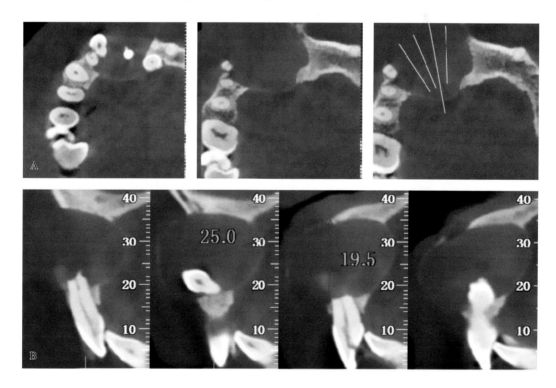

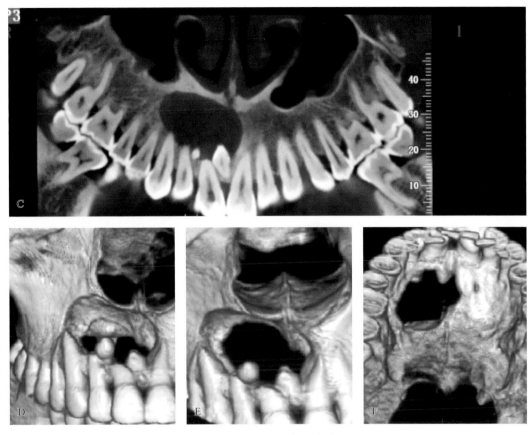

图24-1 上颌骨含牙囊肿

注：A.病变区轴位影像，右上颌骨前牙区有类圆形囊性病变区，与周围骨质分界清晰，唇腭向膨隆明显。此时在肿物最大径层面可以测得囊肿直径大小；B.肿物区舌颊向影像，显示囊性区内舌颊向形态及内容物，可见囊内底部有牙冠朝向囊腔的牙齿。在此肿物最大径层面可以测得囊肿上下及舌颊向大小；C.曲面重建影像，由于牙弓形态弯曲，常在CBCT舌颊向或近远中向上难以获得完整全面的病变结构，曲面重建影像可以获取肿物全貌；D、E、F是立体重建影像。因为需要牙槽外科手术治疗，附加一幅立体影像可使术者更直观地了解病变区前、后、左、右位置关系

［病例2］ 上颌骨肿物与牙齿有关的病例，应采用多种重建方法，以便于对牙齿与颌骨间关系有清晰的表达（图24-2）。

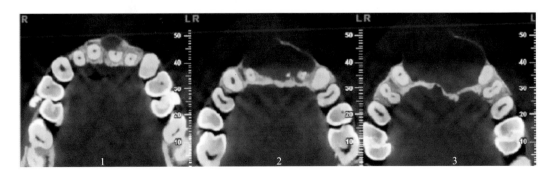

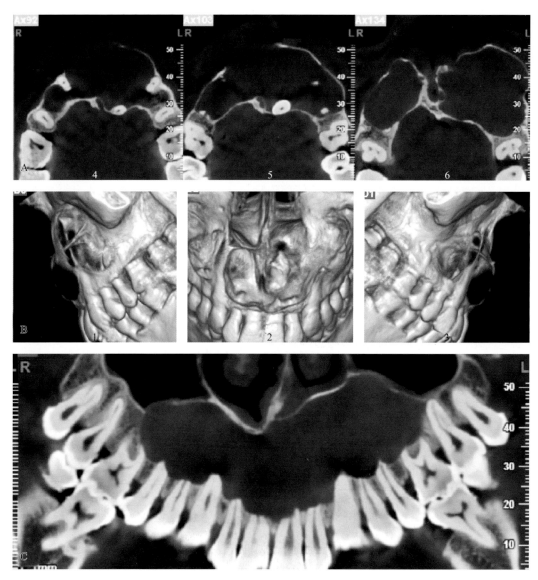

图24-2　上颌骨肿物

注：A. 图 A1-6 上颌骨轴位影像。显示肿物在上颌骨的高度及病灶形态范围，图 A1 肿物在轴位上的上限，图 A6 肿物在轴位上的最大位置影像。B.是立体重建影像；1 左侧位，2 正位，3 右侧位影像；从侧位上可以观察肿物在唇颊侧的形态。C.上颌牙列曲面重建影像。在此影像上可以将肿物累及的多颗牙齿重建在一个影像上

　　[病例3]　下颌骨肿物与牙齿有关的病例，应采用平面、曲面、立体等多种重建方法，以便于对牙齿与颌骨之间的关系有清晰的表达（图24-3）。

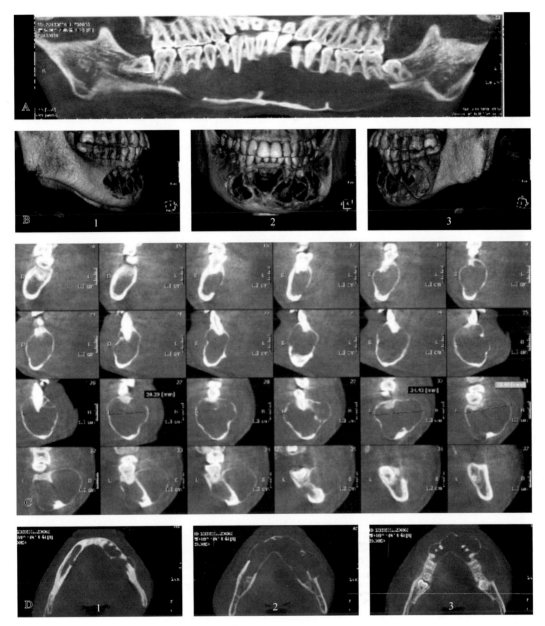

图24-3　下颌骨肿物

　　注：A.下颌骨曲面重建影像。充分显示了下颌骨肿物在下颌骨上的形态和邻近的牙根情况影像。B.是立体重建影像。1右侧位，2正位，3左侧位影像；从正位影像，结合侧位可以观察肿物在唇颊侧的形态。C.显示下颌骨体病灶区多点短轴断层影像。可以在下颌骨上多点、多牙位置观察病灶的舌颊向形态及范围。D.下颌骨轴位影像。在下颌骨轴位取多个有代表性意义层面，能够观察到肿物在下颌骨短轴舌颊向病灶范围、形态、结构及性质影像

［病例4］　左侧下颌骨体肿物（图24-4）。

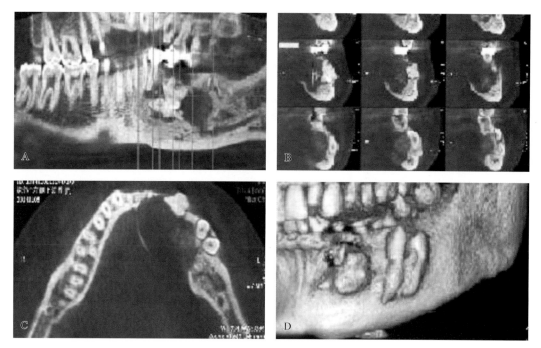

图24-4　左侧下颌骨体肿物

注：A.CBCT下颌骨重建曲面断层影像，左侧下颌骨体部21根尖至磨牙区见一囊性病损区，其内密度不均匀，近中份似牙胚状团块状高密度影，远中侧见低密度区；B.病变区下颌骨舌颊向多层重建影像，囊性病损区内见高密度团块影，骨板向舌侧膨隆，舌侧骨皮质吸收变薄；C.下颌骨轴位重建影像，左侧下颌骨体部见一椭圆形囊性病损区，向舌侧膨隆明显，舌侧骨皮质吸收变薄，囊腔近中偏颊侧近牙齿样密度团块影；D.立体重建影像，可见骨皮质缺损及移位牙影像

［病例5］　病因不明的根尖牙槽骨吸收，患者以要求左下颌磨牙行种植牙修复为主诉就诊。口内检查见全口牙釉质发育不全，牙齿颊侧牙龈均见瘘管，根管治疗后瘘管闭合，见图24-5。

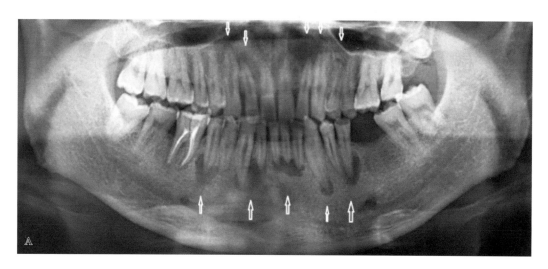

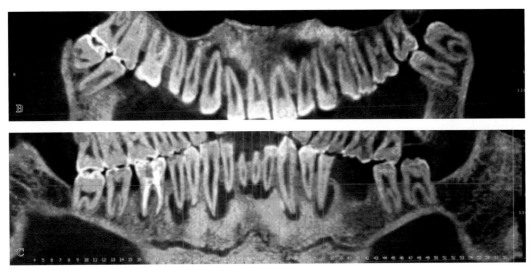

图24-5　根尖牙槽骨吸收

注：A. 全口牙曲面断层影像，显示 13、12、22、23、24、45、44、43、42、41、31、32、33、34、35 根尖区低密度影，其中 45、43、42、31、32、33 根尖区低密度影范围较大；B.CBCT 重建上颌牙曲面断层影像，可见 14、13 近中侧 12 远中侧、22、23、24 根尖区牙槽骨吸收影像；C.CBCT 重建下颌牙曲面断层影像，可见 46 远中根尖区、45、44、43、42、31、32、33、35 根尖区牙槽骨吸收影像，边界清晰，边缘光滑，周缘骨松质变致密

［病例6］　下颌骨囊性病变（图24-6）。

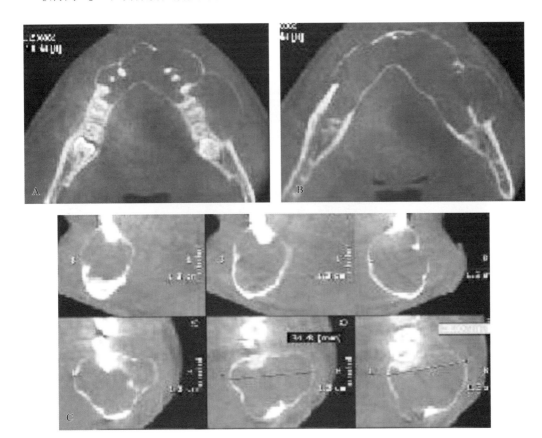

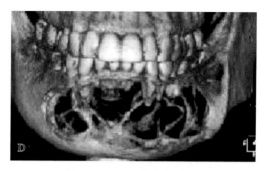

图24-6　下颌骨囊性病变

注：A、B.均为下颌骨不同层面的轴位重建影像，双侧下颌骨见囊性低密度病变区，边缘分叶状，病变区骨皮质吸收变薄，向颊舌侧膨隆明显；C.是多个斜冠状位重建影像，每层均可见边缘较光滑，骨皮质吸收变薄、颊舌向膨隆明显的囊性病变区，牙根悬于病变区内；D.下颌骨立体重建影像，下颌骨体大部呈网状结构，牙齿未见明显移位

［病例7］　左侧上颌骨囊性病损，见图24-7。

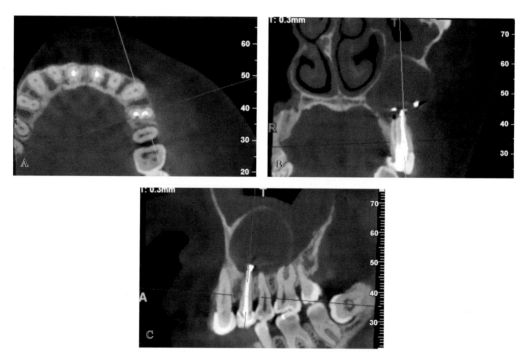

图24-7　左侧上颌囊性病损

注：A.24轴位影像，双根管内见高密度充填物影像；B.24斜冠状位重建影像，根尖形态不规则，根充物外溢。根尖区可见类圆形、有骨白线环绕、并向颊侧隆起，内容物均匀致密且低密度影像充盈影像。其底部见点状高密度影（充填物漂浮游走影像）；C.CBCT斜矢状位重建影像，显示23—26根尖区可见一突入上颌窦腔内的类圆形囊性病损，边缘光滑，其内密度均匀

[病例8]　右下颌骨囊性病损（图24-8）。

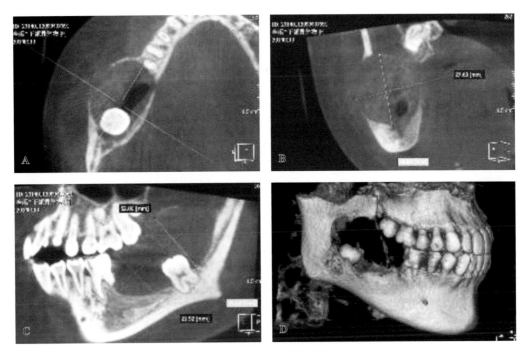

图24-8　右下颌囊性病损

　　注：A. 右下颌磨牙区CBCT轴位重建影像。显示颌骨内见一低密度囊腔，颌骨向颊舌侧膨隆，颊侧显著；囊腔远中含牙，且见空气影像；B. 右下颌骨升支区域斜冠状位CBCT重建影像。显示颌骨颊舌向膨隆明显，骨皮质吸收变薄；C. 下颌骨斜矢状位CBCT重建影像。显示48牙冠及部分牙根位于囊腔内；D.CBCT立体重建影像。显示病变范围从右下颌骨第一磨牙远中至下颌升支乙状切迹下方，48牙冠位于囊腔内

[病例9]　上颌骨囊性病损（图24-9）。

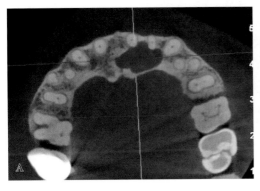
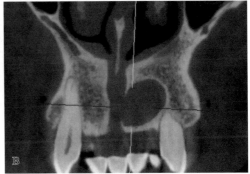

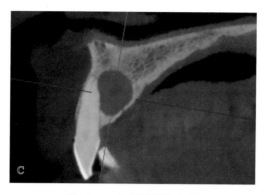

图24-9 上颌骨囊性病损

注：A. 上颌骨 CBCT 轴位重建影像。显示左上颌骨前牙区见一类圆形囊腔，边界清晰，边缘光滑，有骨皮质线包绕；B.CBCT 冠状位重建影像。显示鼻腭管左侧上颌骨内见一类圆形囊腔，边缘有光滑骨皮质线包绕，与鼻腭管之间无骨隔；C.CBCT 矢状位重建影像。显示 21 牙根舌侧见一类圆形囊腔，21 牙根舌侧未见吸收

［病例10］　右上颌牙源性囊性病损。患者因右上颌第一磨牙牙痛于我院牙体牙髓科进行首诊（图24-10）。

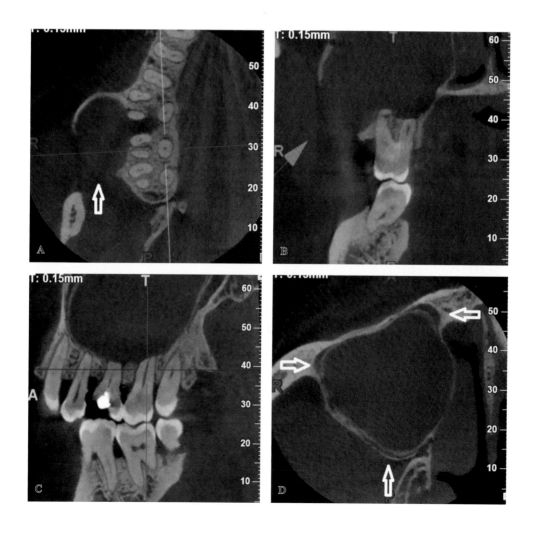

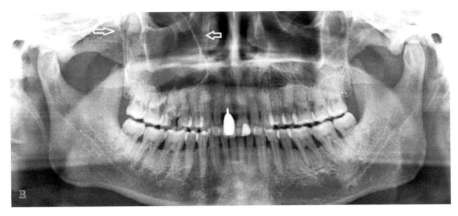

图24-10 右上颌牙源性囊性病损

注：A. 右侧磨牙区 CBCT 轴位重建影像。显示上颌磨牙牙槽骨颊侧有类圆形的囊性病损，边界清晰，向颊侧膨隆明显，远中膨出的骨皮质线影像消失。B.17 区颊腭向 CBCT 重建影像。显示 17 牙根尖处吸收，见根尖上方窦腔影像壁薄腔大，颊侧颧牙槽嵴失去正常形态，向颊侧呈圆形膨隆，颊侧窦壁上段较薄的呈圆弧线向外，下段近牙槽嵴处圆形窦壁影像消失。内侧窦腔壁呈线样骨白线向鼻腔压挤。C. 右上颌磨牙近远中向重建影像。显示窦底边缘平线被破坏消失，16、17 根尖与窦腔底平线平行吸收，窦腔内呈均匀的软组织密度影像。前后窦壁可见窦腔囊性病变与窦壁间呈双线，上端冲出画面外。D. 平颧骨轴位影像。显示囊性变影像占据整个窦腔，窦腔前内壁、前壁及外后壁均可见双层骨皮质线影像。内侧壁向鼻腔侧膨隆。E. 曲面断层片影像。显示右侧第一磨牙牙冠影像不完整。右侧上颌窦腔较左侧大，且右侧上颌窦腔内密度增高，上颌窦底壁影像模糊，窦腔顶部界线进入右侧眼眶内，并冲出画面上部。窦腔前壁及后壁影像（见箭头指处）成双线征，此为较大的上颌窦腔内的囊性病损

第二节 颌骨囊肿

　　颌骨囊肿是一种内含流体或半流体物质的非脓肿性病理囊腔，周围有纤维结缔组织囊壁，有上皮衬里。颌骨囊肿可分为炎症性和发育性两大类。发育性囊肿又根据组织来源分为两类：由成牙组织或牙演变而来的，称为牙源性颌骨囊肿，较多见；由胚胎时期面突融合线内的残余上皮所致的面裂囊肿和由损伤所致的血外渗性囊肿和动脉瘤样骨囊肿等称为非牙源性颌骨囊肿。

　　颌骨囊肿早期常无自觉症状，多数因囊肿逐渐增大导致颌骨膨隆而就诊。

　　颌骨囊肿的影像学检查可以先行拍摄曲面断层片检查，当病变显示不清时可以拍摄CBCT辅助诊断。由于CBCT可以更好地定位颌骨囊肿的部位、边界、范围大小、颌骨颊舌向膨隆情况，以及与周围解剖结构之间的关系等，对于术前诊断和辅助手术方式的设计等有帮助。

一、根尖周囊肿

内容详见第18章第三节。

二、含牙囊肿

含牙囊肿又称滤泡囊肿，是仅次于根尖周囊肿第二常见的颌骨囊肿，发生于牙冠或

牙根形成之后，在缩余釉上皮与牙冠之间出现液体渗出而形成含牙囊肿，多来自单个牙胚，临床上见囊肿含一个牙；也可来自多个牙胚，临床上含多个牙。含牙囊肿的囊壁包绕未萌牙的牙冠，附着于该牙的牙颈部。

临床上，含牙囊肿常表现为无痛性颌骨膨胀，好发于上、下颌第三磨牙和上颌尖牙区，临床检查见膨胀区颌骨有缺失牙。含牙囊肿多见于10～40岁，男性较女性多见，含牙囊肿是儿童最常见的颌骨囊肿。

CBCT影像可见颌骨内圆形或类圆形的低密度X线透射区，边界清晰，周缘有光滑的骨白线包绕；囊腔内含有未萌牙的牙冠，牙冠多指向病变的中心，囊壁包绕着受累牙的冠根交界处；囊腔内的未萌牙常被推挤移位，甚至翻转，含牙囊肿还有推挤和吸收邻牙的倾向。

影像上要注意鉴别含牙囊肿和异常增生的牙滤泡。正常牙滤泡的间隙大小为2～3mm，如果间隙超过5mm要考虑为含牙囊肿。实在难以鉴别的情况下，建议定期进行X线复查，观察滤泡大小和周围颌骨有无改变。

［病例11］ 上颌骨多生牙含牙囊肿（图24-11）。

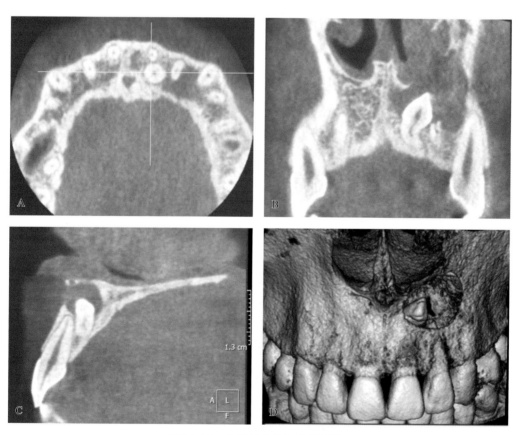

图24-11 上颌骨多生牙含牙囊肿

注：A. 上颌骨近根尖区CBCT轴位影像。显示21牙根舌侧见一枚多生牙的牙根轴位截面。B.CBCT冠状位重建影像显示，左上颌骨内可见一低密度病变区，与周围骨质分界较清晰，其内含一枚多生牙，牙冠冲向囊腔中心，囊壁包绕多生牙的牙颈部；囊腔上界鼻底骨质不连续。C.21处CBCT矢状位重建影像显示，21根尖区见一边界清晰的低密度病变区，包绕着21牙根舌侧的一枚倒置阻生的多生牙的牙颈部，牙冠冲向囊腔中心。D.CBCT立体重建影像

［病例12］　38含牙囊肿（图24-12）。

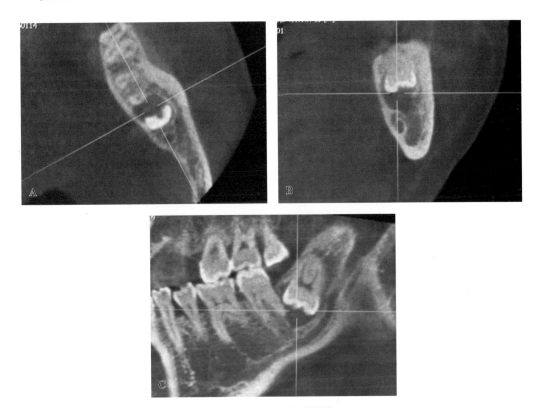

图24-12　38含牙囊肿

注：A.CBCT轴位影像显示，左下颌骨37牙根远中与38牙冠之间低密度病变区，边界清晰；B.CBCT斜冠状位重建影像显示，38倒置阻生，牙冠于下颌神经管上方之间颌骨内见一类圆形低密度病变区，包绕38牙冠；C.CBCT斜矢状位重建影像显示，38近中倾斜倒置阻生，颌骨内低密度病变包绕38牙冠，下颌神经管被推挤向下移位

［病例13］　左下颌骨含牙囊肿（图24-13）。

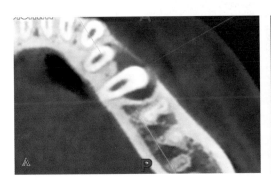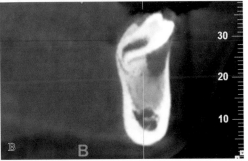

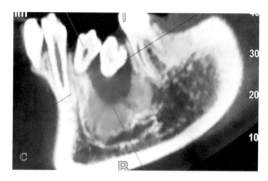

图24-13　左下颌骨含牙囊肿

注：A.CBCT轴位影像显示左下颌前磨牙区颊侧见单囊型低密度影，边界清晰；B.35位置CBCT斜冠状位重建影像显示35牙未萌出，牙冠向颊侧倾斜，牙根弯曲且伸向下颌骨舌侧骨板，牙冠颊侧见一低密度囊腔，囊腔下缘见颌骨反应性增生；C.左下颌骨斜矢状位CBCT重建影像显示前磨牙区域下颌神经管上方较厚的骨反应性增生影像

［病例14］　右下颌骨含牙囊肿（图24-14）。

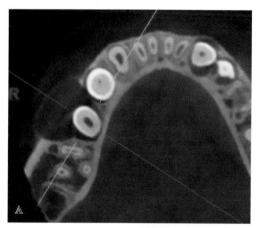
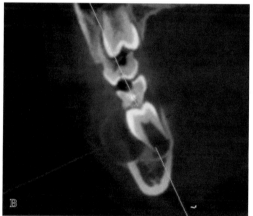
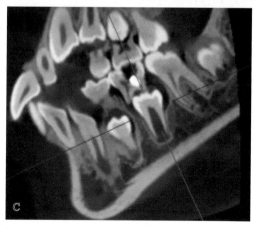

图24-14　右下颌骨含牙囊肿

注：A.CBCT轴位影像显示右下颌骨45颊侧见一类圆形低密度囊性病损，边界清晰，边缘光滑，囊腔向颊侧膨隆明显；B.45位置CBCT斜冠状位重建影像显示，替牙列，45未萌出，囊腔位于45牙冠颊侧，膨隆明显，45被推挤至近舌侧骨皮质处；C.右下颌骨CBCT斜矢状位重建影像，显示45未萌出，其冠方的第二乳磨牙髓腔内见少量高密度影像，牙根吸收至近分叉处

三、鼻腭管囊肿

鼻腭管囊肿是一种起源于上颌中线区鼻腭管内残余上皮的囊肿，与牙发育无关，又称为切牙管囊肿、鼻腭囊肿。此囊肿是颌骨非牙源性囊肿中最常见者，发病年龄多在40～60岁，男性较多见。

临床上鼻腭管囊肿通常无自觉症状，少数患者因神经受刺激而有神经疼痛、麻木或者烧灼感；位置浅表的鼻腭管囊肿可以表现为腭乳头异常隆起，按压有波动感；位置深在的鼻腭管囊肿较难发现。

CBCT影像可见上颌中切牙牙根之间或后方鼻腭管内边界清楚的心形、圆形、椭圆形密度减低影像，边界清楚，边缘有骨皮质线包绕。囊肿较大时，两中切牙牙根可被分开移位，偶尔可见牙根吸收和鼻底向上移位。囊肿较小时可仅表现为鼻腭管的局部膨大。

临床上要注意较大的鼻腭管和鼻腭管囊肿的鉴别诊断。鼻腭管形态变异很大，通常认为鼻腭管的最大直径小于6mm属于正常鼻腭管，对于超过6mm者，应高度怀疑有囊肿的可能，对于难以确定者建议定期进行X线观察。另外，临床上还应注意鼻腭管囊肿与根尖周囊肿的鉴别。

［病例15］　鼻腭管囊肿波及11牙根（图24-15）。

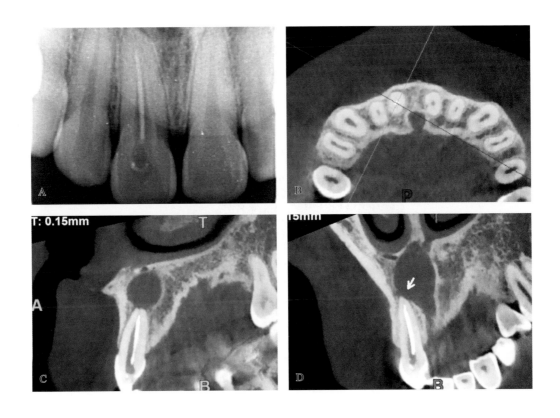

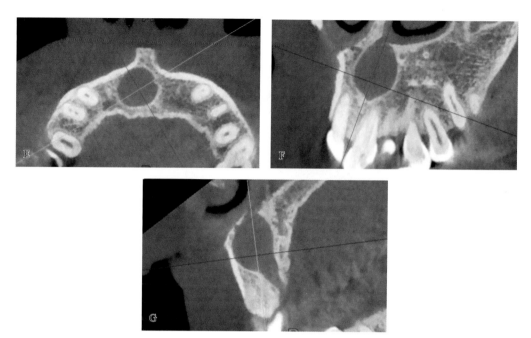

图24-15 鼻腭管囊肿波及11牙根

注:A.根尖片影像,11根尖区见较大圆形低密度病变区,边缘骨白线不明显(上端冲出画面外,病变区影像不完整);B.11根中段上颌骨轴位重建影像,重建十字坐标呈斜位;C.11左前斜位重建影像,11根尖区可见一圆形低密度区,周缘可见致密骨白线,11根尖位于其内,根尖外吸收;D.右前斜位重建影像,11根管内可见高密度牙胶尖影像,切牙管膨大,边缘光滑,11根尖外吸收;E.圆形膨大的切牙管轴位重建影像,重建坐标呈斜位影像;F.右前斜位重建影像,显示较大椭圆形切牙管上端与右侧鼻底相通;G.左前斜位重建影像,显示膨大切牙管影像上通鼻底,下方开口于牙槽骨腭侧

［病例16］ 鼻腭管囊肿,注意与根尖囊肿相鉴别(图24-16)。

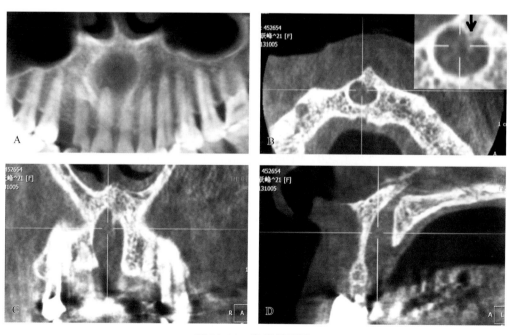

图24-16 鼻腭管囊肿

注:A.CBCT曲面重建影像显示,11根尖区可见一类圆形低密度透射区,边界清晰,边缘光滑,有骨白线包绕。B、C、D.CBCT影像显示系膨大的鼻腭管影像

[病例17] 切牙管扩大。患者女性，35岁，因前牙外伤拍摄根尖片发现11根尖区颌骨内一与牙无关的类圆形低密度透射影。临床检查上颌骨唇腭侧均未见膨隆，无按压痛。一年后拍片复查，未见增大（图24-17）。

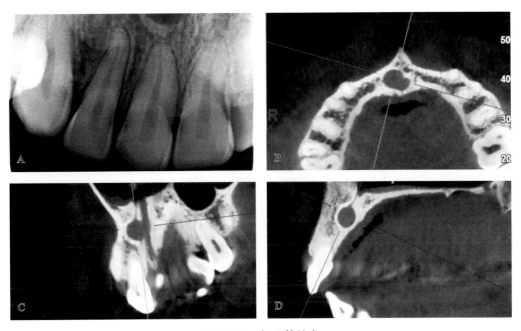

图24-17 切牙管扩大

注：A. 根尖片示11远中切角缺损，11根尖区颌骨内可见一与牙无关的类圆形低密度透射影，边界清晰，边缘光滑，有骨白线包绕；B. 切牙管轴位影像，切牙管右侧较左侧扩大；C. 切牙孔斜冠状重建影像，切牙管中段右侧半圆形膨大，边缘光滑；D. 切牙管右侧膨大部分斜矢状位重建影像，呈圆形，边缘光滑，上方可见管状低密度影与鼻腔相通

四、牙源性角化囊肿

牙源性角化囊肿是一种牙源性囊肿，其特征是具有薄层不全角化的复层鳞状上皮和栅栏状排列的基地细胞。WHO 2005年牙源性肿瘤分类中将其命名为牙源性角化囊性瘤，WHO 2017年新的分类修正了2005年的分类，认为现有证据不支持牙源性角化囊肿属于真性肿瘤，恢复"牙源性角化囊肿"命名，将其归类为牙源性囊肿。

牙源性角化囊肿发病年龄分布较广，有两个发病高峰，10～30岁和40～50岁。男性多于女性。病变多发生于下颌骨后部和升支，发生于上颌者多见于上颌第一磨牙后区。临床上，病变早期通常无明显自觉症状，随病变增大，患者出现颌骨的无痛性肿胀，继发感染者则出现明显的疼痛性肿胀。此瘤多为单发，但也可以多发，多发性牙源性角化囊肿有时是痣样基底细胞癌综合征的表现之一。牙源性角化囊肿有转化为成釉细胞瘤和发生恶变的可能，且刮治术后具有较大的复发倾向，术后应加强随访观察。

牙源性角化囊肿在影像上多具有一般颌骨囊肿特点的X线透射区，边界清晰，边缘光滑，周围有致密骨皮质线包绕。病变内部多为单囊，也可以表现为多囊，多囊者囊腔大小相差不大。单囊者常呈圆形或椭圆形，可呈分叶状。病变沿颌骨长轴生长，一般不引起明显的颌骨膨隆，但当病变发展较大时亦可出现膨胀性改变，且多向颌骨舌侧膨隆。发生于下颌骨者可向下推挤下颌神经管，上颌者可向上占据部分或整个上颌窦腔。位于病变内的牙根可发生吸收，病变亦可使邻牙推挤移位，有些病变内可见钙化。

牙源性角化囊肿可以多发，这是该病变的一个特征，容易被确诊。当颌骨多发性角化囊肿伴有皮肤及全身其他骨骼异常，如分叉肋、脊柱异常、蝶鞍韧带钙化、大脑镰钙化等时应考虑基底细胞痣综合征。

［病例18］ 右下颌骨牙源性角化囊肿（图24-18）。

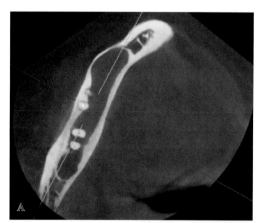
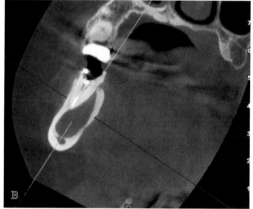
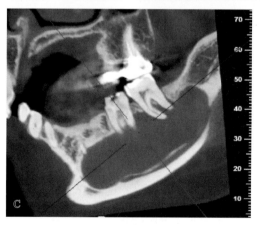

图24-18　右下颌骨牙源性角化囊肿

注：A.CBCT轴位影像显示右侧下颌骨体内见低密度病损，边界清晰，边缘光滑，囊腔沿颌骨长轴发展，颌骨膨隆不明显。B.46远中根处CBCT斜冠状位重建影像，显示颌骨颊舌向未见明显膨隆。C.右下颌骨斜矢状位重建影像，见颌骨体内低密度囊腔，下颌神经管受压向下移位

第三节　颌骨牙源性良性肿瘤

牙源性良性肿瘤为起源于成牙组织，即牙源性上皮、牙源性间充质或牙源性上皮和间充质共同发生的一组良性肿瘤，主要发生于颌骨内。

CBCT检查能够清楚地显示肿瘤的位置、范围，颌骨颊舌侧骨皮质膨隆情况及是否

存在骨质的吸收缺损，以及和邻近解剖结构之间的关系，尤其是发生于上颌者可以清晰显示病变与上颌窦的关系。

一、牙瘤

牙瘤是一种成牙组织的发育畸形，目前多数学者认为其属于瘤样畸形或错构瘤，而非真性肿瘤。病变内含有高分化的釉质、牙骨质、牙髓等正常牙体组织的结构，因这些组织结构的排列方式不同可将其分为组合性牙瘤和混合性牙瘤。

牙瘤好发生于儿童和青少年，无明显性别差异。临床上常无自觉症状，有些患者因颌骨无痛性膨隆就诊，有些患者因其他原因拍摄X线片检查发现，病变区域牙列上常见恒牙缺失。

组合性牙瘤多见于颌骨前部，X线影像表现为颌骨内由数目不等、大小不一、形态各异、排列杂乱的小牙组成的高密度团块影像，常由不规则且边缘清晰的低密度包膜影像包绕。由于牙瘤常干扰正常牙的萌出，病变的牙根方常见有阻生牙。

混合性牙瘤多见于颌骨后部，X线影像表现为颌骨内密度高低不一的非均质型团块，病变边界清晰，可见低密度包膜影像包绕。较大的牙瘤能使得颌骨膨隆，颌骨骨皮质外形常保持完整。病变区域牙列缺牙，而瘤体根方常见有阻生牙。

［病例19］　右下颌骨组合性牙瘤（图24-19）。

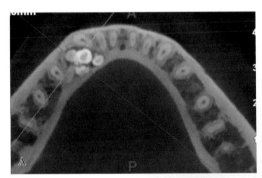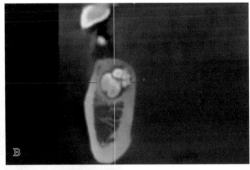
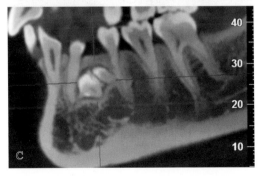

图24-19　右下颌骨组合性牙瘤

注：A.下颌骨轴位重建影像，43、44牙根之间颌骨内可见大小不等、形态不一的团块状牙齿密度的钙化物，周围可见低密度线状影像包绕；B.43 44间颌骨斜冠状位重建影像，可见团块状与牙齿相同密度的钙化物，周围有环形低密度影像包绕，骨硬化边缘清晰；C.右下颌骨斜矢状位重建影像，43、44牙根之间颌骨内可见团块状牙齿密度的钙化物，周围可见低密度线状影包绕，周围骨硬化边缘清晰

［病例20］　左上颌骨组合性牙瘤（图24-20）。

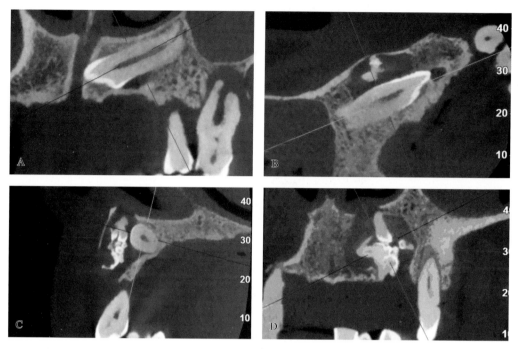

图24-20　左上颌骨组合性牙瘤

注：A.左上颌前牙区颌骨内见一枚埋伏牙影像；B.CBCT轴位影像，显示埋伏牙近远中向影像，埋伏牙唇侧可见一低密度囊性病变区，与周围骨质分界清晰，囊腔略向唇侧膨隆，唇侧骨皮质吸收变薄，其内可见不规则团块状高密度影像；C.病变区颊腭向重建影像，可见埋伏牙短轴影像，其颊侧可见呈牙齿样密度的不规则团块影，周缘不均匀低密度影围绕，颊侧骨皮质变薄，局部不连续；D.上颌骨内可见一类圆形囊性病变区，与周围骨质分界清晰，其内可见呈牙样密度的不规则团块影

［病例21］　患者男，27岁，右下颌骨混合性牙瘤（图24-21）。

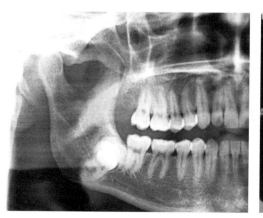

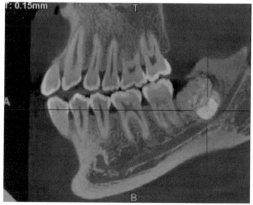

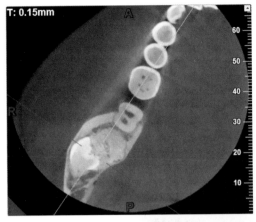
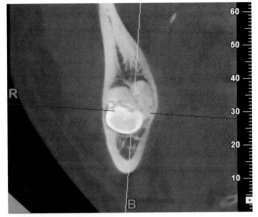
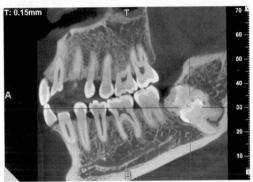

图24-21　右下颌骨混合性牙瘤

注：局部曲面断层片及 CBCT 影像可见右下颌内可见一团块状非均质型高密度影，周缘有低密度带状影包绕，边界清晰，右下颌第三磨牙位于病变下方，下颌神经管略向下移位

二、成牙骨质细胞瘤

成牙骨质细胞瘤是一种少见的良性牙源性肿瘤，也叫真性牙骨质瘤、良性成牙骨质细胞瘤。肿瘤实质常与牙根紧密相连，由大量牙骨质样组织构成，周缘为生长活跃的未矿化区域。

成牙骨质细胞瘤好发于青年人，约50%以上发生于20岁以下，该病无明显性别差异。好发于下颌骨前磨牙及磨牙区域，最好发于下颌第一磨牙。该肿瘤生长缓慢，病变早期无自觉症状，患者常在病变区颌骨出现膨隆和（或）肿瘤继发感染出现疼痛症状时就诊。有文献报道该肿瘤术后有高达37%的复发率，提示临床医师注意手术方式的选择及实施。

成牙骨质细胞瘤有典型的影像学表现，与受累牙牙根融合的类圆形高密度影，边界清楚，周围有较均一的低密度包膜影包绕（"光环征"），受累牙牙根可发生吸收，牙周间隙消失，牙根轮廓模糊。CBCT影像上可观察到病变区颌骨颊舌向膨隆，骨皮质变薄呈蛋壳样改变。

临床上要注意与根尖型骨岛、牙骨质-骨结构不良、混合性牙瘤等影像表现类似的疾病相鉴别。

［病例22］　右上颌骨成牙骨质细胞瘤，男，17岁，发现右上颌肿物半年余就诊（图24-22）。

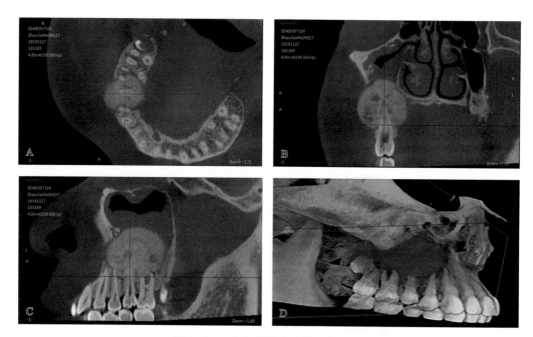

图24-22　右上颌骨成牙骨质细胞瘤

注：A、B、C、D为CBCT轴位、斜冠状位、斜矢状位及三维影像显示右上颌骨13—16根尖区见一较大圆形混杂密度团块，与15牙根融合，周围见宽度均一的低密度带包绕，病变向上突入上颌窦内

［病例23］　患者男，11岁，左下颌骨成牙骨质细胞瘤（图24-23）。

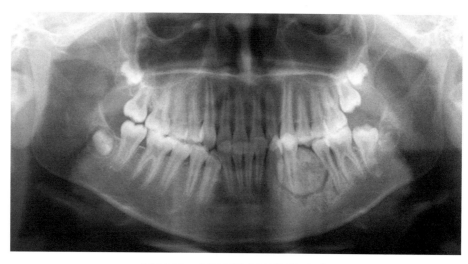

图24-23　左下颌骨成牙骨质细胞瘤

三、牙源性腺样瘤

牙源性腺样瘤是一种由多种牙源性上皮组织结构组成，并为成熟结缔组织间质所包绕，且以缓慢而渐进生长为特点的牙源性肿瘤。AOT多见于20岁以前的年轻女性。好发于上颌前牙区尤其是尖牙区。临床上通常无自觉症状，常因颌骨局部膨隆就诊。

影像表现为颌骨内边界清晰且有骨皮质线包绕的类圆形单房型X线透射区；肿瘤内部密度不均匀，常含有牙根发育完成或发育不全的阻生尖牙，大部分肿瘤内可见数量不等的分散的小点状钙化，有学者将这一特点形容为"类似撒在果冻上的碎屑"；肿瘤较大者可将邻牙推挤移位，邻牙牙根吸收罕见；肿瘤一般直径较小，较大者可使颌骨骨皮质膨隆。

［病例24］ 左上颌骨牙源性腺样瘤（图24-24）。

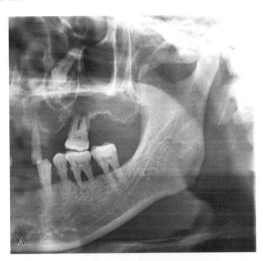

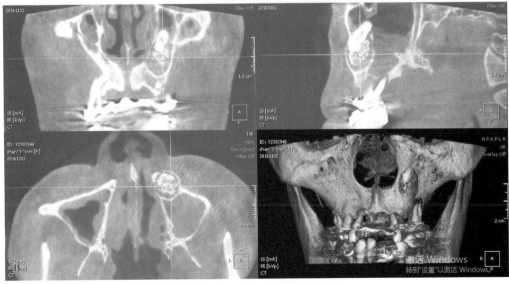

图24-24 左上颌骨牙源性腺样瘤

注：A.曲面断层片显示左上颌骨病变，边界清晰，边缘有骨白线包绕埋伏牙23牙根，呈漏斗状，牙冠周围见斑片状高密度影像；B.CBCT图像显示左上颌类圆形肿瘤突入上颌窦腔，边界清晰，边缘有骨皮质线包绕，23包含于肿瘤内，肿瘤内见点状高密度钙化点融合成斑片状；囊腔向颊侧膨隆

第四节　颌骨非牙源性良性肿瘤及瘤样病变

一、骨瘤

骨瘤是一种由成熟骨组成的骨性良性肿瘤，不同于腭隆突、下颌隆突等正常解剖变异。

骨瘤可发生于任何年龄，男性多于女性。下颌骨多见于上颌骨，其中下颌角、下颌髁突和冠突是骨瘤的好发部位。通常无自觉症状。可以单发，也可以多发，多发性颌骨骨瘤常为Gardner综合征的表现之一。骨瘤根据组织构成不同可以分为3种类型：骨密质型、骨松质型和混合型。根据发生部位的不同可以分为发生于颌骨内的中心型和发生于外骨膜下的周围型。根据2013年WHO骨肿瘤分类，中心型骨瘤也称为"骨岛"。

CBCT影像可见周围型骨密质型骨瘤为均匀一致的高密度影像，呈半圆形或者基底部较宽的山丘状骨性隆起，少数呈分叶状改变，边界清晰。

［病例25］　上颌骨周围型骨松质瘤（图24-25）。

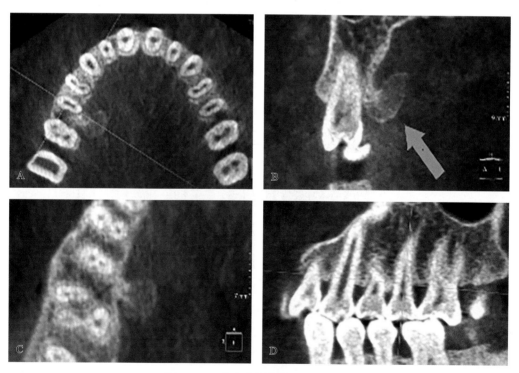

图24-25　右上颌骨周围型骨松质瘤

注：A.15轴位显示15、16间腭侧，牙槽骨隆起影像。B.15颊腭向影像，显示腭侧牙槽骨隆起影像像飘扬的旗子。C.平骨隆起处15轴位影像，显示起自腭侧牙槽骨皮质上，呈圆形凸起。D.13—16近远中向重建影像，牙体未见异常

二、骨岛

骨岛又称内生骨疣、特发性骨硬化症，是在骨松质内一小块成熟的致密骨（骨皮质），它反映了在软骨内化骨过程中发生的发育错误。临床上骨岛无症状，通常因为其他原因拍片检查偶然发现。临床医师在工作中要增强对这一变异的认识，且需要提高对骨岛与根尖周致密性骨炎、牙骨质-骨结构不良、成牙骨质细胞瘤等疾病的鉴别能力。

在X线片上，骨岛为发生于上下颌骨的边界清晰且致密的硬化区。多呈圆形、卵圆形或者不规则形；其大小绝大多数在数毫米到2 cm；以边界清晰、无膨胀的致密硬化区为其特征性表现。全景片上观察犹如颌骨中孤立的小岛；CBCT上表现为高密度病灶，与平片表现一致，其长轴一般与患者的骨皮质平行，极具特征的表现是毛刷样边缘。

［病例26］　左下颌骨骨岛（女，24岁，正畸拍片偶然发现，无不适），见图24-26。

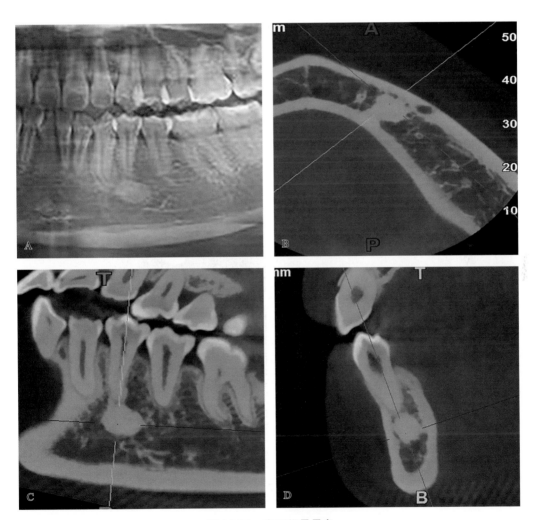

图24-26　左下颌骨骨岛

注：A.局部曲面断层片可见左下颌骨第一前磨牙根尖区可见一椭圆形高密度影。B、C、D.CBCT影像显示右下颌骨34根尖区骨松质内见一类圆形高密度影，未与34牙根融合，局部与骨密质相连，颌骨未见膨隆，周围无包膜影像

［病例27］　左下颌骨骨岛（男，19岁，拔牙拍片偶然发现），见图24-27。

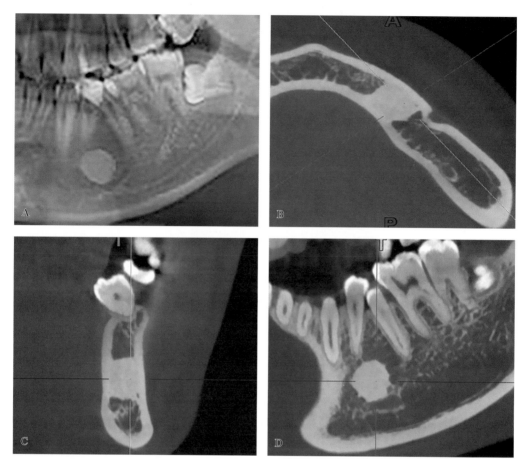

图24-27　左下颌骨骨岛

注：A. 局部曲面断层片显示左下颌前磨牙根尖区颌骨内可见一密度均匀一致的圆形致密度影。B、C、D.CBCT影像显示左下颌前磨牙根尖下方颌骨内可见一圆形致密度影，密度均匀一致，与颊舌侧骨皮质相连，颌骨未见膨隆；斜矢状位重建影像可见特征的毛刷样边缘与周围骨质相接

［病例28］　左下颌骨骨岛（图24-28）。

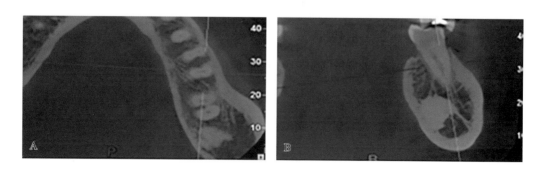

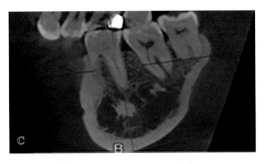

图24-28　左下颌骨骨岛

注：A.CBCT轴位影像显示36近远中根未见异常。B.36远中根处斜冠状位重建影像，26根尖下方骨松质内可见一不规则密度均匀一致的致密团块，与舌侧骨皮质融合，与周围骨松质呈毛刷样边缘相接。C.36远中根尖下方骨松质内见不规则致密度团块影

三、牙骨质-骨结构不良

牙骨质-骨结构不良又称骨结构不良、根尖周牙骨质结构不良、假性牙骨质瘤等，是一组发生于颌骨承牙区根尖周区域的特发性非肿瘤性病变，以正常骨被纤维组织和化生骨取代为特征。

牙骨质-骨结构不良是一组病变，根据不同的临床及影像学特征，2005年WHO头颈肿瘤分类将其分为4种类型：根尖周骨结构不良、局灶性骨结构不良、繁茂型骨结构不良、家族型巨大型牙骨质瘤。前两者为局灶性骨结构不良，分别指仅累及数枚下颌前牙和发生在下颌后牙区的骨结构不良；后两者为弥漫性骨结构不良，双侧下颌骨对称发生，甚至发生于颌骨四个象限。除家族巨大型牙骨质瘤多发生于年轻人以外，其余3个类型均好发于中年黑种人及亚洲女性。2017年WHO头颈部肿瘤分类中将"家族型巨大型牙骨质瘤"从该分类中独立出去作为一种单独类型的骨纤维病变。

临床上，局限性牙骨质-骨结构不良可无任何临床症状，多在影像检查时被偶然发现，受累牙活力正常。弥漫型骨结构不良病变区因缺乏血供易继发感染，出现反复发作的肿胀和疼痛症状。一般情况下，牙骨质-骨结构不良不需要治疗，若弥漫性牙骨质-骨结构不良继发感染或造成颌骨畸形可采取相应的治疗措施。

牙骨质-骨结构不良病变发展不同阶段，病变内牙骨质样沉积物质所占比例不同，影像上病变密度也不同，多发性的同一患者可以有不同时期的表现：①骨质溶解破坏期，表现为骨吸收破坏，根尖周可见低密度透射区，边界清楚，根尖部的牙周膜间隙及骨硬板消失；与慢性根尖周炎的影像表现相似，但牙体无病损，临床检查为活髓。②牙骨质小体生成期，也叫混合期，影像表现为根尖周密度减低中心区域有少量密度增高影像，高密度影不与牙根粘连。③钙化成熟期，根尖周以体积较大的高密度团块影为特征，密度均匀，周围有不均匀的低密度线条影包绕，不与牙根粘连。

1.根尖周骨结构不良　主要表现为仅累及数枚下颌前牙根尖区多发的类圆形病损区，边界清楚，周缘多见不均匀的低密度线条影包绕，随病变进展，病损内部密度逐渐增高。

2.局灶性骨结构不良　主要为发生于下颌后牙区的孤立病变，边界清晰，低密度病

变区内含有数量不等的高密度团块影。

3.繁茂型牙骨质-骨结构不良　较多数牙根尖周均有病变，具有对称性发病特点，通常累及双侧下颌骨，甚至颌骨4个象限同时受累。表现根尖周不规则分叶状高密度团块影分布于低密度病变区内，病变边缘清晰或不清晰。致密团块影与牙根之间可有低密度线条影分隔，有的与牙根融合使牙根外形消失。有时病变局部可见低密度囊腔样改变，可发展为单纯性骨囊肿，导致颌骨膨隆，发生于下颌骨的向下推挤下颌神经管，发生于上颌骨可向上推挤鼻腔及上颌窦。

临床上要注意本组病变与根尖周炎、根尖周致密性骨炎、成牙骨质细胞瘤、骨岛等的鉴别诊断。

［病例29］上颌骨牙骨质-骨结构不良（拍摄小视野CBCT偶然发现），见图24-29。

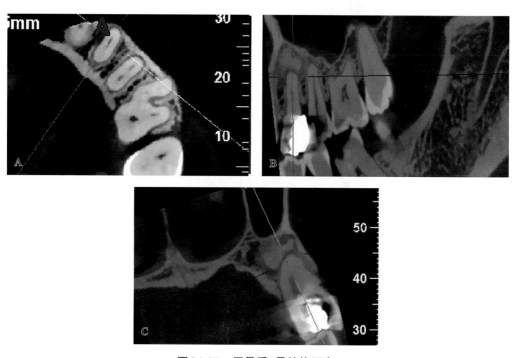

图24-29　牙骨质-骨结构不良

注：A、B、C图为CBCT轴位、斜矢状位、斜冠状位影像显示24根尖区牙槽骨内可见不规则致密团块影像，不与牙根融合，周围见低密度带包绕

［病例30］ 繁茂型牙骨质-骨结构不良（图24-30）。

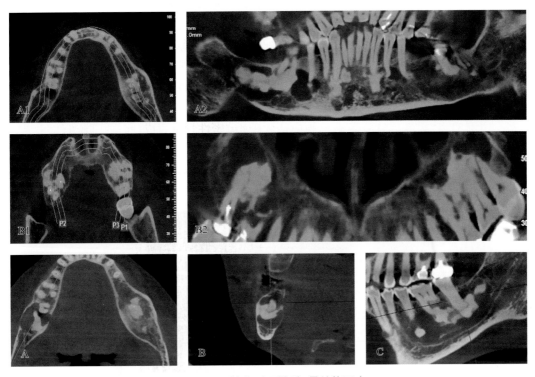

图24-30 繁茂型牙骨质-骨结构不良

注：A1. 下颌骨根尖部CBCT轴位重建影像。A2. 通过下颌牙根尖1mm层厚的曲面重建影像。双侧下颌骨多数牙根尖区均可见形状不规则的致密团块影像，周围有不规则低密度囊性区影像包绕。B1. 上颌骨磨牙区根尖，切牙区部分鼻底轴位重建影像。双侧上颌磨牙根尖区可见形态不规则的致密团块影像，与牙根融合，右侧病变周围有不规则形低密度囊性区影像包绕。B2. 上颌骨双侧以磨牙区为主1mm层厚曲面重建影像。显示双侧上颌磨牙根与不规则致密团块影融合，周围有不规则囊性区影像环绕。A. 位置低于A1层面的下颌骨轴位影像。右下颌磨牙区见低密度囊性病损，颌骨略向颊舌侧膨隆，颊舌侧骨皮质吸收变薄。B.47斜冠状位影像。下颌骨囊性病损区内见不规则致密度团块影，颌骨颊舌侧骨皮质吸收变薄。C.45、46、47斜矢状位重建影像。显示45—47根尖区颌骨内见一囊性病损，边缘光滑，其内可见不规则致密团块影像与46、47牙根融合

第五节 下颌骨发育缺损

下颌骨发育缺损（Stafne's bone defect）由Stafne于1942年首次报道，是一种临床少见的下颌骨内侧骨缺损或骨腔，其内容物主要是异位唾液腺，也可能含有结缔组织、淋巴组织、神经或血管等。其发生原因至今仍不清楚，有学者认为可能是由于颌下腺压迫下颌骨舌侧骨皮质所致。根据其临床特征，又称"静止性骨空洞""特发性骨空洞""下颌迷走/异位唾液腺""下颌骨舌侧缺损"等。

该病男性较多见，好发年龄为40～60岁，20岁以下青年人罕见报道。临床多无症状，通常因其他原因如正畸或种植等拍片检查偶然发现。因该病发病率极低，很多医师接诊时通常将其考虑为囊肿，但该病的一些影像学特征有助于其诊断，从而避免不必要

的手术。

　　X线片表现为下颌骨与牙齿无关的圆形、卵圆形、半椭圆形或双环形囊肿样透射影，周围有厚而致密的硬化边缘。多位于一侧下颌角前切迹，即下颌角前方、下颌神经管之下、下颌骨下缘上方。CBCT可见下颌骨舌侧骨板呈局限性凹窝性骨缺损，颊侧骨皮质完整无损。

　　大多数学者认为下颌骨发育缺损不需要干预。有学者建议3～6个月的随诊，确定病变稳定。不能明确诊断时可以进行外科手术，排除肿瘤。

　　［病例31］　男性，51岁，右上颌中切牙种植术前检查拍片发现左下颌骨体见一类圆形囊肿样透射影，无自觉症状。临床检查颌骨未见膨隆，无压痛（图24-31）。

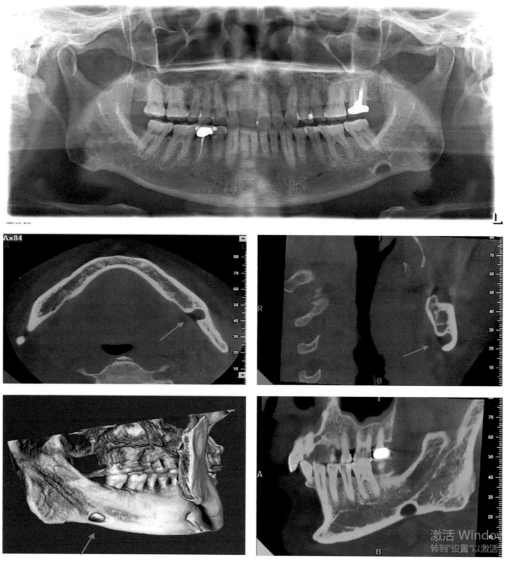

图24-31　左下颌骨发育缺损

注：A. 曲面断层片示左下颌骨体内见一单囊型类圆形低密度区，边界清晰，周围有厚而致密的硬化边缘。B. CBCT图像显示左下颌骨舌侧骨板凹陷状缺损，颊侧骨皮质完整无损

［病例32］ 女性，77岁，种植牙术前检查拍片发现右下颌角区下颌骨内见一椭圆形囊肿样透射影，无自觉症状。临床检查无压痛，颌骨未见膨隆。

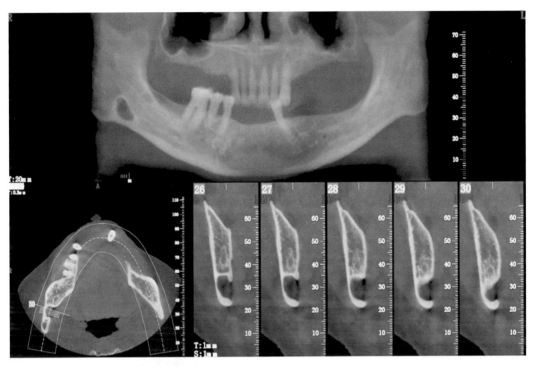

图24-32 右下颌骨发育缺损

注：CBCT曲面重建影像示左下颌角区见一椭圆形低密度区，边界清晰，周缘有厚而致密的硬化边缘包绕。CBCT轴位及局部冠状位连续切片显示下颌骨舌侧凹陷状缺损，颊侧骨皮质连续，颌骨未见膨隆

视 频 目 录

（扫描二维码观看视频）